Daniel ist erst 15. Er weiß, dass er bald sterben wird –
und er hat noch so viele Wünsche:

Mal ohne Aufpasser zu sein (Mama, Krankenschwester, Lehrer)
Nach Berlin fahren
In einem tollen 5-Sterne-Hotel übernachten und beim Zimmerservice so viel Schnitzel mit Pommes und Cola bestellen, wie ich möchte
Ein fremdes Mädchen küssen
Einen Liebesbrief schreiben und abschicken (aber nur, wenn ich verliebt bin)
Mit einem coolen Sportwagen durch die Gegend fahren
Mama endlich wieder von Herzen glücklich sehen

Und über alles ein Buch schreiben.

Dann trifft Daniel auf einen, mit dem er sich seine Herzenswünsche erfüllt, und gemeinsam erleben sie, was wirklich zählt im Leben.

Daniel ist seit seiner Geburt schwer herzkrank und verbrachte seine ersten fünf Lebensjahre fast ausschließlich in einem Krankenhaus. Seine Lebenserwartung ist nie sehr hoch gewesen, und Daniel weiß, dass jeder Tag sein letzter sein könnte.

Lars Amend begleitet den schwerkranken Jungen. Der ›große Bruder‹ schläft im Gästezimmer, geht mit Daniel in die Schule, zu Ärzten, ins Hospiz. Sie schauen zusammen Champions League und drücken ihrem Lieblingsverein, dem FC Bayern München, die Daumen. Sie teilen ihre Gedanken, Träume und Geheimnisse.

Weitere Informationen, auch zu E-Book-Ausgaben, finden Sie bei
www.fischerverlage.de

Daniel Meyer
mit Lars Amend

Dieses bescheuerte Herz

Über den Mut zu träumen

FISCHER Taschenbuch

MIX
Papier aus verantwortungsvollen Quellen
FSC
www.fsc.org
FSC® C083411

3. Auflage: Dezember 2017

Erschienen bei FISCHER Taschenbuch
Frankfurt am Main, Juli 2015

Fotos: Gaby Gerster, Jan Hendrik Krüger,
Lars Amend (fotografiert mit einer Leica D-Lux 5)
Die Fotos in Kapitel 43: © Lars Amend und
Frank Lothar Lange (Strandaufnahmen)
Satz: Pinkuin Satz und Datentechnik, Berlin
Druck und Bindung: CPI books GmbH, Leck
Printed in Germany
ISBN 978-3-596-19705-7

Hallo du!

Mein Name ist Daniel. Ich bin fünfzehn Jahre alt und gehe in die achte Klasse. In Hamburg, wo ich wohne, haben gerade die Herbstferien begonnen. Wahrscheinlich bin ich der einzige Junge aus meiner Schule, der sich nicht so richtig darüber freuen kann. Es gibt zwar schönere Orte als die Schule, aber dort bin ich wenigstens nicht einsam. Einsamkeit ist das Schlimmste. Ich mag auch meine Klassenlehrerin, weil sie mir immer erlaubt, mich aufs Sofa zu legen, wenn ich mal wieder Sterne sehe. Das passiert ziemlich oft, weswegen mich die anderen Kinder nicht leiden können. Sie würden sich nämlich auch lieber auf den bequemen Kissen ausruhen und aus dem Fenster in den Himmel gucken, als schwierige Matheaufgaben zu lösen. Aber ich mache das nicht absichtlich. Manchmal falle ich einfach so um. Wenn ich rechtzeitig merke, dass mir schwindelig wird, lege ich mich hin, und dann wird alles wieder gut.

Ich habe nicht viele Freunde, eigentlich gar keine. Ich tue immer so, als würde mir das nichts ausmachen, aber einen besten Freund zu haben, das wäre schon schön. Einen, mit dem man alles bequatschen kann. Wenn die anderen Kinder in der großen Pause in den Aufenthaltsraum gehen, um zu kickern oder zu toben, bleibe ich lieber im Klassenzimmer. Da fühle ich mich sicher und habe meine Ruhe. Da ärgert mich keiner. Einmal, als ich unter einem der großen Kissen auf dem Sofa lag, bekam ich mit, wie sich zwei Lehrer über mich unterhielten. Einige Eltern meiner Mitschüler hätten sich beim Direktor darüber beschwert, dass ich oft eine Sonderbehandlung bekäme. Das fänden sie ungerecht. Ich würde diesen Eltern gerne sagen, dass ich auch vieles ungerecht finde, aber ich bin ja nur ein Kind. Nein, ich sage lieber nichts. Diese Eltern haben bestimmt auch viele Probleme und Sorgen, wie meine Mama, und meinen es sicher nicht so. Ich bin nicht böse auf sie, weil sich das im Herzen nicht gut anfühlt.

Wir haben nicht viel Geld, und deshalb muss mein Papa ganz viel arbeiten. Eigentlich ist er mein Stiefvater, aber ich nenne ihn Papa, weil er bei uns wohnt und meine Mama und mich lieb hat. Er baut riesige Kräne und Schiffsruder in einer Werft unten am Hafen. Ich bin sehr stolz auf ihn, weil das eine coole Arbeit ist, mit großen dampfenden Maschinen, die richtig viel Lärm machen und so. Wenn ich nach der Schule vom Hospiz-Krankenwagen abgeholt werde, schmiert Mama belegte Brötchen in einem Café, das direkt neben unserem Friedhof liegt. Die meisten Gäste, die Mama dann bedient, kommen direkt von einer Beerdigung und sind traurig, aber ihr gefällt es dort, weil sie ihre schwarzen Klamotten tragen kann. Schwarz ist nämlich Mamas Lieblingsfarbe. Meine ist blau. Wie das Meer. Wenn ich tot bin, möchte ich an der Ostsee beigesetzt werden. Es ist so friedlich dort. Wie im Himmel. Der ist auch blau.

Mein Sternzeichen ist Fisch, aber ich habe nicht genug Kraft, um lange zu schwimmen. Ich schaffe zwei Minuten. So geht es mir bei fast allem. Wenn ich andere Kinder in meinem Alter sehe, die am Strand mit ihren Hunden herumtollen, dann würde ich so gerne mitspielen, aber ich darf nicht. Mama hat immer Angst, dass mein Herz dann aufhört zu schlagen. Dieses bescheuerte Herz! Aber bald ist es vorbei. Ich habe schon einen Organspendeausweis und alles, was in meinem Körper nach meinem Tod noch funktioniert (ich glaube, das ist nicht viel), soll einem anderen Kind helfen, vielleicht sogar sein Leben retten. Mama ist oft traurig deswegen. Sie nimmt mich dann in den Arm und sagt, dass es einen guten Grund dafür gibt, warum ich es so schwer habe. Sie glaubt nämlich, dass ich vom lieben Gott auf die Welt geschickt wurde, um anderen Menschen Mut zu machen. Bestimmt kam Ester vom Hospiz deswegen auf die Idee, Lars zu mir zu schicken. Ester und Mama tratschen ja immer so viel. Die reinsten Schnatterweiber.

Ich kann mir das gar nicht vorstellen, aber falls ich damit anderen Kindern wirklich eine Freude bereite – sie meine Geschichte lesen und sich danach nicht mehr so traurig fühlen –, dann wäre das so schön, dass mir kein passendes Wort dafür einfällt. Die Eltern der traurigen Kinder dürfen sie aber auch lesen. Alle dürfen sie lesen. Niemand soll ausgeschlossen werden. Das mag ich nämlich nicht, weil es sich nicht gut anfühlt. Ich habe Lars schon gefragt, ob ich das Buch, wenn es fertig ist, in meiner Klasse verteilen darf, und er hat »ja« gesagt. Jetzt muss ich nur noch durchhalten, aber ich werde es schaffen. Ich muss diese Chance nutzen. Das sage ich auch immer zu ihm, wenn wir unsere Abenteuer erleben, und er sich mal wieder nicht traut, hübsche fremde Mädchen für uns anzusprechen. Man muss einfach jede Chance nutzen, die sich einem bietet. Wirklich jede! Man weiß nämlich nie, wann und ob sie einem ein zweites Mal begegnet.

Hätte mein Herz nur ein bisschen mehr Kraft, oh verdammt, ich würde so viel unternehmen. Bis zur Erschöpfung würde ich alles machen, worauf ich Lust hätte – wirklich ALLES. Ich käme gar nicht mehr zum Schlafen, weil es ja so unendlich viel zu entdecken gäbe. Aber das geht leider nicht. Ich habe vom lieben Gott nun mal dieses Herz bekommen und kein anderes. Er wird sich schon was dabei gedacht haben, wie Mama immer sagt, auch wenn das nur schwer zu verstehen ist, weil ich ja nie böse zu ihm war. Trotzdem versuche ich, das Beste aus meiner Situation zu machen. Es ist schwer, und ich schaffe es nicht immer, aber ich gebe mir Mühe. Ich kämpfe. Jeden Tag. Wie ein Samurai. Mehr kann ich nicht tun.

Eine Sache ist mir besonders wichtig: Sag immer, was du fühlst. Wenn du jemanden lieb hast, tief in deinem Herzen, dann sag ihm, dass du ihn lieb hast. Und zwar jetzt und nicht erst morgen, weil du morgen vielleicht nicht mehr am Leben bist. Du kannst es auch mehrmals sagen. Das macht gar nichts. Am liebsten von allen Menschen auf der ganzen Welt habe ich meine Mama. Sie ist immer für mich da. Für sie schreibe ich dieses Buch. Als Abschiedsgeschenk.

Dein Daniel

1

»Wie lange dauert es noch?«, rief ich Ester aus dem Aufenthaltsraum zu. Ich saß ganz nervös am Tisch und nuckelte an meiner Fanta.

»Nicht mehr lange, Daniel, mein Schatz«, lächelte Ester beruhigend, die in Franzis Büro hinter dem Schreibtisch saß.

»Wie lange ist nicht mehr lange?«, wollte ich sofort wissen, weil ich mir darunter nichts vorstellen konnte.

»Gleich, mein Engel.«

»Warum ist er noch nicht da?«

»Weil er nicht fliegen kann.«

Ich darf auch nicht mehr fliegen. Mein Kinderarzt sagt, dass wegen des Drucks, der oben am Himmel herrscht, mein Herz explodieren würde. Ich weiß nicht, ob es wirklich explodieren würde, so richtig mit einem lauten Knall, oder ob es einfach nur aufhören würde zu schlagen. So oder so, ich wäre hinüber. Zuerst hat mir das nichts ausgemacht, weil ich ja nicht wegfliegen wollte, aber dann dachte ich an meine erste Heimat Südafrika, wo ich geboren wurde, und die ich nie mehr wiedersehen würde. Für einen kurzen Moment war ich damals traurig deswegen, aber dann nicht mehr, weil ich es in Deutschland ja viel schöner finde.

»Kommt er mit einem Auto?«, fragte ich.

»Mit dem Zug. Er hat auch gerade eine SMS geschickt. Er steht schon fast vor der Tür.«

»Echt? Krass.«

Ester lächelte mich an und warf mir einen Handkuss zu. Dann klingelte es. Ich dachte nur: Ach, du Scheiße!

Ich lief zu Ester ins Büro und packte ihr Bein. Sie umarmte mich kurz, aber ich hielt es nicht lange an einem Platz aus und rannte in die Küche, zurück ins Spielzimmer und blieb schließlich vor dem Kicker stehen. Sabine und Toni, die beiden Krankenschwestern, lachten schon über mich, aber ich versuchte mir nichts anmerken zu lassen und begann, gegen mich selbst zu kickern. Ich war so aufgeregt, dass mir die Beine schlackerten. Dann ging die Tür auf. »Laaaaaaars«, kam es so laut aus mir heraus, dass sich alle zu mir umdrehten, aber ich konnte nicht anders und rannte einfach auf ihn zu. Und dann sprang ich direkt in seine Arme. Ich umklammerte ihn ganz fest mit meinen Beinen und Armen, drückte mich an ihn und wollte nie mehr loslassen.

»Na du?«, hörte ich ihn sagen. »Alles klar bei dir?«

Ja, bei mir war alles klar. Er war wirklich gekommen. Es war kein Traum. Ich konnte ihn richtig anfassen.

»Bleibst du jetzt für immer an mir hängen, oder meinst du, ich kann kurz meine Jacke ausziehen? Ist ganz schön warm bei euch.«

Ob warm oder kalt, alles egal. Ich wollte nur, dass dieser Moment niemals vorübergeht. Ester stand mit den anderen vor ihrem Büro, um ihn zu begrüßen, und ich ließ Lars dann doch seine Jacke ausziehen. Er trug eine coole schwarze Lederjacke. So eine wollte ich auch haben.

»Gib sie mir«, sagte ich. »Ich hänge sie neben meine Jacke. Deine Schuhe musst du auch ausziehen. Du kannst sie im Schrank neben meine stellen.«

»Perfekt«, sagte er nur zu mir und zwinkerte mit einem Auge. Dann umarmte er Ester und gab allen anderen die Hand. Ich schaute ihn an, und mein Bauchgefühl sagte mir, dass er kein Fremder war. Im Gegenteil. Es war vielmehr so, als ob wir uns schon immer kennen würden, als ob er nur auf einer langen Reise war und jetzt zurück nach Hause kam. Nach Hause zu mir, Daniel, seinem kleinen Bruder. Mein Herz hüpfte vor Glück. Endlich hatte ich wieder einen großen Bruder. Endlich. Endlich. Endlich.

Am Abend vor Lars' Ankunft konnte ich vor Aufregung nicht einschlafen. Muh lag neben mir und reichte mir ihren rechten Huf, damit ich ihn drücken konnte. Das machte sie immer, wenn mir die Augen nicht zufallen wollten. Es half nicht. In sieben Stunden musste ich wieder aufstehen, in sechzehn Stunden würde ich Lars zum ersten Mal treffen. Ich brauchte eine Weile, um das in meinem Kopf auszurechnen, aber ich schaffte es. Sechzehn Stunden. Eine kleine Ewigkeit. Wie er wohl sein würde? Mama hatte mir schon einige Fotos gezeigt, aber auf den meisten trug er eine goldene Sonnenbrille, und ich konnte seine Augen nicht erkennen. Ich schaue den Menschen gerne in die Augen. Blaue Augen mag ich am liebsten, weil sie mich an den Himmel erinnern und weil ich selbst blaue Augen habe. Türkise Augen finde ich auch schön. Das Meer, das ich im Paradies gesehen habe, funkelte wunderschön helltürkis. Wer es nicht weiß: Türkis ist eine Mischung aus grün und blau. Ich zog Muh dicht an mich heran und überlegte, dass ich braune Augen auch gerne mochte und dass ich in Wahrheit alle Augenfarben schön fand.

Auf einem Foto stand Lars neben dem Rapper 50 Cent, und ich fragte mich zwei Dinge: 1) ob sie Freunde waren und 2) ob wir auch Freunde sein könnten. Mama hatte mir in den letzten Tagen schon viel über ihn erzählt, aber ich konnte mir kaum etwas davon merken. Dafür war ich viel zu aufgeregt. Mein Herz begann wieder schneller zu klopfen, und ich drehte mich zur Seite und schloss meine Augen. Um mich abzulenken, erstellte ich eine Liste mit meinen Lieblingstieren. Das war gar nicht so einfach, weil es viele süße Tiere gibt, die man gut streicheln kann. Muh, die jetzt hinter mir lag, ist eine schwarz-weiß-gefleckte Kuh. Obwohl ich jeden Abend neben ihr einschlafe, gehören Kühe nicht dazu. Zu meinen Lieblingstieren, meine ich. Hier ist die Liste:

Platz 1: Katzen
Platz 2: Delfine
Platz 3: Hundebabys
Platz 4: Pferde
Platz 5: Elefantenbabys

Ich habe auch ein Elefantenbaby. Es heißt Josi und hat einen langen Rüssel, aber mit ihr kuschle ich nur, wenn ich im Krankenhaus liege. Josi ist mein Krankenhaustier. Zu Hause habe ich Muh, und sie und ich bekamen kein Auge zu. Der kleine Zeiger auf meiner gelben Spongebob-Schwammkopf-Uhr stand auf der Elf, der große auf der Zwanzig. Es waren erst fünf Minuten vergangen, seit meiner Tierliste. Ich schob Muh zur Seite und kletterte die Leiter meines Hochbettes hinunter und schlurfte leise durch den Flur. Mama telefonierte im Schlafzimmer. Das konnte ich hören. Ich linste kurz ins Wohnzimmer. Papa und Rocky (das ist meine Katze) standen nebeneinander auf dem Balkon und rauchten. Also mein Papa, nicht Rocky. Katzen können ja nicht rauchen. Bei der Vorstellung musste ich kichern, aber ich hielt mir schnell die Hand vor den Mund, damit Mama mich nicht hörte. Ich öffnete die angelehnte Tür einen Spalt und sah, wie sie heulend auf ihrem Bett saß. Arme Mama, dachte ich. Ob wieder etwas Schlimmes passiert war? Ich werde jedes Mal ganz traurig, wenn sie weint. Meistens bin ich nämlich der Grund ihrer Tränen. Das ist so gemein, weil ich nichts dagegen tun kann.

Papa schloss die Balkontür, setzte sich wieder aufs Sofa und drehte den Fernseher lauter. Das war gut, denn so konnte ich mich vor der Schlafzimmertür bewegen, ohne dass Mama mich gleich entdeckte. Mein erster Verdacht war, dass sie mit einem meiner Ärzte über einen neuen Befund sprach, da sie aber ganz viele private Dinge über mich erzählte, konnte ich das wieder ausschließen. Außerdem war es dafür schon viel zu spät. Ich hockte mich auf den Boden und nahm Rocky in den Arm, der schnurrend auf dem Weg in die Küche war, bevor ich ihn ergriff. Ich bin der Einzige, der ihn so anpacken darf, ohne Bekanntschaft mit seinen Krallen zu machen. Er war müde und ganz friedlich und ließ sich brav durchs Fell streicheln. Mama erzählte nur von mir, von Südafrika, von meinem Papa, also von meinem richtigen Papa, von meinen vielen Krankheiten, von meiner Schule und immer wieder kullerten ihr die Tränen übers Gesicht.

»Weißt du, mein Daniel hat doch niemanden. Seit der letzten OP geht er nicht mal mehr vor die Tür. Er verkriecht sich nur noch in seinem Zimmer. Und er hat schon wieder fünf Kilo abgenommen, dabei ist er schon so dünn. Es ist schlimm, wirklich schlimm. Ach, 'tschuldige.«

Dann legte Mama das Telefon neben sich und schnäuzte in ein Taschentuch. Rocky miaute, und ich flüsterte »pssst« in sein Ohr, damit er unsere Spionageaktion nicht verriet. Ich musste dringend auf die Toilette Nummer eins machen, aber musste erst noch herausfinden, mit wem Mama telefonierte. Mein Pipi musste warten.

»Daniel war immer ein fröhliches Kind«, erzählte Mama weiter. »Nach der Schule ist er zum Spielen auf den Hof runter, samstags hat er die leeren Pfandflaschen geschnappt, ist die Straße rüber zu Lidl gegangen und hat sie ganz alleine abgegeben. Das war immer sein Stückchen Freiheit. Doch selbst das schafft er heute nicht mehr. Wie oft sind wir früher an den Wochenenden, im Sommer, wenn schönes Wetter war, mit den Fahrrädern auf Tour gegangen. Wir konnten zwar nie weit fahren, weil Daniel dazu keine Kraft hatte, aber immerhin. Alles, was Spaß macht … was ihm Spaß machte, geht heute nicht mehr. Was hat er denn noch vom Leben? Er kann kein Fußball spielen, obwohl er das so gerne würde. Deswegen guckt er sich mit Martin auch keine Spiele mehr an, weil es ihn immer wieder an seine Einschränkungen erinnert. Er hat seinen Schutzmechanismus aktiviert. Nach außen findet er alles langweilig, aber ich sehe doch, wie sein kleines Herz daran zerbricht.«

Mama weinte wieder. Ich konnte das Pipi jetzt nicht mehr zurückhalten, ließ Rocky in die Küche flitzen und ging schnell aufs Klo. Als ich fertig war, ließ ich die gelbe Pfütze in der Schüssel, weil ich keinen Lärm machen wollte, setzte mich wieder neben die Tür und hörte weiter gespannt zu. Der Boden war noch ganz warm von meinem Popo.

»Daniel hatte sechs Herz-OP's, vier Rücken-OP's, dazu die Reflux-OP, den Hirnschaden, unzählige Untersuchungen. Fast jede Woche. Das Krankenhaus ist unsere zweite Heimat geworden. Die Zähne wurden ihm gezogen, weil sie durch die vielen Medikamente faul wurden. Alles unter Vollnarkose. Und mit jeder Narkose kam das große Zittern … Niemand wusste, ob sein Herz danach wieder anfängt zu schlagen. Die Operationen waren notwendig, und Daniel hatte immer Glück und wachte wieder auf. Aber seit Mai, seit er dem Tod gerade so von der Schippe gesprungen ist, sind seine Chancen stark gesunken. Jetzt stehen sie 70:30, dass er jede weitere OP nicht mehr überleben wird. Deswegen darf ihm nichts mehr passieren. Er darf nicht hinfallen, nicht stolpern und um Gottes Willen darf er sich nichts brechen. Ach, ich möchte nicht mit ihm tauschen. Sein Leben ist nicht mehr … ich meine … ich sehe ja, wie er eingeht. Mein Sohn hat sich vollkommen zurückgezogen, und die Momente, in denen er nicht mehr leben will, kommen auch immer häufiger.«

Dann sagte Mama nicht mehr so viel, nickte nur noch mit dem Kopf und schniefte in ihr Taschentuch. Mir wurde langweilig, und ich setzte mich neben Papa auf das Sofa. Er spielte Tennis auf der Wii.

»Mit wem telefoniert Mama?«, fragte ich nach einer Weile.

»Weiß nicht«, antwortete Papa. »Aber sie telefoniert schon seit einer Stunde.«

»Okay«, sagte ich und überlegte, wie lange eine Stunde ist, kam aber auf keine genaue Lösung. Die Ärzte sagen, ich habe kein Zeitgefühl. Das würde an den drei Blutgerinnseln in meinem Kopf liegen, vielleicht aber auch an etwas anderem.

»Kannst du nicht schlafen?«, fragte Papa.

»Nein«, sagte ich. »Wegen morgen, wegen Lars.«

Papa schlug den Ball ins Netz. Ich schaute ihm noch etwas zu, aber er hatte keinen guten Tag erwischt und verlor jedes Spiel. So eine Lusche! Er mag es nicht, wenn ich ihn so nenne, deswegen dachte ich es heimlich für mich. Lusche, Lusche, Lusche. Hihi.

Ich ging zurück ins Bad, spülte mein Pipi runter und wusch mir die Hände. Mama saß noch immer mit dem Telefon auf dem Bett. Ich gab ihr einen zweiten Gute-Nacht-Kuss. Sie nahm mich in den Arm, und ich freute mich, dass sie von meiner Spionageaktion nichts gemerkt hatte. Ich kann ziemlich gut schauspielern, wenn ich mich konzentriere. Nur lügen kann ich nicht. Dabei werde ich immer rot. Um ehrlich zu sein, hasse ich Lügen. Die Wahrheit zu sagen, hat außerdem einen großen Vorteil: Man muss sich seine Lügen nicht merken. Ich würde bloß alles durcheinander bringen. Irgendwann kommt ja eh alles raus, und dann wird es nur noch schlimmer. Ich möchte nicht, dass die Menschen, die ich lieb habe, mich anlügen. Deswegen lüge ich sie auch nicht an. Das gehört sich nämlich so.

Mama lächelte mich mit ihren verheulten Augen an, und ich flitzte schnell in die Küche, um meine Tabletten für das Frühstück vorzubereiten. Damit würde ich ihr eine Freude machen, denn normalerweise versuche ich mich immer davor zu drücken. Ich hasse meine Tabletten. Ich hasse sie wirklich. Es sind so viele, und sie schmecken so eklig. Jeden Morgen schreit mich Mama an, wann ich es endlich begreifen würde, dass ich ohne sie nicht leben könne, aber ich denke mir jedes Mal: »Scheiß drauf, sterbe ich eben!«

Mama weckte mich, wie immer, wenn ich Schule habe, um 6.15 Uhr. Grummelig knipste sie das Licht in meinem Zimmer an. Sie kann nachts kaum schlafen, weil Papa ganz laut schnarcht. Deswegen bleibt sie jeden Abend so lange auf der Couch sitzen und spielt mit ihrem Computer, bis ihre Augen von selbst zufallen. Bei uns bleiben nachts alle Türen offen, damit meine Eltern mich im Notfall hören können. Mein Zimmer liegt direkt neben der Wohnungstür, also am anderen Ende des Flurs, und trotzdem kann ich Papas Geschnarche bis zu mir hören.

Mama schlurfte in ihrem Morgenmantel in die Küche und setzte gähnend Kaffee auf. Ich gab ihr einen Kuss, rannte ins Bad, zog dort meinen Schlafanzug aus, wusch den Schlafsand aus meinen Augen, machte Pipi und putzte mir sogar die Zähne. Ich hatte keine Lust auf Ärger. Ich war supergut drauf, packte die Essensbox mit den Käsebroten und dem hartgekochten Ei in meine Tasche und stand mit einem breiten Grinsen fertig angezogen vor Mama.

»Heute ist also der große Tag«, lachte sie und lehnte sich gegen den Kühlschrank.

Ich nickte heftig und wäre am liebsten in die Luft gesprungen, aber dann hätte Mama geschimpft, ich solle mir meine Kräfte einteilen, also schüttelte ich nur mit dem Kopf. Mir wurde etwas schwindelig davon.

»Hier, deine Tabletten.«

Ich nahm die Schachtel und schob sie in meine Tasche, rechts neben die Essensbox. Es war 6.52 Uhr.

»Mama, bekomme ich noch Geld?«

»Zieh dir lieber deine Schuhe an, oder willst du den Bus verpassen?«

Ich schlüpfte in die Schuhe und hielt sie Mama hin, damit sie die Schnürsenkel zubinden konnte. Ich kann das zwar selbst, aber Mama kann es besser.

»Ich brauche Geld für Rewe«, sagte ich.

»Du sollst dir nicht immer Chips kaufen. Du weißt doch, was der Doktor gesagt hat.«

Ich hörte gar nicht zu. Mama gab mir drei Euro. Ich steckte die beiden Münzen in meinen Geldbeutel, öffnete die Haustür und rief: »Tschühü-üs«.

»Hast du nicht was vergessen?«, rief Mama zurück.

Ich tat so, als würde ich überlegen, da reichte sie mir auch schon die Tasche mit dem Sauerstoffgerät durch die Wohnungstür.

»Brauche ich heute wirklich nicht«, winkte ich ab. »Mir geht's gut, Mama.«

»Keine Diskussion, Daniel. Du nimmst deinen Sauerstoff mit und jetzt Abmarsch!«

Na ja, einen Versuch war es wert gewesen. Ich hängte mir die Tasche um die Schulter und ging den kleinen Weg bis hoch zur Straße. Jetzt war es genau 7 Uhr und der Schulbus kam auf die Minute pünktlich um die Ecke gebogen.

Am Eingang der Schule begrüßte ich meine Lehrerin, die sich mit einem Sanitäter unterhielt, und fuhr mit dem Fahrstuhl nach oben. Wegen meines schwachen Herzens darf ich nämlich keine Treppen steigen. Mein Klassenzimmer liegt im ersten Stock, gegenüber den Toiletten.

»Hallo, Daniel«, begrüßte mich Alexej, der als Erster da war, aber ich gab ihm keine Antwort. Ich war noch sauer auf ihn, weil er sich in letzter Zeit mir gegenüber sehr gemein verhielt. Dabei hatten wir uns immer gut verstanden. In den Pausen half ich ihm oft, seinen Rollstuhl zu schieben, und er erzählte mir dafür lustige Schweinkramwitze. Mit Ausdrücken und so. Aber damit war jetzt Schluss. Es ist nämlich so: Ich lese gerne vor. Mir macht das Spaß, aber ich kann es eben nicht so gut. Wenn unsere Deutschlehrerin fragt, wer gerne aus einer Geschichte vorlesen möchte, hebe ich trotzdem meinen Finger. Letzte Woche hörte ich aus seiner Ecke ein Stöhnen: »Nicht schon wieder Daniel. Der liest doch wie ein Baby.« Ich versuchte, mich davon nicht ablenken zu lassen, aber ich mache wirklich noch viele Fehler. Manchmal benötige ich drei oder vier

Anläufe, um einen Satz vorzulesen. Alexej rief etwas dazwischen, und die anderen Schüler lachten über mich. Ich wurde traurig und konnte mich nicht mehr konzentrieren und fing an, noch mehr zu stottern, bis ich schließlich gar kein Wort mehr rauskriegte.

Wortlos ging ich an Alexej vorbei, hängte meine Jacke an den Kleiderhaken im Vorraum und schob die Sauerstofftasche an ihren festen Platz unter das Regal mit den Bunt- und Filzstiften. Dann setzte ich mich ans Fenster und hoffte, dass dieser Schultag schnell zu Ende ging und ich endlich ins Hospiz durfte.

Der Grund, warum ich an vier Tagen in der Woche ins Hospiz gehe, ist derselbe, warum ich den Ärzten und Krankenschwestern erlaube, mir Spritzen in die Arme zu jagen: Ich will meine Mama glücklich machen. Es gibt nämlich nur eins auf der Welt, das beschissener ist, als mit fünfzehn an Herzversagen zu sterben, und das ist, ein fünfzehnjähriges Kind zu haben, dem das Herz versagt. Ich mache das alles nur noch wegen Mama. Es klappt nicht immer, aber ich gebe mir Mühe. Noch schlimmer als die Schmerzen sind nämlich die vielen Tränen, die sie jeden Abend heimlich wegen mir vergießt. Sie denkt zwar, ich sehe das nicht, aber ich bin ja nicht blind. Ich sehe und höre alles, was in unserer Wohnung passiert. Auch die lustigen Sachen. Manchmal werde ich nachts wach und höre Mama stöhnen. Dann haben meine Eltern Sex. »Na, hat's Spaß gemacht?«, grinse ich am nächsten Morgen. Zuerst tut Mama immer so, als wüsste sie nicht, wovon ich spreche, aber dann kann sie sich ihr Lachen doch nicht verkneifen und sagt: »Und wie!« Ich drehe mich dann schnell um und halte mir die Ohren zu, weil mir das peinlich ist. Ich finde das so eklig und will mir das gar nicht so genau vorstellen. Bäh! Wenn normale Paare Sex haben, ist das ja in Ordnung, aber doch nicht die eigenen Eltern! Eines Tages will ich das auch machen. Ich habe schon ein Kondom in meinem Zimmer versteckt. Es liegt in der Kommode, in der zweiten Schublade von oben, in der braunen Box, wo ich meine Walt-Disney-Sammelbilder aufbewahre. Dort findet es Mama nie. Auf der Verpackung steht, dass es noch bis 2015 haltbar ist. Ich muss mich also nicht beeilen. Einmal, als wir alle vor dem Fernseher saßen, habe ich gesagt, dass ich auch gerne mal »ficken« würde. Da hat Mama laut gelacht und gesagt, dass meine Salami dafür noch viel zu klein sei. Leider kann ich niemanden fragen, ob das stimmt, deswegen muss ich es eines Tages einfach selbst herausfinden.

Wenn ich also im Hospiz bin, kann Mama während dieser Zeit in Ruhe arbeiten gehen. Sie muss ja auch für uns Geld verdienen. Nicht nur Papa. Und weil ich niemals alleine sein darf, holen mich dann zwei Leute aus dem Hospiz mit ihrem Krankentransporter von der Schule ab und bringen mich zwischen 18 und 19 Uhr wieder nach Hause. Es ist eigentlich ganz schön dort. Ich kann spielen und zu Rewe gehen, doch hätte ich eine Wahl, wäre ich lieber gesund. Aber es ist schon okay. Ich weiß, dass man sich sein Leben nicht aussuchen kann. Mama sagt immer: Alles kommt, wie es kommt.

Lars gab mir seinen Schal, sein Handy und seinen Geldbeutel, und ich verstaute es neben meinen Sachen. Dann fiel mir sein Koffer auf, und ich wurde böse. Er war erst fünf Minuten hier und hatte schon gegen die Hospizregeln verstoßen. Ich wollte ihm sofort die Meinung sagen, aber dann überlegte ich, dass er es ja nicht wissen konnte. Ich atmete tief ein und aus und beruhigte mich wieder. Lars hatte seinen Koffer direkt neben der großen Trauerkerze abgestellt, was verboten war. Die Flamme wurde zwar durch eine Glaskuppel geschützt, wenn aber sein Koffer umgefallen wäre, hätte er richtig Ärger bekommen. Hauptsächlich von mir. Wir hatten die Kerze für Maike angezündet, die kurz zuvor gestorben war. Die Kerze ist ein Symbol dafür, dass wir sie nicht vergessen und immer noch lieb haben, auch wenn sie jetzt nicht mehr bei uns auf der Erde sein konnte. Auf ihrer Beerdigung haben alle geweint. Ich nicht. Ich weine nicht mehr. Okay, wenn ich richtig viel Angst habe, dann schon, aber das sind andere Tränen. Man kann ja auch vor Glück weinen oder beim Zwiebelschälen. Aber weint man als Kind auf einer Beerdigung, dann machen sich die Erwachsenen gleich unendlich viele Sorgen und fangen selbst an zu weinen, und das möchte ich nicht. Man kann auch ohne sichtbare Tränen weinen. Mir ist das lieber. Maike wurde nur zwei Jahre alt. Ich denke oft an sie, vor allem, wenn es regnet. Dann frage ich mich, ob es ihr im Himmel besser geht? Ganz bestimmt.

Ich rollte Lars' Koffer auf die andere Seite des Gangs, und als ich in die schöne goldene Flamme schaute, dachte ich an den Tag ihrer Beerdigung. Ich sei so ein tapferer Junge, dass ich mir diesen schweren Weg auf den Friedhof antun würde, sagten die Erwachsenen. Ich nickte nur, damit sie mich in Ruhe ließen. Alles, was ich in dem Moment dachte, war: Wovon bitte reden die? Selbstverständlich gehe ich auf Maikes Beerdigung. Sie war meine Freundin, auch wenn wir nie ein Wort miteinander gewechselt hatten. Das mussten wir auch nicht. Ich hielt sie im Snoozle-Zimmer im Arm, wir lächelten uns gegenseitig an, und alles war okay. Ich meine wirklich okay und nicht so, wenn die Erwachsenen das sagen. Dann ist nämlich meistens gar nichts okay. Viele Eltern schauten mich ganz mitleidig an, als ich an ihrem Grab stand. Meiner Mama fiel das auch auf. Es wissen ja alle Bescheid über mich. Als Mama anfing zu weinen, nahm ich schnell ihre Hand, um ihr zu zeigen, dass ich noch ein bisschen für sie da sein würde. Ja, ich werde sterben. Bald wahrscheinlich. Und jetzt? Ich kann nichts dagegen tun, aber ich brauche kein Mitleid. Das hilft mir nicht. Die Erwachsenen verstehen das aber nicht.

Ich nahm Lars an die Hand und führte ihn überall herum. Im Hospiz gibt es viele verschiedene Räume: die Küche, die Toiletten, das Musik- und Snoozle-Zimmer, die Krankenstation, den großen Spielbereich und den zweiten Stock mit dem Wintergarten. Da können sich die Eltern ausruhen. Normalerweise ist dieser Bereich für Kinder verboten, aber Ester machte eine Ausnahme, weil ich an dem Tag das einzige Kind war und Lars ja wirklich alles zeigen wollte. Er sagte nicht sehr viel. Ich glaube, er wollte nichts falsch machen, so wie die meisten Erwachsenen, aber wenigstens behandelte er mich nicht wie ein Baby. Wir spielten vier Runden Tischfußball, immer bis zehn, von denen ich jede Runde haushoch gewann. Lars war echt eine Lusche. Aber das würde ich ihm schon noch beibringen.

Ich fragte: »Wie lange bleibst du bei mir?«

Er sagte: »Bis Freitag.«

Ich rechnete. Das waren vier Tage. Krass! Und dann lächelte Lars und sagte: »Also, wenn du es so lange mit mir aushältst.«

»Ja, werde ich«, sagte ich schnell. »Ganz bestimmt.«

Die Woche war gerettet.

2

Um 6.15 Uhr klopfte ich leise an seiner Tür. Ich lauschte und zählte bis drei – keine Reaktion. Vorsichtig drückte ich die Klinke nach unten und betrat sein Zimmer. Lars schlief noch. Aus seinem Laptop, der neben dem Bett auf einem kleinen Hocker stand, kam Musik. Nicht sehr laut, aber wenn man ganz ruhig war, konnte man sie gut hören.

»Lars?«, flüsterte ich in seine Richtung. Nichts. Ich ging zwei Schritte auf ihn zu und drückte sachte gegen das Bein, das halb aus dem Bett hing. Jetzt bewegte er sich und grummelte, und ich sagte: »Aufstehen.«

»Jetzt schon?«

»Ja.«

»Fuck!«

Ich antwortete nichts und setzte mich an den Rand seines Bettes. Auf dem Boden lagen zwei Bücher, sein Handy (ein ganz altes) und seine Klamotten von gestern. Ich sah aus dem Fenster, und es war noch ganz dämmrig. Ich wollte so gerne, dass der Tag endlich begann, aber dafür musste Lars erst aufstehen. Ich brauchte ihn ja dazu. Für einen Moment hatte ich Sorge, dass er nicht mit in die Schule kommen würde.

»Bist du noch sehr müde?«, fragte ich.

»Wonach sieht's denn aus?«, nuschelte er.

»Also, ich bin morgens nie müde«, sagte ich.

»Hmm, schön für dich.«

»Mama möchte wissen, ob du zum Frühstück Kaffee oder Tee trinkst.«

»Espresso.«

»Okay.«

»Lässt du mich noch fünf Minuten schlafen?«

»Okay.«

Ich überlegte, ob ich solange hier sitzen bleiben durfte. Aber ich musste Mama ja sagen, dass er einen Espresso möchte. Und ich war noch im Schlafanzug. Ich wollte trotzdem nicht gehen. Ich blieb sitzen. Dann wurde mir langweilig, und ich ging doch. Mama stand in der Küche und hatte für Lars und mich vier halbe Käsebrote geschmiert. Ich verstaute alles in meiner Tasche. Die würden wir später zusammen essen, am besten in der Pausenhalle, wo uns alle sehen konnten. Aber erst mal musste er aufstehen. Ich ging zurück in sein Zimmer und sagte: »So, die Zeit ist rum. Du musst jetzt ins Bad, sonst verpassen wir den Bus. Und Mama hat keinen Espresso. Ist das schlimm?«

Wie von einem Blitz getroffen, sprang Lars aus dem Bett und machte eine Bewegung, als ob er surfen würde. Ganz kurz, wirklich nur ganz kurz, musste ich an die hohen Wellen und das Meer in Südafrika denken. Dann grinste er mich an und sagte: »Ach, kein Problem. Ich gehe schnell duschen, und dann rocken wir die Show!«

Ich hatte keine Ahnung, wovon er sprach, aber es fühlte sich gut an. Er ging ins Bad, ich in mein Zimmer und fünfzehn Minuten später trafen wir uns in der Küche.

»Guten Morgen, Debbie«, sagte er zu Mama und Mama fragte ihn, ob er gut geschlafen habe.

»Ach, na ja, ich habe einen ziemlich chaotischen Schlafrhythmus. Normalerweise würde ich mich jetzt umdrehen und bis mittags weiterschlafen.«

»Du Faultier«, lachte ich.

Mama lachte auch.

»Da hast du vollkommen recht, Daniel. Ich bin wirklich ein Faultier. Hast du gewusst, dass Faultiere zwanzig Stunden am Tag schlafen?«

»Wird denen nicht langweilig?«

»Im Gegenteil«, sagte Lars und schüttete einen großen Haufen Zucker in seine Tasse. »Das Faultier ist der Buddha der Tierwelt. Die sind so entspannt, dass selbst Raubtiere einfach an ihnen vorbeigehen, ohne sie zu fressen. Ich hab mal gesehen, wie eine riesige Anakonda um ein Faultier herumgeschlichen ist, weil sie dachte, es sei ein Stein. Faultiere überleben, weil sie den ganzen Tag nichts tun. Je weniger, desto besser.«

»Möchtest du von meinen Chips essen?«, fragte ich, weil ich noch eine Packung in meinem Zimmer hatte und sie mit Lars teilen wollte.

»Zum Frühstück?«

»Ja.«

»Nein, danke.«

Mama ging lachend aus der Küche, und Lars schüttete schnell seinen Kaffee ins Waschbecken. Ich machte große Augen und wollte schon nach Mama rufen, um ihn zu verpetzen, aber als er den Zeigefinger vor seinen Mund hielt und »psssst« sagte, atmete ich wieder aus und kicherte nur in mich hinein. Ich wusste nicht, wie ich mich verhalten sollte, denn normalerweise erzähle ich Mama ja alles. Ich kann nicht anders. Das steckt ganz tief in mir drin. Selbst wenn ich mich konzentriere, platzt es meistens einfach so aus mir heraus.

»Der Kaffee deiner Mutter schmeckt grauenvoll«, lachte Lars, »aber verrate mich nicht, okay?«

»Okay«, versprach ich, und wir klatschten uns ab.

Als Mama mir die Schuhe zuband, freute ich mich so sehr, dass ich sie in den Arm nahm und ihr sagte, wie lieb ich sie hatte. Es war so aufregend: Lars und ich hatten unser erstes Geheimnis. Das Gefühl war so schön, dass ich die ganze Welt umarmen wollte, aber da gerade nur Mama da war, musste sie daran glauben. Ich zog meine schwarze Jacke an, weil Lars auch mit seiner schwarzen Jacke aus dem Zimmer kam. Er trug eine schwarze Mütze, und ich kramte schnell in meinen Schubladen, um nach meiner schwarzen Wintermütze zu suchen. Mama gab Lars meine Tasche mit der Sauerstoffflasche.

»In eurem Partnerlook seht ihr wie Brüder aus, wisst ihr das?«, rief sie uns hinterher.

Das machte mich stolz.

An der Bushaltestelle setzten wir uns auf die Bank und machten um 7.10 Uhr unser erstes gemeinsames Foto. Ich weiß das so genau, weil wir fünf Minuten zu früh waren, und Lars unbedingt Quatschfotos schießen wollte, mit Grimassen und so. Das war lustig, und zwei ältere Frauen sahen uns an, als wären wir matsche in der Birne. Zuerst war es mir etwas peinlich, aber dann sagte Lars, dass das Leben mit Quatschsalat viel mehr Spaß machen würde als ohne. Dann kam auch schon der Bus. Ich zeigte dem Fahrer meinen Behindertenausweis, und Lars durfte mitfahren, ohne etwas zu bezahlen. Ich bin zu einhundert Prozent schwerbehindert, weswegen ich immer einen Erwachsenen mitnehmen darf. Meistens ist das Mama. Eigentlich immer, weil es ja sonst niemanden gibt. Während der Fahrt sprachen wir nicht viel, denn Lars war noch sehr müde, und ihm fielen ständig die Augen zu, aber ich war trotzdem froh, weil die Leute im Bus auch so merkten, dass wir zusammen gehörten. Als wir vierzehn Stationen später ausstiegen, fragte mich Lars, wie weit wir bis zur Schule laufen müssten, und ich antwortete: »Nicht so weit.«

Vor dem Eingangsbereich der Schule parkten wie immer etliche Transporter vom Roten Kreuz und den Johannitern eng nebeneinander. Ein Rollifahrer nach dem anderen wurde abgeliefert. Normalerweise sitze ich auch in einem dieser Wagen, aber weil Lars da war, durften wir den Linienbus nehmen.

»Kann ich dir was sagen, ohne dass du lachst?«, fragte ich Lars, als wir auf den Aufzug warteten, um in mein Klassenzimmer zu kommen.

»Warum sollte ich lachen?«

»Weiß nicht.«

»Schieß los!«

»Ich habe noch nie die Schule geschwänzt.«

»Du hast WAS noch nie?«

»Noch nie die Schule geschwänzt.«

Der Aufzug kam, und wir stiegen ein. Dann stiegen wir wieder aus.

»Mach dir darüber keine Sorgen«, sagte Lars nachdenklich. »Da wird mir schon was einfallen.«

»Echt?«

»Na ja, das ist zwar nicht so einfach, weil die Lehrer sofort bei deiner Mutter anrufen würden, aber ich verspreche dir, dass wir das schon irgendwie hinkriegen. Wir brauchen nur den richtigen Plan. So wie das A-Team.«

»Geil.«

»So, und jetzt stellst du mich deiner Lehrerin vor.«

Bevor die Stunde begann, trank Lars mit Frau Sommer und Frau Wiebke im Aufenthaltsraum unseres Klassenzimmers einen Kaffee. Thomas, unser Zivi, fragte mich, wen ich da mitgebracht hätte, und ich antwortete so laut, dass es auch ja alle verstehen konnten: »Lars ist MEIN cooler großer Bruder aus Berlin!« Ich konnte die neidischen Blicke meiner Klassenkameraden spüren und grinste in mich hinein. Damit hatten sie nicht gerechnet. Ab sofort war Lars mein Beschützer, und niemand würde mir mehr etwas tun. Ich glaube, Frau Sommer mochte Lars, denn als der Gong zur ersten Stunde ertönte, redeten sie immer noch. Dann stellte sie Lars der ganzen Klasse vor und fragte ihn, ob er nach vorne kommen wolle, um ein bisschen über sich zu erzählen. Ich war so stolz, das kann man sich gar nicht vorstellen. Lars erzählte von Berlin und dass er jetzt bei mir wohne und noch ganz viel mehr. Unsere Lehrerin erlaubte den anderen Kindern Fragen zu stellen, aber nur, wenn sie nicht durcheinanderreden würden. Ich lehnte mich zufrieden zurück, weil ich sah, dass sie ihn genauso toll fanden, wie ich. Aber dann hatte ich plötzlich Sorge, sie könnten ihn mir wegnehmen und beschloss, dass niemand in der Pause mit meinem neuen Bruder reden durfte.

Die Stunde verging wie im Flug. Stefan versuchte sich an Lars anzuschleimen, aber ich machte ihm ziemlich deutlich, dass er das vergessen könne. In der zweiten Stunde schrieben wir einen Englischtest. Lars lag auf dem roten Sofa, das direkt neben meinem Tisch stand. Bei der Hälfte der Fragen half er mir heimlich. Das war schon jetzt der beste Schultag meines Lebens. Im Religionsunterricht sollten wir uns Gedanken über Jesus machen. Als Tim, den wir wegen seiner großen Brille Harry Potter nennen, fragte, ob Jesus, bevor er in aller Öffentlichkeit gekreuzigt wurde, noch geilen Sex gehabt hätte, musste Lars so laut lachen, dass sich alle zu ihm umdrehten. Das war lustig. Dann hatte ich Einzelunterricht in Sport. Ich durfte mir aussuchen, was ich spielen wollte, und ich entschied mich für Tischtennis. Meine Lehrerin gab Lars auch einen Schläger, und so konnten wir zu dritt Rundlauf spielen. Ich hielt ziemlich gut durch, aber als wir im Garten ein Eichhörnchen sahen, machten wir eine Pause, setzten uns leise an das große Fenster und beobachteten, wie es eine Nuss aus dem Boden ausgrub.

Nach der Schule wollte ich unbedingt ins ELBE-Einkaufszentrum. Wir fuhren mit der Rolltreppe in die erste Etage und setzen uns in ein Eiscafé, weil Lars dringend einen Espresso brauchte. Während der ganzen Busfahrt sprach er von nichts anderem. Er bestellte sich auch eine kleine Flasche Mineralwasser und einen frischgepressten Orangensaft mit Kiwi. Ich bekam eine Cola mit einer Extraschale Eiswürfel und ein paar Zitronenscheiben zum Aussaugen. Wir sprachen kein Wort miteinander, bis Lars seinen Espresso bekam. Er trank ihn in einem Zug aus und bestellte sich direkt einen zweiten.

»Ah, tut das gut«, sagte er genüsslich und schaute sich um. »Bist du oft hier?«

»Ja.«

»Cool.«

Mir wurde langweilig, und ich begann mit meinem Handy zu spielen. Lars trank seinen Orangensaft und stapelte ein paar Bierdeckel übereinander. Als der Kellner seinen zweiten Espresso brachte, fragte er, was mir gerade durch den Kopf ginge, und ich antwortete ihm: »Gar nichts.«

Er riss das Päckchen Zucker auf und rührte ihn in seinen Espresso, und ich lutschte an meiner Zitrone herum.

»Gar nichts?«

Ich schüttelte mit dem Kopf.

»Hmm, das ist interessant«, sagte er schließlich, schloss seine Augen und lehnte sich nach hinten gegen das rote Lederpolster. Ich beobachtete zwei ältere Männer, die nebeneinander saßen und sich einen Apfelkuchen mit Sahne teilten. Einer von ihnen hatte eine schwarze Lederjacke an, so wie Lars. Ich würde mir zu Weihnachten auch eine schwarze Lederjacke wünschen, beschloss ich. Nachdem ich meine letzte Zitronenscheibe ausgesaugt hatte und nun an den Eiswürfeln lutschte, öffnete Lars seine Augen und lehnte sich wieder nach vorne.

»Wie schaffst du das?«, fragte er mich. »Ich habe gerade versucht, an nichts zu denken. Es ist unmöglich. Tausend Gedanken und ein riesiges Durcheinander. Also, wie lautet dein Geheimnis?«

Ich begann zu kichern.

Lars trank einen Schluck Wasser und sagte: »Frag mich, woran ich gerade denke!«

»Woran denkst du gerade?«, kicherte ich noch immer.

»Mittagessen.«

»Häh?«

»Keine Ahnung warum, aber das erste, was mir durch den Kopf ging, war das Mittagessen an deiner Schule: Reibekuchen mit Apfelmus und Salat.«

»Vielleicht weil es so gut geschmeckt hat?«

»Kann schon sein.«

»Und vorhin? An was hast du da gedacht?«

Lars hörte jetzt auf zu lächeln und griff nach dem Orangensaft. Fast hätte er das Glas umgeworfen, aber er konnte es gerade noch festhalten. Er nahm einen Schluck und schaute nach oben an die Glaskuppel. Ich folgte seinen Blicken. Man konnte den Himmel durch die Stelle des Daches sehen, aber er war grau und kein sonderlich schöner Anblick. Am liebsten mag ich den Himmel hellblau, ohne Wolken und mit viel Sonne oder ganz schwarz mit vielen Sternen.

»Ich weiß nicht, ob ich dir das erzählen kann«, sagte Lars schließlich. »Ich meine, ob du es verstehen wirst.«

Ich sah ihn an und wartete ab. Lars fuhr sich über den Kopf und sagte: »Also schön. Ich habe diesen Sommer in Rio de Janeiro verbracht. Weißt du, wo das liegt?«

»In Brasilien?«

»Sehr gut.«

»Orangen kommen aus Brasilien.«

»Genau. Weißt du was? Schließ die Augen, damit du es dir besser vorstellen kannst.«

»Was vorstellen?«, fragte ich.

»Meinen Traum.«

»Okay.«

Ich schloss die Augen.

»Stell dir vor, du gehst an einem Sonntagnachmittag in eine Kirche und siehst ein Mädchen, das dich auf den ersten Blick verzaubert«, begann Lars zu erzählen. »Du sitzt dort, schielst heimlich rüber und kannst dich auf nichts anderes mehr konzentrieren. Du überlegst dir tausend Worte, die du zu ihr sagen möchtest, was ein Problem ist, weil du kein Portugiesisch sprichst. Dann schreibst du auf die Rückseite des Gesangsblattes deinen Namen, den Namen eines Cafés, ein Datum und eine Uhrzeit und traust dich sogar, es ihr am Ausgang zu geben. Sie nimmt es und lächelt dich verlegen an. Du gehst weiter in eine Bar, weil du zum Fußballgucken verabredet bist – die Europameisterschaft findet gerade statt – aber deine Gedanken drehen sich nur noch um dieses fremde Mädchen und die eine Frage: Kommt sie morgen? Deutschland spielt gegen Dänemark, und der Barkeeper hat wegen dir extra eine deutsche Flagge aufgehängt. Dir geht es zum ersten Mal seit langer Zeit richtig gut, du lehnst dich zurück und schließt die Augen, um diesen schönen Moment für immer festzuhalten. Plötzlich kommt jemand die Straße entlang gerannt. Es fallen drei Schüsse und neben dir verfärbt sich der Bürgersteig rot. Im gleichen Moment schießt Lukas Podolski das Tor zum 1:0, aber niemand jubelt.«

Lars hörte auf zu reden, und ich fragte, ob ich meine Augen wieder öffnen durfte und trank einen Schluck Cola. Dann schrieb ich Mama eine SMS: *Wie geht's dir? Mir geht's gut. Hab dich lieb.* Lars bestellte sich einen dritten Espresso. Ich überlegte, was ich zu ihm sagen sollte. In seinem Traum gab es zu viele Dinge, die ich mir vorstellen musste. Ich schaffte es nicht, mir alles zu merken. Irgendwann nach diesem Mädchen in der Kirche machte es in meinem Kopf Stopp!

Ich fragte: »Hast du sie wiedergesehen?«

Lars grinste und sagte: »Vielleicht.«

»Komm, sag schon. War sie hübsch?«

»Ja, sehr.«

»Hast du mit ihr Sex gehabt?«

»Hahaha.«

»Hast du sie geküsst?«

»Wer weiß?«

»Mann, ey! Du bist voll blöd. Jetzt musst du's auch erzählen. Bitte, bitte, bitte, bitte, bitte.«

»Benutz doch einfach deine Phantasie«, sagte Lars. »Wenn ich dir jetzt sage, dass ich mit ihr in der Kiste war, ist doch die ganze Magie der Geschichte verschwunden.«

»Geil, du warst mit ihr in der Kiste. O Mann, wie geil.«

»Hahaha, und jetzt du!«

»Was ich?«

»Jetzt bist du an der Reihe. Ich zähle bis drei und alles, was dir dann durch den Kopf geht, sprichst du laut aus. Ohne darüber nachzudenken. Und dann quatschen wir darüber, wenn du Lust hast. Eins, zwei, drei.«

»Layla.«

»Wer ist das?«, fragte Lars.

»Meine blöde Ex.«

»Erzähl mir von ihr.«

Ich wollte nicht.

»Nee«, sagte ich und spielte an meinem Handy herum. Immer wenn ich an sie denke, geht es meinem Herzen schlecht.

»Du musst ja auch nicht«, sagte Lars.

»Ehrlich nicht?«

»Natürlich nicht.«

»Gut.«

»Ich habe auch eine Ex-Freundin. Sie heißt Saskia und lebt in New York. Wir waren sieben Jahre zusammen.«

»Krass. Warst du traurig, als sie mit dir Schluss gemacht hat?«

»Ja, ich war traurig, obwohl Saskia und ich gemeinsam entschieden haben, uns zu trennen.«

»Hast du sie noch lieb?«

»Ja klar, aber anders als früher. Weißt du, früher war ich in sie verliebt, heute habe ich sie lieb. Das ist ein großer Unterschied. Das ist schwer zu erklären. Sagen wir so: Sie ist immer noch ein wichtiger Teil meines Lebens, obwohl wir nicht mehr miteinander in die Kiste gehen und uns auch nicht mehr alles erzählen.«

»Das verstehe ich nicht.«

»Warst du denn traurig, als Layla mit dir Schluss gemacht hat?«

Ich wunderte mich, woher er das wusste und sagte: »Ja.«

»Wie lange wart ihr zusammen?«

»Zwei Jahre oder so. Vielleicht auch zwei Monate, weiß nicht mehr so genau.«

»Du hast es nicht so mit der Zeit, was?«

»Nein.«

Zuerst wollte ich es ihm nicht erzählen, aber dann erinnerte ich mich daran, dass er mir seine Geschichte auch erzählt hatte. Brüder sollten keine Geheimnisse voreinander haben, aber es war so schwer. Ich wusste nicht, wo ich anfangen sollte und irgendwie war es mir auch peinlich. Auf der anderen Seite hatte ich das Gefühl, dass Lars mich verstehen würde und gab mir einen Ruck.

»Layla hat immer wieder mit mir Schluss gemacht. Ein ewiges Hin und Her. Geknutscht haben wir aber nie, nur Händchen gehalten. Sie hat mich auch ganz doll beleidigt. Es war so schlimm, dass ich geweint habe. Das habe ich ihr aber nie gezeigt. Ich habe immer nur geweint, wenn ich alleine war.«

Dann machte ich eine Pause, weil ich überlegen musste, was mir noch alles einfiel. Ich dachte an meine Mama und plötzlich fiel mir etwas ein, das ich erzählen konnte.

»Laylas Eltern sind geschieden. Irgendwann habe ich ihre Gemeinheiten und ihre ständige Schlussmacherei aber nicht mehr ausgehalten und dann habe ich mit ihr Schluss gemacht. Das fand sie nicht so schön. Ich wollte aber keine Freundin mehr, die böse zu mir ist. Ich habe herausbekommen, dass sie nur mit mir zusammen war, um nicht alleine zu sein. Sie hat mich in Wahrheit gar nicht geliebt. Sie war nur einsam. Deswegen hat sie mich auch oft abends angerufen. Sie hatte ja niemanden außer mir. Aber weil sie mich nicht geliebt hat, so wie ich sie geliebt habe, hat sie mich immer nur geärgert. Sie hat mich benutzt, um sich ihre Zeit zu vertreiben.«

»Willkommen in der Welt der Erwachsenen«, sagte Lars.

»Wie jetzt?«

»Du bist mit deiner Geschichte nicht alleine. So wie dir ergeht es unendlich vielen Menschen jeden Tag. Auch in meinem Leben gab es mal ein Mädchen, wegen dem ich nachts oft nicht schlafen konnte, weil ich so sehr an sie denken musste. Kannst du dir das vorstellen?«

Ja, das konnte ich nur zu gut.

»Und wie hast du es geschafft, nicht mehr traurig zu sein?«

»Die Zeit hat mir geholfen.«

»Wie kann die Zeit einem helfen?«

»Sie hat mich gezwungen, über mich selbst nachzudenken. Und eines Tages ging mir ein Licht auf, und die ganze Magie, die dieses Mädchen einmal umhüllt hat, war plötzlich verschwunden. Die Zeit hat mir geholfen zu erkennen, dass dieses Mädchen in Wahrheit gar nicht zu mir gepasst hat. Es war nur eine Illusion, eine Wunschvorstellung. Ich bin mir sicher, dass die Zeit dir auch helfen wird.«

»Aber Lars, ich habe doch nicht so viel Zeit wie du.«

»Hmm, da ist was dran.«

Lars schaute zum Tresen und zog die Augenbrauen hoch.

»Weißt du, was bei Liebeskummer immer hilft?«

»Nee.«

»Schokoladeneis. Teilen wir uns einen Becher?«

»Au ja, aber lieber Zitroneneis mit bunten Streuseln oben drauf.«

»Alles klar. Du bist der Boss.«

3

Der nächste Tag begann, wie ich mich fühlte – es regnete in Strömen. Als ich aufstand, waren die Schmerzen noch halbwegs erträglich, und weil mich Lars heute wieder in die Schule begleitete, wollte ich vor ihm keine Schwäche zeigen. In den ersten drei Unterrichtsstunden hielt ich es noch aus, aber als Frau Sommer sagte, dass wir einen Lernausflug in die Stadtbücherei machen würden, hatte ich eine üble Vorahnung. Ich biss trotzdem auf die Zähne. Ich saß mit Lars auf dem Sofa, und Frau Sommer kniete sich vor mich.

»Wie geht es dir Daniel?«, fragte sie.

»Es geht so.«

»Du bist ein bisschen blass. Hast du deine Tabletten heute schon genommen?«

»Nein.«

»Soll ich sie dir bringen?«

»Nein. Mir war heute Morgen schlecht, und wenn mir schlecht ist, krieg ich die Dinger nicht runter. Es sind ja so viele. Ich nehme sie dann vor dem Mittagessen.«

»Okay, du kennst deinen Körper besser als ich. Möchtest du mit in die Bibliothek, oder willst du lieber hierbleiben und dich ausruhen? Lars leistet dir bestimmt Gesellschaft, damit du nicht so alleine bist.« Lars legte seinen Arm um mich und nickte.

»Wer kommt denn alles mit?«

Frau Sommer überlegte und sagte: »Frau Himmelreich, ich, Francisca, Lars und du.«

Ich dachte nach. Francisca würde mit dem Rolli fahren, weil sie ja nicht mehr gehen kann. Sie war ganz in Ordnung, und Frau Himmelreich mochte ich auch. In der Bibliothek fühlte ich mich immer wohl, also wollte ich es versuchen.

»Frau Sommer, also, ich möchte gerne mit. Aber mit Rollstuhl. Heute brauche ich ihn.«

»Super«, freute sich meine Lehrerin. »Das finde ich ganz toll, Daniel. Wirklich schön, dass du uns begleitest.«

Lars klopfte mir auf die Schulter und sagte: »Alter, du bist ein echter Kämpfer. Sehr gut! Und weißt du was? Wenn dir die Kraft ausgeht, sagst du einfach Bescheid, und wir drehen wieder um, pflanzen uns hier aufs Sofa und chillen ab. Alles klar?«

Lars schob mich durch den Regen zur Bushaltestelle. Wir mussten zehn Minuten warten. Ich hatte ein schlechtes Gewissen, weil er sich beim Busfahrer ein eigenes Ticket kaufen musste. Frau Sommer war ja dieses Mal meine offizielle Begleitung. Zum Glück hatte er genug Geld dabei. Während der Fahrt, die nicht lange dauerte, zehn Minuten oder so, ging es mir immer schlechter. Und ich wurde kreidebleich. Als wir an unserer Haltestelle ankamen, kontrollierte Frau Sommer sofort meine Sauerstoffwerte. Sie lagen zwar noch im grünen Bereich, aber meine Lehrerin wollte kein Risiko eingehen und schlug vor, mit Lars und mir wieder zur Schule zurückzufahren. Frau Himmelreich und Francisca gingen dann ohne uns in die Bibliothek, und ich wurde etwas traurig, weil ich zum ersten Mal vor Lars versagt hatte.

Wir warteten kurz, bis der richtige Bus kam, und meine Lehrerin drückte auf den Summer, aber die Busfahrerin blieb einfach sitzen. Sie war sehr unfreundlich zu uns und rief uns irgendwas zu, was aber niemand verstehen konnte. Normalerweise hätte sie aufstehen müssen, um die Rollstuhlrampe an der hinteren Tür, die ja extra für behinderte Menschen da ist, für mich herunterzuklappen. Da sie uns aber nicht helfen wollte, klappte Lars schließlich die Rampe herunter, und Frau Sommer schob mich in den Bus. Lars war völlig entsetzt, weil von den anderen Fahrgästen auch niemand helfen wollte. Sie glotzten uns nur blöd an, machten aber nichts. Frau Sommer winkte ab und sagte, dass sei leider eine Situation, die ständig passiere. Wir Kinder hätten uns daran gewöhnt, weil uns ja nichts anderes übrigbliebe.

Lars machte einen Schritt auf mich zu und legte seine Hand auf meine Schulter. Ich sah, wie traurig ihn das gerade machte. Also ich helfe immer allen Menschen, wenn ich sehe, dass jemand Hilfe braucht. Wenn zum Beispiel eine alte Omi in den Bus steigt oder eine schwangere Frau, dann stehe ich sofort auf, um ihnen meinen Platz anzubieten. Das hat mir meine Mama beigebracht, und das gehört sich auch so. Ich bin nämlich ein Gentleman.

Dann stieg ein schlechtgelaunter Mann in den Bus und meckerte herum, weil er sich beim Vorbeigehen am Griff meines Rollstuhles gestoßen hatte. Ich konnte ihn nur aus dem Augenwinkel sehen, weil ich mit dem Rücken zu ihm saß, aber ich hatte den kurzen Ruck gespürt. Dann machte Lars etwas, das ich niemals vergessen werde. »Ey du, Arschloch«, sprach er ihn so laut an, dass sich einige der anderen Fahrgäste zu ihm umdrehten. »Wenn du meinem Jungen etwas zu sagen hast«, jetzt zeigte er mit der Hand auf mich, »dann mach das so, dass wir das alle verstehen können. Na, was ist?«

Für einen kurzen Moment wurde es mucksmäuschenstill im Bus. Frau Sommer machte richtig große Augen. Das gefiel mir sehr.

»Sorry, war nicht so gemeint«, entschuldigte sich der andere Mann bei Lars, aber er meinte, dass er sich nicht bei ihm, sondern bei mir entschuldigen solle.

Der Mann hob kurz seine Hand und nickte, und ich sagte zu ihm: »Danke für die Entschuldigung. Ich wünsche Ihnen einen schönen Tag.« Ich glaube, meine Lehrerin fand es cool, dass Lars sich so für uns eingesetzt hat, obwohl ich erst etwas Bedenken wegen dem »Arschloch« hatte. Wir dürfen in der Schule nämlich keine Schimpfwörter benutzen. Aber wir waren ja noch nicht auf dem Schulgelände, also machte sie wohl eine Ausnahme.

Ich parkte meinen Rollstuhl rechts vom Eingang, ging mit Lars ganz langsam in mein leeres Klassenzimmer zurück und legte mich aufs Sofa. Lars kraulte meinen Kopf, weil mich das immer beruhigt.

»Was hast du nachher noch für Stunden?«, fragte er nach einer Weile.

»Recycling. Doppelstunde«, sagte ich.

»Was'n das?«

»Wir nehmen Material, das eigentlich auf dem Müll landet und basteln dann daraus etwas Neues.«

»Ah cool, so ähnlich wie Kunstunterricht.«

»Kann sein.«

»Hast du schon mal was von Pablo Picasso gehört?«

»Nein.«

»Picasso war ein ganz berühmter spanischer Maler, vielleicht der bekannteste, der jemals gelebt hat. Von ihm stammt einer meiner Lieblingssätze: *Als Kind ist jeder ein Künstler. Die Schwierigkeit liegt darin, als Erwachsener einer zu bleiben.*«

»Was bedeutet das?«, fragte ich.

»Das bedeutet, dass du die Erwachsenen alle in die Tonne klopfen kannst. Ganz ehrlich, aber das hast du nicht von mir, okay?«

»Okay.«

»Die meisten Erwachsenen haben nur Müll in ihren Köpfen. Aber als Kind, als Kind hast du noch einen unverfälschten Blick auf die Welt. Du bist noch nicht so abgefuckt, wie zum Beispiel dieser Penner aus dem Bus eben.«

»Ja, der war echt doof.«

»Ein Wichser war das.«

Ich musste grinsen, weil Lars jetzt schon zwei verbotene Ausdrücke gesagt hatte. Am liebsten hätte ich Mama angerufen, um es ihr zu erzählen, aber wir dürfen in der Schule keine Handys benutzen.

Nach ein paar Minuten sprang Lars plötzlich vom Sofa auf, schnappte sich einen Stuhl und setzte sich mit der Lehne nach vorne vor mich und fuchtelte mit seinen Armen wild durch die Luft: »Alter, ich muss dir unbedingt diese Geschichte erzählen. Sie passt gerade hierher, wie, wie, wie, verdammt, wie heißt das noch gleich, ah ja, der berühmte Deckel auf den Topf.«

»Hahahaha.«

»Bist du bereit, kleiner Prinz?«

»Und wie!«

Mir ging es schon besser. Ich hatte zwar immer noch Herzstechen und fühlte mich wie ein Flaschengeist, aber hier auf dem Sofa zu liegen und neue Kraft zu sammeln tat mir gut. Ich schloss die Augen, genau wie gestern, als wir im ELBE-Einkaufszentrum waren, und atmete langsam ein und aus. Ein. Und. Aus.

»Es gab einmal einen Jungen, der spielte in einem Krippenspiel seiner Schule mit. Er war sechs Jahre alt und ging in die erste Klasse. Die Aufführung der Weihnachtsgeschichte war eine große Sache im Dorf, und alle Eltern versammelten sich voller Vorfreude in der Turnhalle, um sie sich anzusehen. Der Junge spielte einen der drei heiligen Könige. Als sie an der Reihe waren, betraten sie mit ihren Geschirrtüchern um den Kopf gewickelt den Stall und stellten ihre Geschenke auf den Boden. Der erste Junge sagte: *Ich bringe dir Gold!* Der zweite Junge sagte: *Ich bringe dir Weihrauch.* Doch der dritte Junge, der jüngste von allen, machte sich einen Spaß und sagte: *Frank hat dir das geschickt!*«

Lars machte eine kurze Pause, dann sagte er: »Shit, an der Stelle hättest du eigentlich lachen müssen, aber ich Trottel hab total vergessen, dass du noch viel zu jung bist, um den *Paten* zu kennen.«

»Wen soll ich kennen?«, fragte ich.

»Siehst du! O Mann, ich Depp! Aber okay, das macht nichts. Ich kann die Geschichte auch so zu Ende erzählen. Pass auf: Das Publikum krümmte sich vor Lachen – außer natürlich der Lehrer, der das Stück einstudiert hatte. Der fand es gar nicht komisch, dass sich einer seiner Schüler nicht an den Text hielt. Am Ende der Veranstaltung war der Junge der Star des Abends, und noch Monate später redeten die Menschen über dieses Krippenspiel. Kannst du dir vorstellen, was ich dir damit sagen möchte?«

Ich verstand seine Frage nicht und seine Geschichte auch nicht, also sagte ich: »Nein.«

»Okay«, sagte Lars und klopfte mir sachte gegen mein rechtes Bein. »Wir haben doch eben über den Unterschied zwischen Erwachsenen und Kindern gesprochen. Du weißt schon, dass die Erwachsenen nur Müll im Kopf haben und so.«

Ich nickte, weil ich das gut nachvollziehen konnte. Ich verstehe so vieles von dem, was sie sagen, einfach nicht. Sie reden und reden, und bei mir kommen nur Blubberbläschen an. Na gut, von dem Zeug, was Lars so von sich gab, kapierte ich auch nicht alles, aber mit ihm war es irgendwie anders. Bei ihm war alles so leicht und unkompliziert. Als ich ein Eis wollte, bekam ich ein Eis, und es wurde nicht ewig diskutiert, bis ich keine Lust mehr auf Eis hatte.

»Kinder, wie dieser kleine Junge aus meiner Geschichte oder wie du, haben keine Angst, etwas falsch zu machen«, sagte Lars jetzt weiter. Er sah dabei über mich hinweg aus dem Fenster. »Ihnen ist es nämlich völlig Banane, welche Auswirkungen ihr Handeln haben könnte. Sie haben eine Idee, und machen es einfach. Und genau deswegen haben sie auch so viel Spaß dabei. Für sie zählt nur der Moment. Keine Sorgen. Nur das Jetzt. Aber dann, wenn diese Kinder erwachsen werden, geraten sie in einen magischen Strudel der Finsternis, voller Zweifel und Ängste, und sie verlieren die Fähigkeit, die Welt mit offenen Augen zu sehen.«

»Du hörst dich an wie ein Märchenerzähler«, grinste ich ihn an.

»Wer weiß, vielleicht befinden wir uns ja schon mitten in einem Märchen, mit dir als kleinem Prinzen und mir als altem Zauberer, der am Krückstock geht.«

»Hahaha.«

»Daniel, hör mal«, sagte Lars und senkte seine Stimme und sah mir dabei tief in die Augen.

»Der Junge, der beim Krippenspiel aus der Reihe getanzt ist, war anders als die anderen, und genau deswegen erinnert sich auch heute noch jemand an ihn. Ich glaube, du bist auch so ein besonderer Junge.«

»Ehrlich?«, fragte ich erstaunt und dachte: Was zum Graureiher soll an mir schon besonders sein? Ich kann doch gar nichts.

»Aber was mache ich denn?«

»Wenn ich dich so beobachte, wie du zu anderen Menschen bist … Die Erwachsenen beklagen sich ständig über alles Mögliche, machen sich fertig wegen nichts und wieder nichts, und du wünschst dem Idioten aus dem Bus einen schönen Tag und meinst es auch noch ehrlich. Weißt du, was du bist? Ein Wunder.«

»Nein, Lars«, protestierte ich. »Ein Wunder wäre es, wenn der liebe Gott mich gesund machen würde. Aber ich weiß ja, dass das nicht passiert. Ist nicht so wild. Gibt Schlimmeres.«

»Ja, was denn?« Mir fiel spontan nichts ein, also musste ich überlegen, aber Lars winkte mit der Hand, was bedeutete, dass ich mir ruhig Zeit lassen sollte. Als ich etwas in meinem Kopf gefunden hatte, sagte ich: »Wenn du, also ich meine, wenn du beim Essen nichts schmecken könntest. Mein Lieblingsgericht von allen Lieblingsgerichten ist Spaghetti carbonara. Hmm, das ist so lecker, das kannst du dir gar nicht vorstellen. Also, wenn ich mir jetzt vorstelle, dass jemand eine schlimme Krankheit hat, der … ich weiß nicht, wie ich das sagen soll.«

»Du meinst, wenn jemand keinen Geschmackssinn besitzt, für den alles nach Pappe schmecken würde.«

»Ja, genau so. Ey, das wäre ja mal richtig scheiße!«

Wir alberten ein wenig herum, und dann nahm Lars meine Hand und sagte: »Daniel. Hör mal, deine Sorgen kann ich dir nicht nehmen, niemand kann das – außer der liebe Gott vielleicht, aber vielleicht kann ich dir helfen, ein bisschen Spaß zu haben.«

»Okay«, sagte ich, und augenblicklich schossen mir Bilder vom Fahrradfahren im Sommer durch den Kopf. Das waren früher oft die schönsten Momente, weil ich mich dabei frei fühlte, wie die Kinder aus *Vorstadtkrokodile*. Ich hatte ja nie so eine Bande, die gemeinsam durch dick und dünn geht, weil ich dafür immer zu schwach war.

»Und weil ich weiß, dass du die Sachen, die so richtig viel Spaß machen, nicht tun darfst, jedenfalls nicht alleine, bin ich ab sofort für dich da. Keine Lehrer, keine Eltern, keine Krankenschwestern. Nur wir zwei.«

»Überhaupt keine Aufpasser?« Ich fragte lieber nach, nicht dass ich etwas falsch verstand und mich umsonst freute. Das ist mir nämlich ein paar Mal passiert und danach war ich ganz traurig.

Lars lachte aber schon und sagte: »Nur wir zwei.«

»Also, das wäre schön.« Meine Gedanken drehten sich und sausten wie auf einer riesigen Achterbahn durch die Luft. Auch so eine Sache, die ich wegen meinen Eisenstäben im Rücken nicht machen darf. Aber das war mir in diesem Augenblick egal – wirklich egal. Ich konnte es kaum glauben, es fühlte sich wie träumen an. Sofort überlegte ich, was wir alles erleben könnten, aber mir fiel vor lauter Aufregung keine einzige Sache ein.

»Aber, aber, aber was wollen wir denn machen?«, fragte ich hektisch und hoffte, dass Lars schon eine erste gute Idee hatte.

»Alles, was du willst.«

»Echt, alles?«

»Ja.«

»Wie geil ist das denn?« Mein Herz schlug schneller, aber auf die gute Weise, und ich war so überwältigt, dass ich gar nichts mehr sagen konnte. Lars legte sich neben mich und kraulte meinen Kopf. Wir grinsten nur und schwiegen um die Wette, und es war ein kleines bisschen so, als ob die Zeit für uns stehenblieb.

4

Der Termin im UKE, das ist das Universitätsklinikum in Hamburg, stand schon seit drei Wochen fest. Ich konnte nicht mehr richtig Nummer zwei machen, und deshalb bekam ich immer mehr Schmerzen im Bauch. Wenn doch ein kleiner Haufen in der Schüssel lag, war er braun vom Aa und rot vom Blut. Mama machte sich Sorgen deswegen und verbot mir, meine geliebten Chips zu essen, aber ich aß sie trotzdem. Das lasse ich mir von niemanden nehmen. Auch von Mama nicht. Was bliebe mir denn sonst noch? Und weil Mama mich lieb hat, ist sie meistens doch nicht so streng und drückt ein Auge zu. Sie weiß ja, dass ich die Chips sonst heimlich essen würde.

Als wir durch die Gänge des Krankenhauses liefen, spürte ich ein ungutes Grummeln im Magen. Nicht wegen den Chips oder meinen Verstopfungen, sondern wegen der anstehenden Untersuchung. Vor ein paar Tagen hatte Mama ganz beiläufig eine Darmspiegelung erwähnt, um vorzufühlen, wie ich darauf reagierte. Ich habe ihr den Stinkefinger gezeigt und gesagt, dass sie sich ihre komische Spiegelung in den Allerwertesten schieben könne. Da fing sie an zu lachen und scherzte: »Nein danke, Schokoladenkekse gibt's bei Aldi.« Den Spruch bringt sie fast jeden Tag und normalerweise lachen wir dann zusammen, aber nicht an jenem Abend. Nicht wenn es um die Wurst geht.

»Du kennst dich aber gut aus«, sagte Lars, der neben mir herlief und meine Sauerstoffflasche trug. »Ich würde mich hier sofort verlaufen.«

Ich gab ihm keine Antwort, weil ich schon zu große Angst vor dem Arzt hatte. Ich kenne die Krankenhäuser von Hamburg in- und auswendig, rede die Krankenschwestern mit ihren Vornamen an, weiß von den jungen Hübschen, ob sie einen Freund haben oder wie lange sie schon Single sind. In Krankenhäusern hat man sehr viel Zeit, um Fragen zu stellen. Ich meine Fragen, die einen wirklich interessieren. Lars und Mama setzten sich ins Wartezimmer der Kinderherzstation, und ich meldete mich bei Julia an der Rezeption.

»Na, Daniel, auch mal wieder da?«, lächelte sie.

»Ja, leider.«

»Und, wann bist du dran?«

»Um 10 Uhr, aber wenn der Doktor keine Zeit hat, kann ich gerne wieder gehen. Das ist gar kein Problem. Mir geht's auch wieder gut und alles.«

»Ui, dann wäre der Doktor aber ziemlich traurig«, lächelte sie immer noch. »Er freut sich schon so auf dich. Hat er mir vorhin erst gesagt. Du kannst ihm ja einfach kurz hallo sagen, hmm? Ich ruf dich dann. Dauert auch nicht mehr lange.«

»Okay.«

Verdammt. Mein Plan war fehlgeschlagen, aber damit hatte ich schon gerechnet. Ich schaute mich um, überlegte, wohin ich gehen könnte, aber da ich alles schon etliche Male gesehen hatte, schlurfte ich mit hängenden Schultern zu Mama und Lars zurück.

»Schau mal da«, sagte Mama und zeigte auf eine Frau mit Kinderwagen. »Die hat ein ganz kleines Schokobaby. Voll süß.«

»Hmm«, grummelte ich, schaute zu Lars und verdrehte meine Augen.

»Komm, wir gehen mal hin«, sagte sie, aber ich blieb auf meinem Stuhl sitzen und dachte nur: Kann sein, dass das Baby voll süß ist, aber du bist auf jeden Fall voll peinlich.

Wir warteten sehr lange, bestimmt eine Stunde oder so. Dann rief Julia meinen Namen, und Mama, Lars und ich quetschten uns in das kleine Arztzimmer. Ich musste mich sofort auf die Liege setzen. Mama und der Arzt unterhielten sich. Weil es nur einen Stuhl gab, auf dem Mama saß, blieb Lars an der Tür stehen. Das war gut, denn so konnte Mama ihn nicht sehen. Er gab mir ein Zeichen, dass er jetzt etwas Lustiges machen würde. Ich fing schon an zu kichern und hielt mir vorsichtshalber beide Hände vor den Mund. Lars zog seine Jacke aus, warf sie auf den Boden und griff mit seiner linken Hand unter seine rechte Achsel. Dann streckte er mir die Zunge entgegen, bewegte seinen rechten Arm zweimal nacheinander, was sich so anhörte, als hätte er gerade zwei Pupse abgedrückt. Ich konnte es nicht zurückhalten und lachte, was das Zeug hielt. Mama und der Arzt drehten sich überrascht zu Lars um, aber der lehnte entspannt an der Tür und verzog keine Miene.

»Was denn?«, sagte er cool und blinzelte mir heimlich zu.

Selbst Mama musste ein bisschen schmunzeln. Der Arzt stand auf, um mich zu untersuchen. Ich zog meinen Pullover und das Korsett aus, aber als er mich bat, meine Hose auszuziehen, sagte ich klipp und klar: »Nein!«

Er erklärte mir, dass er mich doch wegen meinen Bauchschmerzen abtasten müsse und mir nur kurz in den Popo schauen wolle, was überhaupt nicht weh tun würde, aber ich hörte schon gar nicht mehr zu. Ich wollte das nicht. Der Arzt redete weiter auf mich ein. Eine Krankenschwester kam ins Zimmer. Mama schrie mich an, ich solle endlich gehorchen. Alle guckten sie an. Dann drehte ich völlig durch, schrie und warf mit Ausdrücken um mich. Ich wollte das nicht, aber ich kann mich in solchen Augenblicken nicht kontrollieren. Mama und die Ärzte verstehen einfach nicht, welche Angst ich habe. Und je mehr sie auf mich einreden, desto schlimmer wird es. Jedes Mal versprechen sie mir, dass sie mir nicht wehtun werden, aber sie halten sich nicht immer daran. Warum versprechen sie es dann? Ich kann ihnen nicht mehr trauen.

Als der Arzt mich am Arm berührte, schlug ich seine Hand weg und schrie: »Finger weg! Mein Arsch bleibt Jungfrau.« Er setzte sich wieder hinter seinen Schreibtisch, und Mama war stinksauer.

»Willst du denn nicht, dass es dir bessergeht?«, fragte mich Lars von der Tür aus, und ich hasste ihn dafür. Warum musste er jetzt auch noch damit anfangen? Ich dachte, er wäre auf meiner Seite. Ich warf ihm nur einen bösen Blick zu. Sollte er sich doch in den Arsch gucken lassen!

»Ich kann ihn nicht zwingen«, sagte der Arzt zu Mama, die wieder ihren roten Stierkopf bekam.

Ich sprang von der Liege und zog mich an. Natürlich waren jetzt alle sauer auf mich, wie so oft, aber mir war das schnurzpiepegal.

Im Bus nach Altona sprach niemand ein Wort. Mama schrieb eine SMS, Lars gähnte dreimal hintereinander, und weil ich ihn während der gesamten Fahrt beobachtete, musste ich auch gähnen. Mama ließ sich am Bahnhof, direkt vor der Unterführung, wo ganz viele Tische mit Obst, Gemüse und Ramsch stehen, ihre Nägel machen. Sie geht oft in diesen kleinen Laden mit dem großen Schild: »Nails American Style«. Die Chinesin ist sehr nett und lächelt immer freundlich, weil es dort aber furchtbar nach Lacken und Chemikalien stinkt, bekomme ich schnell Kopfschmerzen. Lars hielt es nur wenige Sekunden aus und nahm sofort Reißaus, weswegen Mama, die Chinesin und ich ihn herzhaft auslachten. So eine Lusche.

»Was machen wir jetzt?«, fragte er, als ich zu ihm nach draußen ging.

»Mama braucht bestimmt eine halbe Stunde«, sagte ich, »wenn nicht sogar länger. Sie ruft an, hat sie gesagt.«

Wir gingen Richtung Innenstadt.

»Kennst du dich hier aus?«

»Klar.«

»Weißt du, wo man hier einen guten Espresso bekommt? Mir fallen gleich die Augen zu.«

»Kauf dir doch einen Energy Drink«, schlug ich vor, aber Lars verzog sein Gesicht. Das war offensichtlich keine gute Idee. Nächster Versuch: »Kaufst du mir einen Energy Drink?«

»Darfst du das überhaupt trinken?«

»Ja.«

Lars blieb stehen und hielt mich am Ärmel fest.

»Darfst du das trinken?«, wiederholte er grinsend.

»Na ja, also eigentlich nicht.«

Dann gingen wir weiter, und ich sagte schnell: »Aber ich habe schon ganz oft so was getrunken, wirklich, und es ist auch nie etwas Schlimmes passiert. Also, bekomme ich einen? Ja? Bitte, bitte, bitte.«

Lars zog seine Augenbrauen hoch, und ich durfte mir an einem Kiosk eine eiskalte Dose aus dem Kühlfach nehmen. Ich nahm einen großen Schluck und fing an zu hüpfen.

»Was habe ich da nur angerichtet?«, rief Lars mir hinterher, und ich versuchte, mit meinen Armen zu fliegen, so wie der Stierbulle aus der Werbung.

Im Mercado-Einkaufszentrum bestellte sich Lars bei einem der vielen kleinen Feinkostläden einen Espresso. Ich setzte mich neben ihn auf einen Hocker, und ein italienisch aussehender Mann mit Bart bediente uns. Ich wollte nichts trinken, da ich ja noch meine Dose in den Händen hielt, aber Lars bestellte trotzdem eine kleine Flasche St. Pellegrino.

»Was war denn los gerade im Krankenhaus?«

»Weiß nicht«, sagte ich.

»Du bist doch kein kleines Kind mehr.«

»Bin ich auch nicht.«

»Und wieso hast du so'n Theater gemacht?«

Ich erklärte es ihm. Lars hörte zu, nickte, trank von meinem Wasser, weil ich es ja nicht wollte, und ich fühlte mich wie ein richtiger Erwachsener. Ich weiß nicht genau warum. Vielleicht lag es auch am Energy Drink. Lars rührte in seinem Espresso und beobachtete die Menschen, die an uns vorbeikamen.

»Weißt du, Daniel«, sagte er, »als ich noch klein war, jünger als du, hat mir der Gedanke, einmal nicht mehr am Leben zu sein, große Angst bereitet. Meine Phantasie hat damals noch nicht ausgereicht, um mir auszumalen, dass es nicht nur dieses eine Leben gibt.«

»Ich habe die Angst vor dem Tod schon lange verloren«, sagte ich.

»Echt?«

Lars sah mich ganz komisch an.

»Was ist es dann, was dich so ausflippen lässt?«

»Die Schmerzen. Und wenn es nicht direkt die Schmerzen sind, dann die Erinnerungen an sie. Das ist das Schlimmste.«

»Verstehe«, nickte Lars, der auf einmal abwesend wirkte.

Ich nippte an meinem Energy Drink, aber nur wenig, weil ich erstens nicht so viel auf einmal trinken konnte und zweitens mir den Rest für später aufheben wollte.

Lars sagte: »Eigentlich hat der Schmerz ja auch was Gutes, also ich meine, dass man überhaupt Schmerzen spürt.«

»Was soll das denn heißen?«

»Würde man ihn nicht spüren, hätte er keine Bedeutung. Der Schmerz ist wohl erfunden worden, um uns daran zu erinnern.«

»Und woran?«

»Dass wir noch am Leben sind.«

»Hmm«, überlegte ich laut vor mich hin. Lars hatte recht, aber das wusste ich schon. Wenn man tot war, würde man keine Schmerzen mehr spüren. Genau deswegen hatte ich auch meine Angst zu sterben abgelegt. Genau in dem Moment, als mir das klar wurde.

»Irgendwie ist es auch ein Trost«, sagte ich. »Dass bald alles besser wird, meine ich. Es ist nur so schwer.«

»Ich weiß.«

»Du hast es gut«, sagte ich zu Lars, der sich einen zweiten Espresso bestellte. Anscheinend war er abhängig, so viel wie er davon trank. »Du wohnst in Berlin und kannst alles machen, was du möchtest, ohne um Erlaubnis zu fragen.«

»Das ist einer der wenigen Vorteile, wenn du erwachsen bist.«

»Also, ich finde mein Leben voll langweilig. Bei *Berlin – Tag & Nacht* ist immer was los und bei mir nie. Das ist so ungerecht. Und wenn ich mir jetzt vorstelle, dass das noch ganz lange so weitergehen würde, also, nee, das wäre ja voll ätzend.«

»Ja, da ist schon was dran«, lächelte Lars und fischte einen Fussel aus meinem Haar. »Man kann das positiv oder negativ sehen. Vielleicht haben viele Menschen ja deswegen so große Angst vor dem Tod und der Ewigkeit, die sich dahinter verbirgt, weil sie fürchten, dort würde der gleiche langweilige Trott für immer weitergehen.«

»Ich weiß, dass es besser wird, Lars. Ich habe es gesehen.«

Lars wollte mich gerade etwas fragen, als Mama anrief.

»Wir sind auch im Mercado«, sagte ich. »Unten, hinter dem Saftstand. Warte, ich winke dir zu. Ja, ich sehe dich.«

Lars stand auf, bezahlte seine Rechnung, und ich wedelte mit meiner Dose direkt vor Mamas Nase herum. Sie war gar nicht sauer deswegen – was mich irritierte – und präsentierte uns stolz ihre frisch gemachten Fingernägel.

»Sieht ja super aus«, lachte Lars, der sich jetzt mit Mama unterhielt, während wir zum Ein-Euro-Laden gingen, weil Mama dort noch einkaufen wollte. Ich konnte hören, wie sie ihm erzählte, dass das *unser* Laden sei und es mir immer richtig viel Spaß machen würde, dort durch die Regale zu stöbern. Mir fiel es schwer, mich zu konzentrieren. Ich nahm noch einen Schluck aus meiner Dose. Dann ging es wieder.

Bevor wir zurück nach Blankenese fuhren, machten wir einen Abstecher zu Lidl, und Mama kaufte so viel ein, dass Lars nicht nur meine Tasche mit dem Sauerstoffgerät, sondern auch noch zwei volle Einkaufstüten tragen musste. Er mühte sich ganz schön ab, aber er sagte, ihm würde das nichts ausmachen. Im Bus vertrieben wir uns die Zeit mit »Ich sehe was, was du nicht siehst«, und als wir nach Hause kamen, war Papa schon da. Er saß auf dem Sofa und spielte Wii. Mama räumte den Einkauf ein, Lars verkrümelte sich ins Gästezimmer, um sich eine Stunde auszuruhen, und ich begann, meine neuen Sammelkarten zu sortieren. Ich kam nicht weit. Wegen meinen Bauchschmerzen hatte ich meine Morgen-Tabletten noch nicht genommen. Mama fand es heraus und hielt mir deswegen eine ihrer Standpauken. Zum tausendsten Mal musste ich mir anhören, dass ich sterben würde, wenn ich meine Tabletten nicht regelmäßig nähme, aber ich zuckte nur mit den Schultern und sagte: »Mir egal. Dann sterbe ich eben. Scheiß der Hund drauf!« Mama fing an zu weinen und brüllte mich gleichzeitig an, warum ich immer nur an mich denken würde, und von Papa bekam ich dann auch noch Ärger, weil Mama mich bei ihm verpetzt und ihm von meiner Aktion im Krankenhaus erzählt hatte. Ich rannte in mein Zimmer, aber weil ich lieber bei Lars sein wollte, rannte ich weiter in sein Zimmer. Ohne anzuklopfen. Er lag in Jogginghose und T-Shirt auf dem Bett und hatte seine Augen geschlossen. Selbst als ich mich zu ihm aufs Bett setzte, öffnete er sie nicht.

»Na?«, sagte ich.
»Na«, sagte er.
»Darf ich zu dir kommen?«, fragte ich.
»Bist doch schon da«, sagte er.
»Ja«, sagte ich wieder.
Ich schaute nach oben an die weiße Decke.
»Dicke Luft?«, fragte Lars.
»Und wie«, sagte ich.
»War auch schwer zu überhören.«
»Ich hasse meine Mama!«
»Nein, das tust du nicht.«
»Doch, sie ist voll blöd.«
»Glaub mir, das denkt jeder einmal über seine Mutter. Das ist normal. Du verhältst dich taktisch einfach unklug. Guck mal, aus ihrer Sicht war das heute ein richtiger Scheißtag: Sie steht extra früh auf, um mit dir ins Krankenhaus zu fahren, und du lässt dich nicht mal untersuchen. Sie muss jetzt mit den Ärzten einen neuen Termin ausmachen und sich dafür vielleicht wieder einen halben Tag freinehmen. Dann nimmst du deine Tabletten nicht und drückst ihr im Gegenzug einen frechen Spruch rein. Du kennst doch deine Mutter und weißt, wie sie reagiert.«
»Ja, aber …«
»Nee, kein Aber. Du kannst keine Scheiße bauen, frech sein und dann auch noch erwarten, dass deine Eltern cool bleiben. Verstehst du?«
»Nein«, sagte ich.
Lars hatte seine Augen immer noch geschlossen. Er musste wirklich sehr müde sein.
»Deine Mama macht sich Sorgen um dich. Das weißt du doch, oder?«
»Kann sein.«
»Ja, das weißt du. Und weil sie dich so lieb hat, möchte sie, dass du deine Tabletten nimmst, weil du sonst nämlich bald die Grätsche machst. Und darauf haben wir alle keinen Bock, verstanden?«
»Ja«, sagte ich.
»Wirklich?«
»Keine Ahnung.«
»Hast du deine Tabletten denn jetzt schon genommen?«
»Nein.«
»Vorschlag: Du gehst in die Küche, schluckst den ganzen Scheiß runter und sagst deiner Mutter folgenden Satz: *Mama, es tut mir leid. Ich hab*

dich lieb. Dann kommst du mit einem Block und einem Stift zurück zu mir, und wir schreiben die Liste.«

»Was denn für eine Liste?«

»Deine Wunschliste«, sagte Lars. »Du weißt schon, worüber wir in der Schule gesprochen haben.«

»Das machen wir jetzt?«

»Ja, das schreiben wir jetzt auf, damit wir nichts vergessen und unsere Abenteuer gut planen können.«

»Krass!«

»Aber zuerst hast du noch was zu erledigen. Was sagst du zu deiner Ma?«

»Mama, es tut mir leid. Hab dich lieb.«

»Sehr gut«, lachte Lars, der jetzt zum ersten Mal seine Augen öffnete. »Und jetzt zisch ab, du kleiner Gauner!«

»Mama, Mama«, rief ich voller Aufregung und Vorfreude, »wo bist du? Hab dich lieb, hab dich lieb, hab dich lieeeeeeb.«

5

Meine Wunschliste:

- mal ohne doofe Aufpasser zu sein (Mama, Krankenschwester, Lehrer)
- nach Berlin fahren (und bei Lars schlafen)
- in einem tollen 5-Sterne-Hotel übernachten und beim Zimmerservice so viel Schnitzel mit Pommes und Cola bestellen, wie ich möchte
- ein fremdes Mädchen küssen
- ein Mädchen nackt sehen
- einem Mädchen unters T-Shirt fassen (aber nur, wenn sie mag)
- einen Liebesbrief schreiben und abschicken (aber nur, wenn ich wirklich verliebt bin)
- mich verlieben
- neues Handy (iPhone 4)
- mit einem coolen Sportwagen durch die Gegend fahren (Lars fährt, ich darf schalten)
- Autofahren lernen
- die besten Spaghetti carbonara der Welt essen
- Party machen ohne Mama, aber mit Mädchen
- Leute verarschen
- eine Zigarette rauchen
- ganz lange wach bleiben
- mit einer geilen Limousine durch die Stadt fahren
- in Clubs gehen
- ganz viel alkoholfreies Bier/Sekt trinken und dazu Chips und Gummibärchen essen
- neue Spiele für die Wii ausleihen oder kaufen
- coole Klamotten und Schuhe bekommen
- einen eigenen Song aufnehmen (wie ein echter Popstar)

- *alles, was mich zum Lachen bringt (Lars weiß bestimmt ganz viel)*
- *Mama endlich wieder von Herzen glücklich sehen*

Zuerst hatte ich aufgeschrieben: »Noch meinen sechzehnten Geburtstag erleben«. Aber dann fiel mir auf, dass ich darauf keinen Einfluss habe, und strich es wieder durch. Ich war begeistert von meiner Wunschliste, weil dort nur Sachen draufstanden, die mir Spaß machten. Darum ging es ja, hatte Lars mir erklärt: »Du bist der Boss, du kannst entscheiden.« Als er mir den Block aus der Hand nahm, um sich alles noch einmal durchzulesen, kam es mir immer noch wie ein Traum vor. Womit hatte ich das nur verdient? Was hatte ich gesagt oder getan, dass Lars ausgerechnet mit mir seine Zeit verbrachte? Warum nicht ein anderes Kind? Warum ich? Er gab mir den Block nach einigen Wimpernschlägen wieder zurück und nickte zufrieden. Ich war so aufgedreht, dass ich mit der Liste in der Hand vom Bett sprang und schon halb aus der Tür auf dem Weg ins Wohnzimmer war.

»Daniel, Daniel«, rief mir Lars hastig hinterher. »Komm sofort zurück!«

Ich bremste ab und rutschte mit meinen Socken fast bis zum gegenüberliegenden Bad. Mama und Papa schauten mich an, als ob ich nicht mehr alle Tassen im Schrank hätte, und ich schlidderte den gleichen Weg zurück zu Lars, sprang aufs Bett und lies mich in seine Arme fallen. Ich war völlig außer Puste. Als ich mich etwas beruhigt hatte, fragte Lars: »Fällt dir irgendwas an deiner Liste auf?«

Ich sah sie mir wieder an und sagte: »Nein.«

»Vielleicht stehen ja ein oder zwei Dinge darauf, die deine Mutter nicht unbedingt sehen sollte. Hmm, was meinst du?«

»Scheiße, stimmt«, sagte ich und war total überfordert mit der Situation, weil das alles so neu für mich war: Geheimnisse, Abenteuer, Weiber … mir wurde schwindelig von der Vorstellung, all das mit Lars erleben zu können, und ich merkte, wie mir kalt und meine Lippen lila wurden.

»Ganz ruhig, mein Kleiner«, sagte Lars. »Alles wird gut, aber komm mal wieder klar. Unsere Reise hat noch nicht mal begonnen. Und wenn du jetzt schon durchdrehst und schlappmachst, wie soll das erst werden, wenn plötzlich ein heißes Mädel vor dir steht und dich ranlässt?«

Ich legte mich neben Lars, um zu kuscheln, ein wenig auszuruhen und zu träumen. Mir fiel ein Satz ein, den mir eine Krankenschwester gesagt hatte, als es mir sehr schlechtging und niemand wusste, ob ich die Nacht überstehe: »Wer keinen Mut hat zu träumen, kann nachts die Sterne nicht sehen«. Ich weiß nicht, warum ich ausgerechnet jetzt daran dachte. Vielleicht weil es draußen gerade dunkel wurde. Vielleicht weil man durchs Fenster schon die Sterne sehen konnte. Vielleicht weil mich gerade mein Mut verließ. Ich glaube, ich bekam so etwas wie Abenteuerlampenfieber mit dem kribbeligsten Bauchgrummeln, das man sich nur vorstellen konnte.

»Komm«, sagte ich entschlossen, »zieh dich an!«

»Ah ja?«

»Ja, wir gehen raus unser erstes Abenteuer erleben! Ich verstecke die Liste in meinem Zimmer und dann können wir nachher, wenn wir wieder zurück sind, gleich den ersten Punkt durchstreichen.«

Lars schaute mich mit großen Augen an. Damit hatte er nicht gerechnet. Das konnte ich genau sehen. Ha! Ich flüsterte ihm zu: »Kannst du Mama fragen, ob wir noch raus dürfen? Weil es ja schon spät ist. Bei mir erlaubt sie es bestimmt nicht.«

Lars nickte, und ich zischte ab.

Es war schon nach 20 Uhr, als wir aus dem Haus traten und die dunkle Landstraße stadteinwärts entlangliefen. Ich kannte jedes Staubkorn auf dieser Strecke, weil ich dort täglich mit dem Schulbus vorbeikam, aber in diesem Moment fühlte ich mich wie ein Fremder an einem fremden Ort. Lars trug seine schwarze Lederjacke, ich meinen schwarzen Mantel, und als er cool auf den Boden spuckte, spuckte ich auch auf den Boden. Ich fühlte mich lebendig und frei und falls nichts dazwischenkommen würde, hatte ich noch genug Kraft für zwei Stunden. Nach der ersten Kreuzung fragte Lars ungeduldig: »Willst du's mir freiwillig sagen, oder muss ich raten?«

»Was denn sagen?«

»Wohin wir gehen.«

»Ach so«, winkte ich lässig ab. »Wir gehen zur Tankstelle.«

»Aha«, grinste Lars.

»Zigaretten kaufen.«

»Ist schon klar.«

Ich versuchte cool zu bleiben, aber mir ging ganz schön der Kackstift. Zum Glück lag die Tankstelle nicht gerade um die Ecke und mir blieb noch genug Zeit, um nachzudenken. Aber je länger ich mir darüber Gedanken machte, desto unsicherer wurde ich.

»Hast du schon mal geraucht?«, fragte ich.

»Ja, mit zwölf oder dreizehn habe ich meine erste Kippe probiert. Ich hatte ein paar Kumpels, die schon etwas älter waren als ich und mit denen ich immer Skateboard gefahren bin. Die haben alle geraucht, und irgendwann hab ich auch eine probiert.«

»Und, wie war das so?«

»Ganz ehrlich: Gar nicht mein Ding.«

»Das stinkt, ne?«

»Ja, und ich hatte stundenlang diesen ekligen Geschmack im Mund und an den Fingern. Ich hab mir auch eine eigene Schachtel Lucky's gekauft, aber die meisten Kippen haben meine Kumpels geraucht. Ich weiß noch genau, wie ich überlegt habe, was ich mit der Schachtel mache, weil ich nicht wollte, dass mein Papa die entdeckt.«

»Das hätte Ärger gegeben, oder? Also, ich würde riesigen Ärger von Mama bekommen. Darf gar nicht dran denken.«

»Mein Vater hätte mir sicher für ein paar Tage das Skateboard weggenommen, was zu der Zeit die absolute Höchststrafe für mich gewesen wäre. Das Risiko war mir viel zu hoch, und ich hab die Packung dann in einen Briefkasten geworfen.«

»Gut so.« Ich wurde immer aufgeregter.

»Sag mal, wie weit ist es denn noch?«, beschwerte sich Lars, als wir schon eine ganze Weile unterwegs waren. »Hast du überhaupt so viel Puste? Wir müssen den ganzen Weg ja auch wieder zurück.«

Mist. Daran hatte ich gar nicht gedacht. Aber das würde ich schaffen. Ich musste. Es gab keinen Weg mehr zurück. Als am Ende der Straße die beleuchtete Tankstelle auftauchte, blieb ich stehen.

»Fuck, ich habe gar kein Geld dabei.«

»Ich aber«, lachte Lars und stellte die Sauerstofftasche auf den Boden. Ich sprang nervös von links nach rechts.

»Daniel, du musst das nicht tun. Nicht, wenn du es nicht unbedingt willst.«

»Doch, doch, doch, ich will es unbedingt«, sagte ich. Lars beugte sich vor mich.

»Du musst mir nichts beweisen, hörst du? Für mich bist du mit Zigarette nicht cooler als ohne.«

»Aber was würdest du denn an meiner Stelle tun?«

»Das sage ich nicht.«

»Warum nicht?«

»Weil ich dich nicht beeinflussen will. Es ist dein Leben, deine Entscheidung. Du willst doch eigene Entscheidungen treffen. Jetzt hast du die Gelegenheit dazu.«

Die Ampel sprang auf Grün, und wir überquerten die Straße. Jetzt waren es nur noch ein paar Meter. Die Tankstelle war leer. Überall Kameras. Das würde doch auffallen, dachte ich, wenn wir nur Zigaretten kauften, aber Lars griff schon nach einer Dose Fanta, was mich aufatmen ließ.

»Willst du auch was trinken?«

Ich schüttelte den Kopf. Als Lars an der Kasse stand, blieb ich am Eingang stehen, um genügend Sicherheitsabstand zum Tankstellenwärter zu bekommen, damit er mich nicht wiedererkennen konnte. Lars wedelte mit einer Packung Marlboro Lights und einem kleinen Feuerzeug, und wir gingen die Straße weiter zum Park. Lars setzte sich schon auf eine Bank, aber die Laterne leuchtete mir zu hell. Ich wollte lieber nach einem sichereren Versteck suchen. Das fanden wir hinter der Kirche. Dort gab es auch eine Bank, und ich sagte: »Perfekt.« Ich sah mich um, niemand zu sehen. Ich sah mich ein zweites Mal um. Die Luft war rein.

»Ja oder nein?«, fragte Lars.

Ich sagte: »Ja.«

Lars sagte: »Okay.«

Er zog die Plastikfolie von der Verpackung, riss das silberglänzende Papier ab, steckte sich eine Zigarette in den Mundwinkel und zündete sie an. Er nahm zwei große Züge und blies den Rauch langsam durch die Luft. Ich schaute der grauen Wolke zu, wie sie langsam in der Dunkelheit verschwand. Dann nahm ich all meinen Mut zusammen, atmete tief ein und aus und machte es ihm nach. Ich wusste ja, wie es geht. Ich wohne ja nicht auf dem Mond. Aber ich wollte es eben genauso wie Lars machen. Auch mein Rauch verschwand über mir in der Nacht. Lars wuschelte mir über den Kopf, lachte nur, und ich gab ihm die Zigarette zurück. Wir lehnten uns beide nach hinten und schauten auf die beleuchtete Kirche.

»Wenigstens werden wir hier nicht für unsere Sünden bestraft«, lachte Lars. Die Fanta stand ungeöffnet neben ihm auf der Bank. Ich hatte keinen Durst, aber es war gut zu wissen, dass etwas da war. Für den Notfall. Kalt war es nicht, aber richtig warm auch nicht. Es war so mittel. Jetzt noch ein echtes Bier und ein geiles Mädel, dachte ich, und der Abend wäre perfekt. Was für Sünden meinte Lars?

»Was für Sünden meinst du?«

»Also, wenn du das nicht weißt?«, grinste mich Lars an. »Dafür komme ich bestimmt in die Hölle, aber das halte ich aus. Der liebe Gott wird mich schon freikaufen. Da mache ich mir keine Sorgen. Geht's dir gut?«

»Ja.«

»Was macht das Herz?«

»Schlägt.«

»Und die Lunge?«

»Atmet.«

»Bingo.«

Lars hielt seine Hand in die Luft, und ich schlug mit voller Wucht ein. Mit ihm konnte man wirklich jede Menge erleben. Ich sah ihm zu, wie er an der Zigarette zog. Die Glut erinnerte mich plötzlich an eine böse Geschichte, die ich einmal gehört hatte und die von der Hölle und dem Fegefeuer und vom Teufel handelte, und ich zuckte innerlich kurz zusammen. Ich wollte Lars davon erzählen, aber dann doch nicht. Ich wollte lieber an etwas Schönes denken, aber ich bekam den Gedanken nicht mehr weg, also musste ich schnell etwas sagen, aber das erste, was aus meinem Mund kam, war: »Teufel.«

»Wie bitte?«, fragte Lars.

»Ist mir so rausgeplatzt«, entschuldigte ich mich.

»Interessant«, sagte er und schaute mich wieder an. »Der gute alte Beelzebub. Ich hab mal von ihm geträumt, weißt du?«

»Echt?«

»Ja, vor einem halben Jahr etwa. Ich war zu der Zeit oft traurig, fühlte mich einsam, hatte komische Gedanken.«

»Mach dir keine Sorgen«, sagte ich schnell, um ihn zu beruhigen. »Jetzt bin ich für dich da.«

»Ich weiß, mein Kleiner. Und ich für dich.«

»Gib mal die Zigarette, bevor sie ausgeht«, sagte ich. »Und wie war das mit dem Teufel?«

»Ich wollte ein Buch über Engel schreiben, weil Schreiben ja mein Beruf ist. Aber sie wollten es nicht.«

»Wer, die Engel?«

»Ja.«

»Aber warum denn nicht?«

»Ich weiß auch nicht. Vielleicht hatten sie Sorge, ich könnte ihr Geheimnis verraten?«

»Hmm.«

»Und dann habe ich eines Nachts vom Teufel geträumt.«

»Krass«, sagte ich leise und hörte ihm gut zu, weil es so spannend war. Ich warf die Zigarette auf den Boden und trat mit meinem Turnschuh drauf.

»In dem Traum sagte der Teufel zu mir: *Gott schickt immer nur seine Engel. Er sendet seine Angestellten, seine Knechte aus, weil er sich zu fein ist, selbst zu erscheinen. Oder warum redet ihr Menschen immer nur davon, einen Engel gesehen zu haben? Ich dagegen komme immer persönlich. So wichtig bist du mir, mein Freund. Gott schickt Engel. Wen könnte ich schicken? Weißt du, wie meine Engel heißen?* Ich war natürlich völlig überrascht und sagte: *Nein!*

Da sprach der Teufel weiter: *Ich habe keine Gang, die ich herumkommandieren kann, so wie Gott. Ich bin eine One-Man-Show. Ich bin ganz alleine. Ganz alleine, so wie du.*

Und dann sah er mich mit seinen feuerroten Augen an und fragte: *Findest du es nicht eigenartig, dass Gott eine unvorstellbar große Armee an Engeln besitzt, die mich aber trotzdem nicht besiegen kann? Schau mich an: Das hier ist alles, was ich habe. Willst du das Geheimnis meiner Macht wissen?*«

Lars hörte einfach auf zu erzählen. Ich zog an seiner Jacke und sagte: »Wie ging's weiter? Wie ging's weiter?«

»Dann bin ich aufgewacht.«

»Ja, aber kam er denn gar nicht mehr zurück? In deinem Traum, meine ich.«

»Nein, nie mehr.«

»Ganz schön aufregend. Kann ich die Fanta aufmachen? Ich brauche einen Schluck.«

»Logo.«

Lars steckte die Zigarettenschachtel in seine Jackentasche, stellte sich gegen die Hecke und zog seine Hose runter.

»Was machst du da?«, fragte ich, als ich mit dem Trinken fertig war.

»Na, wonach sieht's denn aus? Strullern.«

»Ich muss nicht.«

»Na, wie schön für dich.«

»Und was machen wir jetzt?«

»Reicht das nicht für heute?«, lachte Lars und hängte sich die Sauerstofftasche über die Schultern. »Hat's denn Spaß gemacht?«

»Und wie!«

»Das bleibt aber unser Geheimnis. Das musst du mir versprechen. Ich bekomme sonst von deiner Mutter den Anschiss meines Lebens.«

»Ich verspreche es dir, ehrlich.«

Das war leichter gesagt als getan. Ich kann nämlich keine Geheimnisse für mich behalten. Ich vergesse auch oft, was ein Geheimnis ist und was nicht. Wenn ich an etwas denke, muss es raus. Aber ich hatte Lars ein Versprechen gegeben, und Versprechen bricht man nicht. Das war alles noch so neu für mich. Ich meine, jemanden zu haben, mit dem man ein Geheimnis teilen kann. Auf dem Rückweg kamen wir am Sportplatz vorbei und eine Jugendmannschaft hatte gerade Fußballtraining. Wir blieben kurz am Geländer stehen und schauten zu.

»Wie is'n das so für dich, die Jungs da im Flutlicht kicken zu sehen?«, fragte mich Lars, und ich sagte die Wahrheit: »Scheiße.«

Er legte seinen Arm um mich, wir gingen weiter und machten bei drei Häusern Klingelstreiche. Lars gab mir immer ein paar Meter Vorsprung, damit ich nicht so schnell um die Ecke rennen musste. An einer Kreuzung, nicht mehr weit von unserem Haus entfernt, ruhten wir uns aus, weil wir beide keine Puste mehr hatten. Ein Mädchen mit einem Hund kam die Straße entlang. Ich konnte nicht genau erkennen, welche Rasse der Hund war. Dafür war es zu dunkel und meine Augen zu schwach. Das Mädchen war bestimmt schon sechzehn und voll hübsch.

»Guck mal, Lars. Da drüben!«

»Ja, hab sie schon gesehen. Was wollen wir machen?«

»Na, was wohl? Ansprechen!«

»Echt?«

»Was denn sonst?«

Ich lachte ihn aus, weil er von alleine gar nicht erst auf die Idee gekommen wäre, und fragte mich, wer von uns beiden hier das Kind war. Ich wartete noch auf den passenden Moment. Als das Mädchen unter einer Laterne stand, machte ich schnell ein paar Schritte auf sie zu.

»Hallo«, sagte ich.

»Hi«, sagte sie.

»Ich bin Daniel.«

»Sofie.«

»Du bist richtig schön.«

»Danke.«

»Hast du jetzt Zeit?«

»Nein.«

»Und morgen?«

»Nein.«

Und übermorgen.«

»Nein.«

Dann zog sie hastig an der Leine ihres Hundes und verschwand im Haus. Es war übrigens ein Labrador. Lars stand an der Ecke und applaudierte.

»Was denn?«, sagte ich. »Hätte doch auch klappen können.«

»Ey, ich sag doch gar nichts. Du hast das genau richtig gemacht. Nicht lange überlegen. Einfach ansprechen.«

Dann klingelte ich an unserer Haustür und drückte ihn ganz fest an mich. Dieser Abend war so schön. Lars war da. Alles war gut. Bis der Schwächeanfall kam.

Ich war so aufgedreht, dass ich wie ein Wahnsinniger brüllend und lachend durch die Wohnung rannte. Ich merkte, wie ich immer schwächer wurde, aber anstatt mich auszuruhen, machte ich es mit meiner Toberei nur noch schlimmer. Als ob mich eine unsichtbare Kraft immer weiter anschieben würde. Die Ärzte sagen, dass liege an einem der drei Blutgerinnsel in meinem Kopf, von dem sie noch nicht wissen, woher es kommt und was es auslöst. Mama und Papa saßen auf dem Sofa und sahen fern. Lars lag mit seinem Laptop im Gästezimmer. Ich schaffte es gerade noch ins Bad, um mich zu übergeben. Mama eilte sofort zu mir, um mir Halt zu geben. Wenn ich kotzen muss, kommt wegen meines Magenverschlusses nur ekliger Gallensaft aus meinem Mund. Das schmeckt widerlich und ist kein schönes Gefühl. Und weil Gallensaft ausspucken richtig anstrengend für mein Herz ist, bin ich danach immer sehr wackelig auf den Beinen. Lars stand im Flur. Zum ersten Mal sah er mich in diesem Zustand. Mama fragte, ob draußen irgendwas passiert sei, und Lars sagte, dass wir nur spazieren waren. Er warf mir einen sorgenvollen Blick zu, und ich schaffte es, für einen kurzen Moment zu lächeln. Damit wollte ich ihm ein Zeichen geben, dass ich unser Geheimnis nicht verraten, dass ich durchhalten würde. Dann würgte ich den letzten Rest Gallensaft aus und fiel erschöpft ins Bett.

Mama brachte mir einen Tee. Sie war noch immer sauer auf mich wegen der Sache im Krankenhaus. Ich sagte ihr, dass sie die beste Mama der Welt sei. Sie knuddelte mich und sagte: »Hab dich ja auch lieb, du kleiner Scheißer.«

»Darf ich noch Chips?«, fragte ich.

»Du spinnst wohl, Freundchen! Eben noch gekotzt und jetzt wieder Chips? Du schläfst jetzt!«

Immer wenn es mir bessergeht, vergesse ich die schlimmen Dinge sofort wieder. Aber zum Glück habe ich Mama, die mich daran erinnert. Ich wartete noch einen Augenblick, dann gab ich Lars ein Klopfzeichen durch die Wand. Wir hatten das vereinbart. Er klopfte zurück und kam noch kurz an mein Bett, um gute Nacht zu sagen.

»Na, geht's dir besser?«

»Ja«, sagte ich.

»Okay, dann träum was Schönes.«

»Nein, bleib noch.«

Ich hatte meine Hände unter der Decke und fummelte an meinem Penis herum. Lars bemerkte das nicht, weil ich ja oben im Hochbett lag. Dann sagte ich: »Zeigst du mir deinen Schwanz, wenn er hart ist?«

Lars fing an zu lachen und antwortete: »Gute Nacht!«

Dann ging er aus dem Zimmer, kam aber kurz wieder und grinste: »Und Hände über die Decke!«

Wenigstens hatte ich gefragt. Ich hatte so etwas ja noch nie in echt gesehen, und Mama konnte ich nicht fragen, weil sie ja eine Frau ist. Und Muh auch nicht, weil sie eine Kuh ist.

6

Am nächsten Tag musste Mama arbeiten, aber dafür hatte Papa frei. Lars schlief lange und kam erst um halb zwölf mit müden Augen aus seinem Zimmer gekrochen. Ich hatte schon ein paar Mal heimlich durch sein Schlüsselloch gelinst, aber Mama erlaubte mir nicht, ihn zu wecken. Um ein Uhr wurden wir von Annika und Bernd abgeholt. Lars kam nicht sofort mit nach oben ins Hospiz. Er sagte, er brauche noch einen Moment für sich und wollte bei Giuseppe einen Espresso trinken. Ich fragte ihn, ob wir den Moment gemeinsam verbringen könnten, aber Annika wollte mir unbedingt das Stricken beibringen, und weil ihre Augen so schön strahlten, konnte ich ihr nicht widersprechen und begann, meinen ersten Schal zu stricken.

Nach 25 Minuten kam Lars und setzte sich neben mich an den Tisch und sah mir zu. Es klappte schon ganz gut, und es machte mir wirklich großen Spaß, aber ich schämte mich auch ein bisschen dafür, weil Stricken ja eigentlich Weiberkram ist. Jedenfalls sagen das alle. Diese Unterschiede zwischen Jungs und Mädchen sind ganz schön verwirrend. Ich mag nämlich auch Puppen. Wenn ich alleine in meinem Zimmer bin und *Berlin – Tag & Nacht* gucke, kämme ich Anna, so heißt meine Puppe, oft durch ihre blonden Haare oder flechte ihr einen Zopf. Das beruhigt mich. Wenn Mama sich neue Unterwäsche kaufen will, nimmt sie mich auch oft als Assistenten mit, weil sie auf meinen guten Geschmack vertraut. Das ist wirklich so. Ich bringe ihr nur die schönsten Teile in die Umkleidekabine, mit Rüschen und Spitzen. Papa freut das auch. Oder wenn wir an einem Juweliergeschäft vorbeikommen, bleibe ich jedes Mal am Schaufenster stehen und suche mir den schönsten Ring aus. Es sind immer Ringe. Keine Ahnung, warum ich die so mag. Mama sagt, dass nur Mädchen solche Ringe tragen, aber ich habe auch schon Jungs mit ihnen gesehen, dieser Karl Lagerfeld zum Beispiel. Das ist ein Modedesigner mit schwarzer Sonnenbrille und weißen Haaren. Hinten hat er sie zu einem Zopf gebunden. Ich erkenne auch sofort, ob jemand schwul ist. Ich sehe das einfach. Als ob ich dafür einen eingebauten Radar hätte. Es ist ein Gefühl, das man nicht beschreiben kann. Ich mag Schwule. Wenn ich einen sehe, muss ich lächeln. Dann frage ich mich: Bin ich vielleicht auch schwul? Einmal, als wir durchs ELBE-Einkaufszentrum liefen, habe ich diesen Gedanken mit Mama geteilt, und sie sagte: »Ob du schwul oder hetero bist, ist mir so was von egal. Ich liebe dich so oder so, weil du mein Sohn bist.« Das war mir so unendlich peinlich. Ich schämte mich volle Kanne und sagte in aller Deutlichkeit: »MAMA, ICH BIN NICHT SCHWUL.«

Ein anderes Mal beobachtete ich, wie sich zwei erwachsene Männer auf der Straße küssten. Ich rief sofort »Igitt« in ihre Richtung und versteckte mich hinter Mamas Rücken. Dabei fand ich das gar nicht so schlimm. Trotzdem drehte ich mich weg. Voll blöd eigentlich, ich weiß. Dann sah ich eine hübsche Handtasche und blieb vor einem Schaufenster stehen. Mama lachte mich aus und sagte: »O Mann, Daniel, als ob das nicht schwul ist!«

Das ist alles so verwirrend. Vielleicht liegt es ja an meiner Mädchenrippe? Ich meine, dass ich mich so für Mädchensachen interessiere. Ich gehe auch gerne zum Friseur, lasse mir die Augenbrauen zupfen und liebe es, den Frauen dabei zuzusehen, wie sie ihre Nägel lackiert bekommen. Mama erklärte mir das mit der Mädchenrippe so: Wenn Mädchen auf die Welt kommen, haben sie eine Rippe mehr als Jungs. Da ich aber genauso viele Rippen besitze, wie ein Mädchen, wollte der liebe Gott aus mir wahrscheinlich zuerst ein Mädchen machen, hat sich aber in letzter Sekunde umentschieden und dabei vergessen, diese eine Rippe wieder rauszunehmen. Deswegen bin ich eben an manchen Tagen mehr Mädchen als Junge. Keine Ahnung. Ich finde einfach, dass ich bloß ein ganz normales Kind bin, das gerne Chips futtert und abends lange aufbleiben möchte.

Lars hatte mir beim Toben erzählt, dass wir später zusammen mit Mama und Papa zu Abend essen würden – in einem Restaurant. Es gäbe etwas zu feiern, flüsterte er mir geheimnisvoll ins Ohr, aber so sehr ich auch quengelte, er wollte es mir nicht verraten. Als ich in Franzis Büro auf den Kalender schaute und dort »Donnerstag, 11. Oktober« stand, ging mir natürlich ein Licht auf. Heute war mein Namenstag! Es ist nämlich so: Immer, wenn der Tag, an dem ich eine große Operation überstanden habe, sich jährt, wird mein Namenstag gefeiert. Und heute war so ein Tag. Ich klatschte vor Freude laut in die Hände. Ja, das musste der Grund sein. Ich hatte das Geheimnis gelüftet. Ganz alleine, ohne fremde Hilfe.

Als wir nach Hause kamen, blieben wir für einen Moment vorn an der Hauptstraße stehen, um den Sonnenuntergang zu beobachten. Also, Lars blieb stehen. Und weil er stehen blieb, blieb ich auch stehen. Der Himmel über den Bäumen und Hausdächern war richtig dunkelrot. Voll schön. Nach einer Minute wurde mir aber langweilig, weil es außer der schönen Farbe nichts zu sehen gab. Papa erwartete uns schon. Ich sah ihn in freudiger Erwartung an, aber es kam nichts zurück.

»Willst du mir nicht gratulieren?«, fragte ich schon leicht angefressen, aber er sah mich ganz eigenartig an und lachte nur. Seine Nase war fast so rot wie der Abendhimmel, und ich musste mich schwer zusammenreißen, um nicht durchzudrehen. Wie konnte er nur meinen Namenstag vergessen? Mama rief auf meinem Handy an und sagte, dass sie mit dem Bus direkt von der Arbeit zum Restaurant kommen würde und dass wir schon losgehen sollten. Fünfzehn Minuten später waren wir da. Wir mussten ja nur der Hauptstraße folgen, bis runter zu Lidl, und kurz vorher links abbiegen. Als Strafe, weil er meinen Namenstag vergessen hatte, durfte Papa im Restaurant nicht neben mir sitzen. Ich warf schnell meine Jacke auf den Stuhl an der Heizung und sagte: »Der ist für meinen großen Bruder reserviert.«

Wir setzten uns. Mama hatte gute Laune. Papa bestellte sich ein großes Bier, Mama einen lieblichen Wein, Lars eine große Flasche Sprudelwasser und ich ein Ginger Ale.

»Annika hat mir heute beigebracht, wie man strickt«, sagte ich stolz. »Ich habe angefangen, einen richtigen Schal zu stricken. In grün. Aber ich habe noch nicht entschieden, wer ihn als Geschenk bekommt. Das überlege ich noch. Papa kriegt ihn aber nicht.«

»Ich will ihn auch gar nicht«, sagte er, und ich streckte ihm die Zunge raus.

Die Kellnerin kam an unseren Tisch und brachte drei Gläser, gefüllt mit Sekt. Da auf der Karte kein Kindersekt stand, bekam ich ein leeres Sektglas und füllte es zur Hälfte mit Mineralwasser auf.

Wir stießen an, und Mama sagte: »Lieber Daniel, wir sind heute hier, weil Lars eine Überraschung für dich hat. Möchtest du sie hören?«

Lars lächelte mich an, aber ich winkte gelangweilt ab.

»Ich weiß doch, warum wir feiern«, sagte ich. »Ich habe Namenstag. Deswegen sind wir hier. So, jetzt können wir zu essen bestellen. Ich habe Hunger!«

Lars schaute zu Mama, Mama zu Papa und Papa zur mir. Dann sagte Papa: »Du hast heute Namenstag? Davon weiß ich ja gar nichts.«

»Ich wusste es«, schrie ich ihn an. »Du hast meinen Namenstag vergessen, du Honk. Ich hasse dich!«

In meinem Kopf wurde es neblig. Nicht nur Papa, auch Mama hatte meinen Namenstag vergessen. Wie konnten sie mir das nur antun?

Mama sagte: »Daniel, wir sind hier, weil Lars dir eigentlich mitteilen wollte, dass er ab sofort jede Woche aus Berlin kommen wird, um für dich da zu sein. Aber du hörst ja gar nicht zu.«

»Ihr habt meinen Namenstag vergessen«, schrie ich sie an. Immer und immer wieder. Ich konnte an nichts anderes mehr denken. Das Gefühl war so schlimm in meinem Kopf. Ich wollte nicht, dass meine Eltern mich vergaßen. Warum dachten sie nicht an mich?

»Was denn für ein Namenstag?«, wiederholte Papa, aber weil ich so traurig und enttäuscht darüber war, hörte ich ihm gar nicht mehr zu, streckte nur noch meine Zunge heraus und hielt mir die Ohren zu. Mama wurde sauer und zeigte mit dem Finger auf mich.

»Martin kann nicht an alles denken, Daniel. Er sorgt dafür, dass du etwas zu essen bekommst, bezahlt unsere Miete und alle Rechnungen. Er reißt sich jeden Tag auf der Arbeit den Arsch für uns auf und von dir kommen nur Beleidigungen!«

Dann fing Mama an zu weinen.

»Ich halte das nicht mehr aus«, sagte Papa und ging nach draußen, um eine Zigarette zu rauchen.

»Papa hat recht«, schniefte Mama in ihr Taschentuch. Ihre Stimme klang ganz zittrig. »Du hast ja gar keine Ahnung, was er alles für dich tut und worauf er wegen dir alles verzichtet.«

Das wusste ich wirklich nicht. Aber er hatte meinen Namenstag vergessen, und das war unverzeihlich. Ich hörte zwar, wie Mama noch aufzählte, dass Martin jeden Rettungswagen, alle Medikamente und Süßigkeiten für mich bezahlte, aber mir war das egal. Lars war mir auch egal. In dem Moment war mir ALLES egal.

»Papa ist mir scheißegal«, brüllte ich und schlug wild auf den Tisch.

Die anderen Gäste schauten schon zu uns rüber, und Mama wurde jetzt richtig böse auf mich.

»Shut up!«, zischte sie über den Tisch. »Watch your mouth!«

Ich streckte auch ihr die Zunge raus.

»Was ist denn heute nur los mit dir?«

»Mama, halt deine verdammte Klappe!«

»Wie bitte?«

Der Nebel wurde dichter und dichter, und ich zeigte Mama meinen rechten Stinkefinger.

»Ach so ist das! Weißt du, wenn dir alles scheißegal ist, dann ist es mir auch scheißegal, wenn du das nächste Mal umfällst. Ich rufe dann jedenfalls keinen Rettungswagen mehr.«

In dem Moment kam Papa vom Rauchen zurück und sagte: »Ich auch nicht.«

Dann sprachen wir alle eine ganze Weile gar nichts. Papa regte sich fürchterlich darüber auf, dass das Rindfleisch in dem Restaurant schon ausverkauft war, obwohl sie auf dem Bürgersteig mit einem Schild dafür Werbung machten. Lars aß einen großen Salat mit bunten Blumen, ganz ohne Fleisch, und Papa witzelte, dass sein Teller nach Hasenfutter aussah. Das war so lustig, dass wir alle wieder lachten. Ich hatte dann aber Mitleid und teilte wenigstens meine Pommes mit Lars. Er durfte sie sogar durch meine Soße tunken. Normalerweise mag ich das nicht so, aber bei meinem neuen großen Bruder machte ich eine Ausnahme.

Auf dem Rückweg fragte ich Mama, was sie sich von mir zu Weihnachten wünschte. Ich wollte ihr nämlich einen Massagegutschein schenken, weil sie ständig über Rückenschmerzen und Verspannungen klagte. Ich hatte mir das gut gemerkt, aber sie meinte sofort, dass sie den nicht haben wolle. Ich drehte mich zu ihr um, so dass alle stehen blieben.

»Aber was wünschst du dir dann?«, fragte ich.

»Zwei Wochen Urlaub mit Martin in Südafrika – ohne dich. Du kommst zu Lars nach Berlin.«

Lars, der direkt neben mir lief, schaute zu mir runter und legte seinen Arm um meine Schultern. Wir spazierten wieder weiter. Ich hatte den Eindruck, dass er von Tag zu Tag trauriger wurde. Dann überlegte ich, wie Mama das gemeint haben könnte. Ob sie wirklich so gemein wäre, ohne mich nach Südafrika zu fliegen. Nein, das würde sie mir niemals antun. Sicher hatte sie nur Spaß gemacht. Es wäre schon schön, träumte ich vor mich hin, mal wieder meine alten Nachbarn zu sehen und Milo, meinen Hund. Da ich aber nicht mehr fliegen darf, müsste ich mit dem Schiff übers Meer fahren, und das würde viel zu lange dauern. Nein, ich wollte nicht länger darüber nachdenken.

Zu Hause hatten wir uns alle wieder lieb, und ich hielt Mama mein Strickzeug vor die Nase. Ich sollte es eigentlich im Hospiz lassen, aber ich hatte Annika versprochen, es am nächsten Tag wieder mitzubringen. Ich wollte es unbedingt Mama zeigen, damit sie stolz auf mich sein konnte.

»Schau mal Mama, das habe ich heute gemacht. Das wird ein Schal.«

Mama nahm es mir aus der Hand, begutachtete es kritisch und fing an zu lachen.

»Was soll das denn sein?«, sagte sie und zog ihre Augenbrauen nach oben. »Das ist ja gar nicht richtig gestrickt, überall Laufmaschen.«

Dann zog sie alles auf und begann selbst zu stricken.

»Mama, was machst du denn da?«

»Deine Fehler ausbessern.«

»Aber Mama, ich habe das doch heute erst gelernt.«

»Du hast trotzdem alles falsch gemacht.«

Lars klatschte plötzlich in die Hände und sprang vom Sofa auf. »Komm Daniel, alter Schimpanse, lass uns mal in dein Zimmer gehen und da ein bisschen abhängen.«

»Hey, ich bin kein Schimpanse«, rief ich ihm hinterher. »Bist selbst ein Affenkopf.«

Wir ließen Mama mit dem Strickzeug alleine und setzten uns auf mein Sofa.

»Warte«, sagte ich und stand wieder auf. »Muss erst die Tür abschließen.«

»Bist du traurig wegen eben?«

»Was meinst du?«

»Über die Reaktion deiner Mama.«

»Ja, schon, aber scheiß drauf. Wer braucht die schon?«

»Du brauchst sie.«

»Scheiß drauf!«

»Deine Mama hat dich ganz doll megamäßig lieb, aber sie kann es eben nicht immer so zeigen, wie du es gerne hättest, weißt du?«

Ich holte Anna aus dem Schrank, setzte mich wieder zu Lars und kämmte ihr schön gleichmäßig durch die Haare.

»Aber warum kann sie nicht sagen: Das hast du gut gemacht, Daniel.«

»Das kann sie bestimmt, aber vielleicht denkt sie in solchen Momenten einfach nicht daran. Das heißt nicht, dass sie nicht stolz auf dich ist.«

»Aber warum bin ich dann so traurig? Ich möchte so sehr, dass sie stolz auf mich ist, so wie die anderen Mamas auf ihre Kinder.«

»Ach, komm mal her«, sagte Lars und zog mich an sich. Ich konnte Anna nicht weiter kämmen und legte eine Pause ein. Dann ließ er mich wieder los. Ich kümmerte mich um Annas Haare, und Lars sagte: »Weißt du, was ich glaube?«

Ich schaute auf den Boden und schüttelte mit dem Kopf.

»Ich glaube, in solchen Momenten wie gerade eben, ist deine Mama eifersüchtig auf dich.«

»Häh?«, kam es aus mir raus, und viele Fragezeichen flogen durch meinen Kopf.

»Pass auf! Ich erklär's dir. Das ist jetzt vielleicht nicht einfach für dich, aber ich glaube, dass du es verstehst, wenn du dich mal ganz kurz konzentrierst, okay?«

»Okay.«

»Versuch, dich mal in die Lage deiner Mutter hineinzuversetzen. Sie widmet dir ihr ganzes Leben. Alles dreht sich nur um dich. Jeder fragt: *Wie geht es deinem Sohn?* Und kaum jemand fragt: *Debbie, wie geht es dir?* Ich glaube, dass sie ab und zu auch gerne mal im Mittelpunkt stehen möchte. Und dann, in solchen Augenblicken wie eben, ergreift sie ihre Chance, um uns z. B. zu zeigen, wie toll sie stricken kann. Das ist etwas, das läuft im Unterbewusstsein ab. Ich glaube, deine Mama wünscht sich ganz tief in ihrem Herzen ein kleines bisschen mehr Anerkennung für das, was sie leistet. Du darfst nicht vergessen, mein Kleiner, dass sie seit fünfzehn Jahren keine einzige durchschlafene Nacht mehr wegen dir hat. Natürlich kannst du nichts dafür, und das sagt auch niemand, aber manchmal hat deine Mama einfach keine Kraft mehr, und wenn sie dann gewisse Dinge sagt, dann meint sie das nicht so. Sie hat dich unendlich lieb und würde für dich alles stehen und liegen lassen. Das weißt du auch.«

Ich sagte: »Aber wieso redet sie dann ständig auf Englisch mit mir? Ich habe ihr schon hundertfach erklärt, dass ich das nicht leiden kann. Ich wohne jetzt in Deutschland, und da braucht man kein Englisch.«

»Vielleicht möchte sie einfach nur, dass du es nicht verlernst?«

»Dann verrate mir bitte, warum sie nur dann mit mir Englisch spricht, wenn sie sauer auf mich ist?«

Lars lachte und sagte: »Yo bitch, shut the fuck up!«

Ich musste kichern, weil ich das verstehen konnte.

»Alter, ich hab 'ne coole Idee. Was hältst du davon, wenn wir deine Mama morgen Abend einfach mal für ihr phantastisches Essen loben? Komm, wir machen ihr ein paar schöne Komplimente, damit sie sich besser fühlt. Okay?«

»Okay«, sagte ich halb abwesend, denn auf einmal tauchten die Worte vor meinem Auge auf, die Mama im Restaurant gesagt hatte, und ich sprang aufgeregt vom Sofa auf, um mich besser freuen zu können.

»Kommst du mich wirklich ab sofort jede Woche besuchen?«

Lars nickte, und ich drehte mich so lange im Kreis, bis ich Sterne sah und erschöpft zurück in seine Arme sank.

7

Als wir am nächsten Tag vom Hospiz nach Hause kamen, lag endlich mein neues Handy in der Post, worauf ich schon die ganze Woche sehnsüchtig gewartet hatte. Mein erster Gedanke war: Wie geil! Wie geil! Wie geil! Wenn ich damit in der Schule über den Pausenhof laufe, finden mich bestimmt alle supercool.

Ich schmiss meine Tasche achtlos in die Ecke, setzte mich auf den Boden und packte das Paket aus.

»Was is'n das?«, fragte Lars neugierig.

»Mein BlackBerry«, erklärte ich ihm. »Das habe ich mir jedes Mal gewünscht, wenn ...«

»... und heute kam der Weihnachtsmann?«, unterbrach er mich lachend. »Ein bisschen früher als sonst, hmm?«

»Ähh, was? Ja, ist doch egal.«

»Und von wem hast du das bekommen?«

»Ähh, von Mama«, sagte ich, während ich schon die Einzelteile zusammensetzte.

»Komm, bedanke dich schnell bei ihr. Darüber freut sie sich.«

»Ja, gleich. Ich muss erst den Akku einsetzen. Warte, wie herum gehört das?«

Im nächsten Augenblick kam Mama in mein Zimmer geschlichen. Sie blieb, ohne etwas zu sagen, neben Lars stehen. Ich drehte mich zu ihr um. Sie sah traurig aus.

Ich sagte: »Danke, Mama.«

»Das war für deinen Namenstag«, sagte sie mit zittriger Stimme. »Ich hatte gehofft, es dir gestern im Restaurant schon geben zu können, aber man kann nicht alles haben im Leben.«

Dann ging sie in die Küche zurück.

»Mama, Mama«, rief ich schnell. »Komm mal. Ich muss dir noch was sagen. Bitte. Bitte.«

»Nein, jetzt nicht«, rief sie zurück.

»Warum nicht?«

Sie antwortete nicht, rief aber leise nach Lars. Er ging in die Küche, schloss die Tür hinter sich, und ich blieb alleine in meinem Zimmer zurück. Normalerweise hätte ich sie jetzt heimlich belauscht, aber es gab Wichtigeres zu tun. Endlich war es da. Endlich, endlich, endlich. Ich war überglücklich und fühlte mich damit wie der König von Blankenese.

Im Hospiz hatte ich meinen Betreuerinnen heute gezeigt, wie man einen Bauernzopf flechtet. Zuerst waren sie etwas skeptisch, aber als Steffi sich bereit erklärte, als erstes Versuchskaninchen zur Verfügung zu stehen, und Annika sah, wie gut mir das gelang, waren alle ganz begeistert. Sie wollte wissen, wer mir das beigebracht hatte, und ich erklärte ihr, dass ich fast jeden Tag mit Anna übte. Sogar Franzi kam neugierig aus ihrem Büro geschlendert, um uns zuzugucken. Alle waren stolz auf mich. Ich überlegte, Mama davon zu erzählen, aber dann ließ ich es doch bleiben, obwohl es mir auf der Zunge brannte. Irgendwie hatte ich kein gutes Gefühl dabei.

Später gab es Ärger mit Papa. Ich wollte auf der Wii spielen und er Fußball gucken. Wir maulten uns beide an, und er gewann. Also lief Fußball. Deutschland spielte gegen Irland. Deutschland gewann mit 6:1. Papa war also Deutschland und ich Irland. Über Irland weiß ich aus der Werbung, dass dort viele Kühe auf saftigen grünen Wiesen weiden. Mama, Lars und ich saßen am Wohnzimmertisch, Papa auf dem Sofa. Mama machte mir wieder Vorwürfe, aber ich hatte vergessen, worum es sich dieses Mal drehte. Als ich nachfragte, begann sie zu schluchzen, und so sehr ich mich auch bemühte, es fiel mir einfach nicht ein, warum sie böse auf mich war. Alles, was sie sagte, war: »Ja, ja«.

Sie stand auf und verschwand im Schlafzimmer. Lars gab mir mit seinen Augen ein Zeichen, und ich rannte hinter ihr her.

»Mama, ich hab dich lieb«, sagte ich drei Mal hintereinander, aber als ich sie umarmen wollte, drehte sie sich weg und schnäuzte in ein Taschentusch.

Dann spielten wir zu viert Skip Bo. Ich konnte mich kaum konzentrieren und machte lauter Fehler, und Papa musste mich bei jedem Zug korrigieren. Er saß mir gegenüber und jedes Mal, wenn er etwas sagte, fühlte ich mich schlechter. Weil ich das nicht mehr fühlen wollte, nannte ich ihn zuerst eine Lusche und wenig später einen Honk, woraufhin er wütend seine Karten auf den Tisch warf.

»Ich lass mir von dir nicht länger auf der Nase herumtanzen. Ich bin doch nicht der Depp der Nation. Nicht mit mir, mein Lieber. Nicht mit mir!«

Mama fing wieder an zu weinen. Ich solle endlich mehr Dankbarkeit zeigen für die Dinge, die Papa für mich tue. Ich dachte nach. Hatte sie das gestern nicht auch schon gesagt? Dann wurde es noch schlimmer, weil ihre Tränen auf den Tisch tropften. Ich verstand nicht mehr alles, was sie jetzt sagte, da ihre Stimme immer zittriger wurde, aber es klang ungefähr so: »… habe so viele Ängste, kann nicht schlafen, der ganze Stress mit den Krankenhäusern und Versicherungen, und wenn ich auf Arbeit bin und mein Handy klingelt, zucke ich jedes Mal zusammen und bete, dass es nicht DIE Nachricht ist. Seit du auf der Welt bist, lebe ich mit diesen Ängsten, und du kannst dir keine Vorstellung machen, wie schlimm das für mich ist und …«

Es ging noch weiter, aber ich hörte nicht mehr zu. Lars saß die ganze Zeit auf dem Stuhl zwischen Mama und mir und hatte ganz unglückliche Augen. Papa lag auf dem Sofa und schob sich Colafläschchen rein. Sie befinden sich in einer großen Box unter dem Wohnzimmertisch. Das ist ziemlich praktisch, weil man dann nicht extra aufstehen und in die Küche gehen muss. Ich war ein bisschen ratlos, was ich tun sollte, weil ich immer noch nicht herausgefunden hatte, warum Mama so böse auf mich war. Weil ich irgendwas tun musste, stand ich auf und rannte in mein Zimmer. Lars kam sofort hinterher und legte sich zu mir aufs Hochbett. Ich bat ihn, die Tür abzuschließen, damit von denen keiner reinkommen konnte. Lars nickte, blieb anschließend aber unten und legte sich aufs Sofa. Er sagte, dass es oben zu zweit zu wacklig wäre. Das stimmte, weil Mama noch keine Zeit gefunden hatte, das Hochbett mit den Schrauben an der Wand zu befestigen.

»Morgen haben wir viel vor«, lachte Lars.

»Okay«, sagte ich.

»Wir gehen shoppen, trinken Fanta, essen Pizza, hängen rum, quatschen Mädchen an, können ins Kino gehen, alles worauf du Bock hast. Na, was sagst du?«

»Weiß nicht.«

»Das können wir ja spontan entscheiden, hmm?«

Ich antwortete nicht gleich darauf, weil mir etwas anderes durch den Kopf ging. Ich wollte Martin nicht mehr Papa nennen.

»Du?«

»Ja?«

»Wieso muss ich zu Martin Papa sagen?«

»Musst du das denn?«, fragte Lars.

Ich sah von oben zu ihm herunter. Er warf meinen Softball in die Luft und fing ihn wieder.

»Weiß nicht«, überlegte ich. »Ich nenne ihn Papa, weil er mit Mama zusammen ist und weil ich ihn lieb habe und weil er immer da ist und uns nicht im Stich lässt.«

»Na, also.«

»Aber manchmal ist er so gemein zu mir.«

»Du bist manchmal auch nicht gerade nett zu ihm.«

»Trotzdem.«

»Soll ich dir mal was über meinen Papa verraten?«

»War er auch gemein zu dir?«, wollte ich wissen und kuschelte mich an Muh.

»Nein, aber ich zu ihm.«

»Echt?«

»Ja, und ich muss auch heute noch oft daran denken. Soll ich's dir erzählen?«

»Au ja.«

»Meine Eltern haben sich scheiden lassen, als ich in der vierten Klasse war. Da war ich also in deinem Alter. Nein, warte. Ich war jünger, viel jünger. Ich war zehn Jahre alt.«

»Ich bin ja fünfzehn«, sagte ich.

»Richtig. Also pass auf: Meine Mama ist bei uns ausgezogen, und plötzlich stand mein Papa ganz alleine da. Er musste sich um meinen Bruder kümmern und um mich. Er hatte bei der Bank einen hohen Kredit aufgenommen, um ein schönes Haus zu bauen, was jetzt natürlich viel zu groß für uns war. Dazu war ich als Kind oft krank und auch nicht so gut in der Schule. So weit alles mitbekommen?«

»Ja.«

»Die Situation war wirklich nicht einfach für meinen Papa, aber er hat alles hinbekommen. Von Montag bis Freitag hat er sich komplett zurückgenommen, damit es uns an nichts fehlte. Er hielt meine Hand, wenn ich mit 40° Fieber im Bett lag und keine Luft mehr bekam, und gab mir Nachhilfeunterricht, damit ich nicht sitzen blieb. An den Wochenenden habe ich dann meine Mama besucht und wurde von vorne bis hinten verwöhnt. Sie hat mir jeden Wunsch erfüllt, hat mir Frühstück ans Bett gebracht, all so was, und wenn ich neue Turnschuhe wollte, bekam ich sie einfach. Und eines Tages, als ich total sauer auf meinen Papa war, weil er mir nicht erlaubte, auf eine Party zu gehen, da sagte ich zu ihm: *Ich hasse dich. Ich ziehe einfach zu Mama. Bei ihr ist es ohnehin viel cooler.*«

»Und was hat er geantwortet?«

»Gar nichts. Er hat mich nur angeguckt, einfach nur angeguckt. Kannst du dir vorstellen, wie schlimm das für ihn gewesen sein muss?«

»Ja.«

»Ich glaube, er hat auch geweint.«

»Aber warum hast du das gesagt, wenn du deinen Papa doch lieb hast?«

»Keine Ahnung, warum sagst du denn manche Sachen?«

»Keine Ahnung«, sagte ich.

»Na, denk mal drüber nach«, grinste mich Lars an und begann wieder, den Ball in die Luft zu werfen.

»Aber ich komm nicht drauf«, sagte ich.

»Weil wir Menschen sind.«

»Das soll die Antwort sein?«

»Ja, das ist die Antwort. Der liebe Gott hat uns mit Absicht nicht perfekt gemacht. Wir sagen manchmal Dinge, die wir nicht so meinen. Wichtig ist nur, das wir unsere Fehler erkennen und aus ihnen lernen.«

»Aber woher soll ich das denn wissen? Ich bin noch nicht so groß wie du oder Mama oder Papa.«

»Da mach dir mal keine Gedanken. Wir sind auch nicht schlauer als du. Wir denken es vielleicht, sind es aber nicht. Ganz im Gegenteil. Guck mal, wenn die Erwachsenen sich manchmal blöd benehmen, wenn sie doof zu einem sind oder gemeine Dinge tun, dann machen sie es fast nie wegen dir, sondern meistens wegen sich selbst. Du bist einfach nur gerade da und bekommst es deswegen ab. Wenn deine Mama nach der Arbeit gestresst ist, weil ganz viele Besucher ins Café kamen, und du, wie jeden Abend, deine Tabletten nicht nehmen willst, dann lässt sie an dir den Dampf ab, der sich den ganzen Tag bei ihr angestaut hat. Deswegen fragst du dich auch manchmal, weswegen du Ärger bekommst und gar nicht genau weißt, warum überhaupt. Das muss nicht zwangsläufig an dir liegen, wenn deine Eltern schlechte Laune haben.«

Ich sagte: »Okay.«

Lars war längst wieder in seinem Zimmer, aber ich lag immer noch regungslos in meinem Bett und hörte meinem Herzen beim Klopfen zu. Ich versuchte, meine Gedanken zu ignorieren, aber so sehr ich mich auch auf mein Herz konzentrierte, ich schaffte es nicht. Ich musste an Mama denken und die Dinge, die sie mir am Wohnzimmertisch gesagt hatte. Bin wirklich ich schuld daran, dass unsere alte Familie in Südafrika auseinandergebrochen ist? Bin ich schuld daran, dass wir heute keinen Kontakt mehr zu meinem richtigen Papa und meinem richtigen Bruder haben? Ist das alles nur passiert, weil ich so krank war? Wenn ich doch bloß nicht so … Es stimmt ja, was Mama und Papa sagen. Sie müssen tatsächlich ihr ganzes Leben nach mir ausrichten. Früher, als es mir noch nicht so schlecht ging, konnten wir wenigstens noch in den Urlaub fahren. Da gab es etwas, auf das wir uns gemeinsam freuen konnten. Seit diesem Jahr ist alles anders. Meine Kräfte lassen nach. Vor zwei Jahren waren wir zwar noch für zehn Tage auf der Insel Usedom, aber es regnete die ganze Zeit wie in Strömen, weswegen es kein schöner Urlaub war. Früher nahmen Mama und Papa mich mit in die Türkei, nach Griechenland und Bulgarien. Das waren schöne Urlaube voller Sonnenschein. Alles vorbei. Es blieben nur die Erinnerungen. Bevor ich schlafen ging, legte ich meiner Mama das BlackBerry auf ihr Bett. Ich wollte es nicht mehr haben. Sie kam in mein Zimmer und fragte, was es dort zu suchen hatte, und ich sagte: »Wenn ich der Grund bin, warum du so oft weinen musst, dann habe ich das BlackBerry nicht verdient.«

8

Lichtstrahlen fielen durch mein Fenster und weckten mich. Muh war schon wach sah mich an, aber ich wollte lieber aus dem Fenster sehen. Ich holte mir ein großes Glas Apfelwasser aus der Küche, nahm die Medikamentenbox mit ins Wohnzimmer und schluckte meine Feinde runter. Da alle noch schliefen, und ich niemanden mit dem Fernseher wecken wollte, kuschelte ich mich zurück ins Bett. Unter der Decke war es noch schön warm. Mama muss während der Nacht in mein Zimmer gekommen sein, weil das BlackBerry wieder auf meinen Schreibtisch lag. Sie fühlte sich wohl besser, wenn es bei mir war. Ich freute mich darüber. Morgen wird Lars abreisen, ging es mir durch den Kopf, und diese Vorstellung machte mich sehr traurig. Ich überlegte, was ich dagegen tun könnte, aber mir fiel lediglich ein, ihn in meinem Zimmer anzubinden, aber das würde Mama nicht erlauben und wäre auch nicht sehr nett. Ich wünschte mir einfach, dass er schnell wiederkommt. Insgeheim hoffte ich, er hätte auch für mich eine Fahrkarte nach Berlin, aber das würde Mama schon gar nicht erlauben. Es war Samstag, und Lars und ich konnten machen, was wir wollten. Mama war abends mit ihrer Gothik-Freundin im Grünspan verabredet. Sie gingen auf ein Konzert, und das bedeutete, dass wir nur Papa austricksen mussten. Das war einfach. Am liebsten wollte ich ins Kino gehen und Billard spielen und vorher noch mit dem Bus ins ELBE fahren, abhängen und nach Mädchen gucken.

Ich sprang wieder aus meinem Bett, klappte meinen Laptop auf und hoffte, dass mir jemand geschrieben hatte, aber über dem Symbol für Nachrichten leuchtete keine rote Zahl auf und damit stand fest, dass niemand an mich dachte. Ich surfte eine Weile auf Facebook und landete bei dem Foto eines hübschen Mädchens. Sie hatte brünette Haare und ein wunderschönes Lächeln. Diese Amanda würde ich gerne mal küssen, lächelte ich in mich hinein, trank von meinem Apfelwasser und drückte auf »Gefällt mir«. Dann fragte ich mich, was dieses R.I.P vor ihrem Namen Amanda Todd bedeutete und fand heraus, dass sie ganz traurig war und sich deswegen umgebracht hat. R.I.P bedeutet nämlich, dass jemand tot ist. Das wusste ich vorher nicht. Die Arme hat sich das Leben genommen, weil sie in der Schule gemobbt und geschlagen wurde. Sie ließ alles über sich ergehen, bis sie irgendwann keine Kraft mehr hatte. Ich fühlte mit ihr. Ich weiß, wovon ich spreche, denn ich wurde auch jahrelang gehänselt und von meinen Mitschülern verprügelt. Bevor ich auf die Behindertenschule wechselte, ging ich in eine Schule für gesunde Kinder, aber die mochten mich nicht, weil ich anders war. Damals hatte ich jeden Tag Angst, in die Schule zu gehen. So wie Amanda. Sie war doch erst fünfzehn, wie ich. Ich ging in die Küche und holte ein Teelicht aus der Schublade, stellte es auf meinen Schreibtisch und zündete es an.

»Liebe Amanda«, betete ich. »Hier ist Daniel aus Hamburg. Ich hoffe, dass es dir jetzt besser geht und du mit den Engeln auf einer Wolke sitzt und Tee trinkst. Ich hab dich lieb.«

Dann weinte ich, bis ich nicht mehr konnte. Vielleicht ist es gut, dass ich nie erwachsen werde, dachte ich, zog meine Kopfhörer über und hörte mein Lieblingslied von Peter Maffay. Ich sang leise den ganzen Text mit, weil ich ihn ja auswendig kann.

Ich wollte nie erwachsen sein
hab' immer mich zur Wehr gesetzt.
Von außen wurd' ich hart wie Stein
und doch hat man mich oft verletzt.

Irgendwo tief in mir bin ich ein Kind geblieben.
erst dann, wenn ich's nicht mehr spüren kann,
weiß ich, es ist für mich zu spät,
zu spät, zu spät.

Unten auf dem Meeresgrund
wo alles Leben ewig schweigt
kann ich noch meine Träume seh'n
wie Luft, die aus der Tiefe steigt.

Irgendwo tief in mir bin ich ein Kind geblieben.
erst dann, wenn ich's nicht mehr spüren kann,
weiß ich, es ist für mich zu spät,
zu spät, zu spät.

Ich gleite durch die Dunkelheit
und warte auf das Morgenlicht.
Dann spiel' ich mit dem Sonnenstrahl
der silbern sich im Wasser bricht.
Irgendwo tief in mir bin ich ein Kind geblieben.
erst dann, wenn ich's nicht mehr spüren kann,
weiß ich, es ist für mich zu spät,
zu spät, zu spät.

Das Herbstlaub an der Bushaltestelle leuchtete rot und orange, und Lars sagte, dass die Blätter die gleiche Farbe wie meine Haare hätten. Zuerst dachte ich, er wollte mich damit ärgern, aber er meinte es lieb. Als wir im Bus saßen, wollte ich wissen, ob er eine Freundin habe, und er antwortete: »Keine Freundin.«

»Wieso nicht?«, fragte ich.

»Gute Frage.«

»Ich hab auch keine«, sagte ich.

»Wieso nicht?«

»Gute Frage.«

»Siehst du!«, grinste Lars und fuchtelte mit seinen Fäusten wie ein Boxer vor meinem Kopf herum.

»Ich wäre gerne mit einem Mädchen zusammen, das mich so akzeptiert wie ich bin. Ganz krank und alles. Ich bin zwar klein, aber dafür habe ich ziemlich viel Kraft in den Armen. Vielleicht gefällt ihr das ja?«

»Sie wird kommen«, grinste Lars noch immer. »Du musst nur die Augen offen halten.«

»Du aber auch.«

Ein Mädchen stieg in den Bus, die ich noch von früher kannte.

»Hi Daniel«, begrüßte sie mich mit einem Lächeln.

»Hi Jenny«, sagte ich ohne sie anzusehen.

Schnell zückte ich mein neues BlackBerry aus der Jackentasche, um damit vor ihr anzugeben, aber hauptsächlich, um nicht mit der dicken Kuh reden zu müssen. Dann dachte ich wieder an Amanda und wurde sauer auf mich selbst, weil Jenny wegen ihres Gewichts in der Schule bestimmt auch oft gehänselt wurde. Ich steckte meinen BlackBerry wieder ein und unterhielt mich mit ihr. Drei Stationen später stieg sie aus, und ich wünschte ihr einen schönen Tag. Jenny winkte mir noch vom Bürgersteig hinterher. Man hat ein viel schöneres Gefühl im Bauch, wenn man den Menschen eine Freude macht, anstatt fies und gemein zu sein.

Dann sah ich *sie*. Die blonde Schönheit arbeitete im ELBE an einem Stand für Glätteisen und Lockenstäbe und Haarzubehör für Frauen. Er befand sich neben dem Stand mit den ferngesteuerten Hubschraubern. Wir liefen direkt auf sie zu.

»Guck mal, da vorne«, stieß ich Lars in die Seite.

»Hab sie schon gesehen«, flüsterte er zurück.

»Was machen wir jetzt?«

»Wir lächeln sie an. Wenn sie zurücklächelt, gehen wir hin.«

»Okay.«

Wir lächelten und lächelten, und als wir endlich Blickkontakt hatten, wurde sie von einer Frau angesprochen. So ein Mist! Lars und ich spazierten unauffällig an ihr vorbei, fuhren mit der Rolltreppe in die erste Etage, ließen sie aber nicht aus den Augen. Als sie plötzlich nach oben sah, sagte Lars hastig: »Los, wink ihr zu!«

Ich war so aufgeregt, dass mir keine Zeit blieb, darüber nachzudenken, und ich winkte ihr zu. Dann geschah ein Wunder: Sie winkte mir zurück.

»Hast du das gesehen?«, freute ich mich. »Hast du?«

»Bin ja nicht blind, du Glückspilz.«

»Und jetzt?«

»Jetzt trinken wir einen Espresso und machen einen Plan.«

»Scheiße, bin ich aufgeregt.«

Wir setzten uns in das Café, das wir schon kannten, und Lars bestellte Espresso, Orangensaft mit Kiwi, Mineralwasser, eine Cola mit Zitronenscheiben und eine gesonderte Schale mit Eiswürfeln. Er hatte sich perfekt gemerkt, was mir schmeckte. Es gab nichts zu meckern. Mir gingen sehr viele Fragen durch den Kopf, und da ich sie bald wieder vergessen würde (ist immer so), ließ ich keine Zeit verstreichen. Zeit ist nämlich kostbar.

»Wie oft warst du schon verliebt?«, fragte ich.

»In meinem ganzen Leben, mit Kindergarten, Grundschule und so?«

»Ja.«

»Hmm, so vier, fünf Mal vielleicht.«

»Und wann das letzte Mal?«

»Puh, schwer zu sagen. Manchmal weiß man das nämlich nicht so genau. Vor zwei Wochen habe ich ein Mädchen kennengelernt, Anna.«

»So heißt meine Puppe.«

»Hehe, ich weiß. Ein Freund von mir ist Fotograf, und Anna war eines der Models, die er in seiner Galerie fotografiert hat.«

»Geil, ein Model. War sie hübsch?«

»Ja, sehr«, zwinkerte Lars. »Ich konnte meine Augen nicht von ihr lassen, so hübsch war sie. Wir haben uns ein bisschen unterhalten, aber es standen immer andere Leute um uns herum, und ich habe mich nicht getraut, sie vor allen nach ihrer Nummer zu fragen.«

»Warum nicht?«

»Alter, keine Ahnung. Ich habe wahrscheinlich auf den perfekten Augenblick gewartet.«

»Du hast wirklich keine Ahnung«, lachte ich ihn aus. Wusste er denn nicht, dass es den perfekten Augenblick nicht gibt? Es gibt immer nur den Augenblick, und dann kommt auch schon wieder ein neuer Augenblick. Und man muss jeden nutzen, sonst ist er weg und kommt nie wieder.

»Dann packte sie ihre Sachen zusammen und verschwand. Und ich stand da, ohne ihren Nachnamen und ohne ihre Telefonnummer.«

Ich schlug die Hände vor's Gesicht. Unsere Getränke kamen, und ich überlegte, welchen Ratschlag ich meinem großen Bruder geben könnte.

Ich sagte: »Weißt du, wenn du nicht fragst, wird die Antwort immer *nein* heißen. Immer!«

Lars überlegte einen Moment. Dann nickte er und sagte: »Du hast ja so recht.«

»Verstehst du jetzt, warum ich immer so viele Fragen stelle?«

»Ich glaube schon. Du brauchst jetzt eine Antwort, egal, wie sie ausfällt.«

»Ja, weil ich es wissen will. Ich höre lieber ein klares NEIN, als mit dieser dämlichen Ungewissheit einschlafen zu müssen. Davon bekommt man nur Kopfschmerzen.«

Lars lachte und sagte: »Amen.«

»Und was ist aus Anna geworden?«

»Ich habe ihr auf Facebook geschrieben, sie hat mich als Freund hinzugefügt und seitdem schreiben wir uns, wann wir uns treffen.«

»Und wo ist das Problem?«

»Na ja, sie schreibt, dass sie mit einer Grippe im Bett liegt, und ich überlege jetzt, ob sie wirklich krank ist oder mir nur höflich mitteilen will, dass sie kein Interesse hat. Ich meine, wie lange kann man schon eine Grippe haben? Das kommt mir ein bisschen eigenartig vor, hmm?«

»Ich glaube, sie sagt die Wahrheit und ist wirklich krank.«

»Warten wir mal ab. Nächste Woche bekommst du ein Update.«

»Versprochen?«

»Versprochen.«

Ich trank einen Schluck Cola und versuchte mich an die nächste Frage in meinem Kopf zu erinnern. Ich brauchte einen Moment, um sie zu finden. Aber dann war sie da.

»Warst du schon mal in einen Jungen verliebt?«

»Nein«, sagte Lars sofort.

»Bist du dir sicher?«

»Ja.«

»Hmm«, sagte ich etwas enttäuscht, denn ich war schon dreimal in Jungs verliebt gewesen.

»Und du?«

»Ja, war ich.«

»Echt? Wie cool. Erzähl mal.«

»Mein erster Freund hieß Jason und war der Sohn der besten Freundin meiner Mama. Wir haben uns immer draußen im Hof getroffen, gespielt und sind dann händchenhaltend durch den Wald gelaufen.«

Lars lächelte: »Und habt ihr euch geküsst?«

»Nein, ist ja eklig.«

»Vielleicht wart ihr dann einfach nur gute Kumpels?«

Ich zuckte mit den Schultern, weil ich darauf keine Antwort wusste und sagte: »Und in einen Jungen aus meiner Schule war ich noch verliebt – und in dich.«

Lars verschluckte sich fast an seinem Sprudelwasser, was total lustig aussah.

Er fing an zu husten: »In mich? Wie kommst du denn darauf?«

»Weil ich dich lieb habe«, sagte ich.

»Es gibt schon einen Unterschied zwischen verliebt sein und jemanden lieb haben.«

»Aber wie erkennt man den?«

»Man fühlt das in seinem Bauch und in seinem Herzen«, sagte Lars. »Wenn du verliebt bist, dann willst du jede Sekunde des Tages mit dieser Person verbringen.«

»Aber das will ich doch mit dir«, sagte ich.

»Okay, deine Mama hast du lieb, oder?«

»Ja.«

»Deinen Papa auch.«

»Ja.«

»Und Ester aus dem Hospiz auch.«

»Geht so. Sie ist oft sehr streng.«

»Hahaha. Aber Oma Wagner, eure Nachbarin, hast du lieb?«

»Ja.«

»Und mich auch.«

»Ja.«

»Du hast uns lieb, aber du bist in keinen von uns verliebt. Mit keinem von uns willst du nackt unter der Decke kuscheln, oder?«

Ich verzog mein Gesicht und quietschte: »Ihhhh, ist ja peinlich.«

»Siehst du!«

»Aber wie merkt man das, ob man in jemanden verliebt ist?«

»Wenn dein Herz ganz schnell klopft, du nichts mehr essen kannst, weil du nur noch an diesen einen ganz besonderen Menschen denkst. Ich garantiere dir, dass du es fühlen wirst, wenn diese Person vor dir steht. Ob Junge oder Mädchen, ist völlig egal.«

»Okay, ich bin also nicht schwul?«

»Das weiß ich nicht, aber wäre das denn schlimm für dich?«

»Nein«, sagte ich.

»Woran denkst du, wenn du abends unter der Decke an dir rumspielst?«

Ich beugte mich vor, damit uns keiner belauschen konnte. Ich hielt meine Hand dicht an meinen Mund und kicherte: »Große Hupen und geile Ärsche.«

Lars lachte ganz laut und sagte: »Na, wenn das so ist, bist du ganz sicher nicht schwul.«

Ich war beruhigt, aber nur ein bisschen, denn richtig verstanden hatte ich das mit dem Verliebtsein noch nicht. Ich war aber froh, dass ich alle Fragen gestellt hatte, die durch meinen Kopf schwirrten. Ich lutschte meine Zitronen aus und fühlte mich ziemlich gut.

Lars bezahlte die Rechnung und sagte: »Und jetzt gehen wir dir erst mal ein gutes Parfüm kaufen.«

»Brauche ich das?«, fragte ich.

»Hast du heute Morgen geduscht?«, fragte Lars zurück.

»Nein.«

»Dann brauchst du es auf jeden Fall. Du musst gut riechen, wenn du später die Blondine anquatschen willst.«

Ich klatschte in die Hände. Was für ein Tag!

Die Verkäuferinnen in dem Parfümgeschäft waren richtig nett zu uns. Vier Damen arbeiteten dort, und alle lächelten uns an. Das gefiel mir sofort.

»Haben Sie einen Wunsch?«, fragte eine Verkäuferin, und Lars antwortete etwas patzig: »Nein, schon okay.«

»Nein, danke, heißt das«, schimpfte ich mit ihm, und die Frauen fingen an zu lachen. »Du musst schon etwas höflicher sein.«

Lars, der jetzt auch lachte, verbeugte sich vor der Verkäuferin und sagte: »Verzeihen Sie bitte. Wo bleiben meine Manieren?«

»Du kannst noch viel von mir lernen«, mischte ich mich ein und trat ihn gegen sein Schienbein. Aber nur locker, damit es nicht wehtat.

»Natürlich können Sie mir helfen. Einmal L' eau D'issey für mich, und dann suche ich ein Parfüm für meinen kleinen Bruder hier.«

Ich nickte und durfte an ganz vielen Papierstreifen riechen, die mir die Verkäuferinnen unter die Nase hielten. Ich erzählte ihnen von meinem Plan, das blonde Mädchen anzusprechen, was sie total süß fanden und aufgeregt mit den Händen durch die Luft wedeln ließ. Eine Dame kniete sich zu mir und fragte, ob mein Bruder immer eine Sonnenbrille tragen würde, und ich sagte: »Ja! Er kommt aus Berlin.«

Am besten gefiel mir ein Parfüm, auf dem »Boss Bottled« stand, und Lars schenkte es mir. Er hatte recht. Jetzt roch ich wirklich besser als vorher.

Wir gingen zurück zur Rolltreppe und beobachteten die blonde Schönheit von oben. Sie hatte gerade keine Kundin und stand gelangweilt neben ihrem Stand. Das war die Gelegenheit.

»Du bleibst dicht hinter mir, okay?«, sagte ich zu Lars. »Komm mit!«

Wir fuhren ins Erdgeschoss, und ich wusste ganz genau, was ich zu ihr sagen würde. Sie hatte mich schon entdeckt und lächelte, und ich lächelte zurück.

»Hey, I know you«, sprach sie in einem merkwürdigen Akzent.

»Kannst du kein Deutsch?«, fragte ich schüchtern und zog Lars dichter an mich ran, damit er mir helfen konnte.

»No, I'm from Poland.«

Das war jetzt mal richtig blöd.

»What's your name?«, fragte ich sie und überwand meine Angst, Englisch zu sprechen.

»My name is Carolina«, lachte sie, und wir schüttelten die Hände, aber mir war das plötzlich ganz peinlich.

»How old are you?«, fragte ich, und sie sagte: »I'm twentytwo.«

»Lars, ich möchte ihr sagen, dass sie schöne Haare hat und auch insgesamt sehr hübsch ist. Wie heißt das auf Englisch?«

»Das weißt du doch, hmm?«, sagte er.

»Bin zu aufgeregt. Hilf mir, bitte.«

»Du greifst dir einfach an dein Herz und sagst: Carolina, you are so beautiful.«

Carolina kicherte und spielte an ihren Haaren herum. Ich wurde davon so nervös, dass ich mich nicht mehr erinnern konnte, was Lars zu mir gesagt hatte. Ich stammelte etwas, aber Carolina schaute nur verwirrt. Dann bekam ich Panik, nahm Lars an die Hand und zog ihn weg. Carolina winkte uns hinterher, aber ich wollte mich nur noch in Luft auflösen.

»Alter, was war das denn?«, fragte Lars.

»Keine Ahnung, ey! Die war so hübsch, dass ich nichts mehr denken konnte. Und von nah sah sie wie eine Prinzessin aus. Richtig prinzessinenhübsch. Ich muss mich erst mal irgendwohin setzen und Luft schnappen.«

Lars ging mit mir in einen Laden für Turnschuhe, und ich setzte mich auf eine Holzbank.

»Sag mal eine Farbe, die du schön findest.«

»Braun«, hustete ich und hoffte, dass mein Sauerstoff mich nicht im Stich ließ. Aber noch ging es mir gut. Lars nahm zwei Schuhe aus dem Regal, einen in dunkelbraun von Converse und einen in beige von Lacoste. Ich probierte beide an und fand sie megacool. Dann betraten zwei hübsche Mädchen den Laden.

Lars sagte: »My boy, endlich bekommst du mal geile Schuhe, hmm?«

»Wie?«

»Ich schenke sie dir.«

»Ehrlich, jetzt?«

»Na, klar.«

Ich wusste nicht, was ich sagen sollte. Ich senkte meinen Kopf und band mir die Schnürsenkel zu. Wieder flogen die Gedanken kreuz und quer durch den Raum. Hatte das gerade vielleicht schon was mit meiner Wunschliste zu tun? Guckten die beiden Mädchen noch? Würden sie vielleicht mit uns heute Abend ins Kino gehen? Sie waren ein bisschen jünger als Carolina, also gut für mich, aber schlecht für Lars.

»Du hast aber nicht an unseren Plan gedacht, oder?«, fragte ich ihn, und er grinste nur.

Der Schuh von Lacoste war jetzt an meinem linken Fuß und der Converse an meinem rechten. Ich konnte mich immer noch nicht entscheiden. Bequem waren sie beide.

»Wollen wir die beiden Mädchen fragen, welchen sie cooler finden?«, sagte Lars extra so laut, dass die Mädels jedes Wort verstehen konnten.

»Oh, Mann«, murmelte ich, aber Lars schob mich bereits von hinten in ihre Richtung.

»Welchen Schuh findet ihr besser?«, fragte ich sie, und beide Mädchen zeigten gleichzeitig auf den Converse. Ich bedankte mich, und sie drehten sich um und kicherten.

»Los, frag sie«, flüsterte Lars, als ich wieder auf meinem Platz saß.

»Was denn?«

»Ob sie heute Abend Zeit haben. Ich kann doch deine Gedanken lesen.«

»Hmm.«

»Die Blonde ist doch genau dein Typ.«

»Okay.«

Ich stand auf, atmete durch und rief: »Mädels, habt ihr heute Abend schon was vor?«

Das Mädchen mit den braunen Haaren und der weißen Pudelmütze probierte gerade einen Schuh an und die Blonde sagte: »Leider ja, wieso denn?«

»Mein großer Bruder und ich würden euch gerne ins Kino einladen.«

»Oh, wir haben schon zwei Karten für ein Konzert heute. Das tut mir leid.«

Sie lachten sich an und sahen total süß dabei aus. Da machte es gar nichts, dass sie uns einen Korb gaben. Dieser kurze Augenblick war es wert.

»Viel Spaß euch im Kino«, rief die Blonde noch, und wir winkten ihnen hinterher, als sie das Geschäft verließen.

Lars musste ganz schön viele Tüten schleppen, aber ihm machte das nichts aus. Er schlug vor, beim Italiener eine Pizza zu essen, aber ich wollte vorher unbedingt noch ein Pupskissen kaufen. Das würde ich Papa unter seinen Hintern schmuggeln und mich kaputtlachen. Ja, das brauchte ich wirklich ganz dringend, und ich bekam es auch.

Beim Italiener bestellten wir eine große Pizza Margherita mit zwei Tellern und eine große Flasche St. Pellegrino mit zwei Gläsern. Alles wurde brüderlich geteilt. Wir waren fast fertig mit der Pizza, als ich Sarah sah.

Sie bummelte mit einer Freundin von Schaufenster zu Schaufenster. Früher fand ich sie immer hübsch und sexy, aber irgendwie hatte ich sie aus den Augen verloren. Unauffällig schaute ich zu ihr rüber und fand sie noch immer hübsch und sexy. Auf ein Neues, dachte ich, aber zu Lars sagte ich nur: »Muss was erledigen. Bin gleich wieder da.«

Ich: »Hi, Sarah.«

Sarah: »Hi, Daniel.«

Ich: »Na, wie geht's dir?«

Sarah: »Gut, und dir?«

Ich: »Auch gut.«

Sarah: »Schön.«

Ich: »Was machst du heute Abend?«

Sarah: »Weiß nicht.«

Ich: »Wir gehen ins Kino. Also, mein großer Bruder und ich. Hast du Lust, ja oder nein?«

Sarah: »Muss meine Eltern fragen.«

Ich: »Du kannst auch noch eine Freundin mitbringen.«

Sarah: »Muss erst meine Eltern fragen.«

Ich: »Okay. Kann ich deine Nummer haben, ja oder nein?«

Sarah: »Ja.«

Ich: »Dann ruf ich dich später an.«

Sarah: »Ist gut.«

Sarah sagte mir ihre Nummer, und ich speicherte sie in meinem neuen BlackBerry.

Ich: »Das BlackBerry ist neu.«

Sarah: »Cool.«

Ich: »Ich weiß.«

Sarah: »Also ciao, Daniel.«

Ich: »Ciao Mädels.«

Zurück am Tisch fragte mich Lars, wer das war, und ich antwortete lässig: »Hab uns für heute Abend ein Date klar gemacht. Du musst dich um nichts mehr kümmern.«

»Respekt, Brüderchen«, nickte Lars anerkennend. »Und was ist mit Carolina?«

»Scheiße, die hab ich ja voll vergessen.«

»Tja, das Leben als Playboy ist nicht einfach«, schmunzelte er. »Aber keine Sorge, für Carolina überlegen wir uns was Besonderes.«

»Was denn?«

»Du stehst doch auf sie, also musst du auch kreativ werden.«

Ich packte das Pupskissen aus und fing an zu überlegen. Von Lars war keine Hilfe zu erwarten. Er konnte sich ja nicht mal die Handynummer dieser Anna organisieren, obwohl sie direkt vor ihm stand.

»Lars, ich weiß, du hast keine Ahnung von Mädchen, aber zum Glück hast du mich. Wir machen das so: Du gibst mir Geld, und ich kaufe ihr eine rote Rose. Mädchen lieben rote Rosen. Und eine schöne Karte mit Herzen und ihrem Namen drauf bekommt sie auch. Dann gehe ich vor ihr auf die Knie und sage: *Carolina, ich liebe dich. Du hast die schönsten Augen der Welt. Willst du mich heiraten?*«

»So geht das?«

»Guck mir einfach zu und lerne, du Lusche!«

In einem Blumenladen suchte ich die schönste rote Rose aus und schrieb auf die kleine Karte: *For Carolina, you are beautiful. From Daniel.* Daneben malte ich vier Herzchen.

Dann wurde es brenzlig. Carolina machte einer neuen Kundin gerade wellige Haare, weswegen wir auf einer Bank Platz nahmen und sie aus sicherer Entfernung beobachteten. Ich wippte nervös mit den Beinen. Ich hatte meine Klappe vor Lars ziemlich weit aufgerissen, aber in Wahrheit wäre im liebsten im Erdboden versunken.

»Wieso bist du so aufgeregt?«, fragte er.

»Weil ich das noch nie gemacht habe.«

»Du hast noch nie einem Mädchen eine Rose geschenkt?«

»Nein«, sagte ich völlig fertig. »Noch nie.«

»Na, dann wird's aber höchste Zeit. Weißt du noch, was du ihr sagen willst?«

Ich wusste gar nichts mehr. Carolina schaute schon zu uns rüber, und Lars wollte, dass wir auf der Stelle zu ihr gehen, aber ich hatte immer noch zu viel Schiss und sagte: »NEIN! Nicht, wenn eine Kundin da ist.«

»Das wäre peinlich, hmm?«

»Ehrlich mal. Ich gehe vor ihr doch nicht auf die Knie.«

»Ach, das kannst du ruhig machen. Das findet sie bestimmt schön. Das wünschen sich alle Frauen.«

»Lars, ich bin voll aufgeregt.«

»Das klappt schon.«

»Ich weiß nicht. Ich bin so aufgeregt, so aufgeregt, so aufgeregt.«

Als ich wenig später endlich vor Carolina stand, brachte ich kein Wort heraus. Ich reichte ihr die Rose und sagte mit schlotternden Knien: »Hier, für dich.«

Sie machte einen Knicks und betrachtete meine Karte. Dann lachte sie süß und freute sich ganz doll. Ich versteckte mich hinter Lars.

»Wolltest du nicht auf die Knie gehen?«, flüsterte er mir zu, aber ich schüttelte sofort meinen Kopf und tat so, als hätte ich keine Ahnung, wovon er sprach. Carolina hielt sich die Rose an ihre Nase und lächelte mich an.

»Oh, it smells so nice.«

»Was hat sie gesagt? Was hat sie gesagt? Was hat sie gesagt?«

»Die Rose riecht super«, übersetzte er.

Ich stand da, bewegungslos wie ein Stein. Eine kleine Gruppe älterer Frauen, die meine Rosenübergabe beobachtet hatten, klatschten Applaus und freuten sich, obwohl ich alles vermasselt hatte. Ich musste so schnell wie möglich hier weg. Lars verabschiedete sich von Carolina und lief mir hinterher.

»Und war doch gar nicht so schlimm?«, sagte er und legte beim Gehen seinen Arm um mich. Ich blieb stehen und drehte mich noch ein letztes Mal zu ihr um. Sie warf mir einen Luftkuss zu, und ich lächelte aus vollem Herzen. Ob es schlimm war? Ja, war es. Und wunderbar. Alles auf einmal. Lars kaufte für Mama noch Pralinen, die ich ihr schenken sollte. Er meinte, dass sei eine gute Idee. Mir war das egal. Ich konnte nicht mehr klar denken. Alles drehte sich nur noch um Carolina, Sarah und die beiden Mädchen aus dem Schuhladen. Dann stiegen wir in den Bus und fuhren nach Hause. Was für ein Tag, dabei war es gerade mal halb vier.

Als wir um 19 Uhr wieder die Wohnung verließen und in den Bus nach Blankenese stiegen, war schon klar, dass Sarah nicht mitkommen würde. Ihre Eltern hatten es nicht erlaubt. Sie war ja erst dreizehn. Ich hatte ihr zwar gesagt, sie solle ihrer Mama ausrichten, dass ich gut auf sie aufpassen würde, aber es half nichts. Lars und ich mussten alleine ins Kino. Trotzdem wollte ich die Gelegenheit nutzen und sie fragen, ob sie meine feste Freundin sein möchte. Ich wählte ihre Nummer. Lars saß mir gegenüber und lachte sich kaputt, aber ich ließ mich nicht aus der Ruhe bringen. Sarah nahm ab.

Ich: »Na?«
Sarah: »Na?«

Ich: »Was machst du so?«
Sarah: »*Supertalent* gucken.«
Ich: »Cool. Also, hmm, ich hatte noch eine andere Frage.«
Sarah: »Und ihr?«
Ich: »Wir sitzen jetzt im Bus und fahren ins Kino.«
Sarah: »Schön.«
Ich: »Ja, schön. Also, ich wollte dich noch was anderes fragen, warte …«
Ich bekam einen Hustenanfall und konnte kein Wort mehr sagen.
Sarah: »Bist du noch dran?«
Ich: »Ja, hab mich nur verschluckt.«
Sarah: »Bleib mal kurz dran.«
Sie legte den Hörer zur Seite. Ich wartete, schaute aus dem Fenster, wartete, schaute aus dem Fenster, wartete.
»Was ist los?«, fragte Lars.
»Ich muss warten«, sagte ich.
»Auf was?«, fragte er und ich zuckte mit den Schultern, weil ich es auch nicht wusste.
»Lars, weißt du was? Sieh dich mal um. Alle sind neidisch auf mein neues BlackBerry … Sarah, bist du noch da?«
Keine Reaktion.
»Hallo?«, sagte ich wieder.
Keine Reaktion.
»Hat sie aufgelegt?«, fragte Lars.
»Nein.«
Ich schaute auf mein Display, und da kein Gespräch mehr angezeigt wurde, hatte sie wahrscheinlich aufgelegt. Ich probierte es erneut.
Ich: »Hallo?«
Sarah: »Warte.«
Ich: »Okay.«
Lars: »Weißt du schon, was du sie fragen willst?«
Ich nickte und wartete. Der Bus hielt schon am Bahnhof Blankenese, und Sarah fragte mich, ob ich in fünf Minuten noch einmal anrufen könne, und ich sagte: »Ja, bis gleich.«

Am Kiosk kaufte Lars mir eine Dose Eistee. Wir mussten drei Minuten auf die S-Bahn warten. Als wir einen schönen Vierer-Sitzplatz nur für uns alleine fanden und uns setzten, drückte ich auf Wahlwiederholung. Ich hörte ihre Stimme.

Sarah: »Hallo Daniel.«
Ich wollte keine Zeit mehr verlieren und fragte: »Hast du einen Freund?«
Sarah: »Wer, ich?«
Ich: »Ja, du.«
Sarah: »Nein, habe ich nicht.«
Ich: »Nicht? NICHT? Weil, ähhh, ich wollte dich fragen, ob du mit mir zusammen sein möchtest. Ja oder nein?«
Sarah: »Weiß nicht.«
Ich: »Weil, wir kennen uns ja seit der zweiten Klasse, glaube ich.«
Sarah: »Stimmt.«
Ich: »Wir haben uns jedes Mal gut verstanden.«
Sarah sagte nichts mehr. Ich wartete wieder. Warum sagte sie nichts mehr?
Ich: »Bist du noch da? Hallo?«
Lars flüsterte: »Hat sie aufgelegt?«
Ich gab ihm ein Zeichen, dass er endlich ruhig sein sollte, nahm einen Schluck von meinem Eistee und flüsterte zurück: »Ja, sie ist noch dran.«
Sarah: »Bin wieder da.«
Ich lächelte.
Sarah: »Ich gehe jetzt auf die Sofie-Scholl-Schule.«
Ich: »Das weiß ich.«
Sarah: »Wir haben uns aber so lange nicht mehr gesehen.«
Ich: »Aber du kennst mich doch schon von der zweiten Klasse, weißt du?«
Sarah: »So viel haben wir aber nicht zusammen gemacht.«
Ich: »Häh? Doch, weißt du nicht mehr: Tischtennis.«
Sarah: »Hmm.«
Ich: »Doch, mit Anne. Da haben wir doch irgendwas gespielt … früher.«
Sarah: »Bei Herrn Faber?«
Ich: »Denk schon. Weiß ich nicht mehr.«
Sarah: »Aha.«
Ich: »Hast du morgen Zeit, ja oder nein?«
Sarah: »Hab morgen Reiten.«
Ich überlegte: »Und, hmmm, Mittwoch?«
Sarah: »Nein, auch keine Zeit.«
Ich: »Und nächste Woche Samstag, also heute in einer Woche?«
Sarah: »Lass uns lieber noch mal telefonieren.«

Ich: »Ja, können wir machen.«
Sarah: »Daniel, ich möchte nicht deine feste Freundin sein. Bitte nicht traurig sein.«
Ich: »Nein, bin nicht traurig.«
Sarah: »Echt, nicht?«
Ich: »Nein, ich bin nicht traurig.«
Sarah: »Du bist ja trotzdem süß.«
Ich: »Ja?«
Sarah: »Ja.«
YEAH!!!
Ich: »Okay, ciao.«
Dann legte sie auf.

Lars: »Und?«

»Verdammt, sie hat abgelehnt!«, sagte ich leise und ein wenig enttäuscht.

»Scheiß drauf«, sagte Lars.

»Genau, es gibt noch bessere Mädchen.«

»Das stimmt«, lachte Lars. »Auf geht's zur nächsten.«

Mama hatten wir erzählt, dass wir uns *Ice Age 4* ansehen würden, aber als wir an der Kasse standen, entschieden wir uns spontan für *Mann tut was Mann kann*. Den Zeichentrickfilm konnte ich ja immer noch mit Mama gucken. Wir mussten noch eine halbe Stunde Zeit totschlagen, und Lars spendierte mir ein paar Runden im Rennauto. Ich war ganz unkonzentriert und fuhr meinen Ferrari ständig gegen die Mauer, aber Spaß machte es trotzdem. Wir holten uns zwei große Portionen Nachos und Fanta und gingen zu unserem Eingang, vor dem die Hölle los war. Die Schlange ging bis runter zu den Treppen.

»So eine Kacke«, fluchte Lars. »Da brauchen wir ja ewig.«

Als wir nach ein paar Minuten immer noch am selben Fleck standen, kam Lars auf eine Idee.

»Kannst du noch stehen?«, fragte er.

»Ja, geht noch.«

»Okay, lauf einfach hinter mir her. Ich probiere mal was aus.«

»Was denn?«

»Wirst du gleich sehen.«

»Wird's peinlich?«

»Nee, lustig. Bereit?«

»Ja.«

»Ach, und mach'n Gesicht, wie sieben Tage Regenwetter.«

»Wie?«

»Stell dir einfach vor, es käme kein *Berlin – Tag & Nacht* mehr im Fernsehen.«

»Waaas?«

»Ja, genau so«, lachte Lars. Dann schob er sich durch die Menge und rief: »ACHTUNG, NOTFALL, VORSICHT … BITTE PLATZ MACHEN … DANKE … ICH HABE HIER EINEN JUNGEN … ACHTUNG … DANKE …«

O Gott, war mir das peinlich. Ich blieb ganz dicht hinter Lars, in der Hoffnung, dass mich niemand erkennen würde und schaute extra traurig auf den Boden. Es machten wirklich alle Platz. Ich dachte nur: Wenn das Mama sehen könnte. Die würde sich wegschmeißen vor Lachen. Zum Glück sprach uns außer der Frau, die die Karten kontrollierte, niemand an. Sie fragte, ob wir Hilfe bräuchten, aber Lars lächelte sie an und sagte: »Ein Wunder ist geschehen. Meinem Kleinen geht es plötzlich wieder gut.« Sie musterte mich zuerst etwas skeptisch, ließ uns dann aber mit einem Augenzwinkern durch.

Der Film war so schön, wie er schöner kaum sein konnte. Er spielte in Berlin und handelte von der großen Liebe. Es gab ein Happy End und eine Hochzeit und alle Schauspieler verliebten sich. Sogar Fred, der Rottweiler, bekam eine Hundedame ab. Nach dem Kino fragte ich Lars, ob wir noch in eine Bar gehen könnten, um heiße Weiber abzuschleppen, aber er entschied, sofort mit dem Bus nach Hause zu fahren, weil meine Lippen schon dunkellila waren.

»Wir finden für uns auch noch zwei Mädchen, die wir lieb haben können«, sagte ich zu Lars, der mich wegen meiner Gesichtsfarbe ganz besorgt ansah.

»Ganz bestimmt«, sagte er und nahm mich in den Arm. »Aber nicht heute.«

Am nächsten Morgen sprach Mama kaum ein Wort mit mir. Lars kam in Boxershorts und mit müden Augen zu uns in die Küche und gab mir gähnend einen High-Five. Zu Mama sagte er: »Good Morning, Señorita.«

Mama, die nach dem Aufstehen schnell in ihren Morgenmantel geschlüpft war, grummelte nur und goss sich einen Kaffee ein.

»Na, hier ist ja 'ne Bombenstimmung«, lachte Lars und trank sein Glas Wasser in einem Zug aus.

»Da kannst du dich bei Daniel bedanken«, sagte Mama und Lars schaute mich fragend an. Ich hob die Arme und sagte: »Ich hab nix gemacht.«

Lars guckte wieder zu Mama: »Kann mir mal einer verraten, was los ist?«

»Ich hätte ihn gestern umbringen können«, sagte Mama und zeigte auf mich.

»Dann bring mich doch um«, äffte ich zurück.

»Der Knirps war doch gestern den ganzen Tag mit mir unterwegs«, sagte Lars, um mich zu verteidigen.

»Er hat mir gestern Abend auf dem Konzert ständig SMS geschickt. Er hat mir keine Ruhe gelassen. Alle fünf Minuten kam was von ihm. Und nur Blödsinn.«

Lars sah mich an, dann sagte er zu Mama: »Wie wär's mit Handy ausschalten?«

»Das schaffe ich nicht. Wenn was passiert, dann muss ich doch ... Was mich nur ärgert, ist, dass Daniel mir überhaupt nichts gönnt. Hauptsache alles dreht sich um ihn.«

»Ach, er wollte dir bestimmt nur erzählen, was er für einen schönen Abend hatte.«

»Du kennst meinen Jungen nicht«, lachte Mama gequält, und ich umklammerte ihr Bein und machte stöhnende Affengeräusche.

»Oh, Mann! Ist ja wie im Dschungelcamp bei euch«, grinste Lars und verschwand im Gästezimmer, um seinen Koffer zu packen.

Der Abschied fiel mir unendlich schwer. Mama und ich brachten Lars mit der S-Bahn noch bis zum Hauptbahnhof. Er sagte, dass ich ihn ab sofort Tag und Nacht anrufen könne, wenn mir etwas auf dem Herzen läge, oder auch einfach nur so, um zu quatschen.

»Versprochen?«, fragte ich.

»Versprochen«, lächelte er.

»Darf ich auch dein Facebook-Freund werden?«, fragte ich.

Lars lachte, drückte mich fest an sich und sagte: »Klaro.«

Ich ließ ihn nicht mehr los, aber dann musste ich leider, weil der Zug einfuhr. Ich hatte so sehr gehofft, dass er sich verspätete, oder noch besser, dass alle Züge nach Berlin für immer ausfielen, aber dieser blöde ICE war auf die Minute pünktlich.

9

In der Schule lief alles wie immer. Die ersten beiden Stunden hatte ich schon geschafft. Ich stand in der Mitte des Pausenhofs und schaute in den Himmel. Er war klar und schön hellblau, ganz ohne Wolken. Die Sonne schien so warm, dass ich meine Jacke oben am Haken lassen durfte. Wie lange ich dort stand, weiß ich nicht mehr, weil ich ja kein Zeitgefühl besitze. Ich kann zwischen einer Minute und einer Stunde nicht unterscheiden. Für mich fühlt sich die Zeit immer gleich an. Zum Glück gibt es den Pausengong, sonst würde ich wahrscheinlich gar nicht mehr ins Klassenzimmer zurückkehren. Als ich so in den Himmel blickte, und die Sonne auf mich herab schien, spürte ich einen tiefen Frieden in meinem Herzen. Es war Maike. Es war ihr Lächeln. Es waren ihre Sonnenstrahlen, die sie auf die Erde schickte. Nur für mich.

Als der Schulbus mich zu Hause absetzte, winkte mir Mama schon vom Küchenfenster zu. Sie hatte mir eine Hühnersuppe gekocht und brachte sie in mein Zimmer.

»Was ist denn?«, fragte ich sie, denn sie starrte mich so komisch an.

»Martin hat dich wirklich sehr lieb«, sagte sie.

Ihre Hände hatte sie wie diese buddhistischen Mönche zusammengefaltet. Mir sauste das Geräusch durch den Kopf, das sie beim Beten immer machen – ohmm – und fand das so witzig, dass ich mich fast an einem Stück Hühnchen verschluckte.

»Ich weiß, manchmal ist er wie ein Vulkan, der einfach so ausbricht, und dann brüllt er laut herum, aber er macht das doch nur, weil er sich Sorgen um dich macht. Verstehst du das?«

Ich wusste nicht, ob ich es wirklich verstand. Deswegen sagte ich: »Weiß nicht.«

»Daniel, weißt du denn nicht, dass er dich lieb hat? Er tut so viel für uns.«

Ich zuckte mit den Schultern und sagte: »Okay.«

»Die Miete, deine Medikamente, deine Klamotten, das Essen, die fünf Euro, die ich dir jeden Tag mit in die Schule gebe, damit du dir was Süßes kaufen kannst … Glaubst du, das kommt alles vom Himmel gefallen?«

Nein, vom Himmel kam das nicht gefallen. Mama gab sie mir aus ihrem Geldbeutel, also sagte ich: »Nein, sie kommen aus deinem Geldbeutel.«

»Und von wo habe *ich* das Geld, du Schlauberger?«

Ich glaubte, die Antwort zu wissen, war mir aber nicht sicher, also fragte ich: »Aus dem Geldautomaten?«

»Ach, Daniel, verarschen kann ich mich selbst. Ich bekomme das Geld auch von Martin. Ohne ihn könnten wir uns nichts leisten, gar nichts. Ich verdiene im Café nur 400 Euro im Monat.«

»So viel?«, sagte ich und stellte mir vor, was man für 400 Euro alles kaufen könnte.

»Martin arbeitet so hart, weil er uns lieb hat, und es wäre schön, wenn du ihm das auch mal zeigen würdest.«

Ich sagte: »Okay.«

Dann ging ich zu Papa, der auf der Couch vor seinem Computerspiel saß und drückte ihn fest. Ich sagte auch: »Hab dich lieb, Papa.«

»Ach, auf einmal hast du mich wieder lieb?«, lachte er laut. »Na, bin schon gespannt, wie lange das anhält.«

Mama stand in der Tür und sah zufrieden aus. Ich boxte sie aus Spaß in die Seite, rannte quietschend in mein Zimmer zurück und loggte mich bei Facebook ein – keine neuen Freundesanfragen. Ich habe schon 139 Freunde gesammelt, aber die meisten kenne ich gar nicht persönlich. Manchmal, wenn ich ganz einsam bin, poste ich etwas und warte, bis jemand etwas antwortet, aber meistens schreibt überhaupt niemand zurück. Außer Mama, aber das ist mir ein bisschen peinlich, weil es ja jeder lesen kann. Ich schickte Lars eine Nachricht, dass ich ihn vermisse, schaltete meinen Computer aus und knipste das kleine Licht an meinem Schreibtisch an. Der Strahl der Lampe leuchtete direkt auf mein neues Lieblingsbuch: *Der träumende Delphin.* Dass ich es so mochte, hatte vier Gründe:

1. Weil der Delphin mit Vornamen Daniel heißt, so wie ich. Sein voller Name lautet *Daniel Alexander Delphin.*
2. Weil Daniel Delphin noch ein Kind ist, so wie ich.
3. Weil Delphine zu meinen Lieblingstieren gehören (unser Badezimmer ist voll von ihnen: Duschvorhang, Seifenspender, Klobürste, Wandkacheln)
4. Weil Lars mir das Buch geschenkt hat.

Der träumende Delphin handelt von einem jungen Delphin, der die Welt entdecken möchte, aber seine Delphin-Familie lässt ihn nicht alleine raus aufs offene Meer schwimmen. Sie glauben, dass es dort sehr gefährlich sei und vor bösen Ungeheuern nur so wimmele: fiese Haie, riesige Monster und so. Daniel verlässt das Rudel trotzdem, obwohl ihn all seine Freunde warnen, und erlebt dann viele aufregende Abenteuer. Ich glaube, er ist auf der Suche nach einer besonderen Welle, durch die er surfen kann, aber soweit habe ich noch nicht gelesen (ich bin erst auf der zweiten Seite). Ich wünschte, ich könnte auch einfach so meine Koffer packen und nach Berlin fahren. Aber das geht nicht. Ich bin genauso eingesperrt wie die armen Delphine in diesen blöden Delphinarien. Im Fernsehen habe ich gesehen, dass Delphine, die in Gefangenschaft gehalten werden, nicht an Futtermangel sterben oder so, sondern an Einsamkeit. Ich kann sie wirklich gut verstehen. Sie wünschten, sie könnten rausschwimmen, in die Freiheit, aber so sehr sie sich auch anstrengen, ihre Nase knallt immer wieder gegen eine unsichtbare Wand. Am Anfang probieren sie es noch, aber dann merken sie, dass es keinen Sinn macht, außer dass die Schmerzen an der Nase und im Herzen immer größer werden. Und wenn sie erkennen, dass es ihr Leben lang nie anders sein wird, fangen sie an zu sterben. Ganz langsam. Wie bei mir. Wie soll man so nur die Hoffnung behalten? Ich schlug das Buch auf und las mir selbst daraus vor, ganz leise: *Und die Stimme des Meeres drang direkt in Daniels Herz: Gerade in der größten Verzweiflung hast du die Chance, dein wahres Selbst zu finden. Genauso wie Träume lebendig werden, wenn du am wenigsten damit rechnest.*

Ja, das wäre wirklich schön. Ich meine, wenn Träume wirklich lebendig werden könnten. Die Tage wären so viel leichter zu ertragen. Man müsste eine Maschine erfinden, die das echte Leben in ein paradiesisches Leben umwandelt. Leben rein, umrühren, Traum raus. Mama sagt immer: »*Man kann nicht alles haben.*« Alles möchte ich auch nicht. Nur ein bisschen was davon.

Am nächsten Morgen stand Lars um 8.30 Uhr mit einem silbernen Audi Quattro vor unserem Haus. Er war schon ganz früh aus Berlin losgefahren, nur um mich zu überraschen. Ich hüpfte vor Glück. »Hast du davon gewusst?«, schrie ich Mama an, die sich sofort lachend wegdrehte.

Um 9 Uhr hatte ich nämlich einen wichtigen Termin im Krankenhaus, und Lars sagte, dass er extra gekommen sei, um mir beizustehen. Weil Brüder das so machten. Das fand ich toll. Ich weiß ja, wie gerne er morgens ausschläft. Ich drückte ihn so fest ich konnte, und er erlaubte mir sogar, vorne zu sitzen.

»War ja klar, dass ich wieder in die zweite Reihe muss«, sagte Mama aus Spaß und ließ sich auf die Rückbank plumpsen.

Lars ließ den Motor laut aufheulen. Ich klatschte wie wild in die Hände und lachte: »Hahaha, jetzt macht sich Mama in die Hose. Hose. Hooooose.«

Dann grinste er von der Seite, gab Gas, die Reifen quietschten, Mama schrie irgendwas von hinten, und ich war es plötzlich, der sich fast in die Hose machte. Boah, war das geil! Ich bemerkte ziemlich schnell, dass Lars nicht angeschnallt war, was ich überhaupt nicht in Ordnung fand.

Ich schaltete die Musik aus, drehte mich zu ihm und sagte: »Bitte leg dir den Gurt um, bitte, bitte. Ich möchte nicht, dass du stirbst, wenn wir einen Unfall bauen.«

»Mach ich, tut mir leid«, sagte er leise.

»Und bitte fahr vorsichtig.«

»Ist okay.«

Immer wenn wir an einer Ampel hielten, ging automatisch der Motor aus, was mich etwas irritierte, aber Lars erklärte mir, dass das bei den meisten neuen Autos jetzt so sei, um Benzin zu sparen. Ich kannte das nicht. Das Auto meines Papas ist eine alte Gurke. Aber es fährt. Er sagt immer: »Solange sie uns von A nach B bringt, gibt es keinen Grund zu meckern.« Tue ich auch nicht. Ich glaube, dass Papa gerne einen Mercedes fahren würde. Aber wie sagt Mama: »Man kann nicht alles haben im Leben.«

Wir parkten das Auto in der Straße vor dem Krankenhaus und mussten noch ein paar Meter eine kleine Allee entlanglaufen. Lars hatte sich die Sauerstofftasche umgehängt, damit Mama sie nicht tragen musste. Ich ging extra etwas schneller, damit ich mit keinem der beiden reden musste. Ich brauchte einen Augenblick für mich allein.

Um 8.57 Uhr betrat ich, ohne mich umzusehen, den Haupteingang. Mama kannte den Weg ebenso auswendig wie ich.

»Warum muss ich wieder ins Krankenhaus?«, hatte ich Mama gefragt, bevor Lars uns abholen kam. Natürlich kannte ich den Grund – zur Blutabnahme, aber Mama wusste ganz genau, was ich damit wirklich meinte. Ich frage sie das ja immer wieder, und noch nie hatte sie mir eine Antwort geben können. Eine richtige Antwort, meine ich. Die Ärzte können mir nicht mehr helfen. Alles, was sie tun, ist bedeutungslos. Ich weiß das,

Mama weiß das, der liebe Gott weiß das sowieso. Trotzdem macht Mama immer weiter diese beschissenen Termine aus, schleppt mich auf leeren Magen (was ich hasse!) ins Todeshaus, nur um zwei Wochen später alles zu wiederholen. Warum tut sie mir das an? Wenn die Ärzte wenigstens etwas finden würden! Aber das tun sie nie. Nie, wirklich nie! Alles, was sie machen, ist ihr eigenes Gewissen zu beruhigen. Sie glauben, ich durchschaue sie nicht, weil ich noch ein Kind bin. Aber da sind sie schiefgewickelt. Das Problem ist nur, ich kann nichts dagegen tun. Weil ich erst fünfzehn bin.

Wir mussten nicht lange im Wartezimmer bleiben, eine Viertelstunde vielleicht, bis eine Krankenschwester, die ich noch nie gesehen hatte, meinen Namen rief.

»Ich gehe alleine«, sagte ich, weil ich vor Lars tapfer sein wollte. Mama und er setzten sich wieder. Ich hatte mir fest vorgenommen durchzuhalten, aber als sich die fremde Krankenschwester im Behandlungszimmer ihre Handschuhe überzog und Begriffe verwendete, von denen ich noch nie etwas gehört hatte, und so eigenartig guckte, kamen plötzlich die Monster zurück, und mit ihnen die schlimmen Erinnerungen. Ich konnte nicht mehr.

»Ihr Arschlöcher«, schrie ich sie an und rannte aus dem Raum durch den Gang. »Lasst mich in Ruhe. Ich mach das nicht mehr mit.«

Die Frau an der Rezeption schaute mich an, schweigend und hilflos. Mama und Lars kamen mir entgegen, und ich drehte mich um, um in die andere Richtung zu flüchten, aber von da kam die Krankenschwester. Ich hockte mich auf den Boden und hielt meine Hände vors Gesicht. Niemanden sehen! Hören konnte ich sie leider. Sie sprachen auf mich ein und meinten es nur gut und wussten alles besser. Es würde doch gar nicht wehtun und dauerte nur eine Sekunde. Heuchler! Mama packte mich am Arm, aber ich riss mich schnell los und rannte weg. Ich wäre am liebsten in ein Raumschiff gestiegen und weit weg geflogen, aber ich schaffte es nur bis in den Innenhof. Lars kam hinter mir her.

»Soll ich wieder gehen oder darf ich bleiben?«

»Du darfst bleiben«, sagte ich und lief im Kreis herum. Ich sah Mama, wie sie durch das Fenster zu mir nach draußen schaute und drehte mich schnell weg.

»Was denkst du gerade?«, fragte Lars.

»Ich könnte ihnen so eine in die Fresse hauen.« Ich konnte nicht still bleiben, tippte irgendwelche Zahlen in mein Handy und lief wieder umher. Mama winkte, dass ich reinkommen sollte, aber ich schüttelte nur mit dem Kopf und rief: »NEIN!«

Dann kam sie raus: »Komm bitte! Die warten auf dich.«

»Scheiß drauf«, sagte ich leise vor mich hin und ging auf Mama zu, weil ich sie ja trotzdem liebhatte. »Ich mach das nicht mehr mit.«

Mama hörte mir gar nicht zu. Sie hielt mir nur die Tür auf. »Geh du mal mit Lars rein, weil ich … ich hab gerade richtig Herzklopfen.«

»Daniel, komm, wir machen das«, versuchte Lars mir Mut zuzusprechen, und ich trampelte lautstark ins Todeshaus zurück.

Die fiese Krankenschwester wartete schon auf mich, aber es dauerte keine zwei Minuten, bis ich wieder Reißaus nahm. Dieses Mal floh ich über die Treppe nach oben. Ich hatte so unvorstellbare Angst. Mir kamen die Tränen, so schlimm war es. Ich wollte nicht weinen, nicht vor Lars, der schon wieder neben mir stand und meinen Kopf streichelte, aber die Angst hatte mich besiegt. Ich lehnte mich gegen das Fenstersims und schaute nach draußen. Mama stand im Innenhof und rauchte. Ich zitterte am ganzen Körper und wischte mir mit dem Ärmel meiner Jacke die Tränen aus dem Gesicht.

»Wollen wir zusammen gehen?«, sagte Lars, und seine Worte hallten durch die hohen Krankenhausdecken.

Ich schüttelte den Kopf und schluchzte: »Ich will diese Scheiße nicht machen.«

Lars kraulte meinen Nacken, und nach einer Weile fragte er: »Wovor hast du denn Angst?«

Mir liefen noch mehr Tränen. »Wegen. Die. Sem. Finger. Pieks.«

»Das dauert eine Sekunde, dann ist es vorbei«, sagte Lars, aber er hatte überhaupt keine Ahnung, wovon er sprach. Er war damals nicht dabei, als sie mir nur ganz schnell Blut abnehmen wollten und mir dann ohne Vorwarnung Spritzen in die Finger jagten. Mama rauchte immer noch.

Lars kraulte meinen Nacken. So standen wir da, eine Minute, zwei Minuten, vielleicht waren es auch zehn. »Wollen wir es zusammen probieren?«

Es kamen keine Tränen mehr. Ich drehte mich um und sagte: »Ich hole jetzt mein Zeug, und dann verschwinde ich hier.« Aber wohin hätte ich schon verschwinden können? Ich wusste, dass ich nicht weglaufen konnte. Mit jeder Träne, die aus meinem Körper tropfte, verschwand auch ein kleines bisschen meiner Kraft. Und ich hatte schon viel geweint an diesem

Morgen. Mama, Lars, ein Arzt und zwei Krankenschwestern standen jetzt um mich herum. Ich flehte sie an: »Bitte lasst mich in Ruhe. Bitte, was habe ich euch getan?«

Die Monster trieben mich in den Wahnsinn. Ich war kurz davor, die Kontrolle zu verlieren, und rannte wieder auf den Innenhof, wo auch die Tränen wieder kamen. Mama hinterher. »Ich gehe da nicht wieder rein«, schrie ich sie an. »Nie mehr!«

»Komm mal bitte her«, sagte sie ruhig und ging langsam auf mich zu.

»Ich hasse dich, dass du mir das antust. Mama, warum nur?«

Dann blieb sie stehen und sagte: »Komm mal bitte her!« Ich schlurfte zu ihr, völlig leer und kraftlos. »Es reicht«, sagte ich und drückte mich gegen Mama, in der Hoffnung, dass sie mich retten würde.

»Ich weiß«, sagte sie und nahm mich in den Arm. »Aber weißt du, was das Problem ist? Wir müssen da jetzt mal schnell durch.«

Ich stampfte mit dem Fuß.

Mama sagte: »Ich bin bei dir.«

»NEIN!«, brüllte ich ein letztes Mal und befreite mich aus ihren Armen. »Ich will diese Scheiße nicht machen. Warum interessiert das denn niemanden?« Ich stand drei Meter von ihr entfernt, sah, wie auch ihr jetzt die Tränen liefen. Sie holte ein Taschentuch aus ihrer Jackentasche, kam einen Schritt auf mich zu und reichte es mir. Ich umarmte sie mit meiner letzten Kraft und sagte: »Warum macht ihr mir alle Hoffnung? Es gibt keine Hoffnung.«

Ich konnte mich nicht mehr wehren. Ich hatte es versucht, aber jetzt gab ich auf. Dann gingen wir zu dritt wieder rein, direkt in den Behandlungsraum. Ich gab Mama ein Zeichen, dass sie im Gang warten sollte. Nur Lars und ich.

»Wer sind eigentlich Sie?«, fragte ihn der Arzt. Lars gab ihm keine Antwort. Ich weiß auch nicht, wieso. Vielleicht wollte er einfach nicht mit diesen Doofköpfen reden. Das fand ich gut, sehr gut sogar.

»Sind Sie ein Angehöriger?«, fragte der Arzt wieder.

Ich stand auf, stellte mich schützend vor ihn und sagte stolz: »Das ist mein Bruder! Ohne ihn gehe ich nirgendwohin. Damit das klar ist!«

Lars lächelte, der Arzt nickte, und ich machte ihn stöhnend darauf aufmerksam, dass ich gegen die normalen Pflaster noch immer allergisch sei. Fünf Minuten später war es überstanden.

»Alles erledigt«, klatschte Lars gutgelaunt in die Hände, als wir zu Mama ins Wartezimmer kamen.

»Jetzt gehen wir erst mal schön frühstücken. Kaffee, frischgepresster Orangensaft, Brötchen, Rühreier mit Speck. Yeah, let's go!«

Ich setzte mich neben Mama, legte mich in ihren Schoß und sagte genervt: »Der hat ja keine Ahnung!«

Der Wecker stand schon auf dem Tisch und tickte. Jetzt hieß es nämlich: eine Stunde warten, zur Blutabnahme, wieder eine Stunde warten, und ein drittes Mal zur Blutabnahme.

Meine Sauerstoffwerte sackten plötzlich ab, und Mama musste die Sauerstoffflasche aus der Tasche holen. Ich wollte die Scheiße nicht inhalieren, obwohl es mir nicht gutging. Ich wollte es nicht, stand auf und schlurfte ganz langsam zur Pinnwand. Neben den üblichen Broschüren mit Medizinkrams hingen dort auch jede Menge gelbe und rosa Zettelchen: eine Kontaktbörse für kranke Kinder. Ich las sie alle durch, aber die meisten Mädchen waren zu jung für mich. Bis ich darauf stieß:

Hallöchen!
Ich heiße Ayona und bin 15 Jahre alt. Habe seit einem Jahr Diabetes. Ich würde mich freuen, mich mit dir auszutauschen.

Ich schaute zu Lars, um ihn nach seiner Meinung zu fragen, aber der war damit beschäftigt, sich meinen Sauerstoff reinzuziehen. Er hatte es sich auf den Stühlen bequem gemacht und hielt sich entspannt mein Mundstück ans Gesicht. »Geiler Stoff, Alter!«, rief er mir zu. »Wenn du's nicht willst, geb ich mir eben 'ne Dröhnung. Kein Problem!«

Ich blieb noch eine Weile stehen und starrte Löcher in die Luft, ging zurück und setzte mich neben ihn. Ich wollte nicht auch noch eine kranke Freundin haben. Es war sicher gutgemeint, überlegte ich, aber mit einem Mädchen wollte ich knutschen und fummeln und nicht über unsere Krankheiten reden.

»Gib schon her«, sagte ich leise zu Lars und atmete frische Luft ein.

Mama war nicht mehr so rot im Gesicht. Der Wecker tickte und tickte, und irgendwann klingelte er. Im Behandlungszimmer wurde mir schwindelig und übel, und ich kotzte Galle in den Mülleimer. Eine Krankenschwester brachte mich zu Mama und Lars zurück. Außer uns war niemand im Wartezimmer – Totenstille.

Durch die Fenster konnte ich eine Gruppe Kinder beobachten, wie sie vom Kiosk kamen und die Straße entlangliefen. Sie lachten. Bestimmt schwänzten sie gerade die Schule. Ich dachte an Lars und dass er bestimmt total hungrig war und er jetzt wegen mir hier sitzen musste. Ich tippte ihn an. »Bruder, hast du Hunger?«

»Könnte einen Bären verdrücken«, grinste er.

Ich zeigte ihm den Kiosk auf der anderen Straßenseite und sagte: »Hol dir doch ein belegtes Brötchen. Wir sitzen hier noch über eine Stunde.«

»Mach dir mal um mich keine Sorgen. Wir halten hier zusammen durch. Einer für alle und …«

»… alle für einen«, flüsterte ich und kuschelte mich in Mamas Schoß.

Manchmal kann ich es fühlen. Wenn ich die Augen schließe und mich wie ein Baby zusammenrolle, weil die Schmerzen wieder unerträglich sind. Dann kann ich spüren, wie der liebe Gott mich testet. Er fragt mich: »Willst du wirklich schon aufgeben?« Mein erster Gedanke lautet immer: »Ja, und bitte mach es schnell.« Dann denke ich an etwas Schönes und hoffe, dass ich mit dieser Erinnerung in Ohnmacht falle und nicht mehr aufwache, was leider nie passiert. Lars sagt, dass man mit seinen Wünschen vorsichtig sein soll, denn sie könnten tatsächlich wahr werden. Wenn ich ihm nur glauben könnte.

Zum Glück war Lars mit dem Auto gekommen, und wir mussten uns nicht in den Bus zwängen. Ich mag Busfahren eigentlich, aber nicht, wenn es mir nicht gutgeht. Ich ließ Mama freiwillig vorne sitzen und legte mich auf die Rückbank. Es dauerte fast drei Stunden, bis mein Körper wieder einigermaßen zu Kräften kam. Ich war sofort in Partylaune.

»Aber zum Abendessen seid ihr wieder da!«, rief uns Mama im Befehlston hinterher, als wir schon in der offenen Haustür standen.

Lars und ich fuhren durch die Stadt, ohne ein bestimmtes Ziel. Wenn ich hübsche Mädchen sah, ließ ich die Scheibe an der Beifahrerseite herunter und rief ihnen hinterher: »Hey Chicas, wie wär's heute Nacht?«

Die meisten guckten nur komisch oder zeigten mir den Vogel, aber genau darum ging es ja: Spaß haben und Leute verarschen. Ich fühlte mich wieder lebendig. Wenn ich zu Lars sagte: »Gib Gummi, Bruder!«, drückte er so lange aufs Gaspedal, bis ich wieder »Stop!« rief. Wir wurden bei unserem Spiel sogar zweimal geblitzt, aber Lars lachte nur, weil ihn das anscheinend nicht die Bohne interessierte. Papa wäre ausgeflippt. Zum Glück waren wir nicht mit seinem Auto unterwegs. Das hätte sonst richtig Ärger gegeben. Wenn Lars beschleunigte, und ich nach hinten in den Sitz gedrückt wurde, pochte mein Herz immer schneller. Zuerst hatte ich etwas Angst deswegen, aber dann war es nur noch geil.

»Weißt du, was wir in Berlin machen, wenn wir an einem Polizeiwagen vorbeikommen?«, fragte Lars, aber woher sollte ich das denn wissen? Er kam wohl darauf, weil wir gerade an einer Ampel standen und links von uns ein großer Polizeitransporter hielt. Ich schaute wieder zu Lars und schüttelte den Kopf. »Wir machen mit der rechten Hand das Westside-Zeichen, indem wir die Finger zu einem W überkreuzen und dann rufen wir: *Fick die Polizei!*«

»Das macht man so in Berlin? Wie geil ist das denn? Fick die Polizei! Fick die Polizei!«

Lars machte die Musik lauter, bog langsam in die Straße ein, wo die Reeperbahn liegt, und wir guckten den Prostituierten beim Rumstehen zu.

»Ist denen nicht kalt?«, fragte ich.

»Ich fürchte schon«, sagte Lars und lehnte sich halb über mich, um besser sehen zu können.

»Die Frauen tun mir leid.«

»Life is a bitch!«

»Was hast du gesagt?«

»Ich sagte: Let's get rich!«

»Häh?«

»Bock auf'n Burger?«

Das verstand ich besser und freute mich schon, aber dann erinnerte ich mich daran, dass es bei Mama gleich Abendessen gab. Lars fragte, seit wann wir immer auf Eltern hören würden, und ich nickte mit einer Mischung aus Aufregung und schlechtem Gewissen. Ein kleiner Cheeseburger wäre schon nicht so schlimm, aber als Lars sich nur einen Gartensalat bestellte, sagte ich schnell: »Ich will alles, was du auch hast.«

»Und wenn ich hundert *Big Mäcs* essen würde?«, lachte er.

»Dann schaffe ich das auch.«

»Das will ich hören, Champ!«

Ich hatte noch nicht mal meine Schuhe ausgezogen, da platzte es auch schon aus mir heraus: »Mama, Mama, weißt du, was mir Lars gerade beigebracht hat? Fick die Polizei!«

Sie sah mich mit großen Augen an: »Wie bitte?«

»Ja, das sagt man so in Berlin: Fick die Polizei! Und dann macht man so, guck!«

Mama schickte eine Million Fragezeichen in Lars' Richtung, der sich schnell beide Hände vor sein Gesicht hielt. Dann grinste er und sagte:

»Weißt du, du lässt mich immer schön ins offene Messer laufen. Aber kein Problem, dafür bin ich ja da.«

Ich hüpfte um Mama und Lars herum und verstand nicht, wie er das meinte. Was denn für ein Messer?

»Ich muss das jetzt nicht verstehen, oder?«, fragte Mama irritiert, und Lars lachte nur und sagte: »Nein, ist alles okay. Ist ein Geheimnis unter Brüdern. Jedenfalls war es das bis jetzt.«

»Ach, scheiße«, entschuldigte ich mich. »Das war ein Geheimnis? Sorry, voll vergessen.«

»Schon okay«, lachte Lars.

Ich sah mich in der Küche um und sagte zu Mama, dass sie mir keinen Salat auf den Teller machen müsse, weil wir gerade von McDonald's kämen …

10

Ginge es nach mir, könnten auf der Welt nur Kinder leben. Am liebsten habe ich Kinder, wenn sie noch ganz klein sind und noch nicht gelernt haben, fies und gemein zu sein. Diese Kinder habe ich alle lieb. Wenn ich behinderte Babys oder andere kranke Kinder sehe, werde ich traurig. Nicht nur wegen den Kindern, sondern wegen der Eltern und hauptsächlich der Mütter. Ich sehe das ja bei meiner Mama. Wie schlimm es um sie steht, weiß ich nicht genau. Auf jeden Fall ist sie öfter traurig als glücklich. Das kann ich in ihren Augen erkennen. Dieses Jahr war ganz furchtbar. Sie ist richtig eingesackt, auch wenn man ihr das auf den ersten Blick nicht ansieht, weil sie ziemlich gut beisammen ist. Aber so wie meine Mutter spürt, wenn es mir nicht gut geht, so spüre ich das auch bei ihr. Meine Mama und ich haben eine ganz besondere Beziehung, auch wenn ich das nicht immer zeigen kann. Wenn sie mit ihren Arbeitskolleginnen spricht oder mit ihren Freundinnen telefoniert, erzählt sie immer nur von mir, wie es mir geht, welche Krankheiten ich gerade wieder habe und wann die nächsten Krankenhaustermine anstehen. Selten spricht sie über Papa, weil dafür am Ende keine Zeit mehr bleibt. Ich mag es zwar, wenn sich alles um mich dreht, aber nicht so. Meine Mama muss lernen, mich loszulassen, auch wenn es ihr schwerfällt. Ich kann vorher nicht gehen, ich kann einfach nicht. Und sie muss lernen, nachts besser zu schlafen. Zu mir sagt sie immer, dass ich durch einen guten Schlaf wieder zu Kräften käme, aber ihr gelingt es einfach nicht. Der Tag, an dem sie zum ersten Mal richtig schlafen kann, ist wahrscheinlich der Tag, an dem wir Abschied nehmen. Hoffentlich kommt sie dann zur Ruhe und kann endlich das Leben führen, das sie verdient hat. Das wünsche ich mir. Vielleicht kann sie dann endlich ihre Wochenenden genießen und all die Dinge tun, die jetzt nicht gehen, weil ich noch da bin. Nie kann sie spontan sagen: Heute gehe ich ins Kino. Tag ein, Tag aus lebt sie in der Sorge, ob am nächsten Morgen mein Herz noch schlägt. Das ist doch kein Leben für eine Mama. Ich weiß das alles, weil sie es mir oft genug sagt. Ich werde Lars fragen, ob er mir Geld leihen kann, damit wir ihr einen schönen Blumenstrauß kaufen können. Darüber wird sie sich freuen.

11

»Wo warst du?«, fragte ich Lars vorwurfsvoll und zeigte auf die Uhr in meinem Klassenzimmer. »Ich habe doch ganz deutlich gesagt, dass du mich um 13.30 Uhr abholen sollst und nicht um 13.33 Uhr. Du bist drei Minuten zu spät, du Honk! Weißt du nicht, dass Zeit kostbar ist? Man kommt nicht zu spät. Wo hast du unser Auto geparkt?«

»Steht direkt vor dem Eingang«, sagte Lars.

»So, dass es alle sehen können?«

»Wie besprochen.«

»Okay, ich verzeihe dir«, sagte ich, »aber das nächste Mal bist du pünktlich. Wo sind wir denn hier?«

Lars nahm meine Tasche mit dem Sauerstoff vom Stuhl, winkte meiner Lehrerin zu und sagte: »Beim Militär, wenn du mich fragst.«

Wir hatten einen phantastischen Herbsttag erwischt. Die Sonne schien so warm vom Himmel herab, dass ich meine Jacke im Auto ausziehen durfte. Das gefiel mir besonders gut, weil ich so den schönen weichen Pullover präsentieren konnte, den Lars mir geschenkt hatte. Es war einmal seiner gewesen, aber nachdem seine Freundin ihn aus Versehen in die Waschmaschine gesteckt hatte, ist er eingelaufen, was doof für ihn war, aber gut für mich, denn er passte mir wie angegossen.

»Hunger?«, fragte Lars.

»Und wie«, stöhnte ich und ließ mich in den Sitz fallen.

Ich hatte mich schon den ganzen Vormittag auf unser gemeinsames Mittagessen gefreut. Lars kannte ein Restaurant, in dem es die besten Spaghetti carbonara von ganz Hamburg gab. Und ich hatte Kohldampf wie hundert Russen.

»Was gibt's Neues?«, fragte er, während wir in Richtung Innenstadt fuhren.

»Nichts«, antwortete ich automatisch, weil ich das immer sage, wenn mir jemand diese Frage stellt, aber dann fühlte ich mich schlecht, weil ja wirklich etwas passiert war, was ich gerne erzählen wollte. »Ich habe Tommy aus meiner Klasse gefragt, ob er mein Freund sein möchte, also mein fester Freund, so wie Mädchen und Junge, aber eben Junge und Junge.«

Lars machte große Augen.

»Krass! Davon hast du mir ja gar nichts erzählt. Super Aktion! Und wie hat er reagiert?«

»Also, ich habe ihn zwischen der ersten und zweiten Stunde gefragt, als wir kleine Pause hatten, und er meinte, er würde darüber nachdenken und mir nach der großen Pause Bescheid geben.«

»Ja, und?«

Ich sagte: »Nach der großen Pause war Mathe.«

»Ist mir doch egal«, lachte Lars. »Von mir könntest du Unterricht in Marsmenschensprache gehabt haben. Alter, ich will wissen, was er gesagt hat.«

»Ach so«, sagte ich und rieb mir durchs Gesicht. »Er hat sich während der Stunde zu mir umgedreht und hat mit seinen Fingern heimlich ein Herz geformt und dabei lieb gelächelt, aber so, dass es außer uns keiner sehen konnte. Also denke ich mal, dass wir jetzt ein Paar sind.«

»Denkst du oder weißt du?«

»Weiß ich«, erzählte ich weiter. »Tommy will sich nach der Schule auch gleich bei Facebook anmelden, damit wir uns schreiben können.«

»Das sind ja hammermäßige Supernachrichten«, rief Lars und hupte einige Male, was ich lustig fand. Ich durfte sooft ich wollte auf den Lenker drücken und konnte gar nicht mehr aufhören zu kichern, weil sich die Fußgänger schon zu uns umdrehten.

»Hier kommen Batman und Robin. Macht Platz für das Batmobil!«

Dann pfiffen wir gemeinsam die Titelmelodie und steckten uns gegenseitig mit unserer guten Laune an. Woohoo!

Das Restaurant lag in Rotherbaum, einem Stadtteil, in dem ich vorher noch nie gewesen war. Wir parkten das Auto in einer Seitenstraße vom Abaton, einem der ältesten Programmkinos von ganz Deutschland. Ich wusste das nicht, aber Lars erzählte mir davon, als wir zum Restaurant liefen. Ich hatte nur Unfug im Sinn, zog hinter fremden Menschen lustige Grimassen, hüpfte wie ein Orang-Utan über den Bürgersteig und freute mich tierisch, auf der Welt zu sein. Dann sah ich das Schild und konnte es kaum glauben. Dort stand: *Trastevere Gourmet's Treffpunkt.* Wir stiegen eine kleine Treppe hinunter und standen plötzlich vor einer Theke voller traumhafter Köstlichkeiten. Alles, was ich sagen konnte, war: »Boah, wie krass!«

Die freundliche italienische Bedienung begrüßte uns und brachte uns an einen schönen runden Tisch, von dem aus wir eine gute Übersicht hatten. Das Restaurant war sehr klein, weil es in einem Keller lag. Auf jedem Platz saß ein Gast. Es duftete schon herrlich aus der Küche, in die man sogar hineinschauen konnte. Der dicke Koch winkte mir mit einem breiten Grinsen zu, und ich winkte zurück. Ich fragte Lars, ob ich die Bestellung übernehmen dürfe, und er erlaubte es mir. Ich sagte zu der freundlichen Bedienung: »Wir hätten gerne zwei Mal Cola Light und zwei Mal Spaghetti carbonara.«

Sie fragte: »Als normales Gericht oder als Mittagstisch?«

Ich hatte keine Ahnung und sagte einfach: »Als Mittagstisch.«

Dann schraubte ich den Deckel des Salzstreuers auf, schüttete einen kleinen Haufen auf meine Hand und leckte ihn ab. Lars ärgerte mich und sagte, dass ich eine Ziege sei und machte dazu blökige Geräusche, aber ich konnte ihn nicht sofort zurück ärgern, weil ich Durst bekam und erst einen großen Schluck aus meinem Glas nehmen musste. Die Bedienung brachte uns einen Vorspeisenteller mit Antipasti (dieses Wort hörte ich zum ersten Mal), obwohl ich das gar nicht bestellt hatte, aber Lars sagte, dass sei schon okay. Wir wünschten uns einen guten Appetit, und nachdem ich eine gebratene Aubergine probiert hatte, die zu meiner großen Verwunderung sehr lecker schmeckte, fragte ich Lars, ob er auch daran schuld gewesen sei, dass seine Eltern sich hatten scheiden lassen.

»Wie kommst du denn auf so was?«, fragte er und lehnte sich zu mir.

»Das habe ich aus dem Internet«, erklärte ich ihm. »Die meisten Eltern, die ein behindertes Kind auf die Welt gebracht haben, sind nach ein paar Jahren wieder geschieden. Da stand auch, dass oft die Männer damit nicht klar kommen würden. Mein Papa, also der aus Südafrika, wollte mich ja auch nicht haben.«

»Das kannst du so nicht sagen. Jede Familie ist unterschiedlich. Was bedeuten schon diese blöden Statistiken? Was ich aber zu Hundertprozent weiß, ist, dass du nichts, aber auch gar nichts damit zu tun hattest, dass sich deine Eltern getrennt haben.«

»Das stimmt nicht!«, sagte ich. »Mama sagt doch immer, dass …«

»Du weißt doch noch«, unterbrach mich Lars, »was ich dir über die Erwachsenen gesagt habe. Sie sagen oft Dinge, die sie gar nicht so meinen. Ob aus Verzweiflung oder Unsicherheit, Überforderung oder Unwissenheit, völlig egal. Oft reden sie auch nur, um sich selbst sprechen zu hören. Es gibt einen schönen Satz, an den ich in solchen Momenten denke. Willst du ihn hören?«

Ich sagte: »Ja.«

»Wenn das, was du zu sagen hast, nicht schöner ist als die Stille, dann schweige.«

Das gefiel mir sofort, auch wenn ich den Sinn dahinter, glaube ich, nicht ganz verstand. Die Stille kann einem nämlich auch Angst einjagen, zum Beispiel, wenn du nachts alleine im Krankenhaus liegst. Sie kann auch traurig machen, wenn du auf etwas wartest, das einfach nicht eintritt. Wie bei meinem Vater aus Südafrika. Wir sind zwar auf Facebook miteinander befreundet, aber ehrliches Interesse zeigt er nicht an mir. Das tut weh, und ich frage mich oft, was ich ihm getan habe, dass er nicht mehr an mich denkt. Aber ich versuche, ihm deswegen nicht böse zu sein. Er ist ja immer noch mein Vater. Als ich vor einiger Zeit ein neues Foto von mir auf Facebook gepostet habe, kommentierte er es mit: »That's my boy!« Als ich antwortete: »Danke. Mir geht's gut. Wie geht es dir?«, kam nichts mehr. Ich saß noch sehr lange vor dem Computer und starrte auf den Bildschirm, aber er hatte dann bestimmt etwas Besseres zu tun. Wahrscheinlich kam eine Sportsendung im Fernsehen.

»Du hast doch in Berlin auch einen Bruder, also, ich meine, einen richtigen Bruder?«

»Ja, hab ich«, sagte Lars und schob sich eine gegrillte Kirschtomate rein. »Er heißt Christoph und ist vier Jahre älter als ich.«

»Habt ihr euch lieb?«

»Ja.«

»Und wie oft seht ihr euch?«

»Ach, das ist unterschiedlich. Ein bis zwei Mal im Monat, manchmal mehr, manchmal weniger. Aber wir telefonieren immer, wenn wir uns nicht sehen können.«

»Und was redet ihr so?«, fragte ich.

»Die gleichen Dinge, über die wir reden: Mädchen, Fußball, Träume.«

»Das ist aber schön«, sagte ich und dachte an Ryan, meinen Bruder aus Südafrika, der mittlerweile schon 22 Jahre alt war. Als Mama damals aus Südafrika fortging, passte er drei Jahre lang jeden Tag auf mich auf. Ich war ja erst vier und konnte noch nicht alleine bleiben. Ryan hat mich abends ins Bett gebracht, morgens geduscht und zur Schule begleitet. Er passte auf, dass ich meine Medizin nahm und genug aß. Mein Vater hat das nie gemacht. Der kümmerte sich immer nur um seine Freundinnen. Ich habe irgendwann aufgehört, mir ihre Namen zu merken, weil sie ohnehin nie lange blieben. Ryan und ich haben keinen Kontakt mehr. Er war damals selbst erst zwölf und wollte sicher lieber mit seinen Freunden spielen, als sich um seinen behinderten Bruder zu kümmern. Ich glaube, das nimmt er mir immer noch übel. Ich war lange sehr traurig deswegen, aber jetzt nicht mehr. Der liebe Gott hat mir nämlich einen neuen Bruder geschickt.

Die freundliche Frau brachte unser Essen. Es duftete himmlisch. Nachdem ich die erste Gabel verschlungen hatte und vom sahnigen Supergeschmack auf meiner Zunge völlig überwältigt war, sagte ich zu Lars: »Alter Schwede, das sind wirklich die besten Spaghetti carbonara, die ich jemals gegessen habe. Lecker, lecker, lecker.«

Ich musste mich gleich bei der Frau dafür bedanken. Ich winkte ihr zu, hielt meine Hände an mein Herz und sagte: »Ihre Spaghetti sind so köstlich, viel besser als bei meiner Mama. Vielen lieben Dank. Ihr Italiener macht einfach das beste Essen. Da kann man sagen, was man will. Wirklich mal.«

Die Frau lachte und freute sich, aber nicht so sehr wie ich, weil ich ja noch einen schönen großen Berg dampfender Spaghetti essen durfte und sie nicht. Gutes Essen lässt mich immer meine Sorgen vergessen, und für ein paar Minuten war ich der glücklichste Junge der Welt.

Zurück am Auto wartete schon die nächste Überraschung auf mich. Ich durfte auf dem Fahrerplatz sitzen und den Motor starten. Lars zeigte mir, wie man schaltet, wo man Gas gibt und bremst, aber ich war so aufgeregt, dass ich nur kreischen und mit den Armen wedeln konnte. Jetzt war ich Batman. Was für ein Gefühl. So schön. Unbeschreiblich. Mama arbeitete an dem Tag im Café, und Lars schlug vor, die Seiten zu tauschen und sie kurz besuchen zu fahren. An einer Tankstelle erlaubte er mir, Benzin nachzufüllen, und als er bezahlte, rannte ich schnell aufs Klo, Nummer eins machen. Mit vollem Tank ging es rauf auf die Landstraße. Der Wind wehte uns von der Seite ins Gesicht, und Lars drehte das Radio lauter. Er beschleunigte unser Batmobil bis zum Anschlag, und ich dachte nur: Zum Glück war ich gerade Pipi machen, sonst hätte es gefährlich werden können. Ich wollte ihn verarschen und schrie so laut ich konnte: »Achtung, Blitzer!«

Lars bremste ruckartig ab, was sich ein bisschen nach Achterbahn anfühlte, und ich kriegte mich gar nicht mehr ein vor Lachen.

»Du kleiner Pisser, du«, grinste Lars und boxte sachte gegen mein Bein. »Na warte, das gibt Rache.«

»Oh, nein, bitte nicht!«, sagte ich.

»Zu spät. Und meine Rache wird fürchterlich sein.«

»Dann verpetze ich dich bei Mama.«

»Okay, das ist was anderes. Du hast gewonnen.«

Na, also.

Wir bogen in den Sülldorfer Kirchenweg ein, fuhren aber wegen der 30er-Zone ganz langsam den steilen Berg zum Elbdorf Café hoch und stellten das Auto auf dem Parkplatz ab. Der Friedhof Blankenese lag rechts von uns, und Lars schaute sich ein bisschen um, weil alles neu für ihn war. Ich dagegen rannte sofort ins Café, um Frau Hartmann und Frau Hammerstein zu begrüßen, Mamas nette Chefinnen. Mama brachte gerade einer älteren Dame einen Kaffee an den Tisch und beobachtete mich aus dem Augenwinkel. Das konnte ich genau erkennen. Sie hat nämlich immer Angst, dass ich etwas anstelle. Frau Hartmann und Frau Hammerstein standen hinter der Theke und fragten, ob ich ein Erdbeereis wollte. Eigentlich war ich noch satt von der Portion Spaghetti carbonara, aber ich wusste, dass sie nicht locker lassen würden, also sagte ich: »Gerne«.

Für Lars bestellte ich einen Espresso, ein Glas Sprudelwasser und ein Stück Käse-Mandarinen-Kuchen. Dann setzte ich mich zu ihm nach draußen in die Sonne, und wir schlossen gemeinsam die Augen, um etwas Wärme zu tanken.

Es ist schon komisch. Ich meine das Leben und wie es einem manchmal hilft, wenn man sich traut, im richtigen Moment die richtigen Fragen zu stellen. Mama hatte ja in Deutschland nie gearbeitet. Zum einen, weil hier ihre Ausbildung als Physiotherapeutin, die sie in Südafrika gemacht hatte, nicht anerkannt wurde. Zum anderen natürlich wegen mir. Vor ungefähr einem Jahr merkte ich aber, dass sie immer trauriger wurde. Ihr fiel die Decke auf den Kopf, weil sie sich nur in unserer Wohnung oder bei Ärzten oder in Krankenhäusern aufhielt. Da sie aber nicht in der Lage war, sich selbst etwas zu suchen, musste ich das für sie in die Hand nehmen, und das ging so: Unsere Nachbarin, Oma Wagner, ging damals jeden Sonntag auf den Friedhof, um das Grab ihres Mannes zu besuchen. Wenn ich genug Kraft hatte, begleitete ich sie, damit sie nicht so alleine war. Friedhöfe sind ja sehr traurige Orte, und da ist es immer gut, jemanden zu haben, der einen lieb hat. Nachdem wir die Blumen abgelegt hatten, machten wir immer Halt im Café, um eine Torte oder ein Eis zu essen. Frau Hartmann und Frau Hammerstein kannten mich schon und begrüßten mich jedes Mal mit meinem Namen. Eines Tages fragte ich sie einfach so ins Blaue hinein, ob sie noch jemanden suchen würden, der ihnen beim Servieren oder Brötchenschmieren helfen könnte. Als sie keine richtige Antwort gaben, schwärmte ich ihnen ganz lange von meiner Mama vor, dass sie die beste Mama der Welt sei und dass sie mir jeden Morgen ganz leckere Pausenbrote einpacken würde. Ich sagte: »Meine Mama wird Sie nicht enttäuschen, Frau Hartmann und Frau Hammerstein, das verspreche ich. Für meine Mama lege ich meine Hand ins Feuer – Ehrenwort!« Als ich nachmittags wieder nach Hause kam, erzählte ich Mama von meinem Plan, ihr eine Arbeit zu suchen. Zuerst war sie überrascht, dann war es ihr etwas peinlich, aber am Ende freute sie sich total, denn sie bekam den Job tatsächlich. Erst später merkte ich, was ich damit angerichtet hatte: Noch mehr Friedhofsthemen zu Hause. Na ja, wie sagt Mama immer: »Man kann nicht alles haben im Leben.«

Während meine Gedanken durch die Luft kreisten, lief vorne an der Straße ein Mädchen vorbei. Ich hielt meine Hand vors Gesicht, damit ich sie besser sehen konnte, aber sie war leider alles andere als eine Schönheitskönigin. Ich stieß Lars an der Seite an und sagte: »Guck mal, das Mädchen da vorne. Voll hässlich!«

Lars machte auch den Indianer und antwortete: »Sei nicht so. Da kann sie auch nichts dafür.«

Ich sagte: »Scheiß drauf.«

»Es kommt nicht nur aufs Äußere an«, sagte Lars, der sich wieder mit geschlossenen Augen zurücklehnte. »Es geht auch darum, was dein Herz dir sagt. Das weißt du doch.«

Ich wartete ab, was mein Herz mir sagte und antwortete: »Mein Herz sagt, die ist hässlich.«

Jetzt mussten wir beide lachen. Lars sogar noch lauter als ich.

Die Sonne verschwand allmählich zwischen den Bäumen, und für Lars und mich war es an der Zeit, uns zu verabschieden und weiterzuziehen. Ich wollte noch nicht nach Hause, also fuhren wir noch eine Weile ziellos umher, einen Schotterweg entlang, bis wir irgendwann mitten im Wald vor einer Pferdekoppel standen. Wir stiegen aus, streichelten die süßen Pferdchen, die sofort zu uns kamen, und ich dachte: Wenn ich nur noch eine Stunde zu leben hätte, würde ich mich hier zu diesen Tieren auf die Wiese legen, in den dunkelblauen Himmel schauen und einfach meine Augen schließen.

»Wollen wir nachher noch in eine Bar?«, riss mich Lars aus meinen Gedanken. »Eine richtige Bar mit Mädchen und Alkohol?«

»Ja, klar«, sagte ich wie elektrisiert.

»Dann machen wir das.«

»Du verarschst mich, stimmt's?«

Lars sagte nichts und grinste nur vor sich hin. Das gehörte nämlich zu seinen Lieblingsbeschäftigungen: mysteriös grinsen und verrückte Abenteuer aushecken.

»Bitte«, quengelte ich jetzt und zog an seinem Hosenbein. »Sag schon!«

Lars sprang vom Zaun runter und lüftete das Geheimnis: »Um halb acht holen wir meinen Freund Mario ab, und dann gehen wir zu dritt einen Jungsabend machen.«

»Wie geil«, schrie ich. »Mit allem Drum und Dran?«

»Na, logo.«

»Okay, dann lass uns schnell heimfahren. Ich muss mir noch überlegen, was ich anziehe.«

»Du bist der Boss«, lachte Lars.

»Ach, aber eine Sache noch!«, sagte ich und hob warnend meinen Zeigefinger.

»Wir machen keinen Jungsabend.«

»Sondern?«

»Das heißt: Männerabend!«

Mario ist, wie ich, ganz behindert. Ihn hat es aber noch viel schlimmer erwischt als mich. Er ist nämlich nur mit einem Bein auf die Welt gekommen, und um richtig gehen zu können, muss er eine Prothese tragen. Das stelle ich mir sehr schwierig vor. Mario ist ein ganz bekanntes Supermodel, der schon auf riesigen bunten Plakaten auf der ganzen Welt zu sehen war. Als Lars mir vor kurzem erzählte, dass Mario gerade nach Paris geflogen sei, um für eine große Kampagne einer sehr bekannten Modemarke fotografiert zu werden, bin ich sofort zu meinem Kleiderschrank gerannt, um zu gucken, ob ich davon auch etwas besaß. Ich konnte aber nichts finden. Nachdem mir Lars von seinem Freund erzählt hatte, konnte ich ihn sofort gut leiden, ohne ihm begegnet zu sein. Mario hat ein Buch über sein Leben geschrieben, das in meinem Zimmer steht. Lars brachte es vor kurzem aus Berlin mit. Ich habe es noch nicht gelesen, weil es sehr viele Seiten hat, aber auf dem Cover ist Marios Gesicht zu sehen und das sieht sehr schön aus. Ich schaue es mir oft an, wenn ich traurig bin. Lars sagte einmal, dass ich in dunklen Momenten das Buch in die Hand nehmen und mir den Text von Mario auf der Rückseite durchlesen solle. Dort steht: »ALLES IST MÖGLICH! Es mag vielleicht eigenartig klingen, aber erst dadurch, dass ich etwas schier Unmögliches geschafft hatte, begriff ich, was das Leben für phantastische Möglichkeiten zu bieten hat. Ich bin kein Opfer. Ich habe einen Traum, und der hat nichts damit zu tun, dass ich eine Beinprothese trage und einen Behindertenausweis besitze. Ich möchte mir nicht anmaßen, anderen Menschen schlaue Ratschläge zu erteilen. So bin ich nicht. Alles, was ich sagen kann, ist: Es ist alles möglich, wenn du an dich glaubst und nie den Mut verlierst.«

Ich habe auch einen Behindertenausweis, und ich versuche auch, nie den Mut zu verlieren, auch wenn das oft schwer ist. Ich werde Mario heute Abend einiges fragen, überlegte ich. Darauf freute ich mich nämlich schon lange, aber jetzt musste ich erst nach einem passenden Outfit suchen. Ich wollte schließlich hübsch aussehen. Ich entschied mich für meine weißen Turnschuhe, die blaue Jeans, mein blau-grün-kariertes Hemd und die schwarze Lederjacke. Mein Herz pochte vor Aufregung, und zwar volles Kanonenrohr.

Lars hielt am Seitenstreifen einer blauen Tankstelle und zeigte auf das Haus auf der gegenüberliegenden Straßenseite, in dem Mario wohnte. Wir warteten ein paar Minuten, dann kam er aus der Tür gelaufen. Er humpelte gar nicht, wie ich vermutet hatte, sondern sah ganz gesund aus, wie ein normaler Junge. Bei mir ist das ja auch so. Die meisten meiner Krankheiten sind ja in meinem Körper drinnen und äußerlich nicht sichtbar, außer der großen Narbe auf meinem Brustkorb. Als Mario dann breit grinsend vor mir stand und »Moin« sagte, war ich verwirrt. Ich schaute zu Lars und fragte mit hochgezogenen Augenbrauen: »Ist das wirklich Mario?«

Lars nickte, und ich sagte: »Okay.«

»Bist du jetzt enttäuscht?«, lachte Mario.

»Nein, das nicht«, sagte ich und schaute schüchtern auf den Boden. »Also, du bist viel größer, als ich gedacht habe, und siehst auch viel besser aus. Das wollte ich dir nur sagen.«

»Danke schön«, freute sich Mario und klatschte mit mir in die Hand. »Das hört man doch immer gerne. Na, dann lass uns mal einsteigen und 'n paar Bierchen zischen, ne!«

»Aber du musst nach hinten!«, sagte ich zu ihm und klappte schon mal den Sitz nach vorne. Ich saß nämlich zuerst vorne.

Lars fuhr los, legte eine Hiphop-CD ein, und dann hörten wir ganz laut Musik. Mir war es ein bisschen zu viel Krach, weil der Bass durch meinen ganzen Körper wummerte, aber da Mario und Lars den ganzen Text auswendig mitrappten, sagte ich nichts und strengte mich an, genauso cool zu sein. Mario erklärte mir auch, was das Wort YOLO bedeutete.

Die beiden sangen das nämlich die ganze Zeit und hatten Spaß dabei, aber ich hatte davon noch nie etwas gehört. YOLO ist die Abkürzung für You Only Live Once. Das ist Englisch und heißt übersetzt: Du Lebst Nur Einmal. Erfunden wurde dieses Motto von einem Sänger namens Drake. Als Lars mir noch erklärte, dass es in dem Lied darum ginge, im Jetzt zu leben, eine geile Zeit zu haben und sich keine Gedanken wegen morgen zu machen, verstand ich plötzlich, warum sie es so gut fanden, und rappte mit ihnen mit: »YOLO. YOLO. YOLO. YO!«

Lars brachte uns in eine coole Bar direkt am Dammtor, die in ein schönes rotes Licht getaucht war. Im Hintergrund lief Musik, an fast allen Tischen saßen kleine Gruppen, und ich hatte schon die ersten hübschen Mädchen entdeckt. Ich musste sofort an *Berlin – Tag & Nacht* denken. Die feierten nämlich auch immer an so coolen Orten ihre Partys. Lars sprach mit der Kellnerin am Tresen. Mario und ich warteten an der Tür. Das konnte nur ein guter Abend werden. Es ging gar nicht anders. Lars meinte dann, dass wir in der Bar selbst nicht sitzen dürften, weil dort geraucht wurde, aber sie erlaubten uns, draußen im beheizten Vorzelt zu bleiben. Dort war es ohnehin viel cooler. Überall standen weiße Sofas und gemütliche Sessel herum, und hübsche Mädchen gab es auch genug. Die meisten hatten zwar ihren Freund dabei, aber das störte mich nicht. Angucken war schließlich nicht verboten. Mario bestellte sich einen Cuba Libre, Lars irgendwas Gelbes mit Orangenscheiben und ich suchte mir einen alkoholfreien Cocktail mit Ginger Ale aus.

Dann redeten wir über Mädchen, alberten herum, und Lars flirtete mit der Bedienung, aber Mario und ich lachten ihn aus, einfach nur, weil es so viel Spaß machte.

»Hast du eine Freundin?«, fragte ich ihn.

Er sagte: »Ja, hab ich.«

»Und weiß sie, dass du eine Behinderung hast?«

»Ja, klar«, lachte er und klopfte gegen seine Prothese. »Das Ding kann ich ja schlecht vor ihr geheim halten.«

»Darf ich auch mal?«

»Klar, hier!«, sagte er und streckte sein Bein zu mir hoch.

Ich klopfte dagegen. Zuerst ganz vorsichtig, dann etwas fester. Ich wollte nichts kaputtmachen.

Mario lächelte nur und sagte: »Das ist aus Carbon. Da könnte ein Panzer drüberfahren.«

»Ich habe auch einen Panzer«, sagte ich und klopfte gegen mein Korsett. »Willst du?«

Mario klopfte dagegen und fragte: »Du brauchst das, damit dein Oberkörper stabil bleibt, ne?«

»Ja, und wegen den Eisenstangen in meinem Rücken, weißt du?«

»Ja, Mann. Das kenne ich alles.« Ich starrte Mario an, weil er immer so schön lächelte und gar nicht traurig aussah.

»Und sie hat dich trotzdem lieb?«

»Wie meinst du das?«, fragte er.

»Na, deine Freundin. Sie hat dich lieb, obwohl sie weiß, dass du so behindert bist?«

Mario und Lars fingen an zu lachen, aber ich wusste gar nicht, was so lustig sein sollte. Dann sagte Mario, dass er eine tolle Freundin gefunden hätte, die ihn auch mit Prothese liebhabe. Als ich das hörte, griff ich nach seinem Arm und sagte: »Da hast du aber ganz schön viel Glück. Du solltest sie nicht mehr gehen lassen und ihr jeden Tag sagen, dass sie eine Prinzessin ist. Am besten heiratest du sie schnell.«

Jetzt lachte Lars noch lauter als vorher und sagte: »Daniel will immer gleich alle heiraten.«

»Und geilen Sex haben!«, ergänzte ich und rief: »Männer, die nächste Runde geht auf mich.«

Wir bestellten drei Bier, zwei richtige und ein alkoholfreies, und als die Bedienung die Gläser brachte, hielten wir sie vor uns in die Luft.

Lars sagte: »Auf uns.«

Mario sagte: »Auf die Liebe und unsere Gesundheit.«

Ich kicherte: »Auf große Brüste. YOLO.«

Vor dem Eingang zur Bar befand sich eine Brücke, die das Bahnhofsgelände mit einem Park verband. Den ganzen Abend liefen dort junge Leute entlang, viele Jugendliche in meinem Alter, vielleicht ein bisschen älter. Richtige Cliquen, Mädchen und Jungs gemischt. Sie hielten Bierflaschen in den Händen, lachten und hatten Spaß. Manche von ihnen sahen verliebt aus, knutschten oder hielten Händchen, andere blödelten einfach nur herum, warfen Zeug durch die Gegend oder rauchten. Ich werde immer traurig, wenn ich so etwas sehe. Obwohl mein Herz in diesen Momenten leidet, kann ich nicht aufhören hinzuschauen. Ich freute mich für die jungen Leute, auch wenn ich neidisch auf sie war. Ich würde das niemals zugeben, aber ich wünschte mir schon, ich könnte nur einmal fühlen, was sie fühlen: Freunde in meinem Alter zu haben, die mit mir durch dick und dünn gehen, die Freiheit zu besitzen, alles machen zu können, nicht krank zu sein, sondern cool, so lange mit einem Mädchen Hand in Hand durch die Stadt zu rennen, bis uns der Atem wegbleibt und wir erschöpft auf einer Wiese im Park in unseren Armen liegen und die Schmetterlinge in unserm Bauch fühlen. Ich will ja gar nicht für immer so sein wie sie. Nur für einen Moment. Nur für eine Nacht. Ganz kurz.

Mario musste irgendwann gehen, weil er mit seiner tollen Freundin noch auf einer Geburtstagsparty eingeladen war. Ich fragte ihn, ob er später mit ihr *fucky fucky* machen würde, aber er lachte nur und zwinkerte mit dem Auge. Wir besorgten uns am Bahnhof noch etwas zu trinken und eine Tüte Chips. Dann setzten wir Mario ab, und ich wünschte ihm noch viel Spaß, vor allem mit seiner Freundin. Er wusste schon, wie ich das meinte.

»Ich mag Mario«, sagte ich zu Lars. Er legte seinen Arm um meine Schulter. Wir fuhren langsam durch die belebten Straßen des Schanzenviertels. Die Laternen leuchteten golden, der Himmel war schwarz wie die Nacht und mein Kopf füllte sich mit Sternenstaub. Ich schaltete die Musik aus, um besser träumen zu können. Lars fuhr in Richtung Hafen, und ich stellte mir vor, dass jeder Stern in meinen Gedanken ein kleiner Engel sei, ein Schutzengel, der auf uns beide aufpasste. Was bringt es denn, etwas Wunderbares zu erleben, wenn man niemanden hat, dem man davon erzählen kann? Ich habe Lars, dafür bin ich dem lieben Gott auf alle Zeiten dankbar, aber wie lange wird er bei mir bleiben? Jung sein kann man nicht alleine. Das geht nicht. Jung sein bedeutet zu teilen. Ich möchte mich so gerne verlieben, in ein Mädchen, das mich ebenso zurückliebt, obwohl ich so bin, wie ich bin. Ich bin doch erst fünfzehn. Jetzt sollte die schönste Zeit meines Lebens beginnen: Mädchen, Partys, Freunde … Ich kenne das nicht. Ich werde nur jeden Tag gefragt: Daniel, wie geht es dir?

Ich konnte das Meer zwar noch nicht sehen, aber die großen Scheinwerfer des Hafens spiegelten sich im Wasser und strahlten in den Himmel hoch, so dass es aussah, also ob er glühen würde. Ich dachte plötzlich an Alexander, den Sohn einer Freundin von Mama. Er hatte einen Herzfehler, so wie ich, und wurde nur ein Jahr alt. Die schönen Augenblicke zwischen uns tauchten vor meinen Augen auf, und ich lächelte, weil ich ihn immer so gerne in meinen Armen hielt. Er war so süß. Sein Köpfchen so klein und weich. Dann musste er ins Krankenhaus. Die Ärzte beruhigten seine Mama, sagten, dass alles gut werden würde und sie sich keine Sorgen machen müsse. Fünf Stunden später war er tot. Zu meiner Mama sagen die Ärzte diesen Satz auch jedes Mal: Alles wird gut. Ich habe dazu nur eine Gegenfrage: Wann denn?

Lars parkte auf einer kleinen Anhöhe, aber keiner von uns hatte große Lust auszusteigen. Wie ließen die Scheiben runter, blieben im Auto sitzen und hörten dem Wasser beim Wellenschlagen zu. Nach einer Ewigkeit drehte ich mich zu Lars.

»Darf ich dir eine Frage stellen?«

»Immer.«

»Was glaubst du, ist das Wichtigste im Leben?«

»Puh, das ist schwer zu beantworten.«

»Weißt du es auch nicht?«

»Hmm, ich würde sagen: Am Ende zählt nur die Liebe. Du könntest auf alles verzichten, auf teure Autos, Geld, schicke Klamotten und so, aber ohne Liebe würde das Leben keinen Sinn machen. Liebe kann sogar Krankheiten heilen. Ich habe das selbst erlebt.«

»Wie soll das denn gehen?«, fragte ich, weil ich mir das nicht vorstellen konnte.

»Ich bin mit einer Krankheit auf die Welt gekommen«, antwortete Lars ruhig, »die nennt sich Chronische Bronchitis. Meine Lungenfunktion war deswegen immer extrem eingeschränkt, und im Sommer, wenn die Blüten und Pollen flogen, bekam ich kaum Luft, hatte gegen ziemlich alles eine Allergie und musste drei Mal am Tag für eine halbe Stunde an ein Inhalationsgerät. Ich hatte auch immer ein kleines Spray in meiner Hosentasche für den Notfall.«

»Krass!«, sagte ich und schaute ihn traurig an. Das wusste ich noch gar nicht. Ich war auf einmal sehr verwirrt. »Hast du dein Inhalationsgerät denn dabei? Also, bei uns im Gästezimmer, meine ich?«

»Hör mir doch erst mal zu«, grinste Lars und erzählte weiter. »Versuch dir das mal genau vorzustellen: Über zwanzig Jahre habe ich dieses Medikament gegen Asthma genommen, bis ich ein Mädchen kennenlernte, das zu mir sagte: *Wirf diese Chemie, die nur Gift für deinen Körper ist, in den Mülleimer und lass mich deine Medizin sein.*«

Ich hörte mit weit aufgeschlagenen Augen und offenem Mund zu.

»Wow!«, sagte ich. »Ist das wirklich passiert?«

»Dieses Mädchen wurde meine Freundin für viele Jahre.«

»Deine feste Freundin?«

»Ja, meine feste Freundin. Mit allem Drum und Dran.«

»Und warum ist sie es nicht mehr?«, fragte ich.
»Das ist eine lange Geschichte, aber wir haben uns heute immer noch lieb, sind aber nicht mehr ineinander verliebt. Den Unterschied habe ich dir schon erklärt. Erinnerst du dich?«
»Kann sein.«
»Du siehst also: Die Liebe kann alles verändern. Sie hält uns am Leben, weil sie die stärkste Kraft im ganzen Universum ist.«
»Wenn das so ist«, holte ich tief Luft, »dann habe ich das Gefühl, dass das ganze Universum gegen mich ist. Es lässt mich einfach im Stich.«
»Warum denkst du das?«, fragte Lars, der jetzt seine Füße aus dem Auto streckte.
»So halt«, sagte ich leise. »Ich meine, wann passiert denn endlich mal was? Ich kann nicht ewig warten. Alle wissen das und trotzdem tun sie immer so gestresst. Und ich sitze dann da, in meinem Zimmer, ganz alleine, und kann nichts dagegen tun.«
»Ja, ich weiß, was du meinst. Das ist superscheiße.«
»Die Tage verpuffen einfach. Ich gehe zur Schule. Mama geht zur Arbeit. Ich gehe ins Hospiz. Mama bringt mich ins Krankenhaus. Dann muss ich ins Bett. Und am nächsten Morgen fängt alles von vorne an. Nur es ändert sich nie etwas. Ich möchte auch so ein Mädchen finden, das Krankheiten heilen kann. Du kennst das schon, Mario auch, aber ich nicht. Wie fühlt sich das an, wenn man sein Herz verschenkt und dafür ein anderes bekommt? Niemand kann mir das erklären. Ich muss immer nur ins Bett.«
Lars holte die Tüte vom Kiosk nach vorne und sagte: »Ach Daniel, das Leben kann ein echter Motherfucker sein. Ganz ehrlich, ich habe auch keine Antworten auf diese Fragen. Man sollte einfach seinem Herzen folgen und abwarten, wohin es einen führt. Einen besseren Weg kenne ich auch nicht.«
Wenn das Leben und die Liebe so wichtig sind, fragte ich mich, warum sind sie beide dann so zerbrechlich? Warum hält die Liebe nicht für immer, wenn sie angeblich so viel Kraft besitzt? Und warum ist mein Herz so zerbrechlich? Bei jedem Stich fürchte ich mich und denke: Ist es jetzt soweit? Falle ich, wenn ich aus dem Auto aussteige, einfach um und wache nie mehr auf? Niemand kann meine Ängste nachvollziehen, der nicht selbst ein krankes Herz hat.
»Weißt du, Bruderherz«, sagte ich zu Lars, »ich glaube, die Liebe muss nicht perfekt sein, sondern echt. Darauf kommt es an.«

»Das hast du schön gesagt.«

»Stimmt ja auch.«

»Eigentlich wollten wir heute Party machen«, sagte Lars und schob sich ein paar Chips rein. »Bist du jetzt enttäuscht?«

»Wieso denn?«, lachte ich und fischte ihm die Tüte aus den Händen. »War doch ein geiler Abend. Willst du Fanta oder lieber Sprite?«

»Sprite.«

»Ich meine, weil wir zusammen sind.«

Lars lächelte und sagte: »Wer braucht da schon Mädchen?«

»Ehrlich mal«, sagte ich, dachte aber im nächsten Moment schon wieder an diese heiße blonde Schnitte, die so oft an seine Pinnwand schrieb. »Du, wer ist eigentlich Tamtam?«

Lars schaute mich überrascht an und sagte knapp: »Eine gute Freundin.«

»Warst du schon mit ihr in der Kiste?«

»Um Gottes willen!«, fing er an zu grölen. »Nee, Tamtam ist wirklich nur eine gute Freundin, eher wie eine Schwester. Da ist nichts mit in die Kiste steigen. Bäh!«

»Darf ich sie adden?«, fragte ich und setzte meinen Hundebabyblick auf. »Du hast ja mal gesagt, dass deine Freunde auch meine Freunde sind. Und du hast 'ne Menge Freunde auf Facebook. Also habe ich mir überlegt, dass du mir ruhig ein paar davon abgeben könntest. Also, darf ich?«

»Okay, ich verkaufe sie dir.«

»Echt?«

»Ja, klar«, sagte Lars und öffnete seine Sprite. Wie viel ist sie dir denn wert?«

Ich überlegte, wie er das meinte.

»Morgen früh bekomme ich drei Euro von Mama für Süßigkeiten. Die kannst du haben.«

12

Endlich war es so weit. Ich bekam meine erste Brille. Als Lars mit mir in der Schule war und neben mir saß, fiel ihm auf, dass ich das Leseheft immer ganz nah vor meine Augen hielt, und er bat Mama darum, einen Test mit mir zu machen. Der nette Mann im Brillenladen sagte, dass er mir helfen könne, keine Kopfschmerzen mehr zu bekommen. Das freute mich, denn mit Brille konnte ich plötzlich die Buchstaben viel besser erkennen und meine Augen taten auch nicht mehr so weh.

An Samstagen ist im ELBE-Einkaufszentrum immer am meisten Trubel. Das gefällt mir, weil so die Chance, ein hübsches Mädchen zu entdecken, viel größer ist als an, sagen wir, Dienstagen. Ich hielt nach Carolina Ausschau, aber sie schien freizuhaben, weil ein anderes Mädchen mit dunklen Haaren an dem Stand arbeitete. Gut so, dachte ich erleichtert, weil ja Mama beim Brilleabholen dabei war. Das wäre nur peinlich geworden. Wir fuhren die Rolltreppe hoch, und in meiner Brilleneuphorie hatte ich wohl etwas gesagt, was Mama sauer machte, denn als wir oben waren, giftete sie mich an, ich solle meinen Scheißdreck doch selbst erledigen, und verschwand wütend in einem Geschäft für Bilderrahmen. Ich stand neben Lars, mit dem Abholzettelchen in meiner Hand, und verstand die Welt nicht mehr.

»Na, komm«, sagte Lars und schob mich weiter. Wir gingen dann ohne Mama zum Optiker. Das schwarzhaarige Mädchen an der Kasse bat uns, in einer Stunde wiederzukommen, weil meine Brille noch nicht fertig sei. Weil es mir plötzlich nicht mehr so gutging, setzten wir uns in ein Café nur wenige Meter vom Brillenladen entfernt.

»Warum ist Mama böse auf mich?«, fragte ich Lars.

»Na ja, du warst eben wirklich nicht sehr nett zu ihr.«

Ich konnte mich nicht mehr erinnern, deswegen fragte ich nach: »Was habe ich denn gemacht?«

»Deine Mutter hat gesagt, dass sie nachher noch Waschmittel kaufen müsse, und hat uns wirklich freundlich gefragt, was wir noch geplant hätten. Und du hast sie ausgelacht und gerufen: *Lars und ich machen Weiber klar, aber ohne dich. Du kannst putzen gehen, du Putzfrau.*«

»Aber heute ist doch Samstag, und samstags ist bei uns immer Waschtag, und dann spielt Mama Putzfrau. Das ist immer so. Warum ist sie ausgerechnet jetzt deswegen sauer?«

Der Kellner kam, und Lars bestellte Espresso, Orangensaft, Cola und eine große Flasche Sprudelwasser. Ich drehte mich schnell nach allen Seiten um, konnte Mama aber nirgends entdecken. Ich habe immer ein flaues Gefühl im Bauch, wenn Mama so ist. Ich möchte keinen Streit mit ihr. Es ist viel schöner, wenn man sich liebhat.

»Guck mal, Daniel. Heute ist Samstag. Wir haben Wochenende. Und an den Wochenenden erholen sich die meisten Menschen von der anstrengenden Woche, die hinter ihnen liegt. Du hast ja auch keine Schule, kannst ausschlafen und länger wachbleiben.«

»Das stimmt«, nickte ich. »So wie gestern.«

»Ganz genau. Deine Mama kennt das nicht. Sie kann sich praktisch nie ausruhen. Sie steht von morgens bis abends unter Strom. Sieben Tage die Woche. Deiner Mama macht es auch keinen Spaß, samstags eure Wohnung zu putzen, aber sie muss es machen, weil es sonst anfangen würde zu stinken, und dann würdest du dich nicht mehr wohlfühlen. Das weiß deine Mama, und deswegen macht sie alles so gründlich sauber.«

»Aber warum ist sie denn jetzt sauer auf mich?«

»Weil sie auch lieber Spaß haben würde, wie die anderen Menschen, die hier mit ihren Freundinnen gemütlich shoppen gehen und Kaffee trinken. Und dann drückst du ihr aus dem Nichts so einen Spruch rein. Deine Mama weiß, dass du es nicht aus Absicht getan hast, trotzdem ist sie traurig, weil du in dem Moment ihre völlige Hingabe zu dir nicht wertschätzt und dich auch noch lustig über sie machst.«

»Häh?«

Lars begann zu grinsen und sagte: »Du kleiner Rotzbengel verstehst mich schon. Entschuldige dich einfach bei ihr und sag, dass du sie liebhast. Dann laden wir sie auf einen leckeren Cappuccino ein und hoffen, dass sie sich bis dahin wieder beruhigt hat.«

»Okay.«

Ich hatte große Mühe, Lars Worten zu folgen, weil zu den Bauchschmerzen jetzt auch die Herzstiche immer stärker wurden. Ich versuchte, mir nichts anmerken zu lassen, und atmete ganz vorsichtig ein und aus. Manchmal beruhigte das mein Herz, manchmal nicht. Ich trank einen Schluck Cola und suchte in meinem Handy nach Mädchen, denen ich eine SMS schreiben könnte. Heute war Samstag, und ich wollte mich am Abend unbedingt verabreden. Und für Lars wollte ich auch ein Date organisieren. Ich fing bei A an, kam aber nicht weit. Sie stand an erster Stelle: Aenne. Perfekt, dachte ich. Sie würde ich später anrufen, aber erst, wenn ich meine Schmerzen wieder losgeworden war. Ich schaute durch die Luft und überlegte, was für eine Frage gerade angeflogen kam. Ich konnte den Gedanken noch nicht genau erfassen, aber beim Eiswürfellutschen kam ich drauf. Von Mädchen und Dates sprang ich zu Aenne – ihr Name erinnerte mich an Anna, das hübsche Model, von dem Lars erzählt hatte, und ich stellte mir die Frage, was aus ihr geworden war, denn Lars hatte die Geschichte nie zu Ende erzählt.

»Was ist eigentlich mit Anna passiert?«

Lars sah mich komisch an und sagte: »Hab ich dir doch erzählt!«

»Nein, hast du nicht.«

»Doch, am Telefon.«

»Kann mich nicht erinnern. Dann erzähl's mir noch mal, okay?«

Lars sah nicht sehr begeistert aus. Er rührte etwas lustlos in seinem Espresso und schien in seinen Gedanken zu versinken, aber dann begann er doch zu erzählen. »Wenn du ein Mädchen kennenlernst, fragst du dich dann auch manchmal, ob du lieber alles oder besser gar nichts über sie wissen möchtest?«

»Was ist das denn für eine bescheuerte Frage?«, sagte ich.

»Was wäre denn eine gute Frage?«, lachte er.

»Hast du sie geküsst?«

»Okay, das ist echt eine gute Frage.«

»Und, hast du?«

»Nein.«

»Wieso nicht?«

»Hab mich nicht getraut.«

»Du Lusche!«

»Ich weiß.«

»Was habt ihr denn so lange gemacht?«

»Geredet.« Ich schüttelte den Kopf, denn davon konnte ich ein Lied singen. »Frauen müssen immer so viel reden. Wie meine Mama. Echt, ey! Das ist voll nervig.«

»Na ja, manchmal ist reden nicht schlecht. Wenn man sich kennenlernen will, zum Beispiel.«

»Wie lange habt ihr denn geredet?«

»Wir haben vier Stunden geredet und drei Gin Tonic getrunken.«

»Was redet man denn so lange?«

»Über alles und nichts. Es geht beim ersten Date ja nicht nur darum, was du sagst, sondern vor allem, was du dabei fühlst.«

»Wurde dir nicht langweilig?«

»Hehe, nee, eigentlich nicht.«

»Aber irgendwann will man das Mädchen doch küssen. Und du hast sie nicht geküsst. Ich verstehe das nicht.«

»Ich auch nicht«, lachte Lars wieder.

»Wirklich nicht.«

»Und dann ist sie einfach gegangen?«, fragte ich.

»Es hat angefangen zu regnen, und weil es schon spät war und sie am nächsten Tag früh aufstehen musste, habe ich sie noch nach Hause gefahren.«

»Das hast du gut gemacht«, lobte ich Lars. Das macht man nämlich so.

»Draußen war es ganz kalt, und sie hat gefroren. Im Auto habe ich ihr sofort die Sitzheizung auf volle Pulle gestellt.«

»Gut.«

»Dann habe ich vor ihrem Haus geparkt. Wir haben uns umarmt, uns verabschiedet, dann stieg sie aus, und weg war sie.«

»Aber warum hat sie dir denn keinen Kuss gegeben? Wenigstens als Dankeschön, dass du sie nach Hause gebracht hast.«

»Keine Ahnung, mein Lieber. Sie hatte wahrscheinlich einfach keine Lust dazu.«

»Voll scheiße«, sagte ich.

»Jedenfalls bin ich genauso schlau wie vorher.«

»Ätzend. Beim nächsten Mal küsst du sie halt gleich zur Begrüßung. Dann kann sie nicht weglaufen.«

»Beste Idee der Welt, aber mit Anna wird es wohl kein nächstes Mal geben. Trotzdem, deinen Tipp werde ich mir merken. Der ist wirklich gut.«

»Ganz ehrlich, du bist und bleibst 'ne Lusche. Ohne mich wirst du das eh nie schaffen. Weißt du was? Bei deinem nächsten Date komme ich einfach mit. Dann kann ich dir auch gleich sagen, was du alles falsch gemacht hast.«

»Übernimmst du dann auch das Reden für mich?«

»Kann ich machen.«

»Abgemacht.«

Lars zeigte auf die andere Seite des Einkaufscenters und sagte: »Guck mal!« Ich entdeckte Mama, sprang vor Aufregung von der Sitzbank runter und rief ganz laut: »MAMA, MAMA, MAMA, hier sind wir. HIER SIND WIR. HUHUUU.« Lars bestellte für Mama einen Cappuccino mit extra viel Sahne, und sie war wirklich nicht mehr böse auf mich. Was für ein Glück.

Meine Brille holte ich dann ganz alleine ab. Stolz wie Bolle balancierte ich damit an den Tisch zurück. Mama weinte sogar, weil sie fand, dass ich so süß mit ihr aussah, und Lars sang: »Deine Augen machen bling bling und alles ist vergessen. Deine Augen machen bling bling …«

»Ja geil, ne? Mit meinen neuen Blingblings kann ich endlich richtig gut sehen.«

»Sieht supergeil aus«, sagte Lars und reichte Mama seine Espressoserviette rüber, weil ihr immer noch die Tränen kullerten.

Wir blieben noch ein paar Minuten sitzen, freuten uns und tranken unsere Getränke aus. Auf dem Weg nach unten in den großen Supermarkt blieb ich plötzlich stehen.

»Mama«, sagte ich ganz leise. »Ich kann nicht mehr. Ich muss mich schnell setzen.«

Zum Glück gibt es im ELBE überall Bänke.

»Daniel!«, sagte Mama besorgt. »Du bist schon wieder ganz blau im Gesicht und deine Lippen – lila. Geh bitte sofort auf Sauerstoff.«

»Mama, ich kann nicht.«

»Warum nicht?«

»Ist mir zu peinlich«, flüsterte ich.

Lars ging vor mir in die Hocke und nahm meine Hand, aber ich zog sie weg. Ich brauchte sie, um sie gegen meinen Bauch zu drücken. Eigentlich war das Quatsch, weil mein Oberkörper durch das Korsett ja völlig steif war, aber trotzdem hielt ich meine Hände davor.

»Dir geht es aber nicht gut«, sagte Mama mit nervöser Stimme. »Du brauchst den Sauerstoff.«

Ich versuchte mich auf meine Atmung zu konzentrieren. Alles, nur keine Panik bekommen, hoffte ich. Überall, aber nicht hier.

»Aber was sollen die Mädchen denken?«, sagte ich.

»Die denken gar nichts«, sagte Lars. »Aber ich denke, dein Körper brauchst jetzt frischen Sauerstoff.«

»Nein, Lars, nein! Ich will nicht. Das ist so peinlich. Es gucken schon alle.«

Mama sagte: »Ach, niemand guckt.«

Ich sagte: »Alle gucken.«

Lars fragte: »Wo denn?«

Ich sagte: »Überall. Spätestens wenn ich mir die Maske vors Gesicht halte.«

Lars grinste mich an und sagte: »Michael Jackson ist mit einem viel bekloppteren Mundschutz durch die Gegend gerannt und ihn hat auch niemand ausgelacht.«

»Aber Michael Jackson konnte ein bisschen singen und tanzen. Ich kann nichts, verstehst du: Nichts! Ich hab nur dieses bescheuerte Herz!«

Mama fing wieder an zu weinen. Lars lehnte sich zu mir, nahm meine Hand – dieses Mal ließ ich ihn – und sprach mit Flüsterstimme: »Daniel, ich weiß, das ist gerade alles megaätzend. Es ist nur so: Wenn du jetzt keinen Sauerstoff nimmst, müssen wir in ein paar Minuten den Notarzt rufen. Darauf hat niemand Bock und du am wenigsten. Du müsstest im Krankenhaus übernachten, die behinderten Ärzte würden dir wieder einen Zugang legen, und, und, und.«

»Die können mich mal am Arsch lecken, die Arschlöcher«, wurde ich sauer, aber Lars unterbrach mich sofort wieder.

»Bevor wir über die Arschlöcher herziehen, müssen wir jetzt ganz schnell diese Situation klären, okay? Du hast zwei Möglichkeiten: Entweder wir ziehen uns beide zusammen eine Portion Sauerstoff rein, hier vor allen Leuten. Ich stelle mich dabei auch gerne auf die Bank und mache den Hampelmann für dich, oder wir gehen da drüben auf die Toilette, schließen uns in einer Kabine ein, wo uns niemand sieht, und ziehen gemütlich einen durch. Also, was sagst du?«

»Klo«, sagte ich leise, und Lars nahm mich an die Hand.

»Wir sind gleich wieder da«, sagte er zu Mama, die uns ratlos zunickte und sich rückwärts gegen die Bank plumpsen ließ.

»Ist fast wie in den Clubs, wenn man mit seinen Kumpels zusammen aufs Klo geht, um verbotene Sachen zu machen«, lachte Lars, als er die Tür hinter uns zusperrte. Er ging mit mir ins Behinderten-WC, weil dort mehr Platz war und weil ich ja wirklich behindert bin. Ich setzte mich auf den Klodeckel, Lars holte das Sauerstoffgerät aus der Tasche, aber weil er keine Ahnung hatte, wie alles funktionierte, musste ich ihm genaue Anweisungen geben. Dann spürte ich den Sauerstoff in meinen Lungen. Sofort ging es mir besser.

Ich lächelte wieder, und reichte Lars meine Atemmaske. Der inhalierte kräftig und blies unsichtbare Rauchzeichen in die Luft. Meine Herzstiche waren zwar noch da, aber meine Lippen nahmen langsam wieder eine normale Farbe an. Nach ein paar Minuten fühlte mich stark genug, um mich einigermaßen auf den Beinen zu halten. Bevor wir zurück zu Mama gingen, rief ich noch schnell bei Aenne an, um sie zu fragen, ob wir uns später treffen könnten. Während ich mit ihr telefonierte, sah mich Lars ungläubig an und hielt sich die Hände vor den Mund, um sich das Lachen zu verkneifen.

»Alter, was war das denn?«, sagte er, nachdem ich aufgelegt hatte. »Eben noch ein Häufchen Elend und jetzt schon wieder der große Checker!«

»Mann, lass mich doch«, grinste ich. »Also, um 18 Uhr haben wir ein Date. Aenne bringt noch eine Freundin für dich mit.«

»Komm Casanova, wir gehen erst mal wieder zu deiner Mutter. Sie macht sich bestimmt schon Sorgen.«

»Okay«, sagte ich.

»Eine Sache noch, Daniel. Kein Wort zu ihr wegen Aenne. Wenn du jetzt gleich damit ankommst, fühlt sie sich wieder verarscht, und das wäre nicht gut. Lass mich das machen, okay? Ich rede mit ihr. Jetzt fahren wir erst mal nach Hause und ruhen uns aus.«

Es tat so gut, in Momenten wie diesen nicht alleine zu sein. Ich hätte natürlich wieder alles vermasselt.

Als wir nach Hause kamen, war Papa noch beim Griechen. Jeden Samstag trifft er sich dort zum Kartenspielen. Manchmal gehe ich auch mit, damit Mama etwas Ruhe vor mir hat. Die Leute dort sind ganz nett, aber mir wird meistens schnell langweilig, weil es für mich nicht viel zu tun gibt, außer rumsitzen. Ich musste Lars versprechen, bis 18 Uhr die Füße still zu halten und nicht durch die Wohnung zu hüpfen, keine Süßigkeiten zu essen und vor allem, Mama nicht zu ärgern. Das war ganz schön hart, weil ich nicht wusste, was ich sonst machen sollte. Dann kam mir eine Idee. Da Lars in seinem Zimmer ein Mittagsschläfchen hielt, fragte ich Mama, ob sie mir helfen könnte, für ihn einen Kalender zu basteln.

»Warum war ich wohl im ELBE in diesem Schreibwarengeschäft?«, lächelte Mama.

»Warum denn, Mama?«, fragte ich.

»Darüber haben wir doch in den letzten Tagen so oft gesprochen, Daniel. Wir basteln für Lars einen Kalender, den er sich in seine Wohnung hängen kann.«

»In Berlin?«

»Ja, wo denn sonst?«

»Und was, ich meine, womit, also, ähhh, wie ...«, begann ich zu stottern, aber Mama kam schon auf mich zu und drückte mich an ihren Bauch.

»Ich habe elf Fotos ausgedruckt, von Lars und dir, für jeden Monat eins, den letzten Monat bekleben wir später«, sagte Mama leise und streichelte über meinen Kopf. »Wir setzen uns jetzt ins Wohnzimmer, du schneidest die Fotos aus, dann kleben wir sie ein und schreiben noch einen schönen Spruch dazu, ja?«

Die Bastelarbeit dauerte fast zwei Stunden, aber ich merkte gar nicht, wie schnell die Zeit verflog, weil es mir so viel Spaß machte. Man sollte immer nur die Dinge tun, die einem ein Lächeln ins Gesicht zaubern. Ich weiß, dass das nicht immer geht. Aber man sollte es wenigstens versuchen, weil man dann seltener traurig ist. Als ich die Bilder von uns in den Kalender einklebte, war ich nicht traurig, überhaupt nicht traurig.

Januar: Ein Foto von Lars und mir, morgens um 7 Uhr, an der Bushaltestelle. Es war das erste Foto, das wir von uns aufgenommen haben, deshalb passte es gut zum Januar. Ich schrieb: *Auf dem Weg zur Schule.*

Februar: Ein Foto von Lars und mir. Lars guckt normal, und ich ziehe eine Grimasse. Ich schrieb: ELBE *einkaufen und Kaffee trinken.*

März: Ein Foto von Lars und mir in unserer Küche. Lars hatte für uns gekocht. Es gab Ravioli mit Spinat und Ricotta in einer Tomaten-Oliven-Sauce. Ich schrieb: *Auch kochen kann so viel Spaß machen. Lecker. Lecker.*

April: Ein Foto von Lars und mir in seinem Zimmer. Wir liegen mit unseren Laptops zusammen auf dem Bett. Ich schrieb: *Schnell, schnell. Lass uns mal schauen, was für Nachrichten wir haben. Hi hi hi.*

Mai: Ein Foto von mir, das Lars im ELBE gemacht hat. Ich schaue ihn an und lächle dabei. Ich schrieb: *Als ich geboren wurde, gab man mir Augen zum Sehen und ein Herz zum Leben. Doch warum hat mir niemand gesagt, dass ich mit den Augen weinen und mit dem Herzen leiden muss.* Neben das Foto malte ich noch zwei Herzen. Auf jede Seite eins.

Juni: Zwei Fotos von Lars und mir beim Grimassenschneiden. Ich schrieb: *Ein bisschen Spaß muss sein.*

Juli: Ein Foto von Lars und mir, aber Lars ist nicht zu sehen, weil ich ihm seine Mütze übers Gesicht gezogen habe. Ich schrieb: *Überfall auf Lars.*

August: Ein Foto von mir, wie ich lache und Lars die Zunge rausstrecke. Ich schrieb: *Frech kann ich auch mal sein.*

September: Ein Foto von Lars und mir am Bahnsteig, kurz bevor er wieder nach Berlin fuhr. Ich lächelte, aber Lars schaute traurig, deswegen schrieb ich: *Bist du traurig, hast du Sorgen, kann ich dir mein Lächeln borgen. Dich macht's happy, bringt's dir Glück, gib's mir irgendwann zurück …*

Oktober: Das gleiche Foto wie im September, weil der Text nicht mehr auf die Seite passte: … *und wenn uns 1000 Meilen trennen, bin ich froh, dass wir uns kennen, denn Du gehörst zu den Menschen, die man nie vergisst, weil Du was Besonderes bist.*

November: Ein Foto von Lars und mir, eng umschlungen und lachend, in der Herbstsonne. Ich schrieb: *Musst du weinen, hol mich her, bist du traurig, drück mich sehr. Denk dran, ich mag dich sehr … Ich, dein kleiner Teddybär.*

13

Mein Date mit Aenne fand natürlich im ELBE statt. Lars lachte mich deswegen aus. Er sagte, ich solle mir doch mal einen anderen Ort aussuchen, als dieses blöde Einkaufscenter, aber für mich ergab das keinen Sinn. Ich kenne mich dort gut aus, es gibt viele Geschäfte und Cafés, der Bus hält direkt an der Straße und falls es regnet, ist man dort gut geschützt. Außerdem muss man nicht weit fahren. Alle, die in meiner Gegend wohnen, treffen sich im ELBE. Lars kennt sich in gewissen Dingen einfach nicht aus, ich erwähnte es bereits, aber ich bin ihm deswegen nicht böse. Er kann ja nicht alles wissen. Was er aber sehr gut kann, ist, Mama Honig ums Maul zu schmieren. Ich meine, wäre er heute nicht bei mir gewesen, hätte sie mir niemals erlaubt, so spät noch ins ELBE zu fahren, schon gar nicht, nach meinem Schwächeanfall von heute Morgen. Aber mit Lars geht das. Mit Lars geht irgendwie alles. Mama hat ihn nämlich auch lieb, fast so doll wie ich, deswegen ist sie, wenn er da ist, auch nie so streng zu mir.

Um Punkt 18 Uhr standen wir am Infostand, dem vereinbarten Treffpunkt, und warteten. Ich hatte Aenne schon lange nicht mehr gesehen. In meiner Erinnerung sah sie sehr hübsch aus, groß und schlank, mit langen braunen Haaren. Mit jeder Minute, die sie zu spät kam, wurde ich aufgeregter. Ich lehnte mich gegen eine Säule, putzte meine Brille und fuchtelte nervös mit meinem Handy herum.

»Bleib ganz cool«, beruhigte mich Lars, was aber nicht viel half. Ich dachte, mein Herz zerspringt, so doll pochte es gegen meinen Brustkorb. Ich schaute auf das Display – 18.09 Uhr – und als ich meinen Kopf wieder hob, stand sie vor mir.

»Hallo Daniel«, sagte sie.

Ich sagte nichts, starrte sie nur an. Lars begrüßte Aenne und ihre Freundin, aber ich bekam kein Wort raus. Es ging wirklich nicht. Kein einziges Wort. Zum Glück war Lars dabei. Er musste mir jetzt helfen.

»Hallo Daniel«, sagte jetzt auch Aennes Freundin zu mir. Ich grinste nur und brachte immer noch nichts über meine Lippen.

Die beiden Mädchen gingen vor und wir hinterher.

»Wie alt sind die beiden?«, flüsterte Lars leise in mein Ohr.

»Dreizehn, glaube ich«, antwortete ich. »Hilfst du mir bitte? Ich weiß nicht, was ich mit denen reden soll.«

»Kein Problem«, lächelte Lars. »Ich werde dir gute Vorlagen geben. Sei einfach nur aufmerksam, dann bekommst du das hin. Und wenn nicht, bin ich da und sag was Cooles über dich, okay?«

»Okay.«

Allmählich gewöhnte ich mich an die Situation und traute mich auch, mit den beiden Mädchen zu reden. Sie schlenderten von einem Klamottenladen in den nächsten, redeten über Hosen und Jacken, die sie hübsch fanden, aber ich fand diese Totenköpfe und die vielen silbernen Pailletten gar nicht schön und sagte: »Das ist alles voll hässlich!«

Aenne und ihre Freundin guckten mich komisch an, drehten sich um und gingen zum nächsten Tisch. Sie beachteten gar nicht, was ich gesagt hatte. War das jetzt doof von mir? Lars erzählte ihnen schnell von unseren Abenteuern und erfand sogar eine Geschichte über mich, die gar nicht stimmte, aber Aenne kicherte und wurde ein bisschen verlegen. Wenn Mädchen verlegen kichern, ist das immer ein gutes Zeichen. Es fühlte sich an, als hätte ich diese coolen Sachen gerade zu Aenne gesagt, und ich atmete wieder durch. Ohne Lars hätte ich mir in die Hose gemacht. Ich dachte an saure Pommes, weil ich Lust auf welche bekam, aber die Mädchen gingen schon weiter in ein Geschäft für Nagellacke, Schminke und Kosmetika. Sie probierten ein paar Farben aus, und ich sagte einfach, dass alles hübsch an ihnen aussah. Mit Mädchen zu reden ist gar nicht so einfach. Den Anfang kann ich ja schon, also das Ansprechen. Man sagt seinen Namen und fragt nach ihrer Telefonnummer und ob sie jetzt oder morgen oder übermorgen Zeit habe. Aber dann wird es kompliziert.

Wir fuhren mit der Rolltreppe wieder nach unten und bestellten uns bei Nordsee drei Portionen Kartoffelecken. Lars und ich hatten eigentlich keinen Hunger, aber er meinte, es wäre besser, auch etwas zu essen, also teilten wir uns eine Schale. Wir redeten von früher, doch ich konnte mich nicht richtig konzentrieren. Aenne saß am Tisch direkt neben mir und am liebsten hätte ich sie geküsst, einfach so, aber vor ihrer Freundin und Lars wäre das viel zu peinlich gewesen.

Lars bezahlte für uns, dann ging es weiter zu Saturn in die Unterhaltungsabteilung Computerspiele, DVDs und CDs angucken. Um zwanzig Minuten nach Sieben mussten Aenne und ihre Freundin schon wieder gehen, weil sie nicht so lange draußen bleiben durften. Ich bot ihnen an, sie nach Hause zu fahren, weil ich mich gerne noch mit Aenne auf der Rückbank von Lars' Auto amüsiert hätte, aber sie wollten lieber den Bus nehmen. Sie sagten »Tschüss« und winkten mir zu, und ich winkte zurück. Dann waren sie weg. Ich war ganz zufrieden mit mir. Mein erstes Date hatte ziemlich gut geklappt, fand ich. Okay, ein bisschen Mist hatte ich schon gebaut und dummes Zeug erzählt, aber alles in allem war es keine Katastrophe gewesen. Ich atmete durch, ging zum Regal, wo mein Lieblingsspiel stand, *Art Academy* für Nintendo DS, und nahm es ungefähr zum hundertsten Mal aus dem Fach heraus.

»Ich möchte so gerne dieses Spiel haben, um zeichnen zu lernen«, erzählte ich Lars, der plötzlich wieder neben mir stand. Er hatte sich vorher die neuen Fernseher angeguckt, weil er doch nur diese kleine uralte Gurke besaß.

»Wieso bekommst du es dann nicht?«, fragte er.

»Mama will es mir nicht kaufen, weil ich schon so viele Spiele habe. Aber die habe ich doch alle schon durchgespielt, und dieses hier will ich unbedingt.«

»Was ist denn daran so besonders?«

»Na, dass man zeichnen lernen kann«, sagte ich verträumt. »Das ist das Coolste daran.«

»Malst du sonst auch gerne?«

»Ja.«

»Ich meine, mit Papier und Stiften.«

»Ja.«

»Und wie oft hast du das Spiel schon in deinen Händen gehabt?«

»Jedes Mal, wenn ich hier bin«, sagte ich und rüttelte daran, wie an einem eingepackten Weihnachtsgeschenk. »Ganz viele Male.«

»Weißt du was?«, sagte Lars und ich wendete zum ersten Mal meinen Blick von dem Spiel ab und sah ihn an.

»Nee«, sagte ich.

Lars grinste und sagte: »Wir kaufen's einfach.«

Ich sah ihn immer noch an.

»Ehrlich jetzt?«

»Ja.«

»Ohne Scheiß?«

»Ja, normal«, lachte Lars und streckte seine rechte Hand zum Einschlagen in die Luft.

Wir gingen zur Kasse und redeten noch ein bisschen über Aenne. Als wir langsam in Richtung Parkhaus liefen, und ich noch immer wie verzaubert auf mein Spiel starrte, gab Lars mir den Tipp, besser den Preisaufkleber von der Verpackung abzuziehen. Mama sollte nämlich nicht erfahren, wie teuer das Spiel war. Ich wusste zwar nicht warum, aber ich stellte auch keine Fragen. Ich friemelte ihn ab und war überglücklich. Lars fuhr noch ein paar Runden durchs Parkhaus, ließ mich lenken und die Gangschaltung bedienen. Manchmal sagte er auch festhalten, drückte aufs Gaspedal und ließ seine Reifen quietschen, was mir immer etwas Angst machte, aber auch Freude. Wir waren schon fast zu Hause, als Mama anrief. Sie sagte, dass Papa und sie den freien Abend nutzen wollten und jetzt in ein Restaurant auf den Kiez gehen würden und danach noch auf die Reeperbahn und dass wir tun und lassen könnten, was wir wollten.

»Bingo«, rief Lars ganz laut, drehte an der nächsten Ampel und fuhr zurück in die Stadt. »Worauf hast du Lust?«

»Mama und Papa ärgern«, sagte ich.

»Keine schlechte Idee eigentlich, aber heute lassen wir die mal in Ruhe, hmm?«

»Warum?«

»Die wollen heute nur für sich sein. Das geht schon in Ordnung. Hast du Hunger?«

»Ein bisschen.«

»Ich kenne ein tolles Restaurant. Die machen ganz leckere Pizza und ein eiskaltes alkoholfreies Bierchen kriegen wir da auch für dich. Na, was meinst du?«

»Au ja«, grinste ich.

Im Radio lief *Follow Rivers* von Lykke Li. Wir sangen beide laut mit und fuhren weiter durch die Nacht. Ich versuchte, gute Laune zu haben. Lars war da, und wir machten genau das, wovon ich mein Leben lang immer geträumt hatte, aber mein Herz fühlte sich nicht wohl und kalt wurde mir auch etwas. Dabei war es ein so schöner Tag: Ich hatte ein Date mit einem hübschen Mädchen und dazu mein langersehntes Spiel bekommen. Warum konnte ich in dem Moment trotzdem nicht glücklich sein? Ich meine, so richtig von Herzen glücklich. Vielleicht war das gar nicht möglich, weil mein Herz so krank war, überlegte ich. Vielleicht war Unglücklichsein eine Nebenwirkung meines kranken Herzens. Ich erzählte Lars davon, und er tröstete mich.

»Auf der Suche nach dem Glück ergeht es uns allen gleich – man ist nicht glücklich.« Ich schüttelte den Kopf, weil ich das nicht verstand. »Guck mal, Daniel«, sagte er weiter. »Ist doch logisch: Wären wir glücklich, müssten wir ja nicht nach dem Glück suchen.«

»Hmm«, grübelte ich vor mich hin und dachte an meine tote Zwillingsschwester. Wir waren damals zusammen in Mamas Bauch, aber kurz nach ihrer Geburt ist sie schon wieder zurück in den Himmel geflogen. Ich wurde nicht traurig deswegen, weil ich sie ja lieb habe und bald wieder sehen würde. Es war nur so, dass ich plötzlich wieder an den Tod dachte, und das gefiel mir nicht. Vielleicht wurde mir deshalb so kalt. Ich drehte die Sitzheizung auf und fragte Lars, ob wir nicht einfach durch die Gegend fahren könnten, ohne Ziel, einfach nur unterwegs sein. Lars nickte, und ich fragte ihn, ob er auch manchmal über den Tod nachdachte. Er überlegte kurz, dann sagte er: »Weißt du, der Moment, in dem dir wirklich bewusst wird, dass du eines Tages sterben wirst, verändert alles. Wir wissen alle, dass unser Leben nicht endlich ist und dass der Tod schon auf uns wartet, aber die wenigsten denken wirklich darüber nach. Sie verdrängen ihn, schieben ihn weg, als gäbe es ihn gar nicht.«

»Ich weiß, dass es ihn gibt«, sagte ich schnell.

»Ich weiß das auch«, antwortete Lars und nahm meine Hand. »Es gab mal eine Zeit, und das ist noch gar nicht lange her, da war ich ganz traurig und fragte mich immer wieder: Warum noch vierzig oder fünfzig Jahre diesen ganzen sinnlosen Mist hier auf der Erde ertragen, wenn du morgen, oder noch besser: jetzt sofort, alles beenden könntest? Warum weitermachen? Ich stellte mir diese Frage jeden Tag. Der einzige Grund, warum ich im Sommer nicht raus aufs offene Meer geschwommen bin, war der Gedanke an meine Eltern und den Kummer und die Schmerzen, die ich ihnen bereitet hätte. Das hätte ich nicht übers Herz gebracht.«

Ich wusste genau, wovon Lars sprach und sagte: »Ich weiß genau, was du meinst. Ich denke auch oft an Mama, wie sie an meinem Grab steht und traurig ist. Kann man diese Gedanken denn abstellen? Wie hast du es geschafft?«

»Meine Situation ist ein bisschen anders als deine, mein Kleiner. Ich hatte so eine Art Todessehnsucht, weil ich mit meinem Leben unglücklich war und nach einem Sinn suchte. Bei mir spielte sich alles nur im Kopf ab, bei dir ist aber alles echt, verstehst du? Bei mir war es nur Einbildung, wie in einem schlimmen Albtraum.«

»Was war denn im Sommer?«, fragte ich neugierig.

»Ach, das willst du gar nicht wissen«, sagte Lars und fuhr auf die Autobahn. Er gab jetzt richtig Gas. Wir fuhren bestimmt 300 km/h oder noch schneller. Ich bekam Angst und schrie. Lars bremste ab und fuhr an der nächsten Ausfahrt wieder raus. Ich atmete wieder normal und sagte: »Bitte erzähl's mir.«

»Das würdest du nicht verstehen.«

»Keine Geheimnisse, weißt du nicht mehr?«

»Also schön«, sagte Lars. »Ich war ja den Sommer über in Rio, das habe ich dir schon erzählt. Das war eine Zeit, in der ich mich sehr verloren fühlte. Ich war zwar selten alleine, aber immer einsam. Es gab niemanden, mit dem ich meine Träume teilen konnte, verstehst du?«

Ich nickte.

»Mein Leben in Berlin hatte sich festgefahren. Ich hatte alles, mir fehlte es an nichts und wahrscheinlich war genau das mein großes Problem. Ich suchte nach dem Sinn des Lebens, nach Action, Abenteuer und dem Glück. Ja, ich wollte endlich wieder glücklich sein. Und irgendwie hoffte ich, das alles in Rio zu finden. Also habe ich mir ein Flugticket gekauft und bin einfach losgeflogen, ohne Plan, von heute auf morgen. Dann wurde es verrückt. Ich spreche ja kein Portugiesisch, kannte dort niemanden und trieb mich an Orten herum, an die ein Tourist lieber nicht gehen sollte.«

»Warum nicht?«

»Weil man dort leicht umgebracht werden kann.«

»Und warum bist du dahin?«

»Vielleicht weil ich den Tod herausfordern wollte. Ich habe ziemlich leichtfertig mit meinem Leben gespielt.«

»Was ist denn passiert?«, fragte ich, weil Lars ja immer noch um den heißen Brei herumredete.

»Ach, Daniel. Willst du das wirklich wissen?«

»Ja, bitte.«

»Okay, ich war in vielen Favelas unterwegs, in denen das Gesetz keine Rolle spielt. Dort haben Gangsterbanden das Sagen und stellen ihre eigenen Regeln auf. Weißt du, was eine Favela ist?«

»Ja, weiß ich«, sagte ich stolz. »Die kenne ich noch aus Südafrika. Nur heißen die bei uns Townships.«

»Ja, genau. Ich habe da schlimme Dinge erlebt, zum Beispiel wurde nur ein paar Meter neben mir ein Mann erschossen.«

»Hattest du keine Angst?«

»Nein.«

»Ich hätte große Angst gehabt«, sagte ich und wollte schnell ins Bett, mich an Muh kuscheln.

»Wenn dir alles scheißegal ist, machst du automatisch verrückte Dinge, jenseits von Gut und Böse. Dein Leben wird zum Russischen Roulette, Ausgang ungewiss. Wenn du aber versuchst, die Welt wieder so zu sehen, wie ein Kind sie sieht, dann reicht der Anblick eines kleinen bunten Schmetterlings, um Tränen der Entzückung in dir auszulösen und dein Leben beginnt von vorne.«

»Ich mag Schmetterlinge«, sagte ich.

Lars lachte und sagte: »Ich auch. Sehr sogar. Weißt du, ich habe die ganze Zeit verzweifelt nach einem Mister Miyagi gesucht, der mich an die Hand nimmt und mich seinen Zaun streichen lässt. Weißt du, was ich meine?«

»Redest du über den alten Mann aus Japan mit den grauen Haaren aus *Karate Kid*?«

»Sehr gut«, lachte Lars. »Hätte nicht gedacht, dass du den Film kennst. Genau den meine ich.«

»Dann weiß ich, was du meinst«, sagte ich, und Lars sagte: »Ich glaube, ich habe meinen Mister Miyagi gefunden.«

»Wo denn?«

»Er sitzt neben mir.«

Ich sah aus dem Fenster, an den Häusern vorbei, hoch in den dunklen Himmel und dachte wieder an Aenne.

»Vielleicht besteht die wahre Kunst des Lebens auch gar nicht darin, nach dem Glück zu suchen«, hörte ich Lars Stimme neben mir, »sondern einen Weg zu finden, auch die schlimmen Zeiten zu genießen.«

Ich sah ihn nicht an, klappte den Sitz nach hinten, um mich hinzulegen, schloss die Augen und dachte: Vielleicht muss ich auch einfach nur mal Sex haben oder ein hübsches Mädchen küssen.

Zu Lars sagte ich: »Fährst du bitte nach Hause und bringst mich ins Bett? Mir geht es nicht gut.«

14

Da ich Muh nicht finden konnte, griff ich nach Josis Rüssel – Josi ist mein Kuscheltierelefant – und versuchte, mich nicht zu bewegen. Es tat so verdammt weh. Mein Bauch war ganz hart und aufgebläht, und jedes Mal, wenn ich in der Nähe meiner Leber nur ein bisschen Druck ausübte, fühlte es sich so an, als würde mir jemand einen Baseballschläger in den Magen rammen. Ich hätte laut schreien können, aber aus eigener Erfahrung wusste ich, dass es mir dadurch nicht bessergehen würde. Meinem Herzen waren die Schmerzen egal. Es hatte sich längst daran gewöhnt. Wenn es doch nur aufhören würde zu schlagen, dann müsste ich mir diese Gedanken nicht mehr machen, dann könnte ich …

Lars kam herein. Er hielt eine Tasse Tee in der Hand und schaute zu mir nach oben. »Hey, Kleiner, wie geht's dir? Schläfst du schon?«, flüsterte er.

»Nein«, sagte ich leise und schaute von meinem Hochbett herab. Lars stellte seine Tasse auf den Schreibtisch, stieg auf den Drehstuhl, der vor meinem Schreibtisch stand, und legte sein Kinn neben mir auf der Bettkante ab, so wie Babyhunde das manchmal machen. Ich musste sofort an Milo denken, meinen geliebten Jack Russell Terrier in Südafrika. Ob er noch am Leben war? Schließlich waren schon acht Menschenjahre vergangen, seit ich ihm Lebewohl gesagt hatte.

Wenn er noch lebte, rechnete ich im Kopf, wäre er jetzt auf jeden Fall ein Hundeopa mit vielen grauen Haaren. Vergilbte Bilder tauchten vor meinen Augen auf, wie wir im Garten hinter unserem Haus herumtobten, die Katzen aus der Nachbarschaft jagten und abends erschöpft nebeneinander auf dem großen gelben Sofa im Wohnzimmer einschliefen. Ich lief ihm immer hinterher, weil er so viel schneller war als ich. Milo war aber ziemlich schlau und wartete brav auf mich, wenn er merkte, dass ich eine Pause brauchte. Und ich brauchte viele Pausen. Dann kam er zurückgesaust, hüpfte auf mich drauf und legte seine kleine Schnauze in meine Hand. Er war wirklich ein treuer Freund, mein kleiner Milo.

»Kannst du nicht pennen?«, fragte Lars.

»Nein.«

»Ist dir kalt?« Lars fragte mich das jeden Abend, wenn er hier war und fasste mir prüfend an die Stirn.

»Ein bisschen«, hustete ich und drehte mich vorsichtig zur Seite. Eigentlich müsste er mich das nicht fragen, weil mir sowieso fast immer heiß oder kalt ist, meistens beides auf einmal, aber ich glaube, er fühlt sich dann besser. Mama macht das ja auch immer, und mein Kinderarzt, und die Frauen aus dem Hospiz, und all die Krankenschwestern. Ich habe mich daran gewöhnt, auch wenn ich nicht verstehe, warum sie es tun, denn egal, wie ich antworte, sie können ja doch nichts daran ändern. Es gibt so vieles, das ich nicht verstehe.

»Kraulst du mich?«

»Wie lange heute?«, lächelte Lars. Ich schaute auf seinen roten Bart. Wäre er ein wenig brauner, dann hätte er die gleiche Farbe wie mein Lieblingsfleck auf Milos Kopf. Moment Mal, was hatte er mich gefragt? Ich musste mich stark konzentrieren, weil meine Gedanken wieder kreuz und quer durchs Zimmer flogen. Scheiße, alles, woran ich jetzt denken konnte, waren Jack Russell Terrier. In allen Farben und Größen sprangen sie wild um mich herum. Jetzt saß Milo auch noch auf Lars Kopf, was so lustig aussah. Ich merkte, wie meine Mundwinkel immer breiter wurden, bis ich es nicht mehr verbergen konnte und leise ins Kopfkissen kicherte.

»Na, woran denkst du?«, hörte ich Lars sagen. Oje, wie sollte ich ihm das jetzt erklären?

»'tschuldige, Bruderherz. Hab deine Frage vergessen.«

Lars rubbelte mir durchs Gesicht. Wir lachten jetzt beide, und ich musste gar nicht mehr so viel an meine Schmerzen denken.

»Na, wie lange ich dich heute kraulen soll, du Schussel. Lass mich mal raten: bis du eingeschlafen bist.«

»Ja, bis ich eingeschlafen bin.«

»Das ist aber ganz schön lange.«

»Ich weiß«, sagte ich und ließ Josis Rüssel los. Ganz vorsichtig richtete ich mich auf, zog das Oberteil meines Schlafanzuges aus und legte mich wieder hin. Gekrault zu werden, ist eines der schönsten Gefühle, das ich kenne. Ich könnte das stundenlang aushalten, aber Lars schafft höchstens dreißig Minuten, dann wird ihm immer der Arm schwer. Aber ich bin gut im Verhandeln, und meistens kann ich am Ende doch noch ein paar Extraminuten herausschlagen.

»Hast du noch die Herzstiche?«

»Ja.«

»Hmm«, murmelte Lars und begann mich am Rücken zu kraulen. Ich bekam auf der Stelle Gänsehaut und zuckte kurz zusammen, weil es so schön kribbelte. Diese blöden Herzstiche! Musste er mich ausgerechnet jetzt an sie erinnern?

»Sie kommen und gehen«, sagte ich schnell, »aber ich habe das Gefühl, dass sie in letzter Zeit gar nicht mehr gehen wollen.«

»Wie schlimm sind sie jetzt? Auf einer Skala von eins bis zehn. Eins ist ganz wenig und Zehn ist superscheiße.«

Ich überlegte kurz, zog mein Unterhemd gerade, dass Lars besser kraulen konnte, und nuschelte »So zwischen acht und neun. Kurz vor superscheiße« in mein Kopfkissen.

»Fuck!«

»Ich hab eine Idee«, grinste ich. »Kraul sie mir weg, großer Bruder.«

»Du kleiner Räuber«, lachte Lars und wuschelte über meine Haare. Das mochte er sehr. Und weil er es mochte, mochte ich es auch. Dann schwiegen wir eine Weile. Lars fuhr mit seinen Fingerspitzen über meinen rechten Arm, über meine Schulter, meinen Nacken, über meinen Rücken, zurück zum Kopf, und ich dachte wieder an Milo, der es auch immer so schön fand, wenn ich sein Fell streichelte. Rocky, unsere Katze, findet das doof. Die faucht nur und fährt ihre Krallen aus. Ich kann das nicht verstehen. Ich meine, wie kann man es nicht mögen, gekrault zu werden? Dann kamen die gemeinen Stichattacken auf mein Herz zurück und rissen mich aus meinen müden Gedanken heraus. Ich rollte mich sofort zusammen, wie ein Baby, die Knie gegen meine Brust gedrückt, und hielt den Atem an. Manchmal klappte das. Luftanhalten, abwarten, vorsichtig einatmen. Die Chance, dass sie verschwanden und wieder »normal schlimm« wurden, belief sich auf fünfzig Prozent. Dass in dieser Haltung meine Bauchschmerzen heftiger wurden, nahm ich hin. Was sollte ich denn machen? Ich kniff die Augen fest zusammen, zählte bis vier und atmete leise aus. Der Moment des ersten Einatmens nach diesen Angriffen war immer der schlimmste. Ich bereitete mich schon darauf vor, dass Lars gleich den Notarzt rufen würde, weil Mama und Papa ja noch weg waren, aber als ich wieder Luft in meinen Lungen spürte und mein Herz das Einatmen aushielt, entkrampften sich meine restlichen Muskeln und ich hustete erleichtert in mein Kopfkissen. Lars stand immer noch auf dem Stuhl und kraulte meinen Kopf. Er blieb ruhig, fragte, ob ich Sauerstoff bräuchte, was ich nicht wollte, und tippelte mit seinen Fingern wie ein Vogel über meinen Rücken.

»Alles klar?«

Ich nickte nur.

»Versuch dich zu entspannen. Dein Herz braucht Erholung. Vielleicht war doch alles ein bisschen viel heute?«

Er sprang kurz vom Stuhl, um etwas von seinem Tee zu trinken, war aber sofort wieder oben bei mir.

»Lass mich dir eine kleine Geschichte erzählen, okay?«

Ich nickte wieder.

»Es ist die Geschichte von einem alten Herzen mit vielen Narben.«

Ich sah Lars verwirrt an und fragte: »Ist es eine schöne oder traurige Geschichte?«

»Beides, sie ist traurig und schön, hat aber ein gutes Ende.«

»Okay, dann darfst du sie erzählen. Du weißt ja, ich hasse traurige Geschichten. Du darfst aber nicht aufhören zu kraulen. Versprochen?«

»Ja, ja, du kleine Grinsekatze. Mach's dir bequem und hör gut zu.«

»Darf ich die Augen schließen, damit ich's mir besser vorstellen kann? So wie immer?«

Da Lars schon zu erzählen begann, deutete ich das als ein »ja«, rubbelte meinen Kopf in das Kissen und schloss meine Augen.

»Die Geschichte vom alten Herzen mit den vielen Narben spielte sich vor vielen Jahren in einem malerischen Fischerdorf am Meer ab. Ein junger Mann stand mitten auf dem Marktplatz und gab lautstark damit an, das schönste Herz weit und breit zu besitzen. Es dauerte nicht lange, bis sich eine riesige Menschenmenge um ihn versammelt hatte. Alle waren neugierig und wollten das Herz des jungen Mannes bewundern. Sie applaudierten ihm sogar, denn sein Herz war tatsächlich makellos, ohne auch nur einen Kratzer oder Riss. Es war schlicht perfekt.«

»Darf ich dich was fragen?«, unterbrach ich Lars.

»Logo.«

»Wie konnten die Menschen sein Herz sehen? So etwas geht doch gar nicht.«

»Stell es dir einfach vor«, sagte Lars immer noch in seiner Erzählstimme. »Wie in einem Märchen, wie bei *Harry Potter, Tintenherz* oder *Twilight*.«

»*Twilight* ist mit Vampiren. Vor denen hab ich Angst.«

»Okay, dann streiche *Twilight* wieder aus deiner Vorstellung und denke an *Harry Potter*. Besser?«

»Viel besser«, lächelte ich zufrieden und sah den Jungen genau vor mir. Er war ungefähr sechzehn Jahre alt, wie ich, groß und stark, hatte kräftiges rotes Haar und lehnte lässig gegen einen Brunnen, der die Mitte des Marktplatzes bildete. In den ersten Reihen der Menschentraube drängten sich alle hübschen Mädchen des Dorfes, um ihn anzuhimmeln. Er trug weiße Turnschuhe, eine blaue Hose und hatte sein weißes Hemd weit aufgeknöpft, so dass alle sein schönes Herz bewundern konnten, das golden leuchtete – wie die Sonne.

»Okay, ich sehe es«, nuschelte ich verträumt. »Weiter jetzt.«

»Aus der letzten Reihe ertönte plötzlich eine Stimme: *Dein Herz ist nicht ansatzweise so schön wie meines!*«

Lars verstellte seine Stimme, als er das sagte.

»Ein alter Mann hatte sich den Weg durch die Menge gebahnt, und alle fragten sich: Wie kann das Herz dieses Greises schöner sein, als das des hübschen starken Jungen? Nun, der alte Mann ließ seinen abgetragenen Mantel zu Boden fallen und präsentierte voller Stolz sein Herz. Es schlug noch immer kräftig, was jeder deutlich sehen konnte, aber es war übersät mit Narben. An einigen Stellen waren sogar Stücke herausgenommen und provisorisch ersetzt worden, aber irgendwie passte nichts richtig zusammen, und so sah das alte Herz gar nicht mehr wie ein Herz aus, sondern war ein klumpiges Durcheinander. Der junge Mann betrachtete das zusammengeflickte Herz und begann laut zu lachen.

Alter Mann, du willst mich wohl auf den Arm nehmen, sagte er arrogant und zwinkerte dem schönsten Mädchen aus der ersten Reihe zu, das leicht errötete. Dann sah er wieder zu ihm. *Du traust dich, dein verschrumpeltes Herz mit meinem Herzen zu vergleichen? Meins ist perfekt und deines ist voller vernarbter Risse.*

Die Menschen aus dem Dorf traten dichter an den alten Mann heran, begutachteten sein Herz und stimmten dem Jungen einhellig zu. Sein Herz war wirklich nicht besonders schön anzusehen.

Ja, begann der alte Mann und zeigte mit dem Finger auf den Jungen. *Dein Herz sieht makellos aus, wie aus dem Lehrbuch, und trotzdem würde ich niemals mit dir tauschen wollen.* Der Junge sah ihn überrascht an. Der Alte lächelte weise und klopfte ihm freundschaftlich auf die Schulter. *Weißt du, mein Junge, jede Narbe steht für einen Menschen, dem ich im Laufe meines Lebens meine Liebe geschenkt habe. Immer mal wieder brach ich ein Stück aus meinem Herzen heraus, und oft schenkten mir die Menschen auch ein Stück ihres Herzens. Natürlich waren die Stücke nie gleich groß, weswegen überall diese Kanten herausragen.*

Der alte Mann zeigte auf die vielen Unebenheiten seines Herzens. Das ganze Dorf starrte ihn schweigend und staunend an, und sein Herz wurde plötzlich, von Wort zu Wort, das der alte Mann sagte, immer interessanter und auch schöner.

Manchmal, erzählte er weiter, *habe ich auch ein Stück meines Herzens weggegeben, ohne dass ich etwas zurückbekam. Deshalb die vielen Furchen. Liebe zu geben, bedeutet eben auch immer, ein Risiko einzugehen. Und obwohl all diese Krater und Narben furchtbar schmerzen, so erinnern sie mich jeden Tag an die Liebe, die ich noch immer für diese Menschen verspüre, und vielleicht, ja, ganz vielleicht, kommen sie eines Tages zu mir zurück und füllen die leeren Stellen in meinem Herzen mit ihrer Liebe aus.* Dann legte er seinen Arm um die Schulter des Jungen und sagte: *Verstehst du jetzt, was echte Schönheit bedeutet?*

Der Junge war so gerührt, dass ihm Tränen über seine Wangen liefen. Schluchzend und ohne darüber nachzudenken griff er in sein wunderschönes Herz, brach ein Stück heraus und gab es dem alten Mann. Der nahm es dankend an, suchte eine geeignete Stelle dafür, brach ebenfalls ein vernarbtes Stück aus seinem Herzen heraus und verschloss damit die frische Wunde des Jungen, dessen Herz nun nicht mehr perfekt, aber schöner denn je war. Und zum ersten Mal in seinem Leben spürte der jungen Mann die Liebe eines anderen Menschen durch sein Herz strömen.«

Lars hörte auf zu reden und fuhr mir sachte durchs Haar. Ob seine Geschichte fertig war? Ich wollte erst nichts sagen und so tun, als würde ich schon schlafen. Ich wollte nämlich nicht, dass er mit dem Kraulen aufhörte, aber dann sagte ich doch etwas.

»Schön.«

»Schön?«, fragte Lars ein bisschen verwundert. Das konnte ich an seiner Stimme erkennen.

»Ja, schön. Ich meine, dass der Junge und der alte Mann sich am Ende lieb hatten. Sah ja erst nicht so aus.«

»Ja, das ist wirklich schön«, lachte Lars. »Hast du denn verstanden, was ich dir damit sagen wollte?«

Ich überlegte, wusste aber nicht, was ich antworten sollte. Die Wörter flogen wieder durch meinen Kopf, so wie vorhin die Jack Russell Terrier. Ich begann einen Satz, brach ihn ab, wiederholte ihn wieder, begann zu stottern, wusste nicht mehr, was ich davon gedacht und was laut ausgesprochen hatte, bis Lars mich unterbrach. Ich hatte ja schon Mühe genug, seiner Geschichte zu folgen, aber weil er so schön langsam erzählte, klappte es ganz gut.

»Es geht darum, sich ins Leben zu stürzen, sich zu verlieben, sein Herz zu verschenken, solche Sachen. Es kommt nicht auf die Äußerlichkeiten an, nicht wirklich, weißt du, sondern auf das, was man in sich trägt. Perfekt ist in Wahrheit nur ein anderes Wort für langweilig.«

»Du meinst, weil mein Herz auch nicht perfekt ist?«

»Du Blitzmerker, du«, lachte Lars wieder.

»Hmm, aber es gibt einen Unterschied zwischen dem alten Mann und mir.«

»Und der wäre?«

»Er ist alt, und ich bin jung.«

»Das stimmt, aber …«

»Und er hat sich schon oft verliebt und ich doch noch nie«, fiel ich Lars ins Wort, der jetzt aufgehört hatte mich zu kraulen und an die Decke starrte.

»Ich weiß«, sagte er und klang traurig.

»Aber eine Gemeinsamkeit haben wir doch«, sagte ich schnell, damit er nicht mehr traurig war. »Sein Leben ist fast vorbei und meines auch.«

Oh Mist, dachte ich. Jetzt würde er bestimmt noch trauriger werden, doch stattdessen entdeckte ich diesen Ausdruck in seinem Gesicht, den er immer dann hatte, wenn er sich für uns irgendwelche Abenteuer ausdachte.

»Und deswegen werden wir aus deinem kleinen Herzen auch noch eine schöne Landkarte voller Krater und Furchen und Narben machen. Einverstanden?«

»Einverstanden.«

Lars trank seinen Tee aus, der jetzt bestimmt schon ganz kalt war und kam wieder zu mir nach oben. Ich nutzte den Moment, setzte mich auf und nahm meinen großen Bruder in den Arm. Mein Bauch tat zwar immer noch höllisch weh, aber für einen kurzen Augenblick würde ich die Schmerzen schon aushalten und biss auf die Zähne.

»Also, wenn du willst«, wisperte ich kaum hörbar und machte eine lange Pause, denn das Sprechen viel mir schwer. Mein Körper hatte gerade noch Kraft, um sich schlafen zu legen und das würde ich auch gleich tun. »Also, wenn du willst«, machte ich einen zweiten Anlauf, »dann schenke ich dir ein Stück von meinem Herzen. Ich wurde ja schon fünf Mal operiert, also mit Narben kenne ich mich gut aus. Wie der alte Mann aus deiner Geschichte.«

Lars drückte mich, und ich legte mich wieder auf den Rücken. Dann griff ich mit meiner Hand an mein Herz und tat so, als würde ich ein Stück herausnehmen. Ich prüfte, ob es auch groß genug war und reichte es ihm. Lars lächelte und drückte mein Stück sofort gegen sein Herz. Dann machte er das gleiche bei sich, und ich drückte sein Stück an mein Herz. Ich drehte mich zur Seite und schloss meine Augen.

»Gute Nacht, kleiner Bruder«, hörte ich ihn rufen, als er schon an der Tür stand.

»Gute Nacht, großer Bruder. Und lass dir was einfallen, wie wir mein Herz durchlöchern können.«

»Mach dir darüber mal keine Sorgen. Dafür bin ich ja da.«

Er ließ meine Zimmertür einen kleinen Spalt offen, damit ich noch ein paar Geräusche hörte, und ich dachte noch eine Weile über seine Geschichte nach. Ich überlegte, wem ich außer Lars noch ein Stückchen meines Herzens schenken könnte. Da mir außer Mama, Papa und Rocky aber so schnell niemand einfiel und diese Grübeleien ziemlich anstrengend waren, schlief ich zum Glück schnell ein. Ich freute mich schon aufs Aufwachen, denn dann konnte ich endlich mein neues Nintendo spielen, das noch immer eingeschweißt auf meinem Schreibtisch lag.

15

Ich wurde ziemlich früh wach. Mama, Papa und Rocky schnarchten noch um die Wette. Ich schlich mich auf Zehenspitzen in Lars' Zimmer und setzte mich an die Fußseite seines Bettes.

»Schlaf ruhig weiter«, flüsterte ich ihm zu, als er mich bemerkte. »Ich hab mein neues Spiel dabei und zeichne gerade ein Pferd. Du fährst ja nachher wieder nach Berlin, deswegen komme ich jetzt schon zu dir. Schlaf ruhig weiter. Ich schalte auch den Ton aus, okay?«

Lars nickte in sein Kopfkissen, drehte sich zur Wand und döste weiter. Ich wünschte mir, dass er seine Augen öffnete und Zeit mit mir verbringen würde, aber so war es auch okay. Ich schaute ihm eine Weile beim Schlafen zu, dann malte ich mein Pferd braun an. Nach einer Weile fragte er verschlafen: »Bist du noch da?«

Ich sagte: »Ja.«

»Wie lange sitzt'n schon da?«

»Weiß nicht.«

»Was machst'n?«

»Ich male ein Schaf.«

»Alles klar.«

»Willst du jetzt aufstehen, vielleicht?«, fragte ich.

Lars kitzelte mich mit den Füßen an meinem Bauch, und weil ich meinen Schutzpanzer noch nicht umgeschnallt hatte, kribbelte es, und ich musste lachen.

»Wie is'n das Wetter heute?«, fragte er.

Ich sah aus dem Fenster und weil die Sonne schien, sagte ich: »Schön.«

»Folgender Plan«, sagte Lars noch immer in sein Kopfkissen. »Ich gehe schnell duschen und packe meine Sachen zusammen. Dann springen wir in die Karre, trinken im Café Bohne einen Espresso, und du darfst auf dem Parkplatz eine Runde mit meinem Auto drehen.«

»Juhu!«

Als wir zurückkehrten, waren meine Eltern wach. Ich lief zu Papa ins Wohnzimmer und sagte, dass ich ihn lieb hatte, und als Mama aus dem Bad kam, drückte ich sie und sagte ihr das gleiche.

»Was ist denn mit dem Zwerg los?«, lachte Mama noch ein bisschen verkatert, bevor sie sich in ihrem Morgenmantel eine Tasse Kaffee aus der Küche holte.

»Ach, dem geht's einfach gut«, rief Lars ihr hinterher und rollte seinen gepackten Koffer zur Haustür.

Ich rutschte auf meinen Socken schnell in mein Zimmer und kramte den Fotokalender aus dem Geheimversteck unter meinen Unterhosen hervor. Zusammen mit Mama überreichte ich ihn Lars. Der war völlig baff, was wir voll lustig fanden, und als Mama auch noch ein Bild von Lars und mir in einem Bilderrahmen hervorzauberte, wusste er überhaupt nicht mehr, was er sagen sollte. Er legte den Kalender und das Bild vorsichtig in seinen Koffer und verabschiedete sich.

»Bis nächsten Samstag«, sagte er und drückte mich.

»Wie viele Tage sind das?«, fragte ich.

»Heute ist Sonntag. In sechs Tagen bin ich wieder da.«

»Wehe, du kommst nicht, dann komme ich zu dir«, lachte ich und drohte mit meinem Zeigefinger. Mama nahm mich zu Seite und sagte: »Und wovon träumst du nachts?«

»Von nackten Weibern«, kreischte ich und hielt mir beide Hände vor die Brust. Mama wusste schon, was das zu bedeuten hatte. Lars offensichtlich auch, denn er nickte mir zu und hielt seine Hand zum Abschlagen hin. Dann ging er fort. Ich schickte ihm während der Heimfahrt sieben SMS, und als er zu Hause ankam, rief er mich sofort an, um zu sagen, dass es ihm gutging. Kurz bevor ich ins Bett musste, telefonierten wir noch, aber nur, um unsere Stimmen zu hören. Dann schlief ich ein.

Während der Woche passierte nichts Außergewöhnliches. Ich wurde zur Schule gefahren und danach ins Hospiz. Am Dienstag musste ich zu einer Kontrolluntersuchung ins Krankenhaus und am Donnerstagnachmittag wollte mein Kinderarzt mich sehen, weil er sich wegen irgendeines Blutwertes Sorgen machte. Mich kümmerte das nicht. Wenn ich abends nach Hause kam, zeichnete ich alle Tiere, die ich gerne hatte, kraulte Rocky, trank Ginger Ale, futterte Chips und andere leckere Süßigkeiten, bis mir schlecht wurde, telefonierte mit Lars, guckte *Berlin – Tag & Nacht*, nahm meine Pillen, hatte entweder Schmerzen in der Lunge, im Bauch oder im Herzen und schrieb jeden Tag mit Tamtam. Eine ganz normale Woche im Oktober eben, okay, bis auf die Nachrichten von Tamtam – die waren neu. Lars hatte mir erlaubt, ihr zu schreiben, aber nur, wenn ich sie nicht nerven würde. Ich fragte Tamtam, ob ich sie nerven würde, und sie schrieb: »Nö.« Da war ich beruhigt. Sie erzählte mir jeden Abend von ihrem Tag im Büro, und ich erzählte ihr von meinen Schulaufgaben. Ich stellte mir dabei vor, Tamtam sei meine feste Freundin. Tamtam ist ziemlich hübsch. Sie hat lange blonde Haare, ein schönes Gesicht und ist dazu auch sehr lieb – und sie ist Single. Ich rechnete mir da gute Chancen aus.

Am Samstag fand im Hospiz ein Tag der offenen Tür statt. Alle waren ganz aufgeregt deswegen, sogar Mama, die in der Nacht zuvor kaum ein Auge zugetan hatte. Vielleicht lag es aber auch an Papas Schnarchkonzert oder den traurigen Gedanken in ihrem Kopf. Genau konnte man das nie sagen. Mama ist morgens ja immer etwas grummelig. Gegen Mittag holte sie meinen kleinen Reisekoffer vom Schrank und packte ihn mit Klamotten voll. Ich war natürlich neugierig, aber sie erklärte mir, dass Ester ein paar Sachen von mir benötigte und obwohl mir das auf Anhieb merkwürdig vorkam, kümmerte ich mich nicht weiter darum. Lars hatte geschrieben, dass er von Berlin direkt mit dem Auto zum Hospiz käme. Das war in dem Augenblick alles, was mich interessierte. Er blieb dieses Wochenende zwar nur für eine Nacht, aber eine Nacht war besser als keine.

Als Mama und ich im Hospiz ankamen, war schon ziemlich viel los. Es gab Kaffee und Kuchen, und da als Ehrengast eine Weinkönigin aus der Pfalz eingeladen war, gab es auch Wein. Wer wollte, konnte etwas Geld ins Hospizschwein stecken, wer aber gerade nichts dabei hatte, so wie ich, bekam seine Fanta auch gratis. Ein Fotograf lief mit seiner großen Kamera umher und machte Fotos. Ester stellte ihn mir vor. Er arbeitete für eine Hamburger Zeitung, aber ich wollte lieber mit der Weinkönigin an den Kickertisch. Ich fand sie sehr hübsch. Sie hätte auch eine Schönheitskönigin sein können. Im Kickern war sie nicht sehr gut, aber ich erlaubte ihr nicht aufzugeben. Das erste Spiel gewann ich 10:0. Mama unterhielt sich mit anderen Eltern und verschwand immer mal wieder, um vor der Tür eine Zigarette zu rauchen. Irgendwie schien sie heute ganz besonders nervös zu sein. Als ich das zweite Spiel auch 10:0 gewann, gestand ich der Weinkönigin zu, sich wieder mit den anderen Gästen zu unterhalten. Ich schickte Lars eine SMS und fragte ihn, wo er sei, und er schrieb, dass er noch im Stau feststecke. Wir hatten schon fünf Minuten nach drei, und ich wurde etwas sauer auf ihn. Er hatte mir doch fest versprochen, pünktlich um drei da zu sein. Ich trank von meiner Fanta, dann stand er plötzlich mit einem breiten Grinsen im Gesicht an der Tür. Einfach so. Wie damals, als ich ihn das erste Mal sah. Der Saftsack hatte mich reingelegt. Ich schrie ganz laut seinen Namen, schlängelte mich an den vielen Leuten vorbei und drückte ihn so fest ich konnte. Dann nahm ich seine Hand und zerrte ihn hinter mir her, um ihn allen vorzustellen, aber bevor er irgendwo etwas sagen konnte, zerrte ich ihn auch schon weiter. Vor dem Snoozle-Raum blieb Lars stehen und hielt mich an der Schulter fest. »Hey Daniel«, sagte er geheimnisvoll. »Ich bin nicht alleine gekommen. Ich hab dir jemanden mitgebracht. Geh mal an die Tür!«

In meinem Kopf wurde es für eine Sekunde stockfinster. Überraschungen waren gar nicht mein Ding, das wusste er doch, aber weil ich neugierig war, ließ ich ihn kommentarlos stehen und schlich vorsichtig zum Eingang zurück. Dort stand eine Frau mit langen blonden Haaren, die ich aus Facebook kannte. Ich strahlte, denn ich erkannte sie auf Anhieb. Sie lächelte mich an und sagte: »Hallo Daniel«.

Ich wurde ein bisschen verlegen, weil sie so groß und so hübsch war, schaute auf den Boden und sagte: »Hallo, Tamtam.«

Eine Stunde später oder so stiegen wir zu dritt ins Auto. Ich setzte mich freiwillig nach hinten, um besser nachdenken zu können. Niemand hatte mir verraten wollen, wohin wir fahren würden. Ester musste sich sogar Tränen aus den Augen wischen, als wir uns verabschiedeten, und Mama war auch kurz davor. Eigenartig! Mama sagte doch, dass die Klamotten in meinem Koffer für Ester bestimmt waren, aber warum hatte Lars den Koffer dann mit ins Auto genommen?

»Schläfst du bei uns?«, fragte ich Tamtam.

»So ähnlich, mein Schatz«, antwortete sie.

»Gehen wir jetzt was essen?«, fragte ich Lars.

»Sind schon auf dem Weg«, antwortete er.

Wir fuhren an der Innenalster vorbei, auf der man im Winter, wenn das Wasser gefroren war, Schlittschuhlaufen konnte. Für mich ist das zu gefährlich, weil ich auch noch Bluter bin und nicht hinfallen darf. Also hinfallen dürfte ich schon, aber mir dabei keine Knochen brechen, weil mein Herz die Operation nicht mehr überstehen würde. Deswegen erlaubt Mama mir lediglich, den anderen Kindern beim Schlittschuhlaufen zuzugucken. Weil das aber keinen Spaß macht, bleibe ich im Winter lieber ganz in meinem Zimmer. Lars bog in eine Seitenstraße ein, und wir fuhren eine kurze Strecke durch die Fußgängerzone. Dann hielt er vor einem Hochhaus aus Glas, vor dem ein roter Teppich ausgelegt war. Ein Mann in einem schwarzen Anzug und lustiger Mütze begrüßte uns freundlich und drückte auf einen Knopf. Eine Schranke öffnete sich.

»Was machen wir jetzt?«, rief ich nach vorne, aber Lars und Tamtam grinsten sich gegenseitig an und gaben keine Antwort. Vielleicht gingen wir in ein Schwimmbad, überlegte ich. Lars parkte sein Auto vor einem Schild, auf dem *Eingang Hotel* stand, und als wir ausstiegen, kam der Mann mit der lustigen Mütze und schob einen goldenen Gepäckwagen vor sich her. Das kannte ich aus dem Fernsehen. Aber was hatte das zu bedeuten? Warum waren wir hier? Und warum holte Lars all unsere Sachen aus dem Auto? Ich war ratlos.

Das Mädchen an der Rezeption schaute Lars ganz verträumt an, als er dort ein Formular unterschrieb. Tamtam flüsterte mir ins Ohr, dass Lars so etwas nie bemerken würde, weil er ein alter Schussel sei. Ich kicherte, aber nur ganz leise, da der Mann mit dem lustigen Hut neben mir stand und alles hören konnte. Mit einem Aufzug ging es weiter in den dritten Stock, Lars öffnete eine Tür, und wäre ich nicht schon sprachlos gewesen, dann spätestens jetzt. Auf dem großen Tisch, der sich mitten im Raum befand, waren ganz viele Chipstüten, Gummibärchen, Colafläschchen, saure Schnüre und so in eine durchsichtige Plastikfolie eingewickelt, mit einer hübschen Schleife drum. Wie hypnotisiert starrte ich auf den Süßigkeitenberg und entdeckte eine Karte, auf der mein Name stand. Ich nahm sie in die Hand und begann zu lesen.

SOFITEL
LUXURY HOTELS
Lieber Daniel,
wir freuen uns, dass Du im Sofitel Hamburg
Alter Wall bist, und wünschen Dir einen zauberhaften Aufenthalt.
Schön, dass Du bei uns bist.
Das Team des Sofitel Hamburg Alter Wall.

Krass! Woher kannten die meinen Namen? Und waren die Süßigkeiten alle für mich? Ich fragte Lars, der grinsend auf dem Sofa lag. Ich drehte mich einmal im Kreis, konnte die vielen neuen Eindrücke aber noch nicht so schnell verarbeiten. Wir waren in einem Palast. Es gab ein Schlafzimmer mit einem großen Bett und einem Fernseher, ein Wohnzimmer mit einem kleinen Bett und einem Fernseher, zwei Duschen, einer riesige

Badewanne, die hinter dem großen Bett stand und ein Badezimmer, das golden leuchtete.

»Was machen wir hier?«, fragte ich, und Lars sagte: »Übernachten.«

»Wie, übernachten?«

»Weißt du noch, was auf deiner Liste stand?«

»Ähh, ja«, sagte ich nach kurzer Überlegung. »5-Sterne-Hotel.«

»Willkommen im Schlaraffenland, du Blitzmerker.«

»Das ist jetzt … ähh … DAS machen wir jetzt?«

»Yupp.«

In meinem Kopf schlug ein Blitz sein. Ich brauchte ein paar Minuten, um damit klarzukommen. Tamtam stand auf dem Balkon und rauchte. Ich ging zu ihr. Wir guckten zusammen aufs Wasser runter, weil gerade ein Boot vorbeifuhr. Dann wurde mir kalt, und ich setzte mich zu Lars aufs Sofa. Er hatte seinen iPod an die Anlage angeschlossen, und aus den Boxen kam HipHop. Ich konnte es noch immer nicht begreifen.

»Woher kennen die Leute aus dem Hotel meinen Namen? Und woher wissen die, was ich gerne für Süßigkeiten mag?«

Lars lachte und sagte: »Hast du schon die Mini-Bar gesehen?«

»Meinst du den großen Kühlschrank neben den Fernseher?«

»Ja, genau.«

Dort gab es Cola, Fanta, Sprite, Ginger Ale, Champagner für die Erwachsenen und alkoholfreien Sekt für mich. Es war alles da. Ich breitete meine Süßigkeiten auf dem Sofatisch aus und begann zu futtern. Das musste ich erst mal verdauen. So etwas hatte ich noch nie mit eigenen Augen gesehen. Das gab es sonst nur im Fernsehen. Ich rief Mama an, um ihr alles zu erzählen, und sie fing gleich an zu weinen. Es waren aber gute Tränen, weil sie sich so für mich freute. Sie wusste über alles Bescheid. Nachdem ich endgültig realisiert hatte, was gerade passierte, bekam ich Hunger. Lars gab mir eine Karte und erklärte mir, wie der Zimmerservice funktionierte. Das war ziemlich praktisch, weil man nur zu telefonieren brauchte und schon wurde alles gebracht. Lars setzte sich neben mich und empfahl mir das Clubsandwich mit Pommes, weil das in solchen Hotels immer besonders gut schmecken würde. Als ich aber die Preise sah, bekam ich ein schlechtes Gewissen und sagte: »Lieber nicht. Können wir uns nicht draußen ein Restaurant suchen? Bitte!«

»Das können wir, aber ich fände es nicht schlecht, wenn du dich etwas ausruhen würdest. Ist alles klar bei dir?«

»Ja.«

»Wirklich?«

»Ja.«

»Du würdest es mir sagen, oder?«

»Keine Angst. Ich hab dir doch versprochen, dich nie anzuschwindeln.«

Lars nickte erleichtert, und ich warf ihm eine saure Pommes direkt in seinen offenen Mund. »Treffer versenkt«, rief ich und streckte die Arme in die Luft.

»Ich meine, weil Tamtam dabei ist. Nicht dass du denkst, du müsstest vor ihr Superman spielen. Okay?«

»Okay.«

»Wirklich?«

»Jahaaa!«

»Guck mal, das ist unser erstes großes Abenteuer ohne deine Mutter. Du kannst mir glauben, Alter, ich bin mindestens genauso aufgeregt wie du. Debbie hat mir zwar alle Arztunterlagen mitgegeben, deinen Behindertenausweis und eine ewig lange Liste mit Punkten, die ich im Ernstfall dem Notarzt zu sagen habe, aber wir beschließen jetzt einfach, dass nichts passiert und der ganze Scheiß bleibt im Koffer, okay?«

»Ja, okay.«

»Und falls doch, musst du mir helfen. Versprochen?«

»Mach dir keine Sorgen, Bruderherz. Ich sterbe schon nicht. Nicht heute. Dafür ist es hier viel zu schön.«

»Na, dann, dein Wort in Gottes Ohr.«

Ich ging zu ihm rüber und drückte ihn. Tamtam kam aus dem Bad zurück, wo sie sich für mich hübsch gamacht hatte, und wir suchten uns in der Nähe des Hotels ein schönes Restaurant aus. Ich durfte auf dem Weg dahin ihre Hand halten, was ich ganz toll fand. Es war sehr kalt, und der Wind fegte eisig um unsere Ohren. Wenn man aber die Hand eines Mädchens hält, wird einem gleich viel wärmer.

Das Restaurant hätte meinen Eltern gut gefallen. An den Wänden hingen große bunte Bilder und Bierkrüge und allerlei dekorativer Krimskrams und die Portionen, die die Kellnerinnen aus der Küche brachten, waren riesig. Der Laden war brechend voll, und zum Glück bekamen wir noch den letzten freien Tisch. Die Leute, die eine Minute nach uns kamen, wurden an die Bar geschickt, um dort zu warten. Wir bestellten Schnitzel mit Pommes und Bier und hatten ohne Ende Spaß. Tamtam sagte, dass Lars noch ein kleines Kind sei, viel jünger als ich, und dem konnte ich nur zustimmen. Ich erinnerte mich noch an den Tag, als ich Mama fragte, ob sie sicher sei, dass Lars schon über dreißig sei, weil er ständig Sachen mit mir machen wollte, die verboten waren: Schule schwänzen, fremde Leute mit Essen bewerfen oder mit seinem Auto im Halteverbot parken. Mama lachte damals und sagte, dass ich doch froh darüber sein sollte. War ich ja auch. Und wie. Trotzdem traute ich mich nur selten, bei seinen Aktionen mitzumachen, weil ich zu viel Angst hatte. Immer wenn etwas neu für mich ist, werde ich unsicher und so verhalte ich mich dann auch. Meistens stehe ich dann nur so herum, gucke ausdruckslos in die Luft oder tippe irgendwas in mein Handy. Ich schäme mich einfach. Lars sagt zwar immer, dass ich mich wegen nichts auf der Welt schämen müsse, aber ich kann es einfach nicht abstellen.

Die Frau am Nachbartisch beobachtete mich. Sie saß dort mit einem Mann, aber sie unterhielten sich gar nicht richtig. Tamtam meinte, die beiden hätten gerade ihr erstes Date, und die Frau sei vielleicht etwas unsicher deswegen. Es hätte nichts mit mir zu tun, dass sie ständig zu mir herüber guckte. Ich war anderer Meinung. Die blöde Kuh glotzte mich wegen meines Bieres an. Da war ich mir sicher. Sie wusste ja nicht, dass es alkoholfrei war. Ich wurde unruhig und traute mich nicht mehr, meinen Kopf zu heben, aber Tamtam nahm meine Hand und dann wurde es besser. Lars wollte mit kalten Pommes nach der Frau werfen, aber Tamtam verbot es ihm. Das fand ich gut. Tamtam und ich hielten zusammen. Als die Bedienung an unseren Tisch kam, um abzuräumen, schob Tamtam unsere leeren Gläser zusammen und wollte ihr dabei helfen. »Das schaff ich schon alleine«, reagierte die Kellnerin darauf patzig. Lars und Tamtam guckten sich verwundert an, und ich sagte zu Tamtam, dass sie nicht böse auf die Frau sein solle. Sie sah sehr traurig aus. Ihre Augen waren ganz leer, und ich konnte ganz viel Einsamkeit darin erkennen. Die arme Frau. Sie tat mir so leid. Wir waren ab sofort ganz freundlich zu ihr, und jedes Mal, wenn sie an unserem Tisch vorbeikam, schenkten wir ihr ein Lächeln. Ich bat Lars, ihr ganz viel Trinkgeld geben. Wenn man sieht, dass es unseren Mitmenschen nicht gutgeht, sollte man erst recht lieb zu ihnen sein, damit die Wunden in ihren Herzen schnell wieder heilen.

Das hübsche Mädchen an der Hotelrezeption lächelte Lars wieder so eigenartig an. Tamtam machte mich darauf aufmerksam, und wir gingen extra langsam zum Aufzug, um Lars zu beobachten. Er lächelte zurück, und sie schob sich eine Haarsträhne hinter ihr Ohr und schaute auf den Boden. Tamtam erklärte mir, dass Mädchen diese Bewegung machen würden, wenn sie jemanden toll finden. Ich verstand das nicht. Die Mädchen in meiner Schule fummeln sich permanent an ihren Haaren herum. Alle Mädchen machen das. Außer die Mädchen auf der Kinderkrebs-Station. Die haben ja keine Haare mehr. Die können nicht mehr zwirbeln. Aber das Mädchen im Hotel konnte das ganz gut. Tamtam lachte Lars aus, weil er sich nicht traute, sie anzubaggern, und ich lachte mit. Lachen macht so viel Freude, auch wenn das für mein Herz immer sehr anstrengend ist. Als wir wieder in unserer Suite waren, lag plötzlich ein Stück Schokolade auf meinem Kopfkissen mit einem Schild, auf dem stand: *Gute Nacht, Daniel.* Daneben saß ein Schaf. Kein echtes natürlich, sondern ein süßes Plüschtier. So könnte es immer sein, dachte ich, und ließ mich in die weichen Kissen fallen.

Später am Abend rief ich zwei Mal beim Zimmerservice an, um frische Eiswürfel für meinen alkoholfreien Sekt zu bestellen. Nach dem ersten Anruf klopfte ein Mann und nach dem zweiten Anruf eine Chinesin an unsere Tür. Die Chinesin war hübsch, aber anders hübsch, so chinesisch hübsch.

»Wollen wir Mama und Papa spielen?«, fragte ich Tamtam, die schon im Badezimmer war, um sich fürs Schwimmbad umzuziehen. Ich hatte meinen eigenen Bademantel dabei. »Ihr seid Mama und Papa, und ich spiele euren Sohn. Das wird voll lustig.«

»Ach, das kann ja was werden«, lachte sie.

»Also, wie willst du heißen?«, fragte ich.

»Ähh, Mama?«

»Nein, du brauchst einen richtigen Vornamen für das Spiel.«

Tamtam zeigte auf Lars und sagte: »Du bist Andreas.«

»Der Andy«, lachte Lars.

»Und wie heiße ich?«, fragte Tamtam.

»Vanessa«, schlug ich vor.

»Okay, jetzt brauchen wir nur noch einen Namen für dich«, sagte Lars. »Wie wär's mit Timmy?«

»Nein.«

»Stefan.«

»Nein, nicht Stefan«, protestierte Tamtam.

»Tom«, versuchte es Lars weiter, und ich lehnte wieder ab.

»Paul.«

»Nein.«

»Simon.«

»Nein.«
»Thomas.«
»Nein.«
»Mario.«
»Mutti, welchen Namen findest du denn schön?«, fragte ich Tamtam.
»Simon ist bislang der einzige Name, den ich schön finde.«
»Igitt«, keuchte ich und schaute wieder zu Lars.
»Robert … Eric … Fritz.«
Ich zeigte ihm bei jedem Vorschlag den Vogel. Fritz – was sollte das denn für ein Name sein?
»Ben«, schlug Tamtam vor, aber ich schüttelte wieder mit dem Kopf.
»Ich hab's«, grinste Lars. »Luca.«
»Ja«, grinste ich zurück. Luca, so wie Luca Hänni, mein Lieblingssänger. »Mama, Papa, eure Luca ist jetzt bereit für sein Wellnessprogramm.«
»Natürlich, eure Hoheit«, lachte Tamtam.
Das Schwimmbad sah ein bisschen wie eine Piratengrotte aus. Das Wasser war schön warm und leuchtete grün. Lars nahm mich beim Schwimmen huckepack, weil ich es alleine nicht so gut schaffte, aber nach zwei Minuten wurde mir so kalt, dass wir in die Dampfgrotte gingen. Hier konnte sich mein Körper wieder aufwärmen. Außer uns saß dort noch eine fremde Frau. Als Lars den Wasserschlauch nahm und Tamtam und mich damit abspritzte, quietschten wir laut und rächten uns, indem wir den Wassereimer auf ihn schütteten. Das war witzig. Für uns. Die arme Frau schüttelte nur mit dem Kopf und flüchtete in die Sauna auf der anderen Seite. »Wollen wir uns nicht bei ihr entschuldigen?«, fragte ich, aber Lars meinte, ein bisschen Spaß hätte noch niemanden umgebracht und legte sich hin, um zu entspannen. Tamtam legte sich jetzt auch hin. Als ich es ihnen nachmachen wollte, begann ich zu frieren.
»Lars, guck mal bitte, ob meine Lippen blau sind«, sagte ich leise und zittrig, und Lars sprang sofort auf und wickelte mich in dicke Handtücher ein.
»Du bist blau wie zehn Schlümpfe«, sagte er auf dem Weg nach oben, und ich hatte keine Ahnung, wie er das meinte.
»Wollen wir Klingelstreich spielen?«, fragte ich und hüpfte durch den Gang.
»Wir spielen erst mal ausruhen.«
»Aber …«
»Kein aber«, unterbrach mich Lars.

»Darf ich mich dann in die Badewanne legen, um mich aufzuwärmen?«

»Das kannst du machen.«

»Wir haben doch nur eine kleine Dusche zu Hause, und ich liebe es, ein schönes heißes Bad zu nehmen.«

»Weißt du was?«, sagte Tamtam. »Du legst dich in die Badewanne, und ich bringe dir ein Ginger Ale mit Eiswürfel.«

»In die Badewanne?«, fragte ich.

»Na, klar«, lachte sie.

»Au ja. So was hatte ich noch nie.«

»Darf ich aber ganz kurz vor dir ins Bad, mein Schatz?«

»Okay, Mutti«, lachte ich und zog meinen Bademantel zu. Mama würde sich auf dem Boden kugeln, wenn sie uns jetzt sehen könnte. Papa auch. Aber Mama noch mehr. Dieses Rollenspiel machte so viel Spaß, dass mir gar nicht mehr kalt war. Ich blieb vor dem Badezimmer stehen und wartete, bis Tamtam fertig war.

»Mama, mach hinne«, rief ich.

Tamtam rief: »Warte, mein Junge!«

»Willst du mal gucken?«, flüsterte Lars, der neben mir stand. »Geh einfach rein!«

»NEIN«, sagte ich.

»Ist doch lustig.«

»Mama, Papa sagt, ich soll mal reinkommen«, rief ich durch die Tür.

Tamtam antwortete nicht, weil sie unter der Dusche stand.

»Wieso guckst du nicht einfach?«, lachte Lars.

Ich ging durch den Wohnbereich zum zweiten Eingang des Badezimmers und sagte: »Weil man das nicht macht. Mama hat mich nämlich gut erzogen.«

Ich schaute zur Küchenzeile und fragte Lars, ob er einen Espresso trinken wollte, aber er schüttelte mit dem Kopf, und ich öffnete die Badezimmertür, weil ich vergessen hatte, dass Tamtam drinnen war. Sie stand im Bikini vor dem Spiegel, und ich erstarrte vor Schreck. Die Tür fiel von alleine wieder zu, und ich bekam einen Lachanfall.

»Hast du sie nackt gesehen?«, flüsterte Lars.

»Nein«, grinste ich.

»Wir zählen bis drei, dann kommen wir rein«, rief Lars ganz laut und ich hüpfte vor Freude.

»1, 2, 3. Wir kommen!«

Ich machte die Tür auf, Lars und ich linsten hinein, aber Tamtam war schnell in ihren Bademantel geschlüpft, so dass wir nichts sehen konnten. Sie lief uns entgegen und sagte: »Ihr kleinen Schlingel.«

Dann lachten wir alle, und Lars ließ mir ein Schaumbad ein. Weil Tamtam ein Mädchen ist, behielt ich meine Badehose aber an. Sie lag zwar im Wohnzimmer auf dem Sofa, aber man konnte ja nie wissen. Lars erlaubte mir herumzuplanschen. Das hätte er besser nicht tun sollen, denn was dann folgte, war eine Riesensauerei. Der Schaum flog nur so durch die Luft, die Wände wurden nass und nach wenigen Minuten hatte ich eine richtige Überschwemmung verursacht. Der komplette Marmorboden war voller Wasser und reflektierte schon das Licht, das von der Decke strahlte. Lars, der mit etwas Sicherheitsabstand bei den Waschbecken stand, lachte nur und sagte: »Ist das alles, was du drauf hast?«

Dann gab es Champagner.

Ich durfte die Flasche Moët&Chandon schütteln, und Lars ballerte den Korken mit einem lauten Knall vom Balkon hoch in den Nachthimmel direkt ins Wasser. Wie die Rennfahrer, wenn sie auf dem Podium stehen. Das hätte Papa gut gefallen, weil er sich sonntags oft Formel 1 anschaut. Tamtam föhnte und kämmte sich ihre Haare, und ich durfte sie beobachten. Ich liebe es, wenn Mädchen im Bad Mädchensachen machen. Da könnte ich stundenlang zugucken. Sie sehen dabei so wunderschön aus.

Lars saß am großen Tisch und war in seinen Laptop vertieft, Tamtam lag auf dem Sofa und schaute fern, ich lag im Bett und schaute ebenfalls fern. Jeder hatte seinen eigenen Fernseher, was voll cool war. Ich zappte durch die Programme und landete plötzlich bei einem Pornofilm. Zuerst giggelte ich und zappelte mit den Beinen, dann schaute ich schnell um die Ecke, ob die beiden etwas merkten. Taten sie nicht. Nach einer Weile rief Lars: »Daniel, was guckst du da?«

»Gar nichts, nur Werbung«, rief ich zurück.

»Die Musik hört sich aber sehr verdächtig an.«

»Nein, nein«, lachte ich.

Lars schlich sich durchs Bad von hinten an mich heran und überraschte mich. Ich stieß einen grellen Schrei aus, weil ich mich ertappt fühlte und weil es mir peinlich war. Er lachte und setzte sich an die Bettkante. Ich starrte wieder auf den Bildschirm und überlegte, wie ich es am besten sagen könnte. Dann flüsterte ich in sein Ohr: »Meinst du, ich darf Tamtam mal nackt sehen und ihre Brüste anfassen?«

»Frag sie doch!«

»NEIN«, sagte ich sofort und vergrub meinen Kopf im Kissen.

»Soll ich sie für dich fragen?«, grinste er.

»Spinnst du?«

»Was tuschelt ihr denn da drüben?«, rief Tamtam.

Ich hörte, wie sie vom Sofa aufstand. Schnell griff ich nach der Fernbedienung, um umzuschalten, aber ich Trottel drückte aus Versehen auf Standbild. Jetzt hatte ich den Salat.

»Oh!«, sagte sie mit großen Augen und drehte sich direkt wieder um.

Dann fingen Lars und ich laut an zu lachen, schalteten zum *Supertalent* um und riefen Tamtam zurück. Wir turnten zu dritt auf dem Bett herum, bis ich irgendwann außer Puste war und mich in die großen weichen Kissen fallen ließ. Lars holte eine kleine Flasche Orangina aus dem Kühlschrank, füllte die Limonade in ein Weinglas um und stellte es zusammen mit meinen Tabletten neben mir auf dem Nachttisch ab. Lars und Tamtam unterhielten sich kurz, aber ich konnte nichts verstehen, weil sie zu weit weg standen und mein Fernseher zu laut war. Lars zog sich Schuhe an, kam kurz zu mir ans Bett, tippte auf meine Pillendose und sagte augenblinzelnd: »Ich gehe kurz runter an die Bar. Ich könnte mir gut vorstellen, dass Tamtam nichts dagegen hat. In einer halben Stunde bin ich wieder oben, alles klar?«

»Okay«, sagte ich.

»Hast du wirklich verstanden?«, fragte Lars und rollte mit den Augen, aber was konnte man an seiner Aussage schon falsch verstehen? Er grinste so eigenartig. Dann fasste er mir an die Stirn, um zu überprüfen, ob ich Fieber hatte und einen Augenblick später hörte ich auch schon, wie die Zimmertür zuschnappte. Tamtam legte sich neben mich, ich kuschelte mich ein bisschen an sie ran, und wir guckten gemeinsam *Supertalent*. Ein Mädchen, das Krebs hatte, stand nun auf der Bühne und sang eine Ballade. Sie war nicht viel älter als ich, vielleicht ein oder zwei Jahre. Ihre braunen langen Haare waren wieder schön nachgewachsen und man sah ihr gar nicht an, dass sie so krank war. So wie bei mir. Das Mädchen war sehr hübsch, und sie lächelte die ganze Zeit. Trotzdem war es traurig, weil sie fast ausgeschieden wäre, aber Dieter Bohlen hatte am Ende etwas Mitleid und schickte sie in die nächste Runde. Das fand ich schön. Und als das Mädchen strahlend von der Bühne ging, strahlte ich auch. Irgendwann kam Lars zurück und fragte, was wir gemacht hätten, und ich sagte: »Nichts. Nur Glotze geguckt.«

Er sah zu Tamtam. Sie sagte: »Nur Glotze geguckt.«

»Und jetzt, seid ihr schon müde?«

Ich schrieb Mama eine SMS: *Gute Nacht. Hab dich lieb.*

»Ja, müde«, sagte ich und schaute auf die Uhr. »Ist auch schon nach Mitternacht.«

Als Tamtams Gesicht vor dem Schlafengehen abgeschminkt und voller weißer Creme war, sah sie nicht mehr so schön aus, und ich sagte zu ihr: »Mach bitte die Schminke wieder drauf. Das sieht viel besser aus, glaub mir. Je mehr Schminke, desto hübscher.«

Lars bekam einen Lachanfall, und ich wusste nicht wieso. Tamtam schimpfte mit mir, dass man einem Mädchen so etwas nicht sagen dürfe, aber sie musste dann auch lachen. Ich verstand sie nicht. Ich wollte ihr doch nur einen Tipp geben. Sie hatte ja auch keinen Freund und vielleicht lag es daran, dass sie sich immer abschminkte? Ich wurde sehr müde. Tamtam schlief im Wohnzimmer, weil die Matratze des Kinderbettes für meine kaputte Wirbelsäule zu hart war. Ich habe Skoliose und wegen den Eisenstäben in meinem Rücken muss ich weich liegen. Ich teilte mir das große Traumbett mit Lars, der aber die ganze Nacht über kein Auge zubekam, weil er zu viel Angst hatte, dass ich nicht mehr atmen würde. Sein Pech! Ich grunzte wie ein Baby. Am nächsten Morgen legte ich mich zu Tamtam rüber, um zu kuscheln. Lars schlief noch. Als mir langweilig wurde, brachte ich ihm einen Espresso ans Bett, schaltete den Fernseher ein und rief Tamtam zu uns. Dann guckten wir zusammen *Pumuckl.* Wie schön es jetzt wäre, die Zeit anzuhalten, dachte ich und machte es mir zwischen Mama und Papa gemütlich.

»Ich möchte nicht nach Hause«, sagte ich leise, aber ich wusste ja schon, dass Träume nicht ewig halten. Vor allem, wenn man am nächsten Tag Schule hat.

16

Mein Herz ließ mich wieder im Stich. Ich hatte so wenig Kraft in den Knochen, dass ich während des Englischunterrichts einfach einschlief. Mein Lehrer hatte vergeblich versucht mich zu wecken. Als ich meine Augen wieder öffnete, lag ich auf dem Sofa meines Klassenzimmers und war klatschnass geschwitzt. Zuerst wusste ich nicht, wo ich mich befand, aber als ich die gewohnten Stimmen der anderen Kinder hörte, von denen mich einige wieder auslachten, kam ich ziemlich schnell in die Realität zurück. Später im Hospiz schaffte ich es kaum, mich länger als ein paar Minuten auf den Beinen zu halten und döste den ganzen Nachmittag immer wieder ein. Zu Hause legte ich mich ohne Abendbrot ins Bett. Ich hatte keinen Hunger. Mein Magen tat weh, und die fiesen Herzstiche melden sich zurück. Es tat so weh. Wieso konnten die Schmerzen nicht aufhören? Mama setzte sich zu mir und hielt so lange meine Hand, bis ich eingeschlafen war. Dann ging sie ins Wohnzimmer, um zu weinen. Ich weiß das, weil meine Mama jede Nacht weint. Und damit meine ich wirklich jede Nacht. Sie sitzt auf ihrem Platz auf dem Sofa, liest sich diese Geschichte durch, die auf einem zusammengefalteten Zettel steht, und weint. Wegen mir. Ich wusste lange nicht, was dort geschrieben steht, weil ich ihn beim Detektivspielen nie gefunden hatte, bis ich am nächsten Tag zufällig darauf stieß. Der Zettel lag unter Mamas Kopfkissen. Wenn Rocky dort nicht herumgehüpft wäre, hätte ich ihn wahrscheinlich nie in die Finger bekommen. Ich steckte ihn schnell in meine Hosentasche, nahm meine Katze unter den Arm, schlich auf leisen Zehen in mein Zimmer, verriegelte die Tür, setzte mich an meinen Schreibtisch und begann zu lesen.

»Weit von der Erde entfernt fand eine Versammlung statt.

Es ist wieder Zeit für eine Geburt, sagten die Engel.

Ich weiß, antwortete Gott. *Und diesmal ist es ein besonderes Kind, das viel Liebe und Fürsorge benötigen wird von den Menschen, die es dort unten treffen wird. Es kann nicht laufen, lachen oder spielen wie andere. Von vielen Mitmenschen wird es nicht warmherzig aufgenommen, und es wird als behindertes Kind immer benachteiligt sein. Also lasst uns vorsichtig sein, wohin wir es senden. Wir wollen, dass sein Leben glücklich und zufrieden wird.*

Bitte, Gott, finde die Eltern, die diese schwere Aufgabe für dich erledigen können, warfen die Engel ein.

Ich habe sie schon gefunden, lächelte Gott. *Und dieser Mutter gebe ich ein behindertes Kind.*

Und ein Engel fragte: *Warum gerade ihr, o Herr? Sie ist doch so glücklich!*

Eben deswegen, antwortete Gott. *Kann ich einem behinderten Kind eine Mutter geben, die das Lachen nicht kennt? Das wäre grausam.*

Aber hat sie denn die nötige Geduld?, fragte der Engel.

Ich will nicht, dass sie zu viel Geduld hat, sonst ertrinkt sie in einem Meer von Selbstmitleid und Verzweiflung. Wenn der anfängliche Schock und die erste Verzweiflung abgeklungen sind, wird diese Mutter ihre Aufgabe bravourös meistern. Ich habe sie heute beobachtet. Sie hat Sinn für Selbständigkeit und Unabhängigkeit, was bei Müttern so selten, aber so nötig ist. Das Kind, das ich ihr schenken werde, wird in seiner eigenen Welt leben. Und sie muss es zwingen, in der ihren zu leben, was nicht leicht werden wird. Nein, sie ist hervorragend geeignet. Sie besitzt genügend Egoismus.

Der Engel rang nach Luft.

Egoismus? Ist das denn eine Tugend?

Gott nickte.

Wenn sie sich nicht gelegentlich von ihrem Kind trennen kann, wird sie das alles nicht überstehen. Diese Frau ist es, die ich mit einem nicht vollkommenen Kind beschenken werde. Sie weiß es zwar noch nicht, aber sie ist zu beneiden. Nie wird sie ein gesprochenes Wort als etwas Selbstverständliches hinnehmen. Nie ist ein einfacher Schritt etwas Alltägliches. Wenn ihr Kind zum ersten Mal Mama sagt, sei es auch nur mit den Augen, wird ihr klar sein, dass sie ein Wunder erlebt. Ich werde ihr erlauben, alles deutlich zu erkennen, was ich auch erkenne – Unwissenheit, Grausamkeit, Vorurteile –, und ich werde ihr erlauben, sich darüber zu erheben. Sie wird niemals allein sein. Ich werde bei ihr sein, an jedem Tag ihres Lebens, weil sie meine Arbeit ebenso sicher tut, als sei sie hier oben neben mir.

Und wen bekommt sie als Schutzheiligen zugewiesen?, fragte der Engel mit gezückter Feder.

Da lächelte Gott.

Ein Blick in den Spiegel wird genügen.«

Ich brauchte fast eine halbe Stunde, um die Geschichte zu lesen. Ich musste aber nicht weinen, so wie Mama, und faltete den Zettel wieder zusammen und schob ihn unter ihr Kopfkissen zurück.

17

Die Novembertage wurden kälter und kälter. Lars hatte dieses Mal nur eine kleine Sporttasche vom FC Bayern München dabei, nicht wie sonst, seinen großen Rollkoffer. Borussia Dortmund spielte heute in der Champions League gegen Real Madrid. Vielleicht deswegen. Außerdem wurde heute der Name des neuen Präsidenten von Amerika bekannt gegeben. Für mich spielte weder das eine noch das andere eine Rolle. Ich bin kein Fan von Dortmund und von den USA auch nicht. Papa auch nicht. Er zockte den ganzen Abend PlayStation. Davon sind wir beide große Fans. Ich klopfte an Lars' Tür und öffnete sie. Er lag mit seinem Laptop auf dem Bett und hörte leise Musik.

»Darf ich reinkommen?«, fragte ich.

»Klar, darfst du reinkommen«, sagte Lars. »Das musst du nicht immer fragen.«

»Mama hat gesagt, ich soll dich in Ruhe lassen, weil du so eine anstrengende Fahrt durch die Kälte hinter dir hast.«

»Keine Sorge, ich schmeiß dich schon raus, wenn du mir auf den Sack gehst.«

Das fand ich witzig, und ich grinste ein bisschen. Lars machte mir auf dem Bett Platz. Ich setzte mich neben ihn und lehnte mich gegen die Wand. Er sah müde aus. Seine Augen waren ganz rot, und ich machte mir Sorgen um ihn. Ich muss besser auf meinen großen Bruder aufpassen, sagte ich mir, aber wie konnte ich das anstellen? Ich sah zu ihm rüber, aber er starrte auf seinen Bildschirm.

»Was hörst du da?«, fragte ich.

»Kennst du nicht«, antwortete er leise.

»Woher weißt du das?«

»Weiß ich einfach.«

»Komm, sag schon!«

»Kanye West.«

»Häh?«

»So heißt der Musiker. Ist 'n Rapper aus den USA.«

»Klingt voll komisch«, sagte ich und war froh, einen besseren Musikgeschmack als Lars zu haben. Spontan fielen mir zwei Stars ein, die ich cool fand: Rihanna und Peter Maffay. Papa war noch nicht zu Hause, und Mama stand in der Küche, um den Salat für das Abendessen vorzubereiten. Mir war langweilig.

»Wollen wir kuscheln?«, fragte ich.

»Klar, komm her.«

Lars stellte seinen Laptop auf den Beistelltisch und rutschte zur Seite. Ich legte mich in seinen Arm, dann deckte er uns mit meiner Spongebob-Schwammkopf-Decke zu und stellte seinen Laptop wieder zurück auf die Bettkante.

Zuerst war ich still, aber dann fragte ich: »Was liest du da?«

»Eine Freundin hat mir auf Facebook geschrieben. Ich habe ihr von dir erzählt.«

»Echt?«

»Ja.«

»Was denn alles?«

»Hauptsächlich von unserem Geheimplan, also unserer Liste, und von all den Dummheiten, die wir beide so anstellen.«

»Okay«, sagte ich und war wieder ganz stolz auf mich, dass ich es geschafft hatte, Mama immer noch nichts von der Liste zu erzählen. Das ging sie nämlich nichts an. Das durften nur Lars und ich wissen. Und seine Freunde. Seine Freunde sind nämlich auch meine Freunde.

»Und dann habe ich sie mehr aus Routine etwas gefragt …«, sagte Lars und machte eine kleine Pause.

»Was denn?«

»Wie geht es dir?«

»Mir geht's gut«, sagte ich.

Lars lachte plötzlich so laut, dass ich mein Gesicht unter der Decke vergrub. Dann lachte ich auch und boxte ihn in die Seite. Ich begann ihn zu kitzeln, und er kitzelte mich zurück, bis ich nicht mehr konnte und mich nach hinten ins Kissen fallen ließ. Lars beugte sich über mich, ganz außer Puste, und sagte: »Deine Lippen sind schon wieder lila. Lass uns mal chillen.«

Dann legte er sich wieder neben mich, und ich konnte seinen Puls spüren. Sein Herz klopfte ganz schnell. Für eine Weile, ich weiß nicht mehr, wie lange genau, lagen wir einfach so nebeneinander und sagten nichts. Ich versuchte mich daran zu erinnern, worüber wir vor unserem Kampf gesprochen hatten, aber es fiel mir erst nicht ein. Dann schon.

»Was ist jetzt mit deiner Freundin? Was hast du sie gefragt?«

Lars atmete schwer, als ob er sich wegen etwas ganz besonders viele Gedanken mache. Ich kenne das von Mama und auch von mir selbst.

»Nachdem ich Camille deine Geschichte erzählt habe, schrieb ich ihr einen Satz, den man jeden Tag so oft hört, der aber fast nie ehrlich beantwortet wird: Wie geht es dir? Weißt du, ich habe mir nichts dabei gedacht, als ich ihr das geschrieben habe. Ich wollte einfach nett sein, aber nie im Leben hätte ich mit dieser Antwort gerechnet. Sie hätte, wie du gerade eben, auch Mir geht's gut oder so was in der Art antworten können, hat sie aber nicht. Sie hat für einen Augenblick ihren Schutzschild abgelegt und die Wahrheit gesagt, wie es ihr wirklich geht, und das hat mich, na ja, buchstäblich umgehauen.«

»Was bedeutet buchstäblich?«, fragte ich.

»Das heißt, dass ihre Antwort mich so berührt hat, dass ich mich hinsetzen musste, weil mir sonst vielleicht schwindelig geworden wäre und ich …«

Er machte eine Bewegung, die so aussah wie eine umfallende Hand, und machte dazu ein Geräusch, das sich genauso anhörte, wie wenn ein Auto gegen eine Wand scheppert.

»Sorry, ich kann das gerade nicht besser erklären.«

»Das kapiere ich schon«, kicherte ich. »Willst du mir das jetzt vorlesen?«

»Nein, ich glaube nicht, Daniel.«

»Warum denn nicht? Ich dachte, wir erzählen uns alles. Das hast du selbst gesagt. Also ich erzähle dir immer alles.«

»Ich will aber nicht, dass du etwas falsch verstehst«, sagte Lars, und seine Stimme klang gar nicht mehr so fröhlich wie eben.

»Du hast es mir aber versprochen!«

»Was habe ich dir versprochen?«

»Dass wir uns alles erzählen. Dass wir uns niemals anlügen und füreinander da sind – für immer! Du hast gesagt, dass wir Menschen keine Gedanken lesen können, weshalb man sich immer alles sagen muss. Ich weiß das noch ganz genau. Und du hast es mir versprochen.«

»Ich weiß«, flüsterte er in mein Ohr und streichelte mir über die Haare. »Ich weiß, dass ich es dir versprochen habe. Es ist nur …«

Jetzt atmete er wieder schwer. Armer großer Bruder! Ich war ein bisschen verwirrt, weil ich Lars so lieb habe und nicht wollte, dass es ihm wegen mir schlecht geht, aber ich hoffte auch, dass er sein Versprechen nicht brechen würde. Ich hoffte es so sehr. Die Gedanken schwirrten wieder wild durch meinen Kopf, und ich wäre am liebsten aufgestanden, um mir ein Glas Ginger Ale aus der Küche zu holen, aber ich wollte Lars nicht alleine lassen. Außerdem musste ich herausfinden, ob er mich angelogen hatte, ob er das alles nur so erzählt hatte.

Ich hasse Menschen, die Lügen erzählen. Ich hasse es, wenn mir jemand etwas verspricht und es dann nicht hält. Das finde ich sogar noch schlimmer als eine Lüge, weil man sich ja darauf verlässt, was dieser Mensch sagt und sich deswegen auf etwas freut oder keine Angst mehr hat. Und dann, wenn das Versprechen gebrochen wird, ist man sehr traurig und weiß nicht, ob man dieser Person je wieder vertrauen kann. Eine Krankenschwester hat mir einmal per Indianerehrenwort versprochen, dass sie nur ganz kurz mit ihrer Nadel in meinen Arm pikst, dass es gar nicht lange dauern und – das ist der wichtige Teil, dass es überhaupt nicht weh tun würde. Es tat aber fürchterlich weh und dauerte eine Ewigkeit, weil die doofe Nuss meine Vene verfehlte, und dann durfte ich auch nicht nach Hause, sondern musste im Todeshaus bleiben. Ich hatte Josi nicht dabei und konnte deswegen nur ganz schlecht einschlafen. Seitdem mag ich keine Krankenschwestern mehr, weil ich mich jetzt immer frage, ob sie mich wieder anschwindeln. Am liebsten habe ich es, wenn man mir ganz klar erklärt, was los ist. Die meisten Erwachsenen reden immer um den heißen Brei herum. Deswegen höre ich ihnen oft gar nicht zu. Ein eiskaltes Ginger Ale wäre jetzt echt der Hammer!

»Bruderherz, holst du mir ein Ginger Ale?«

»Mach ich«, sagte Lars und sprang auf. »Ich muss eh schiffen gehen.«

»Mit ganz vielen Eiswürfeln.«

»Wie immer.«

Dann knallte er die Tür des Badezimmers zu. Ich drehte mich zu seinem Laptop und erkannte die Nachricht seiner Freundin. Ich war so neugierig, weil ich unbedingt wissen wollte, was sie geschrieben hatte. Wenn Lars deswegen schon den ganzen Tag traurig war, musste es etwas sehr Wichtiges sein. Ich beugte mich vor, um zu gucken, wo Lars gerade war, denn ich wollte mich nicht dabei erwischen lassen. Man darf nämlich die private Post von anderen nicht lesen. Aber ich war doch so neugierig. Ich las nur den ersten Satz, ganz schnell und heimlich. *Ich weiß eigentlich, wie es mir geht, aber ich bin zu stolz, es mir einzugestehen.* Dann kam Lars mit meinem Ginger Ale zurück, und ich setzte mich auf, um besser trinken zu können.

»Ah, tut das gut«, sagte ich, und gab Lars das Glas, um es hinter uns auf die Fensterbank zu stellen.

»Pass auf, Daniel«, fing er an, »wir machen das so. Ich lese dir den Brief vor, und danach reden wir darüber. Wir sagen uns alles, was uns durch den Kopf geht, okay? Keine Geheimnisse.«

»Versprochen«, sagte ich erleichtert und hielt meine Hand zum Abklatschen in die Luft. Lars schlug ein, legte sich neben mich, rückte die Decke zurecht und stellte den Laptop auf seinen Bauch.

»Bereit?«

Dann begann er ganz langsam vorzulesen:

Lieber Lars,
ich weiß eigentlich, wie es mir geht, aber ich bin zu stolz, es mir einzugestehen. Ich wurde in drei Wochen zweimal am Herzen operiert. Montag war die zweite OP, nachdem die erste nichts gebracht hatte. Endlich hat mein Herz wieder richtig geschlagen. Nach einem vierstündigen Eingriff ohne Betäubung, weil ich sonst abgenippelt wäre. Heute bin ich zum Arzt gegangen. Kontrolluntersuchung. Ich war so glücklich, und dann sagt er mir, dass die schlimmen Extraschläge wieder da sind. Sofort wieder in die Klinik. Langzeit-EKG. Dann wird weitergeschaut. Sie haben noch nie einen solchen Fall gehabt. Ich bin kerngesund, alles in Ordnung, nur mein Herz macht, was es will. Und mein Herz, das brauche ich noch. Du kannst dir vorstellen, wie ich mich fühle, weil ich glaube, dass du die Gabe hast, dich in andere hineinzuversetzen. Ich fühle mich zwischen stark und schwach. Zwischen Opfer und Kämpfer. Zwischen »Ich kann nicht mehr« und »Jetzt erst recht«. Ich erkenne mich nicht wieder und sehe mich zum ersten Mal so wie ich bin: sensibel, verletzlich, bescheiden, frei von Arroganz.

Es ist rührend und traurig zugleich. Aber vor allen Dingen empfinde ich Demut. Respekt. Ehrfurcht. Und dann frage ich mich, wie kann dein Daniel schlafen? Wie sagt er »Gute Nacht«? Wie verabschiedet er sich von seiner Mutter, wenn ihr einen seiner Wünsche erfüllen geht? Wie erklärt er sich, dass es ihn und nicht einen anderen getroffen hat? Wann hat er aufgehört zu weinen, um stattdessen zu lachen?

Mit deinen Zeilen hast du mir Mut gemacht. Der Junge hat mir Mut gemacht. Sogar ohne dass ich viel über sein Schicksal weiß. Er ist so jung. So jung. Diesen Satz habe ich im Krankenhaus gehört. Von allen Seiten. Von 90-Jährigen. Von 70-Jährigen. Von Ärzten. Von Schwestern. Und

jedes Mal, wenn ich das hörte, kam mir die Kotze hoch. Die Wut. Ich fragte mich, was das Alter damit zu tun hat. Jetzt weiß ich es. Je jünger der Mensch, desto ungerechter ist es. Warum? Ich weiß warum. Ich fand die Antwort auf die Frage, warum ich traurig wäre, wenn ich sterben würde, als ich in der Krankenhaus-Kapelle saß. Und sie lautete: »Ich wäre traurig, weil mein Herz aufgehört hätte zu schlagen, bevor ich es jemandem geschenkt hätte.« Und das ist der Grund, warum es ungerecht ist. Ein Herz ist dazu da, um für jemanden zu schlagen. Und wer früh geht, geht vor der ersten Liebe. Und genau deshalb ist es traurig.
Deine Camille
Ich lag die ganze Zeit regungslos da und weinte still in mich hinein, aber als Lars nichts mehr sagte und seinen Laptop vom Bett stellte, ließ ich die Tränen einfach laufen. Ich zitterte am ganzen Körper und drückte mich fest an Lars' Hals, und er hielt mich und sagte: »Lass alles raus, Daniel. Lass es raus. Das ist okay. Das ist okay.«

Jetzt weinte er auch. Ich machte mir fürchterliche Sorgen um seine Freundin, und bei dem Gedanken, dass sie vielleicht bald sterben würde, fing ich noch mehr an zu weinen. Dann lagen wir einfach nur da. Ich bin immer erschöpft, wenn ich mich aufrege und weine, weil mein Herz dann viel mehr arbeiten muss. Anstrengung ist mein Tod, und weinen ist für mein Herz wirklich ganz besonders anstrengend. Lars reichte mir das Glas mit dem kalten Ginger Ale. Danach ging es mir etwas besser.

»Woran denkst du?«, fragte mich Lars.

»An Camille«, sagte ich. »Sie tut mir so leid.«

»Ich weiß.«

»Hast du denn alles verstanden, was sie geschrieben hat?«

»Ich weiß nicht.«

»War ganz schön viel, hmm?«

Ich nickte und wischte meine restlichen Tränen an Lars' Kapuzenpulli ab. Ich wollte nicht mehr traurig sein, aber ich konnte es nicht abstellen. Ich konnte nur noch an Camille denken. Ab und zu muss ich auch ein Langzeit-EKG tragen. Das ist voll ätzend. Und wenn es meinem Herzen schlecht geht, finden die Ärzte auch nie heraus, woran es liegt.

Dann klopfte Mama an die Tür und rief aus dem Flur, dass das Abendessen fertig sei, und Lars und ich riefen gleichzeitig zurück: »Kommen gleich.« Wir guckten uns an und fingen an zu lachen.

»Sie darf noch nicht sterben«, sagte ich.

»Sie schafft das. Lass uns positiv bleiben!«

»Ist sie hübsch?«

»Hat mich gewundert, dass du das jetzt erst wissen willst. Normalerweise ist das doch deine erste Frage, wenn ich dir von einem Mädchen erzähle.«

Ich grinste.

»Und ist sie hübsch?«

»Sie würde dir gefallen. Sie hat lange blonde Haare. Darauf stehst du doch.«

»Und wie«, sagte ich und stellte sie mir vor. »Hast du ein Foto von ihr?«

»Klar«, antwortete Lars und holte seinen Laptop wieder ins Bett.

»Boah, ist die hübsch«, platzte es aus mir raus und Lars stieß mich von der Seite an.

Er zeigte mir die Bilder aus ihrer Galerie und bei dem Gedanken, dass sie vielleicht bald schon tot sein würde, wurde ich wieder traurig. Da ich aber lieber glücklich sein wollte, sagte ich das erste, was mir durch den Kopf ging: »Hattest du schon Sex mit ihr?«

»HAHAHA, du denkst auch nur an das Eine, was?«, lachte Lars und rieb mir mit seiner Handfläche über den Kopf, was ein bisschen wehtat.

»Und hast du?«

»Ein Gentleman genießt und schweigt.«

»Du und Gentleman«, grinste ich und zeigte ihm den Vogel. »Bei dir piept's wohl.«

»Komm, wir gehen erst mal was futtern«, sagte Lars und hüpfte vom Bett runter.

Mama hatte im Wohnzimmer schon den Tisch vor dem Fernseher gedeckt und schaute uns neugierig an.

»Na, was habt ihr zwei Verrückten die ganze Zeit da drinnen angestellt? Ihr heckt doch schon wieder was aus. Das kann ich an euren Gesichtern erkennen.«

»Nix«, sagten wir gleichzeitig und fingen an zu lachen.

Mama schüttelte den Kopf und lachte jetzt auch, obwohl sie gar nicht wissen konnte, warum wir lachten. Ich glaube, sie freute sich einfach, weil ich mich freute. Mir geht es ja auch immer so. Wir aßen unseren Salat und sahen fern. Da Lars Vegetarier ist, essen wir jetzt auch nicht mehr so viel Fleisch. Jedenfalls nicht in der Zeit, in der Lars bei uns wohnt. Lars hat mir gezeigt, wie man aus Olivenöl, schwarzem Essig, Senf, Honig, Salz, Pfeffer und grünen Kräutern ein superleckeres Dressing machen kann, ohne dass es viel Arbeit bereitet. Und ich habe es dann Mama gezeigt, die ganz überrascht war, was ich alles kann. Seitdem schmeckt mir der Salat auch viel besser, und ich esse fast immer den ganzen Teller auf. Mama und Lars schauten auf den Fernseher. Ich nicht. Die Zeilen von Camille gingen mir nicht mehr aus dem Kopf. Vor allem die Sache, die sie über die Liebe geschrieben hatte. Rocky kam auf das Sofa gesprungen, legte sich aber an den Rand und schaute gegen die Wand. In der Katzensprache bedeutet das, dass er jetzt nicht gestreichelt werden wollte.

Um elf musste ich ins Bett und weil am nächsten Tag wieder Schule war, kam Lars noch schnell in mein Zimmer, um mir Gute Nacht zu sagen. Er stellte sich, wie immer, auf meinen Schreibtischstuhl und reichte mir ein Glas mit kalter Apfelsaftschorle nach oben. Ich trank einen Schluck und stellte das Glas dann auf meinem Kleiderschrank ab.

»Großer Bruder?«, begann ich den Satz, als ich mich unter der Decke mit Muh einkuschelte.

»Du hast doch mal gesagt, dass die Liebe die stärkste Macht im ganzen Universum ist.«

»Das stimmt«, sagte Lars und kraulte mir dabei kurz über den Kopf.

Ich nutzte meine Chance natürlich sofort aus und zog schnell das Oberteil meines Schlafanzuges aus, damit er mich auch am Rücken kraulen konnte.

»Jeden Abend das gleiche Spiel, was?«, lachte er. »Aber ich kann dich so gut verstehen. Ich habe das bei meinem Papa früher ganz genauso gemacht.«

»Ja?«

»Klar. Erstaunlich übrigens, was du dir merkst und was nicht.«

»Wie meinst du das?«

»Na ja, den Satz über die Liebe und das Universum. Wann haben wir uns darüber unterhalten?«

»Das war im ELBE-Einkaufszentrum. Als wir uns die Pizza Margherita geteilt haben.«

»Ja, genau. Wie lange ist das her? Zwei Wochen, drei, vier?«

»Weiß nicht«, sagte ich. »Nicht aufhören zu kraulen.«

»Ich kraul ja schon.«

»Wenn also die Liebe das schönste und stärkste und beste Gefühl überhaupt ist, dann muss ich mich noch verlieben, bevor ich zu meiner Schwester schwebe. Ich muss das wissen.«

Lars hörte wieder auf mich zu kraulen, und ich schimpfte mit ihm: »Merk's dir doch einfach mal: Nicht aufhören zu kraulen!«

»Zu Befehl, Chef«, lachte Lars und fuhr mit seinen Fingern langsam durch meine Haare, was sich ein bisschen so anfühlte wie beim Friseur, wenn sie mit dem Kamm durch deine Haare gleiten. Ich liebe es, zum Friseur zu gehen. Ich würde mir dort auch gerne meine Fingernägel machen lassen, aber Mama sagt, das sei nur was für Weiber.

»Das Problem mit der Liebe und dem Verliebtsein ist, dass es einfach passiert«, sprach Lars leise.

Ich mag seine Stimme. Manchmal, wenn ich nicht schlafen kann, rufe ich ihn an, und er erzählt mir von seinem Tag. Seine Stimme zu hören, beruhigt mich sehr. Und dann, nach ein paar Minuten, schlafe ich tief und fest, weil ich dann an Lars denke. Und wenn ich an ihn denke, geht es mir immer gut.

»Es ist keine Entscheidung, die man selbst treffen kann«, erzählte er weiter. »Du kannst nicht aus dem Haus gehen und sagen: Cool, heute Nachmittag habe ich ein bisschen Zeit, heute verliebe ich mich. Man kann nur sein Herz auf Empfang stellen. Mehr geht nicht.«

»Hmm«, murmelte ich und überlegte einen Moment. »Aber was ist, wenn ich es nicht mehr rechtzeitig schaffe, wenn ich mich nicht mehr verliebe, so wie Johnny und Baby?«

»Meinst du die beiden aus *Dirty Dancing*?«

»Ey, wen denn sonst? Haben wir doch zusammen angeguckt. Du hast auch schon Alzheimer, oder?«

»Hahaha.«

»Ich will auch Schmetterlinge im Bauch haben und ins Kino gehen und solche Sachen.«

»Du kannst mit mir ins Kino gehen«, grinste Lars, aber da hob ich nur meinen Kopf und meinte: »Mit dir will ich aber nicht knutschen!«

»Hahaha, ich feiere dich, mein Kleiner. Und ja, du hast vollkommen recht. Mit mir würde ich auch nicht knutschen wollen. Ist ja auch eklig.«

»Ehrlich mal.«

»Anna wollte ja auch nicht.«

»Wie oft denn noch: Vergiss diese Anna! Es hat geregnet, und du hast sie nach Hause gefahren und dann ist sie einfach ausgestiegen.«

»Du sagst es, Bruder.«

»So etwas macht man nicht. Da kann man sich wenigstens mit einem schönen Kuss bedanken.«

»Hahaha, du sagst es, Bruder.«

»Ich will das nur einmal erleben. Einmal richtig verliebt sein. Mehr will ich doch gar nicht.«

»Aber so geht es vielen. Was glaubst du, wie viele Menschen auf der Welt herumlaufen, die noch nie verliebt waren? So viele. Ohne Scheiß.«

»Ich meine, sonst habe ich doch gar nicht richtig gelebt. Camille hat das auch in dem Brief geschrieben. Und sie ist viel älter als ich und muss es ja wissen. Außerdem will ich mitreden können im Himmel. Bitte hilf mir dabei. Versprichst du es?«

»Ich versprech's dir.«

Dann nahm ich Lars in den Arm und sagte: »Ich möchte wenigstens nach meinem Tod ganz normal sein, so wie die anderen Kinder.«

»Scheiße, sag doch nicht immer solche Sachen. Jedes Mal bringst du mich zum Flennen, du Penner.«

»Tut mir leid, Brüderchen. Woher soll ich denn wissen, dass du so 'ne Lusche bist.«

Lars sagte jetzt nichts mehr, aber er wollte mich auch nicht mehr loslassen, was etwas unbequem für mich wurde. Ich nahm seinen rechten Arm von meiner Schulter, legte mich wieder hin und ließ seine Hand zufällig auf meinen Rücken fallen. Er wusste genau, was zu tun war.

»Du brauchst übrigens keine Angst zu haben«, sagte ich und nahm Muh wieder zu mir. »Für dich finden wir auch noch ein hübsches Mädchen.«

18

Täglich grüßt das Murmeltier. Mama Murmeltier und Daniel Murmeltier streiten um den Tagessieg.

»Nimm deine Tabletten!«, schreit Mama aus der Küche.

Ich zeige ihr den Vogel und gifte zurück: »Du spinnst wohl!«

Meistens renne ich dann weg, und das Theater fängt erst richtig an. So auch an diesem Krankenhaustag. Vor dem Termin im UKE hatten wir alle große Angst, weil wir erfahren würden, ob meine anderen Krankheiten einen neuen Kumpel namens Diabetes bekommen würden. Mama weinte viel deswegen. Für mich käme das allerdings einem Weltuntergang gleich. Würden die Ärzte mir auch noch meine geliebten Süßigkeiten verbieten, bliebe schließlich gar nichts mehr übrig, was mir einen Funken Freude bereitete.

Ich hörte Mama fluchen und toben, aber ich war sehr geübt darin, auf Durchzug zu schalten. Ich saß in meinem Zimmer und kämmte Anna. Meine Puppe hatte so schöne Haare – blond und glatt. Mama war mir in dem Moment egal. Sie nervte nur noch. Ihre ständige Nähe machte mich auch irgendwie aggressiv. Mir ist schon klar, dass ich daran nichts ändern kann, weil ich sie ja brauche, aber das ist ja das Problem. Ich möchte so gerne meine Ruhe haben, aber genau die kann mir niemand geben. Auch Mama nicht. Deswegen wehre ich mich so gut ich kann. Ich rebelliere. Gegen Mama, die Ärzte, mein krankes Herz. Ich werde niemals akzeptieren, dass diese bescheuerten Tabletten ein Teil meines Lebens sind. Und ich hasse diese doofe Box, in der Mama die weißen und violetten und grünen Pillen aufbewahrt.

Wenn ich morgens aufstehe, warten sie schon auf mich, um mir den Tag zu vermiesen. Aber ich bin ein Kämpfer. Sie werden nie ein Teil von mir werden, auch wenn sie mich am Leben halten. Ginge es nach mir, würde ich sie gar nicht mehr nehmen. Dann müsste ich mich auch nicht mehr mit Mama streiten. Dann könnte ich sie nur noch liebhaben und bräuchte keine gemeinen Wörter mehr zu ihr sagen. Ich möchte doch nur ein normaler Junge sein. Und normale Jungs müssen nicht so viele Medikamente nehmen. Normale Jungs haben ein gesundes Herz, eine gesunde Leber, eine gesunde Niere, einen gesunden Magen, eine gesunde Wirbelsäule, eine … Jesus im Himmel, gibt es auch nur ein Organ in meinem Körper, das nicht völlig im Arsch ist? Okay, mein Arsch vielleicht, aber selbst da kommt ganz schön oft Blut raus.

Ich rufe dann Mama. Wenn an der Kacka helles Blut klebt, ist es nicht so schlimm. Ist es aber ganz dunkel, fahren wir sofort ins Krankenhaus. Manchmal verrate ich auch nichts und spüle es schnell den Abfluss runter und tue so, als ob nichts geschehen wäre. Da ich dann aber ein schlechtes Gewissen bekomme und nicht einschlafen kann, mache ich das nicht mehr. Das fühlt sich wie lügen an, und dieses Gefühl möchte ich nicht mit mir herumtragen. Davon bekomme ich Bauchschmerzen.

Im Krankenhaus fühlte ich mich nicht so gut, und Mama las mir etwas aus ihrem Handy vor: »Man muss nicht unbedingt ein Engel sein, um anderen Menschen das Gefühl zu geben, gebraucht und geliebt zu werden. In den Augen jener Menschen, denen man dieses Gefühl gibt, wird man jedoch zu einem Engel.«

Ich schaute Mama an und sagte: »Ich bin schon ein Engel.«

Sie lächelte. Dann wurden wir aufgerufen. Lars kam mit. Und alles wurde gut. Meine Blutwerte waren zwar immer noch eine Katastrophe, aber ich hatte keinen Diabetes. Uns allen fiel ein riesiger Brocken vom Herzen. Ich dachte sofort an ein Meer aus köstlich gesalzenen Balsamico-Chips, in das ich mich legen könnte, und schickte einen Dankesgruß in den Himmel. Ach, endlich gab es mal gute Nachrichten. Ich freute mich schon auf den freien Nachmittag mit Lars, als Mama plötzlich zurück ins Wartezimmer ging und sich setzte. Aus gutem Grund hatte sie mir verschwiegen, dass ich noch einen Termin bei der Kinderpsychologin hatte. Ich konnte diese Frau nicht ausstehen, und Mama wusste das, aber okay, da musste ich jetzt durch. Mal wieder. Aber das Gröbste war überstanden. Für heute.

Bevor Lars mein großer Bruder wurde, ging es mir gar nicht gut. Ich wollte nicht mehr am Leben sein, dann doch wieder und im nächsten Augenblick wieder nicht. Alles war irgendwie grau und egal. Ich saß planlos in meinem Zimmer herum, ohne irgendetwas zu tun, und wartete ab, dass die Tage endlich zu Ende gingen. Mama nannte es eine Kinderdepression. Ich wusste nicht, was sie damit meinte, es war mir auch egal. Natürlich war es mir egal. Ich wollte meinen Frieden, mit niemandem reden und erst recht keine blöden Fragen beantworten. Und was machte Mama?

Schleppte mich zu dieser blöden Kinderpsychologin. Es war aber nicht ihre Idee. Der Vorschlag kam von Ester aus dem Hospiz, weswegen ich stocksauer auf sie war. Eine Woche habe ich deswegen kein einziges Wort mit ihr gewechselt. Ob ich an Mama denke, wenn ich im Krankenhaus liege, wollte die Psychologin während unseres ersten Gesprächs von mir wissen; ob ich schon von Mädchen träume; ob ich mich gerne verlieben würde; ob ich Schmerzen hätte und nur zu stolz sei, um es zuzugeben. Lauter blöde Fragen, wie sie nur Erwachsene stellen können. Warum sollte ich ihr das erzählen? Ich kannte sie doch gar nicht. Hatten diese Krankenhausmenschen keine eigenen Probleme, um die sie sich kümmern konnten? Immer musste ich dran glauben: Tabletten, Arztbesuche, Blutabnahme, Notarzt. Mir hing diese Scheiße nur noch zum Hals raus. Richtig zum Kotzen! Aber wegen meines Magenverschlusses schaffe ich nicht mal das.

Sosehr ich mich auch bemühte, darüber nachzudenken, ich kam auf keine Lösung. Warum sollte ich noch mal bei dieser Psychologin meine Zeit vergeuden? Damit sich die anderen besser fühlten? Ich finde, die Erwachsenen haben nichts verstanden. Ich verstehe zwar auch nichts, aber ich muss das auch nicht. Ich bin noch nicht volljährig und darf noch keine eigenen Entscheidungen treffen. Obwohl es mein eigenes Leben ist, habe ich darüber kein Mitspracherecht. Das finde ich ziemlich gemein. Ich werde gezwungen, in die Schule zu gehen, wo ich gemobbt werde, und ins Krankenhaus, wo ich gefoltert und ausgehorcht werde. Und dann wissen es die Erwachsenen immer besser. Sie fragen mich zwar nach meiner Meinung, aber wenn ich »Nein« sage, weil ich irgendwas nicht möchte, wie eine Darmspiegelung oder früh ins Bett zu gehen, dann muss ich es trotzdem tun. Aber ich bin nur ein Kind. Ich habe keine Ahnung von der Welt.

Was ich habe, sind Sonderrechte. Und eines davon ist, dass ich mich bei Psychologen blöd stellen darf und mir niemand daraus einen Strick drehen kann. Denn ich bin ja nur ein Kind.

Als die Stunde endlich vorbei war, flehte ich Mama an, mich nicht mehr zu dieser fremden Frau zu schicken. Ich wollte meine Zeit lieber mit Lars verbringen. Zum Glück war Mama auf meiner Seite. Sie findet Psychologen nämlich genauso doof wie ich und versprach mir, alle weiteren Termine abzusagen. Ich drückte sie ganz fest und sagte: »Danke, Mama. Du bist die beste Mama. Und weißt du was? Als Strafe schicken wir jetzt Ester zu dieser blöden Therapietante.«

Darüber musste sogar Lars lachen. Wir packten unsere Sachen zusammen, liefen zur Hauptstraße runter und nahmen den Bus Richtung ELBE-Einkaufszentrum. Ich brauchte dringend was zu trinken.

Mama ging Besorgungen machen, und Lars und ich setzten uns in unser Stammcafé auf unseren Lieblingsplatz. Gino, der uns mittlerweile gut kannte, grüßte uns freundlich, und ich gab unsere Bestellung auf. Ich wusste alles auswendig. Ich sagte: »Wie immer.« Es ist ein schönes Gefühl, wenn man irgendwohin kommt und dort mit seinem Namen angesprochen wird. Man fühlt sich gleich wie ein kleiner Prinz. Das gilt aber nicht für Krankenhäuser. Da wäre es zur Abwechslung mal schön, nicht erkannt zu werden. Wir bekamen unsere Getränke, und ich fragte Lars, warum er eigentlich nie arbeitete. Er fing an zu schmunzeln und sagte: »Mein Vater fragt mich das auch ständig.«

»Jetzt sag doch mal.«

»Ich habe es versucht, mit dem Arbeiten, meine ich, aber es hat nicht so gut funktioniert. Jedenfalls nicht so, wie ich mir das vorstellte. Deswegen arbeite ich heute nicht mehr. Ich schreibe nur noch.«

»Ist das keine Arbeit?«, fragte ich.

»Nicht für mich«, lächelte er. »Es ist eine gute Möglichkeit, sich seine eigene Welt zu erschaffen und so gut es geht nach seinen eigenen Regeln zu leben. Und ich muss mir von niemandem Vorschriften machen lassen. Ich bin frei. Jedenfalls rede ich mir das ein.«

»Hmm, ich will auch frei sein.«

»Ich weiß.«

»Kann ich ein Praktikum bei dir machen?«

»Als was denn?«, lachte Lars. »Ein Praktikum als professioneller Langschläfer oder als Peter Pan vielleicht?«

»Schreibsteller«, sagte ich.

Lars lachte immer noch und schüttelte den Kopf.

»Ich weiß nicht. Du solltest dir was aussuchen, was dir auch wirklich Spaß macht. Schreiben ist wie lebenslang Hausaufgaben machen. Weißt du noch? Das sind deine Worte.«

»Aber dann könnte ich bei dir in Berlin wohnen. Wir wären jeden Tag zusammen, und ich könnte dir auch jeden Morgen einen Espresso ans Bett bringen. Das schaffe ich! Du musst es mir einmal zeigen, aber dann kann ich es.«

Lars lehnte sich zurück und lächelte. Ich kam einfach nicht hinter sein Geheimnis. Lars geht nie arbeiten, so wie Papa oder Mama, und hat trotzdem immer Geld in der Tasche, wenn wir zusammen unterwegs sind. Das Leben eines Schreibstellers muss toll sein. Lars schläft jeden Tag bis mittags und bleibt bis spät in die Nacht wach, weil er nicht schlafen kann. Das ist voll cool, weil ich heimlich unter der Decke mit ihm skypen kann. Wir erzählen uns von unseren Sorgen, obwohl ich vieles von dem, was ihm durch den Kopf geht, nicht kapiere. Wenn ich ihm das dann sage, lacht er nur und antwortet, dass man nicht alles im Leben verstehen muss. Wir gucken dann so lange *Spongebob Schwammkopf* zusammen, bis einer von uns eingeschlafen ist. Meistens gewinne ich. Mein Papa hat große Angst davor, arbeitslos zu werden. Ich glaube, dann hat man kein Geld mehr. Als Schreibsteller kann man nicht arbeitslos werden. Ich möchte einfach so sein wie mein großer Bruder. Basta! Ich sah zu ihm rüber, und er hatte noch immer ein Dauergrinsen im Gesicht.

»Wie kommst du überhaupt darauf?«, fragte er.

»Wir haben von unserer Lehrerin die Aufgabe bekommen, uns für übernächstes Jahr eine Praktikumsstelle zu suchen«, sagte ich und lutschte an meiner Zitronenscheibe. »Die meisten der anderen Kinder wollen in die Werkstatt, aber ich möchte was Richtiges machen, also in der echten Welt.«

»Was ist denn *die* Werkstatt? Klingt nach einem John-Grisham-Roman.«

»Behindertenwerkstatt.«

»Ah, okay«, nickte Lars und rührte durch seinen Espresso. »Interessiert dich das denn? Ich meine, handwerklich zu arbeiten, schreinern, werken, zimmern. Ich kann nicht mal einen Nagel in die Wand klopfen.«

»Weiß nicht. Jesus war ein Zimmermann.«

»Stimmt.«

»Und ich bin doch ein Engel.«

»Stimmt auch.«

»Vielleicht gehe ich doch in die Werkstatt. Weil ja alle gehen. Und wegen Jesus und so.«

Ich stützte meinen Kopf auf meiner rechten Hand ab, weil er vom Nachdenken ganz schwer wurde, und saugte etwas Cola durch den Strohhalm.

»Du musst ganz anders an die Sache herangehen«, sagte Lars. »Frag dich einfach, welche Beschäftigung dir am meisten Spaß macht und dann suchst du dir ein entsprechendes Praktikum aus. Als ich in der neunten Klasse war, musste ich das auch machen. Ich bin damals Tag und Nacht Skateboard gefahren. Das war wirklich mein Ein und Alles, also habe ich ein Praktikum in dem Skateshop gemacht, wo ich sowieso immer abgehangen habe. Woran denkst du als erstes, wenn du nach Hause kommst?«

»An dich.«

»Und dann?«

»Weiß nicht.«

»Ich glaube, du solltest etwas machen, wo du mit vielen Menschen zusammen bist. Was hältst du davon, in einem Café zu arbeiten? Du könntest hübschen Mädchen ihren Cappuccino an den Tisch bringen.«

»Meinst du das Café, in dem Mama arbeitet?«

»Ach, stimmt. Na, vielleicht suchen wir noch weiter.«

»Am liebsten würde ich bei einem Friseur arbeiten.«

»Sehr gute Idee.«

»Aber das geht nicht«, sagte ich traurig. »Wegen des vielen Haarsprays und den Chemikalien in den Haartönungen und so. Ich würde keine Luft bekommen. Aber das wäre so schön. Ich mag es, wenn die Frauen schöne Haare bekommen und dann mit einem Lächeln nach Hause gehen. Ich frage bei Edeka.«

»Was?«

Lars schaute mich ganz entsetzt an.

»Bei Edeka – wieso das denn?«

»Weil ich doch meine Chips immer da kaufe.«

»Da finden wir aber noch was Besseres. Bis wann musst du denn einen Platz gefunden haben?«

»Ich glaube, ich habe noch ein Jahr Zeit. Vielleicht auch zwei Jahre. Konnte es mir nicht merken.«

»Und was sagt deine Mama?«

»Mama findet, dass ich mich damit nicht stressen soll. Für sie ist das nicht so wichtig, aber ich will das aus meinem Kopf haben und mich nicht ewig damit beschäftigen. Das blockiert meine Gedanken. Ich weiß schon, warum Mama nicht möchte, dass ich mich jetzt schon darum kümmere. Weil ja niemand sagen kann, ob ich dann noch am Leben bin. Ich will es trotzdem von meiner Hausaufgabenliste streichen. Einfach nur, um es weg zu haben.«

Lars schien darüber nachzudenken, weil er wieder in die Luft guckte. Dann kam Mama mit einer Einkaufstüte von Rewe an unseren Tisch, und ich versuchte mir zu merken, dass ich dort ja auch mal fragen könnte. Bei Rewe gibt es auch leckere Chips.

19

Ich war mit Janine verabredet. Mama hatte einen kleinen Schokoladenkuchen gebacken, weil ich wusste, dass sie den gerne mochte. Ich esse ja keinen Kuchen mehr, aber ich wollte ihr damit eine kleine Freude machen. Janine war ein Mädchen aus der Nachbarschaft, mit der ich mich immer gut verstanden hatte. Jedenfalls in meiner Erinnerung. Ich saß in meinem Zimmer und wartete. Sie hatte geschrieben, um 17 Uhr zu kommen. Ich kontrollierte fünf Mal, ob ich mich vielleicht im Tag irrte, aber ich hatte mir alles richtig gemerkt. Sie kam nicht. Um 18 Uhr versuchte ich sie anzurufen, aber ihr Handy war ausgeschaltet. Ich schickte ihr eine SMS und schrieb ihr auf Facebook eine Nachricht. Keine Antwort. Kein Rückruf. Sie hatte mich einfach vergessen. Dabei sollte sie doch das Highlight meines Tages werden. Janine war schon sechzehn und sehr hübsch, und ihr Beziehungsstatus auf Facebook war Single. Ich hatte mir schon vorgestellt, mit ihr in meinem Zimmer zu sein, alleine, und, ich weiß nicht, vielleicht einen Kuss abzustauben. Aus der Traum. Ich rief Lars an, um ihm alles zu erzählen, aber er war gerade unterwegs, und wir vereinbarten, um 20.30 Uhr zu skypen. Lars saß an seinem Schreibtisch und ich an meinem. Wie jeden Tag.

»Hat sie sich noch gemeldet?«, fragte er.

»Nö.«

»Voll blöd.«

»Ja, ich bin stinksauer auf sie. Immer noch.«

»Ich glaube, sie hat gerade ein paar persönliche Probleme. Das hat nichts mit dir zu tun.«

»Aber dann kann sie es mir doch sagen.«

»Ja, das könnte sie.«

»Sie hätte doch anrufen und mir sagen können, dass sie nicht kommt.«

»So ist das mit anderen Menschen«, versuchte mir Lars zu erklären, »weil sie mit sich selbst nicht zufrieden sind, machen sie manchmal blöde Sachen und merken gar nicht, wie sie damit anderen wehtun. Ich bin mir sicher, dass sie sich gemeldet hätte, wenn sie gewusst hätte, wie traurig du jetzt bist. Aber sie ist wahrscheinlich gerade mit sich selbst beschäftigt.«

»Mit sich selbst beschäftigt?«, wiederholte ich und musste grinsen. »LARS, was denkst du denn für ekelhafte Sachen?«

»Hahaha.«

»Nein, war nur ein Scherz«, sagte ich schnell, nahm einen Zug von meiner Kaugummizigarette und pustete den unsichtbaren Rauch aus.

»Was wollen wir denn machen am Mittwoch, wenn ich komme?«

Ich überlegte kurz und lächelte: »Du kommst erst mal mit in die Schule.«

»Am Mittwoch hast du keine Schule.«

»Doch.«

»Nee, da sind wir im Krankenhaus.«

»Häh?«

»Du hast wieder irgendeine Untersuchung. Ich komme mit. Am Donnerstag hast du Schule.«

»Kommst du dann am Donnerstag mit in die Schule?«

»Ich weiß noch nicht. Kommt drauf an, was wir später noch vorhaben.«

»Ich darf ja nicht schwänzen. Hat Mama mir verboten.«

»Na ja, der Sinn des Schwänzens ist, dass man es einfach macht, ohne um Erlaubnis zu fragen.«

Ich schrieb eine SMS an Vanessa. Das ist eine Krankenschwester aus dem Hospiz, und ich war deswegen etwas abgelenkt. Das war aber gut, denn so musste ich nicht an Janine denken und dass sie mich im Stich gelassen hatte. Nach einer kurzen Pause, sagte Lars: »Anna hat sich gemeldet.«

Ich hörte sofort auf in mein Handy zu tippen, hob meinen Kopf und guckte wieder in den Bildschirm.

»Welche Anna?«

»Na, Anna, das Model«, sagte Lars.

»Ach so, und was will die doofe Kuh?«

»Ach, total blöd. Die spricht in Rätseln. Ich verstehe kein Wort.«

Ich musste grinsen. »Erzähl mal! Was für Rätsel?« Lars saß in seinem Stuhl, starrte die Wand an und sagte kein Wort. »Jetzt bist du erst mal sprachlos, was?«

»Das bin ich wirklich«, sagte er nach einigen Sekunden. »Ach, die spielt irgendwelche behinderten Spielchen.«

Ich dachte wieder an schweinische Sachen, wollte schon fast etwas sagen, aber konnte mich gerade noch beherrschen. Lars fand das lustig und fragte, woran ich denken würde, aber ich drehte mich schnell weg und giggelte: »Nichts, nichts.«

»Du weißt doch, die Erwachsenen müssen immer cool sein und alles kompliziert machen.«

Ich sagte: »Ja.«

»Das ist nicht so wie bei dir. Du gehst einfach zu einem Mädel hin, checkst alles ab, bekommst die Telefonnummer, rufst an …«

»Was du nie gelernt hast«, unterbrach ich ihn.

»Ganz genau, was ich nie gelernt habe. Deswegen brauche ich dich, damit du mir das beibringst.«

Als ich am nächsten Tag aus der Schule und dem Hospiz nach Hause kam, war ich ganz aufgedreht, weil ich nur noch an mein Praktikum denken konnte. Ich hatte mir während des Tages so meine Gedanken gemacht und kam zu folgendem Entschluss: Wenn ich mir ganz schnell eine Stelle suche, dann kann ich vorher auf keinen Fall sterben, selbst wenn das Praktikum erst in zwei Jahren beginnt. Der liebe Gott würde nämlich sehen, dass ich mein Leben bis 2014 geplant hätte, sich das in einem dicken Buch notieren und mich in der Zeit noch nicht zu sich holen. Ich schrieb Lars eine SMS, ob wir nach *Berlin – Tag & Nacht* skypen könnten, und er antwortete zehn Sekunden später: »Ist doch klar wie Kloßbrühe.«

Das bedeutete ja.

»Ich brauche deine Hilfe«, sagte ich, als er online war.

»Schieß los!«

»Es geht um die Praktikumsplätze. Ein paar habe ich schon gefunden und die Telefonnummern rausgeschrieben: vom Kindergarten, dem Café, von Rewe und der Fahrschule. Jetzt brauche ich nur noch die Nummer von Edeka.«

»Du willst doch nur zu Edeka, damit du heimlich alle Süßigkeiten aufessen kannst.«

»Nein, ich will da wirklich arbeiten.«

»Na, wenn du meinst.«

»Kann ich nicht bei dir ein Praktikum machen?«

Lars begann zu lachen und sagte: »Hatten wir das Thema nicht schon?«

»Weiß nicht.«

»Guck mal, du musst am Ende bestimmt einen Praktikumsbericht schreiben.«

»Ja, und?«, fragte ich und begann die Telefonnummer von Edeka in mein Hausaufgabenheft zu schreiben, die ich mittlerweile gefunden hatte.

»Würdest du bei mir ein Praktikum machen, dann stünden am Ende der Woche lauter lustige Dinge in deinem Bericht. Weiß nicht, ob deine Lehrerin das so toll fände.«

»Mir egal. Ich fände es toll. Und darauf kommt es an.«

»Das stimmt allerdings«, gab Lars mir recht.

»Was würden wir denn Lustiges machen?«, wollte ich von ihm wissen.

»Hört gerade jemand zu? Deine Mutter, sitzt die neben dir?«

Ich sagte: »Nein.«

»Dann würden wir in Clubs gehen, wo nackte Frauen tanzen«, sagte Lars leise.

»Also, meine Türe ist offen«, sagte ich, und wir fingen beide an zu lachen, weil plötzlich Mama mit einem Grinsen im Raum stand.

»Ja, ja, ja. Die Tür steht offen. Ich habe alles mitgehört, ihr Schlingel. Keine Sekunde kann man euch beide alleine lassen. Nur Unfug im Kopf.«

Mama lachte in den Bildschirm, und Lars lachte zurück. Ich mag es sehr, wenn Mama auch mit Lars skypt, weil es sich dann wie eine richtige Familie anfühlt. Ich wünschte mir, mein richtiger Bruder würde sich ab und zu bei mir melden. Er müsste auch gar nicht viel erzählen. Ich würde ihn fragen, ob es ihm gut geht und ob mein Hund noch lebt.

»Daniel, du machst dir jetzt schon zu viele Gedanken«, sagte Mama, aber sie wusste ja nicht, was in meinem Kopf vorging. Ich streckte ihr die Zunge raus. Sie sah es aber nicht mehr, weil sie schon auf dem Weg ins Wohnzimmer zu Papa war.

Ich vergewisserte mich, dass Mama nicht im Flur stand. Dann flüsterte ich ins Mikrophon: »Ich habe mit Tommy Schluss gemacht, also ich meine, er hat mit mir Schluss gemacht.«

»Wie, so schnell?«, fragte Lars.

»Ja, aber ich bin jetzt mit Michaela aus meiner Schule zusammen.«

»Was?«

»Ja, klar.«

»Wie hast du das denn gemacht?«

»Sie wollte mit mir zuerst ins Internetcafé, aber dann war die Pause um.«

»Moment mal«, sagte Lars. »Tommy macht mit dir Schluss, und du schnappst dir sofort die Nächste?«

»Nicht so laut«, sagte ich. »Meine Mutter hört doch mit.«

»Okay, pssst.«

»Ja, so ist besser«, flüsterte ich.

»Warum hat Tommy mit dir Schluss gemacht?«

»Weil er wieder mit Isabelle zusammen ist. Ich bin auch ein bisschen sauer auf sie.«

»Verständlich.«

»Sie hat mich angeschrien.«

»Wegen Tommy?«

»Nein, ich habe doch mit Mike gesprochen und ihn gefragt, ob er noch mit Isabelle zusammen ist. Und er hat »nein« gesagt. Dann habe ich ihn gefragt, ob Isabelle mit Tommy zusammen ist. Und er hat »ja« gesagt. Dann ist er gleich zu Ali gerannt, seinem besten Kumpel und hat gepetzt.«

»Oweia.«

»Ja, und dann kam sie zu mir und hat mich angemeckert. Deswegen bin ich auch auf Tommy sauer, denn Isabelle betrügt jeden Jungen dort.«

»Ehrlich?«

»Ja, jeden Jungen. Und Michaela hat sie ausgelacht und ganz laut gesungen: *Du hast einen neuen Lover, neuen Lover, neuen Lover.* Wie bei Ätschibalätschi.«

»Hehe, ich verstehe.«

»Ja, deswegen steht auf meinem Arm auch Michi.« Ich hielt meinen Arm vor die Webcam, damit Lars die Schrift sehen konnte. »Michi, also Michaela und ich, wir sind so.« Jetzt formte ich mit den Fingern ein Herz und Lars lachte. »Dann kam Isabelle an und hat mit ihrer Krücke ganz fest gegen Michaelas Oberschenkel geschlagen, also gegen ihre Hüfte, ich meine gegen ihre Pobacke.«

»Nicht gut«, sagte Lars.

»Dann mussten sie zur Lehrerin, und die Lehrerin sagte, wenn die beiden sich nicht vertragen würden, müssten sie gemeinsam arbeiten.«

»Und mit Michaela verstehst du dich gut?«

»Ja, wir sind jetzt beste Freunde. In jeder Pause kommt sie zu mir und sagt, dass sie mich schon gesucht hätte und so.«

»Wie alt ist sie denn?«

»Weiß ich nicht.«

»Ist sie jünger oder älter als du?«

»Keine Ahnung, eins von beiden.«

Lars lachte ganz laut, und ich wusste nicht, warum. Dann fragte er: »Freust du dich darauf, sie morgen wieder zu sehen?«

»Ja.«

»Sehr gut. Bist du auch ein bisschen verliebt in sie?«

»Also, erst mal sind wir nur befreundet. Mal sehen, was daraus wird. Es hilft mir ja nichts, wenn ich Gefühle für sie habe, sie aber nicht für mich.«

»Genau. Und manchmal ist es ja auch ganz schön, einfach nur jemanden zu haben, mit dem man seine Zeit verbringen kann, damit man nicht so alleine ist. Man muss ja nicht immer verliebt sein. Ich habe auch viele Freundinnen und bin in keine von ihnen verliebt.«

»Aha.«

»Irgendwann wird bei dem einen besonderen Menschen der Funke schon überspringen«, gähnte Lars müde wie eine Eule. Er streckte alle viere von sich und nuschelte hinterher: »Du darfst nur die Geduld nicht verlieren.«

Ich schrieb mir schnell eine Erinnerungsnotiz in mein Hausaufgabenheft, dass ich mein Praktikum auch in einem Reisebüro absolvieren könnte. Keine Ahnung, wie ich drauf kam. Vielleicht weil ich dort von all den schönen Plätzen dieser Welt träumen könnte, die ich niemals mehr mit meinen eigenen Augen sehen werde. Dann überlegte ich, was Lars gerade gesagt hatte, weil ich mir etwas davon gemerkt hatte. Es dauerte eine Weile, aber dann wusste ich es wieder. Ich sagte: »Irgendwann ist ein ziemlich bescheuertes Wort, weißt du das?«

Lars fragte: »Warum?«

Und ich antwortete: »Weil es bloß ein anderes Wort für niemals ist.«

20

Papa war heute richtig sauer auf mich, und Mama musste den Begriff Honk für ihn googeln, weil er nämlich kein Honk sein wollte. Er motzte mich an, und ich musste in mein Zimmer gehen. Ich verstand nicht, warum Papa so beleidigt war. Ich schnappe diese Wörter in der Schule auf, oder im Fernsehen, oder sonst irgendwo, und plappere sie einfach nach. Über ihre Bedeutung mache ich mir keine Gedanken. Lars hat mir schon oft versucht zu erklären, was dieses Verhalten bei anderen Menschen auslöst, dass sie böse auf mich werden oder traurig, und dass ich, ließe ich diese Wörter einfach weg, deutlich weniger Probleme im Leben hätte. Meine Eltern würden mir viel mehr erlauben, ich dürfte länger wach bleiben und noch mehr Chips essen. Er bezeichnete das als taktieren, die Folgen meines Handels vorausahnen, aber genau das schaffe ich nicht. Ich denke immer nur von Augenblick zu Augenblick. Ich kann nicht anders. Wenn Mama zu mir sagt, dass wir in einem Monat eine wichtige Untersuchung im Krankenhaus haben, dann sehe ich nur eine Eins vor meinem Auge. Ein Monat oder ein Jahr – für mich macht das keinen Unterschied. Ich lebe heute, jetzt gerade, alles andere ist für mich bedeutungslos. Ich habe lernen müssen, mich nicht krampfhaft an etwas zu klammern, wie an den Traum etwa, wieder gesund zu werden, sondern aus jedem Tag das Beste zu machen. Was morgen sein wird, weiß doch sowieso nur der liebe Gott. Ich habe keine Vorstellung von der Zukunft und das bringt mich immer wieder in große Schwierigkeiten. Wenn ich Mama oder Papa oder Lars ärgere und zu ihnen Ausdrücke sage, wie *Du Lusche* oder *Du Honk*, dann denke ich mir nichts Böses dabei. Wirklich nicht.

Wenn ich abends durch die Wohnung hüpfe und ein bestimmtes Wort in meinem Kopf auftaucht, muss es raus. Sofort. Oft schiebe ich noch einen Lacher hinterher. Manchmal schreie ich auch oder tanze oder singe. Ganz egal. Vor allem, wenn ich einen langen Tag hatte. Dann muss diese Energie auf der Stelle aus meinem Körper, und ich drehe ein bisschen durch. Ich weiß das auch, aber ich kann nichts dagegen tun. Ich kann das nicht still ertragen. Das ist so schwierig.

Mama kochte mir eine Nudelsuppe, und ich skypte mit Lars. Ich fühlte mich ein bisschen schwach auf der Brust, kalt war mir auch, aber die Suppe wärmte mich von innen.

»Du kommst übermorgen, oder?«, fragte ich, obwohl ich das ganz genau wusste.

Lars nickte.

»Wie spät?«

»Es gibt zwei Möglichkeiten. Entweder ich hole dich von der Schule ab, oder wir treffen uns bei dir zu Hause und ziehen von dort gemeinsam los.«

»Und dann bauen wir Scheiße!«, lachte ich.

»Wie immer.«

»Und am Samstag fahren wir gemeinsam nach Blankenese, weil ich da ein Vorstellungsgespräch habe. Du musst mir helfen.«

»Klar, das machen wir. Was ist das für ein Laden?«

Ich überlegte und überlegte, aber ich kam nicht drauf. Ich überlegte noch stärker, aber es fiel mir einfach nicht ein.

»Irgendwas mit P«, sagte ich.

Ich rührte mit der Gabel durch meine Suppe, und Lars nannte ganz viele Berufe. Es hatte etwas mit Stühlen zu tun, aber ich war mir nicht mehr sicher.

»Hast du so etwas schon mal gemacht?«

Ich schüttelte mit dem Kopf.

»Hast du darauf überhaupt Bock?«

»Hmm, weiß ich nicht. Also, ich will's mir erstmal angucken, aber wenn's mir da nicht gefällt, verschwinden wir einfach wieder.«

»Alles klar.«

Ich sah Lars an und war froh, dass er mich begleiten würde. Ich war ja noch nie bei einem Vorstellungsgespräch.

»Wie geht's dir sonst?«, fragte Lars, und ich sagte: »Gut.«

»Keine Probleme heute?«

»Nein.«

Ich sagte ihm nicht die Wahrheit.

Am nächsten Tag bekam ich eine SMS: *Bruderherz, habe am Wochenende ein Date in Hamburg. Mit einem Mädchen. Erzähle dir alles heute Abend.*

Ich schrieb zurück: *Ist sie hübsch?*

Er antwortete: *Blöde Frage ;-)*

Ich überlegte, wie ich ihm bei seinem Date helfen könnte, und kam auf die Idee, ihm die Liste zu schicken, die ich mir vor einiger Zeit ausgedruckt hatte. Lars konnte jede Hilfe gut gebrauchen, weil er von Mädchen nicht sehr viel versteht. Er macht nämlich alles falsch. Wirklich wahr. Ich dachte: Zum Glück hat er mir rechtzeitig Bescheid gegeben. Mama brachte mir einen Tee, und ich begann, jeden Punkt der Liste einzeln abzutippen. Das war ziemlich viel Arbeit, aber Lars war mir diese Mühe wert. Er macht ja auch immer ganz viel für mich. Und Brüder müssen zusammenhalten. Für immer.

Die zehn wichtigsten Regeln für Jungs:

1. *Gib ihr ein T-Shirt mit deinem Duft zum Schlafen.*
2. *Hinterlasse ihr jeden Tag süße Nachrichten.*
3. *Sag ihr, dass sie toll aussieht.*
4. *Kitzle sie, auch wenn sie sagt, dass du aufhören sollst.*
5. *Wenn sie traurig ist, sag ihr, dass du sie liebst.*
6. *Beschütze sie, auch wenn sie behauptet, keinen Schutz zu brauchen.*
7. *Sei bei ihr, wenn es ihr nicht gutgeht.*
8. *Küsse sie im Regen.*
9. *Schenke ihr rote Rosen.*
10. *Wenn sie weinend zu dir kommt, ist das Erste, was du fragst: »Wen soll ich verhauen?«*

Ich setzte mich auf mein Sofa, und Lars erzählte mir von seinem Date. Er würde sie am Samstag für eine Stunde treffen, aber anscheinend konnte ich meine Begeisterung darüber nicht so richtig zeigen. Lars grinste und sagte: »Na, du freust dich ja riesig!«

»Häh, warum?«

»Sonst bekomme ich jeden Tag Ansagen von dir, ich würde bei den Mädels nichts auf die Reihe bekommen. Jetzt hab ich mal ein Date, und du sitzt auf deinem Sofa und sagst nichts.«

Ich lachte. Lars auch.

»Ist doch gut«, sagte ich etwas nachdenklich, denn erst jetzt wurde mir bewusst, dass die Zeit, die Lars mit dem Mädchen verbringen würde, mir am Ende fehlte. Das gefiel mir gar nicht. Ich lenkte schnell das Thema auf mein Zimmer, denn ich brauchte seine Hilfe, um meine Möbel umzustellen. Ich drehte meinen Laptop einmal um meine Achse, damit er sich ein Bild von der Unordnung machen konnte.

»Das Sofa ist eigentlich viel zu groß«, begann ich. »Mama hatte die

Idee, das Regal, wo meine Autos draufstehen, abzuschrauben und den schwarzen Schrank neben mein Bett zu stellen. Aber ich weiß nicht.«

»Hmm.«

»Und wir wissen nicht, wo mein Kickertisch hin soll.«

»Lass uns das morgen überlegen, wenn ich bei dir bin. Das kriegen wir hin. Keine Sorge.«

»Okay.«

Lars lehnte sich zurück und sagte: »Heute Abend treffe ich mich mit Sara, einer Freundin von mir.«

»Ist das die Sara von *Berlin – Tag & Nacht*?«

»Nee, das ist nur so eine Sara«, lachte Lars.

»Ach so«, sagte ich enttäuscht.

»Wir gehen erst was essen und danach zu der Ausstellung eines Kumpels von mir. Der malt Bilder, weißt du?«

»Hmm.«

»Und dann hat ein Freund auch noch Geburtstag und feiert eine Party.«

»Cool«, sagte ich mit einem Lächeln im Gesicht. Ich stellte mir vor, heute Abend zusammen mit Lars und seinen Freunden Alkohol zu trinken, Mädchen zu küssen und eine geile Zeit zu haben. Das wäre der absolute Wahnsinn.

»Ey, es ist so kalt geworden, das kannst du dir nicht vorstellen. Ich habe überhaupt keinen Bock rauszugehen.«

Ich lächelte nur.

»Es ist auch total neblig in Berlin. Ich wohne ja im vierten Stock. Wenn du aus dem Fenster guckst, siehst du normalerweise das Wasser. Es liegt aber so viel Nebel in der Luft, dass du nichts siehst. Alles ist weiß und düster, voll gespenstig.«

»Na ja«, sagte ich. »Gibt aber Schlimmeres.«

»Das stimmt, Brüderchen.«

»Hmm«, summte ich halb in Gedanken, halb bei Lars.

Wir schwiegen uns kurz an.

»Das Mädchen aus Hamburg heißt übrigens Nina.«

Ich zeigte keine Regung. Dann sagte ich: »Aha.«

»Ey, du bist echt der Schärfste«, lachte Lars, und ich lachte zurück.

»So war das nicht gemeint. Es ist nur, ich kenne so viele Ninas, dass ich gerade durcheinanderkam.«

»Hast du noch einen Tipp für mich?«

Ich überlegte. In meinem Kopf war alles leer.

»Gibt es etwas Bestimmtes, das ich ihr sagen oder sie fragen könnte?«

Ich grübelte immer noch, aber ich hatte schon wieder die Frage vergessen.

»Welches Mädchen?«

»Na, Nina«, antwortete Lars. »Aus Hamburg. Mit der ich am Wochenende das Date habe. Weißt du nicht mehr?«

Ich konnte mich nicht mehr erinnern. Am Wochenende war Lars doch bei *mir*, dachte ich und kam noch mehr durcheinander.

»Aber am Wochenende gehen wir zum Dom, oder?«

»Natürlich«, lächelte er mich an. »Wir machen alles, was du möchtest.«

Ich wurde eifersüchtig und auch ein bisschen wütend, weil es mir doch wieder einfiel: »Wann triffst du sie?«

»Oje, jetzt habe ich aber was angerichtet«, sagte Lars. »Ich weiß es noch nicht. Vielleicht treffe ich sie auch erst am Sonntag, kurz bevor ich wieder nach Berlin zurück fahre. Und wenn, dann eh nur kurz. Eine Stunde. Auf einen Kaffee.«

»Okay.«

»Also, was soll ich sie fragen?«, begann Lars erneut.

»Äh, warte«, sagte ich und kratzte mich an der Nase. »Ich überlege noch. Mir fällt nichts mehr ein, aber guck doch einfach auf die Liste. Ich habe dir doch schon ganz viele Ideen gegeben.«

»Das stimmt«, lachte Lars. »Trotzdem, was fällt dir ganz spontan ein? Nicht nachdenken, einfach sagen!«

»Du kannst sie mal fragen, ob du ihre Dinger anfassen darfst.«

»Direkt beim ersten Treffen, ja?«

»Ja«, sagte ich.

»Wie soll das klingen? So vielleicht: Entschuldigung, Nina. Darf ich deine Dinger anfassen, ja oder nein?«

Ich sagte: »Genau so.«

»Okay, aber ich fürchte, ihre Antwort kenne ich schon«, grinste Lars.

»Welche denn?«

»NEIN!!!«

»Das weißt du noch nicht.«

»Ja, da hast du allerdings recht.«

21

Um Mitternacht wurde mir plötzlich eiskalt. Ich spürte sofort, dass es sich nicht um den üblichen Schüttelfrost handelte. Es war wieder so weit. Das Monster kam mich besuchen, um mir das Herz herauszureißen. Es tat so weh. Ich lag im Bett und kämpfte dagegen an. Niemand außer mir kann das Monster sehen. Es ist unsichtbar, aber nicht für mich. Ich strampelte und trat mit meinen Füßen nach ihm, griff nach Muh, hielt mich an ihren Hufen fest, aber das Monster war zu stark, die Schmerzen zu groß. Meine Lunge begann zu brennen. Wenn ich einatmete, feuerten tausend Bogenschützen ihre spitzen Giftpfeile auf mich ab. Mein ganzer Körper zitterte. Ich konnte nicht aufstehen, nicht nach Mama rufen. Sie saß im Wohnzimmer. Der Fernseher lief. Ich war so schwach. Zum Glück lag mein Handy neben dem Kopfkissen. Ich schrieb Mama eine SMS: *Bitte ruf den Notarzt. Hab dich lieb.*

Dann schlief ich ein. Im Krankenhaus wachte ich wieder auf. Ich wachte nicht richtig auf, sondern dämmerte irgendwie vor mich hin. Es war mitten in der Nacht. Ich konnte fast nichts sehen, weil meine Augen wehtaten, aber ich spürte, dass an meinem linken Arm Schläuche hingen. Ich erkannte ein kleines rotes Herz, das verschwommen blinkte. Mama lag neben mir im Bett. Ich sah sie nicht, aber ich spürte, dass sie da war. Sie war ja immer da. Die Schmerzen wurden wieder schlimmer. Lars hatte mich einmal gefragt: »Was weißt du über Angst?« Ich sah ihn damals an und sagte: »Alles.«

Wo war er nur? Ich brauchte ihn. Das Monster war im Raum. Es war da. Es versteckte sich, aber ich konnte seine Kälte fühlen. Ich erinnerte mich. Lars traf sich mit Freunden, um zu feiern und eine gute Zeit zu haben. Bei dem Gedanken, ihn zu verlieren, zog sich mein Herz zusammen. Mit meinem rechten Fuß stieß ich so fest ich konnte gegen Mamas Beine. Sie drehte sich zu mir, streichelte meinen Kopf und küsste mich. Ich flüsterte ihr ins Ohr: »Bitte, Mama, ruf meinen Bruder an. Ich möchte ihn noch einmal sehen.«

Als ich das nächste Mal meine Augen öffnete, stand eine Krankenschwester vor mir. Sie gab mir eine Schüssel, in die ich spucken konnte. Ich bat sie, die Dosis meiner Schmerzmittel zu erhöhen, aber sie erklärte mir, dass sie das wegen meines schwachen Herzens nicht tun dürfe. Ich krümmte mich vor Schmerzen. Warum musste ich das alles ertragen? Warum konnte es nicht aufhören? Das Monster saß in der Ecke, hob seinen Kopf und lachte mich aus. Dann klopfte es an der Tür. Lars kam herein.

Endlich.

Er stellte seine Tasche ab und kam lächelnd auf mich zu. Ich konnte sein Lächeln nicht erwidern. Es tat zu weh. Ich schaffte es gerade so, Gallensaft in die Schale zu spucken, ohne mich dabei vollzusabbern. Bis zum Mittagessen – es gab Hühnersuppe, die ich nicht anrührte, hatte ich mich vierzehn Mal übergeben. Im Laufe des Tages erholte sich mein Herz wieder einigermaßen. Die Schmerzen waren zwar noch da, aber wenigstens schien sich das Monster vorerst in Luft aufgelöst zu haben. Vielleicht hatte es sich ein anderes Kind von der Krankenstation ausgesucht. Ab und zu kam ein Arzt herein und sprach mit meiner Mama. Lars holte mir eine kalte Bionade vom Kiosk und erzählte mir von der Party der letzten Nacht. Er war schon betrunken, als Mama ihn anrief. Das stellte ich mir lustig vor. Dann spielten wir zu dritt Stadt, Land, Fluss und warteten auf meine Ergebnisse.

Sie konnten den Grund meiner Schmerzen nicht finden. Der Wert eines gesunden Menschen liegt zwischen 0 und 99. Der Wert eines Menschen mit Herzfehler liegt zwischen 100 und 200. Mein Wert lag bei 593. Da die Ärzte mir aber nicht helfen konnten, sagten sie, es würde keinen Unterschied machen, ob ich die Schmerzen im Krankenhaus oder zu Hause hätte, also dürfte ich gehen, wenn ich wollte. Und wie ich wollte: »Alle Mann raus aus dem Todeshaus!«

Mama rief Papa aus dem Taxi an, er solle für uns drei Pizzen in den Ofen schieben. Wir hatten den ganzen Tag noch nichts gegessen. Die beiden hatten mächtig Kohldampf. Ich nicht.

Lars rückte das Sofa von der Wand vor den Schreibtisch, damit wir in meinem Zimmer zusammen fernsehen konnten. Ich fror immer noch. Mama brachte mir eine Wärmflasche und eine Decke und setzte sich zu Papa und Rocky ins Wohnzimmer. Lars und ich teilten uns eine Pizza, das heißt, ich biss einmal ab, brachte aber nichts herunter. Lars hielt meine Hand, damit ich mich nicht alleine fühlte. Er zappte durch die Programme und fluchte ein bisschen vor sich hin, weil nur Mist kam, aber dann freute er sich und legte die Fernbedienung zur Seite: »*Dirty Dancing* – genau das Richtige für einen Freitagabend.«

Ich nickte und mummelte mich ein. Aus zwei Gründen sehe ich mir nicht so gerne Spielfilme an. Erstens, weil ich mich nicht lange auf die Handlung konzentrieren kann, und zweitens, weil das echte Leben einfach nicht so schön ist. Okay, Horror- und Actionfilme sind auch nicht schön, aber die schaue ich mir auch nicht an, weil ich sonst Angst bekomme und nicht schlafen kann. Am liebsten sehe ich *Berlin – Tag & Nacht*. Mein Papa war noch nie in Berlin. Mama schon. Berlin ist die Stadt meiner Träume. Ob ich es jemals dorthin schaffe? Johnny und Baby tanzten gerade durch das Meer, als meine Augen zufielen. Eines wusste ich nach diesem Tag genau: Der Tod ist sicher, das Leben nicht.

22

»Aufwachen, aufwachen, aufwachen.«

Ich zog an seiner Decke, aber Lars murmelte nur müde wirres Zeug vor sich hin. Ich lachte ihn aus, weil er auf das blaue Spongebob-Kopfkissen gesabbert hatte. Er rührte sich keinen Zentimeter.

»Steh auf, du fauler Sack!«, schrie ich in sein Ohr, woraufhin er lustig zusammenzuckte. »Um zehn Uhr hab ich mein Vorstellungsgespräch. Raus aus den Federn!«

»Lass ihn schlafen«, rief Mama aus dem Wohnzimmer, und Lars nuschelte: »Hör auf deine Mutter!«

Ich setzte mich aufs Bett und rüttelte ihn.

»Bitte, bitte, bitte!«

»Okay, okay. Wie viel Uhr haben wir jetzt?«, gähnte er und dreht sich zu mir um.

»Weiß nicht.«

»Guck mal.«

»MAMA, wie viel Uhr haben wir?«, brüllte ich in sein Gesicht.

»Zehn nach neun«, rief sie zurück.

»Zehn nach neun«, sagte ich.

»Also schön«, grummelte Lars und boxte mich in die Seite.

Wir mussten nicht weit fahren. Das Geschäft lag an der Hauptstraße oberhalb des Bahnhofes. Lars parkte Papas Auto in einer Seitenstraße. Wir waren elf Minuten zu früh, weswegen wir noch sitzen blieben. Draußen war es nämlich kalt.

»Weißt du mittlerweile, wo du dich gleich bewerben willst?«

Ich zog einen Zettel aus der Tasche und reichte ihn rüber.

»Ah, ein Polsterer«, grinste Lars. »Das meintest du mit *irgendwas mit P.* Finde ich gut. Das ist ein schöner Beruf. Du hast Kundenkontakt, kannst verschiedene Stoffe aussuchen, vielleicht lernst du sogar, wie man sie zurechtschneidert. Gut gemacht, Kleiner.«

Lars gab mir den Zettel zurück, und ich steckte ihn wieder in meine Tasche. Uns blieben noch acht Minuten.

Lars fragte: »Kennst du jemanden aus dem Geschäft, oder wie bist du darauf aufmerksam geworden?«

»Der Zettel lag bei uns im Hausflur«, sagte ich.

»Und du hast auf gut Glück einfach mal angerufen, oder wie?«

Ich nickte.

»Wissen die Bescheid über dich?«

»Wie meinst du das?«

»Na, ob du ihnen schon ein bisschen was von dir erzählt hast?«

»Nein«, sagte ich und schaute auf die Uhr.

Noch drei Minuten.

»Aufgeregt?«, fragte Lars.

»Ein bisschen.«

»Hast du dir schon überlegt, was du fragen willst?«

»Muss ich Fragen stellen?«

»Also, du solltest schon wissen, was dich später dort erwartet.«

»Keine Ahnung. Lass uns gehen! Ich möchte pünktlich sein. Den Sauerstoff lassen wir aber im Auto.«

»Ist gut.«

Das Geschäft war nicht sonderlich groß. Als wir durch die Türe traten, klingelte es leise. Es roch süßlich, nach Tee und orientalischen Gewürzen. Ich schaute an die Wände, die mit schönen bunten Stoffen vollbehangen waren. Das gefiel mir. Trotzdem hatte ich ein bisschen Angst. Aus dem Hinterzimmer rief eine männliche Stimme: »Komme gleich.«

Ich stellte mich dicht neben Lars. Ob es eine gute Idee war herzukommen? Ich wusste nicht, was ich sagen sollte. Sonst regelte ja Mama alles für mich. Zum ersten Mal hatte ich etwas auf eigene Faust organisiert, ohne Hilfe, aber als dieser fremde Mann mit dem grauen Bart plötzlich vor mir stand, bekam ich weiche Knie. Er sah uns an und lächelte freundlich. Ich atmete tief ein und sagte: »Hallo, ich bin Daniel. Also, ich bin, ich meine, wir hatten, ähh …«

»Wir sind hier wegen des Praktikums«, sprang Lars für mich ein. »Sie hatten mit meinem kleinen Bruder bereits telefoniert. Es handelt sich um ein einwöchiges Schulpraktikum, und Daniel überlegt gerade, wo er es machen könnte. Deswegen sind wir hier.«

»Wunderbar«, sprach der Mann mit dem türkischen Akzent. »Sieh dich ruhig um, Daniel. Darf ich euch einen Tee anbieten oder Gebäck?«

Ich schüttelte mit dem Kopf, und Lars sagte: »Nein, danke. Sehr freundlich.«

»Wenn du Fragen hast, immer raus damit.«

Der Mann sah mich an, und ich bekam Angst, weil ich keine Fragen hatte und schnell wieder nach Hause wollte.

»Vielen Dank für Ihre Zeit«, sagte Lars, nachdem wir uns etwas im Laden umgesehen hatten, und schüttelte die Hand des Besitzers, der mich freundlich anlächelte. »Wir haben ja Ihre Nummer. Und falls meinem Bruder später noch etwas einfallen sollte, darf er Sie sicher anrufen, oder?«

»Aber natürlich. Auf Wiedersehen, Daniel. Bis bald hoffentlich.«

»Auf Wiedersehen«, erwiderte ich leise.

Auf dem Weg zum Auto sprachen wir kein Wort. Es stand ja auch gleich um die Ecke. Als ich wieder auf dem Beifahrersitz Platz nahm, und Lars für mich die Heizung anschaltete, sagte ich: »Lief doch ganz gut.«

Lars brauchte dringend einen Espresso. Wir fuhren ins Café Bohne, und ich nutzte die Zeit, um Mama anzurufen. Sie war mit Papa schon zum Griechen gelaufen, weil ja Samstag war und Papa dort samstags Karten spielte. Ich glaube, Mama freute sich darüber, dass Lars gerade da war, um auf mich aufzupassen. Sie sagte: »Macht euch einen schönen Tag und bleibt solange weg, wie ihr wollt.«

Ich hatte das Handy, wie immer, auf Lautsprecher gestellt, und Lars grinste schon verdächtig.

»Du hast deine Mutter gehört. Wir können machen, was wir wollen. Worauf hast du Lust?«

»Rabatz«, sagte ich und rieb mir die Hände.

»Bitte?«

»Das ist ein Spieleparadies, du Honk!«

»Ist das nicht ein bisschen anstrengend nach gestern? Oder hast du schon vergessen, was passiert ist? Dein Herz, Krankenhaus …«

»Ich scheiß aufs Krankenhaus!«, motzte ich. »Hast du nicht mal gesagt: So wie du jeden Augenblick erlebst, erlebst du dein ganzes Leben?«

Lars schaute mich überrascht an.

»Erstaunlich, was du dir merken kannst. Kaum zu glauben.«

»Ich will jetzt Spaß haben. In diesem Augenblick. Nicht morgen. Auch nicht übermorgen. Komm schon!«

»Okay, aber versprich mir, dass wir's langsam angehen.«

»Ja, versprochen.«

»Schau mal«, sagte Lars und zeigte in den Himmel. »Die Sonne kommt sogar heraus. Heute ist wirklich kein guter Tag zu sterben.«

»Siehst du!«, lachte ich. »Wenn selbst die Sonne auf unserer Seite ist, kann nichts Schlimmes passieren.«

Im Spieleparadies war die Hölle los. Ein Mädchen, jünger als ich, ritt gerade auf dem elektronischen Bullen. Ich stellte mich an den Zaun neben die anderen Kinder und schaute ihr zu. Sie machte ihre Sache gut. Sehr gut sogar. Besser, als ich es je könnte, wenn ich dürfte. Aber ich darf ja nicht. Wegen meines Rückens. Als sie schließlich von dem immer wilder werdenden Bullen abgeworfen wurde und in den weichen Polstern landete, applaudierte ich. Ihre Freundinnen warteten schon auf der anderen Seite und nahmen sie in den Arm. Ich drehte mich um und lächelte. Auf mich wartete Lars. Ich fuhr mit der Eisenbahn, paddelte in einem Tretboot durch ein Wasserbecken, spielte an den Automaten, warf Basketbälle in einen Korb, versuchte auf einer Balancierstange mein Gleichgewicht zu halten, schaute anderen Kindern zu, wie sie die Riesenrutsche bezwangen, kletterte durch die Kletterwelt, ballerte mit einer Schaumstoffballkanone durch die Gegend und haute den Lukas. Nach zwei Stunden bekam ich Hunger, und wir setzten uns ins Restaurant. Eine Frau rief durch die Lautsprecher, dass Christians Geburtstagsfeier jetzt beginnen würde und dass seine Freunde zu den Tischen drei und vier in den zweiten Stock kommen sollten. Ich tunkte meine Pommes in den Ketchup. Ich fühlte mich erschöpft, aber ich ließ mir nichts anmerken.

Die Nacht im Krankenhaus hatte ihre Spuren hinterlassen, aber der beste Weg war immer noch, in den Angriff überzugehen, Spaß haben, Dinge erleben, Pommes essen.

»Darf ich gleich eine Runde Gokart fahren?«

»Netter Versuch«, lachte Lars, und ich grinste schelmisch zurück. Am Tisch neben uns saßen zwei Jungs, vielleicht zwölf oder dreizehn, und ich überlegte, wie es wohl wäre, einen besten Freund in meinem Alter zu haben. Vielleicht jemanden, der, wie ich, auch nicht so lange durchhält. Es ist ja keine große Leistung, eine geile Zeit zu haben, wenn dir nichts fehlt; wenn du vor lauter Vorfreude auf den bevorstehenden Tag jubelnd aus dem Bett springst; wenn du jemanden hast, mit dem du deine Träume teilen kannst. Ich musste mich heute dazu zwingen. Es ist nicht so einfach, die Schönheit in der Welt zu erkennen, wenn du permanent von einem Monster verfolgt wirst. Trotzdem weiß ich, dass es keinen anderen Weg gibt. Ich darf mich nicht aufgeben, und deshalb muss ich mein Glück, an Tagen wie diesen, erzwingen. Manchmal, wenn ich wegen meinen Krankheiten gewisse Sachen nicht machen darf, wie Gokart-Fahren zum Beispiel, schließen Lars und ich die Augen und stellen es uns einfach vor.

»Was siehst du?«, frage ich ihn dann, und er beschreibt es mir bis ins kleinste Detail. Er erzählt immer so schön. Und wenn ich tief im Traumland versunken bin, fühlt es sich an, als ob ich es wirklich erleben würde. Ein bisschen. Auf dem Weg zum Ausgang kamen wir wieder beim elektronischen Bullen vorbei.

»Bruderherz, tust du mir einen Gefallen?«

»Klaro.«

»Ich darf ja leider nicht, also musst du jetzt ran. Reite den verdammten Bullen für mich!«

Als ich aufwachte, war es schon dunkel. Ich stolperte etwas tapsig durch die Wohnung, schaute ins Gästezimmer, das leer war, und ging weiter ins Wohnzimmer. Mama und Papa lagen auf dem Sofa und guckten *Supertalent*.

»Wo ist Lars?«, fragte ich.

»Der ist doch bei seinem Date«, lachte Mama.

»Ach, stimmt.«

Ich rieb mir den Sand aus den Augen. Ich hatte den ganzen Nachmittag verschlafen. Rocky sah mich an und lief schnurrend an mir vorbei. Ich stand eine ganze Weile planlos im Wohnzimmer herum, bevor ich mich zu Mama unter die Decke kuschelte und mir den Kopf kraulen ließ. Um fünf Minuten vor neun klingelte es an der Tür. Lars war zurück.

»Und?«, fragten wir alle.

Sogar Papa wollte wissen, wie es gelaufen war. Lars setzte sich zu uns und begann zu erzählen. Irgendwann sagte er: »Sie saß mir in diesem Restaurant gegenüber, schaute mir plötzlich tief in die Augen und säuselte: *Weißt du, Lars. Ich stehe nicht auf schöne Männer. Ich stehe auf Charakterköpfe, auf echte Typen.* Mir ist fast die Kinnlade auf den Tisch gefallen, als ich das gehört habe. Das war dann auch mein Zeichen zu gehen.«

Mama und Papa lachten.

»Stellt euch mal vor, ich hätte zu ihr gesagt: *Weißt du, Nina. Ich stehe nicht auf hübsche Mädchen.* So einen Spruch kannst du doch nicht bringen, schon gar nicht beim ersten Date.«

Jetzt verstand ich, was Lars meinte. Das war wirklich etwas ungeschickt. Man muss den Mädchen immer sagen, dass sie hübsch sind. Das gefällt ihnen nämlich. Ich finde, man sollte ohnehin versuchen, so oft wie möglich freundlich zu sein, zu lächeln und Komplimente zu verteilen. Wenn du jemanden siehst, der einen schönen Pulli trägt, dann sag es ihm ruhig. Und wenn man jemanden richtig lieb hat, sollte man es auch immer laut aussprechen. Ich habe noch nie erlebt, dass sich ein Mädchen darüber geärgert hat, wenn man zu ihr sagt, dass sie schöne Haare habe. Für Jungs gilt das übrigens auch. Ich liebe es, Komplimente zu bekommen. Das mag doch jeder, weil es sich im Herzen so schön anfühlt.

»Hast du ihr eine rote Rose mitgebracht, wie ich dir gesagt habe?«, fragte ich Lars.

Er sagte: »Nee.«

»Hast du ihr gesagt, dass sie schöne Augen hat?«

»Auch nicht.«

»Hast du von den Sternen erzählt.«

»Hahaha.«

»Und hast du sie gefragt, ob du ihre … du weißt schon … anfassen darfst?«

Mama und Papa begann zu lachen, und Lars schüttelte zum vierten Mal mit dem Kopf.

»Du Lusche!«

»Ich weiß, ich weiß«, lachte er und hielt sich schuldbewusst die Hände vors Gesicht.

»Du hast auch jeden Grund, dich zu schämen«, sagte ich laut und zeigte mit dem Finger auf ihn. »Morgen zeige ich dir mal, wie man das macht.«

Lars saß am Steuer von Papas VW und erlaubte mir, das Lenkrad zu halten. Ich durfte schalten und lenken und musste mich dazu weit nach links beugen, um alles richtig zu machen. Es klappte schon ganz gut. Eine Frau, die mit ihrem Auto neben uns fuhr, winkte und lächelte, und wir winkten zurück. Ich glaube, sie freute sich für mich. Da meine Eltern noch schliefen, als Lars aus der Dusche kam, hatte er sich einfach Papas Autoschlüssel genommen, ohne zu fragen. Mir war das eigentlich nicht so recht, weil ich keinen Ärger bekommen wollte, aber Lars grinste nur und meinte, dass man ab und zu ruhig aus dem langweiligen Alltag ausbrechen könne. Nicht fragen, einfach machen. No risk, no fun. Wir wollten frühstücken, und ich schlug die Hansebäckerei Junge vor. Die Bäckerei lag direkt neben Lidl, und ich kannte mich dort gut aus. Wir parkten Papas Auto direkt vor dem Eingang. Ich durfte abschließen und den Schlüssel einstecken. Ein hübsches türkisches Mädchen bediente uns. Lars bestellte sich ein

Käsesandwich, einen frisch gepressten Orangensaft und einen Espresso. Ich nahm Rührei mit Speck und einen Kindercappuccino.

»Habt ihr eine Bonuskarte?«, fragte sie freundlich.

»Nee«, sagte Lars ohne zu überlegen.

»Klar, haben wir eine«, rief ich, boxte in seine Seite und schob mich vor ihn. »Du musst entschuldigen«, lächelte ich das Mädchen an. »Mein großer Bruder ist zum ersten Mal hier. Er kommt aus Berlin. Und er ist Single. Also, wenn du Interesse hast?«

Lars begann zu lachen.

»Oh, wie lange bleibt er denn in Hamburg, dein großer Bruder?«, lächelte sie mich an.

»Er fährt heute wieder, leider, aber ich habe seine Handynummer. Die kann ich dir nachher geben. Und dann rufst du ihn an. Er würde sich freuen, weil er ja niemanden hat außer mich.«

»Das ist aber traurig«, sagte sie.

»Ja, aber so schlimm ist es jetzt auch nicht. Du kannst dich gerne um ihn kümmern.«

»Und woher weißt du das so genau?«, fragte sie.

»Was denn?«, fragte ich zurück.

»Dass ihm das gefallen würde?«

»Hallo? Ich bin sein kleiner Bruder. Ich weiß das eben.«

»Ach so.«

Lars und das hübsche türkische Mädchen lächelten sich an. Dann schob sie ihm unser Essen über den Tresen, und wir setzten uns an einen der vielen freien Tische. Außer uns war nur noch ein Ehepaar da. Jedenfalls sahen sie wie ein Ehepaar aus. Die meisten Kunden kauften frische Brötchen und fuhren damit schnell wieder nach Hause. Wir nicht. Wir blieben. Lars bekam erst einmal eine saftige Ansage von mir: »Siehst du, so wird das gemacht! Wenn wir fertiggegessen haben, fragst du nach ihrer Nummer, und alles ist geritzt. Ist doch ganz einfach. Wie hast du das denn früher gemacht?«

»Das frage ich mich auch manchmal, aber zum Glück bist du jetzt da, hmm?«

»Ehrlich mal.«

Wir hatten jede Menge Spaß in der Bäckerei, bewarfen uns mit Rührei und Käsestückchen und rülpsten um die Wette. Das Ehepaar, das nur zwei Tische weiter saß, beobachtete mich die ganze Zeit. Ich konnte Lars gerade noch davon abhalten, eine Kanonenladung Rührei in ihre Richtung abzufeuern. Er stand auf und ging aufs Klo. Als er zurückkam, zog er hinter ihnen eine lustige Orang-Utan-Grimasse. Ich begann laut zu lachen. Der Mann und die Frau drehten sich zu Lars, der aber lächelnd an ihnen vorbeiging, als sei nichts gewesen. So lustig. Auf dem Parkplatz vor der Bäckerei durfte ich noch ein paar Runden mit Papas Auto drehen und musste versprechen, nichts davon zu Hause zu verraten.

»Das ist unser Geheimnis, okay?«, sagte Lars. »Ich bekomme sonst Ärger.«

»Versprochen, Bruderherz.«

23

Die Tage zogen ins Land, und ich ließ mir im ELBE-Einkaufszentrum von Bianca, meiner Lieblingsfriseurin, *LARS* als Schriftzug in die Seite rasieren. Keiner wusste davon. Es sollte eine Überraschung werden. Und weil ich schon mal da war, ließ ich mir auch gleich die Augenbrauen zupfen. »Damit ich hübsch aussehe, für die Mädchen«, sagte ich, und die lieben Omis, die um mich herum saßen, lachten darüber. Bianca hat lange schwarze Haare und eine Tätowierung auf der rechten Brust. Ich weiß das, weil ihre Dinger ziemlich groß sind und jedes Mal fast aus ihrer Bluse fallen. Deswegen ist sie ja meine Lieblingsfriseurin. Und weil sie immer sehr nett zu mir ist. Sie hat aber einen Freund und ein Baby, weswegen sie nichts für mich ist.

Am Freitag geriet ich in einen Kampf. Ein Junge aus meiner Schule beschimpfte mich. »Deine Mutter sieht aus wie eine Mischung aus Hitler und einem Nilpferd«, sagte er im Pausenhof. Alle fanden das witzig und lachten. Ich nicht. Ich fand das sehr gemein und schubste ihn. Lars hatte ja gesagt, ich solle mir nichts gefallen lassen und dürfe mich ruhig wehren. Das tat ich auch, aber der Kerl war größer und stärker. Er trat mir so feste gegen mein rechtes Schienbein, dass ich ohnmächtig wurde und auf den Boden fiel. Dort lag ich dann, bis eine Lehrerin kam und mich nach oben ins Klassenzimmer brachte. In meinem Kopf war alles schwarz. Als ich wieder halbwegs klar denken konnte, lag ich auf dem Sofa und hatte einen Kübel Eis auf dem Knie. Meine Lehrerin sagte, »das wird schon wieder«, aber die Beule wurde von Unterrichtsstunde zu Unterrichtsstunde größer. Später im Hospiz war mein Knie so dick angeschwollen, dass ich nicht mehr auftreten und kaum laufen konnte. Doris und Ester begutachteten mein Bein und schimpften auf meine Lehrerin. Da ich Bluter bin und die Gefahr, eine Thrombose zu bekommen, bei mir sehr hoch ist, darf niemals ein Risiko eingegangen werden. Doris und Marcel mussten mich ins Kinderkrankenhaus nach Altona fahren. Mama arbeitete im Café und war im Stress, weil sie Kaffee und Kuchen für drei Beerdigungen organisieren musste, und ging nicht ans Telefon. Ich schickte ihr eine SMS: *Bin im Krankenhaus. Beule am Knie. Doris ist bei mir. Mach dir keine Sorgen. Hab dich lieb.*

Um 15 Uhr betraten wir die Notaufnahme. Drei Kinder waren vor mir an der Reihe. Es kamen aber ständig neue Notfälle dazu, weswegen ich mich setzen und warten musste. Ich war kein Notfall auf Leben und Tod. Heute nicht!

Lars kam wieder übers Wochenende vorbei. Er war gerade am Bahnhof Altona und schickte mir eine SMS, ob er zu mir kommen sollte, da das Krankenhaus ja um die Ecke lag, aber mir war es lieber, wenn er zu Hause auf mich wartete. Er schrieb noch, dass er eine Überraschung für mich im Gepäck hätte, aber ich schaffte es nicht, mich darüber zu freuen. Eines der Notfallmädchen sah gar nicht gut aus. Ihr Schädel war kahl rasiert. Die Chemotherapie hatte ganze Arbeit geleistet. Ihre größere Schwester erzählte mir, dass ihr bereits die Eierstöcke und eine Niere wegoperiert wurden. Jetzt hatte sie einen Magendurchbruch. Alles war voller Blut. Ich wünschte ihnen alles Gute und schickte leise ein Gebet in den Himmel: »Bitte lieber Gott, gib diesem Mädchen die Kraft, die sie braucht, um diesen Höllenritt zu überstehen.« Es gibt für mich nichts Schlimmeres, als andere kranke Kinder leiden zu sehen. Irgendwann wurde mein Name aufgerufen und eine Krankenschwester begleitete mich in die Röntgenabteilung. Zum Glück hatte ich nur einen riesigen Bluterguss und keinen Magendurchbruch. Ich bekam rote Krücken, weil sie farblich zu meiner roten Hose passten, und ich quälte mir ein Lächeln raus.

»Falls das Knie morgen nicht dicker wird, ist alles okay«, sagte der Arzt. »Falls doch, muss er sofort wieder her.«

Doris nickte. Kannte ich alles schon. Um 22.30 Uhr verließen wir das Todeshaus, und ich atmete wieder durch. Marcel brachte mich sicher nach Hause. Er war ein guter Krankenwagenfahrer.

Mama hatte den Tisch im Wohnzimmer gedeckt. Zum Abendbrot gab es Salat mit Tomaten und Schafskäse und schwarzen Oliven und Gurken, und im Kühlschrank wartete noch eine große Schüssel Obstsalat. Da Lars Vegetarier ist, versuche ich auch auf Fleisch zu verzichten. Manchmal jedenfalls. Das ist ganz schön schwer, weil Schnitzel, Chicken Wings und Landjäger und alles, was es beim Metzger gibt, so lecker schmecken. Papa lag mit Rocky auf dem Sofa und sah fern, und ich erzählte Mama und Lars in meinem Zimmer, was in der Schule vorgefallen war. Mama wurde stinksauer deswegen. Aber nicht auf mich. Zum Glück. Lars klatschte in die Hände.

»Lasst uns mal die Schule und das Krankenhaus für eine Sekunde vergessen. Ich habe Geschenke mitgebracht. Aus Berlin.«

Lars flitzte in sein Zimmer und kam mit zwei großen Tüten zurück.

»Für mich?«, fragte ich, und Lars sagte: »Klaro.«

Mama und Lars strahlten sich gegenseitig an, aber ich strahlte nicht mit. Ich fragte: »Habe ich heute Geburtstag?«

»Nein, die Geschenke gibt's einfach so. Weil du der beste kleine Bruder der Welt bist. Jetzt pack schon aus!«

»Aha«, sagte ich skeptisch und griff in die erste Tüte.

Eine rot-blaue Winterjacke von Nike.

»Schau mal, Daniel. Mit Kapuze. Damit dir nicht mehr kalt ist.«

Ich konnte mich kaum konzentrieren. Lars sah mich mit großen Augen an. So wie er es oft tat. Aber ich konnte mich nicht über sein Geschenk freuen. Ich wollte schlafen. Ich wollte mich an Muh kuscheln. In meinem Kopf herrschte wieder Durcheinander. Ich dachte an das Krebs-Mädchen aus dem Krankenhaus. Sie hatte mich noch angelächelt, bevor sie in den Operationssaal geschoben wurde. Dieser hilflose Ausdruck in ihrem Gesicht kam mir so bekannt vor. Ein Lächeln bedeutet nämlich nicht immer, dass man glücklich ist. Manchmal bedeutet es auch, dass man nicht mehr kann oder schlicht keine Lust mehr hat zu weinen. Wie sollte ich mich mit diesen Gedanken über eine Jacke freuen? Ich wollte ja, aber es gelang mir einfach nicht. Ich packte die restlichen Geschenke aus:

- ein Paar schwarz-rote Sneakers von Nike, die zur Jacke passten.
- ein schwarzes T-Shirt von Nike, auf dem mit roter Schrift *KILLING TIME* stand.
- ein graues T-Shirt mit der Aufschrift *I LOVE FC BAYERN* und einem roten Herzen.
- ein weißes T-Shirt mit einem Bären, auf dem *BERLIN DUDES* stand.
- ein grauer Kapuzenpullover mit dem Kopf vom Roadrunner und der Aufschrift *EASY DOES IT!*

Mama heulte wegen der vielen schönen Klamotten, aber ich konnte damit nichts anzufangen. Ich tippte irgendwelche Zahlen in mein Handy. Ich wollte meine Ruhe haben, und weil Lars mich so blöd anguckte, beleidigte ich ihn. Ich glaube, er war traurig deswegen. Er war mir in dem

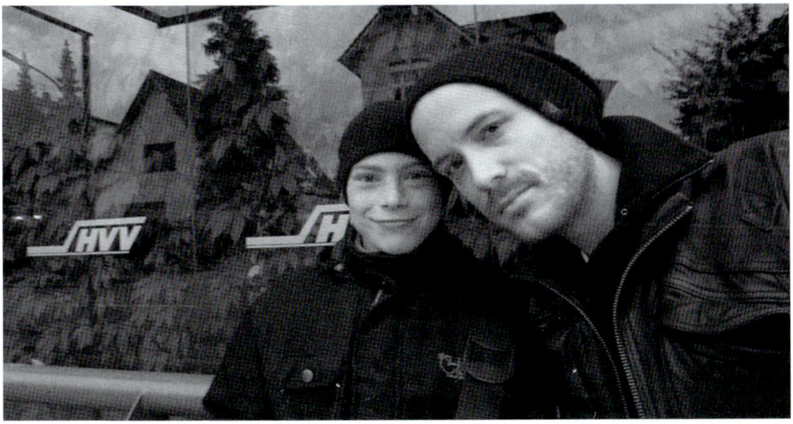

Morgens um sieben. Das erste gemeinsame Foto mit Lars.

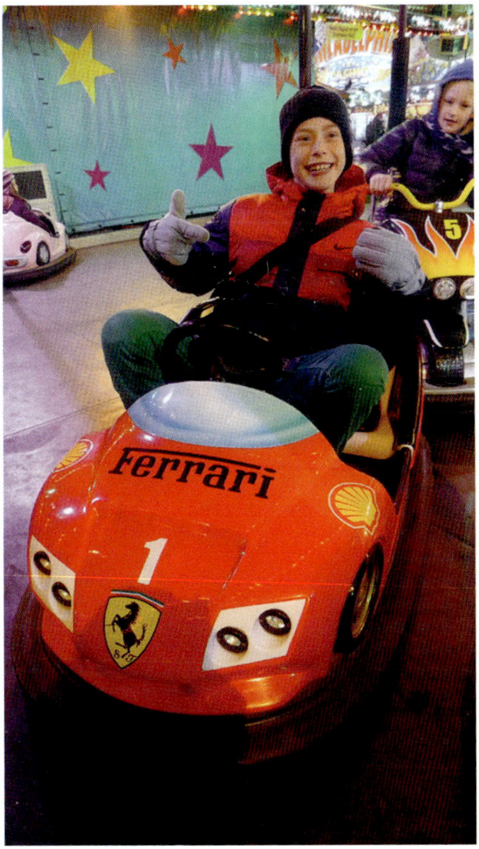

Gas geben wie ein echter Formel-1-Weltmeister.

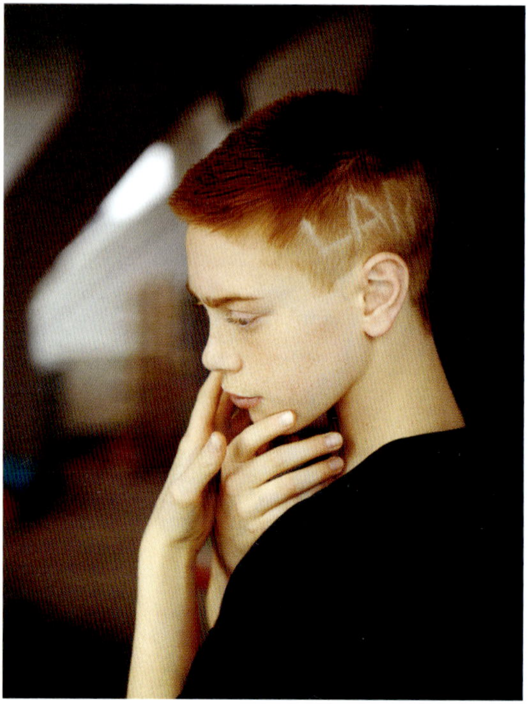

Als Überraschung für meinen großen Bruder ließ ich mir von meiner Lieblingsfriseurin LARS in die Seite rasieren.

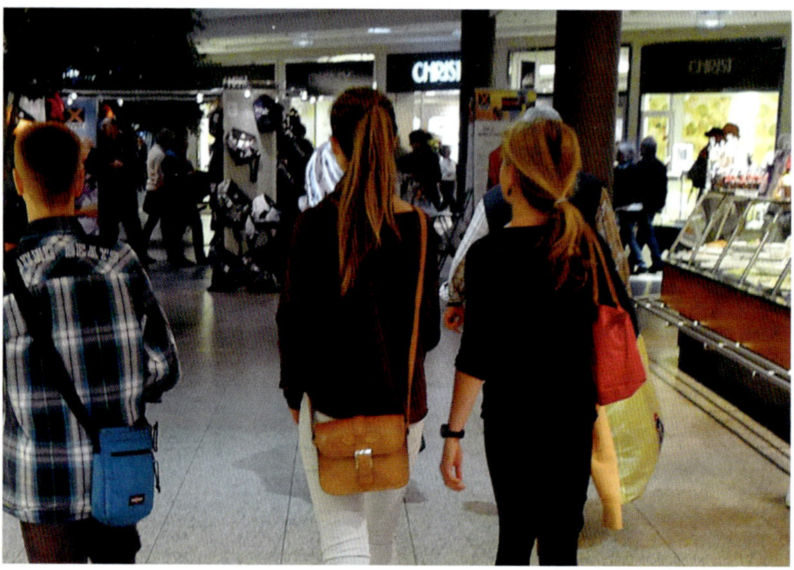

Mit zwei hübschen Mädels im ELBE-Einkaufszentrum.

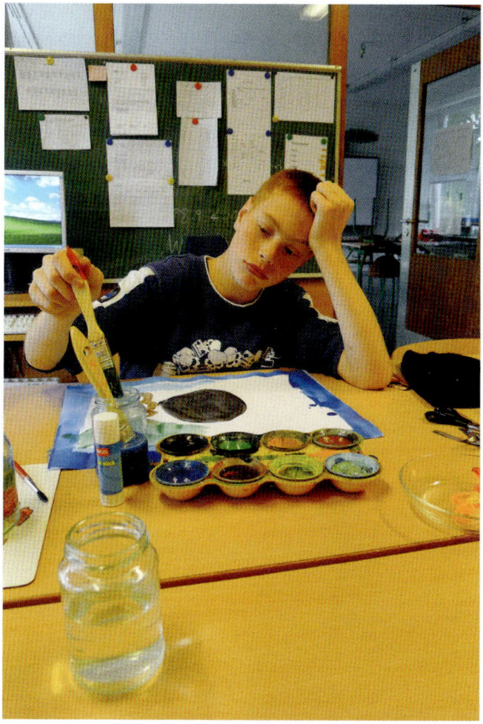

Schule kann manchmal
ziemlich öde sein.

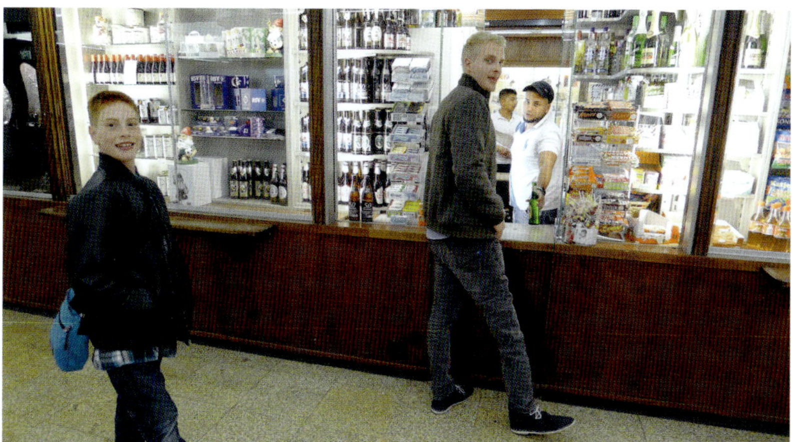

Dafür ist der »Männerabend« mit Mario (Foto) und Lars der absolute Brüller.

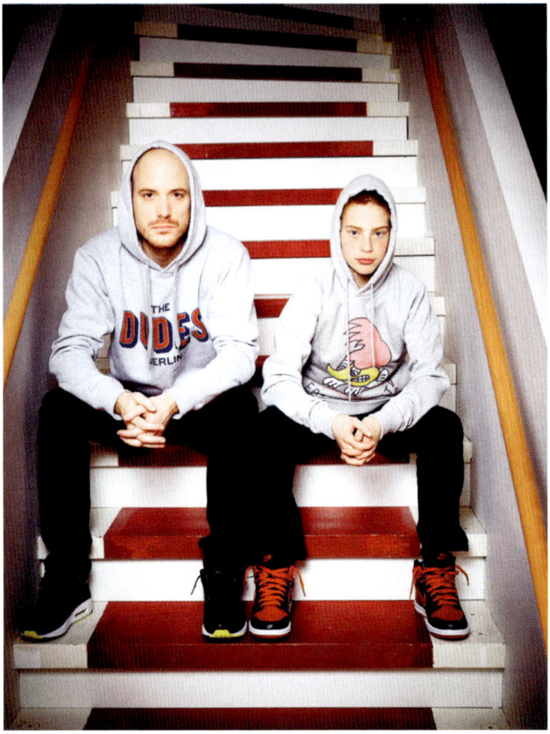

Cooles Outfit,
coole Jungs:
Lars und ich
beim Fotoshooting.

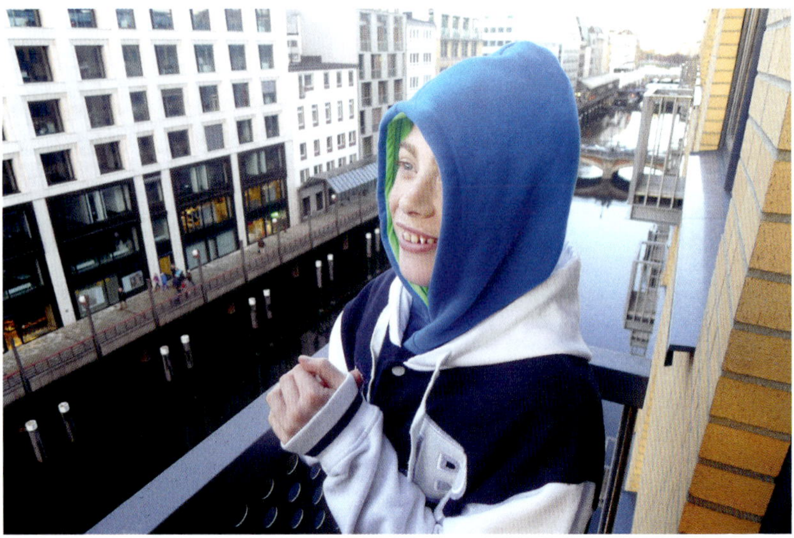

Hamburg, von meinem Hotelzimmer aus. Das Abenteuer kann beginnen!

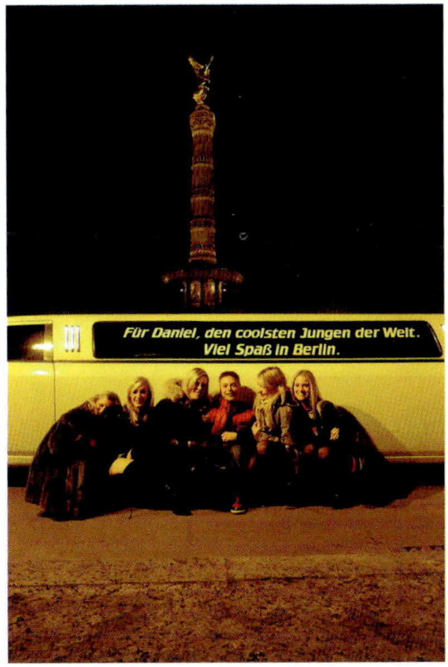
Für Daniel, den coolsten Jungen der Welt.
Viel Spaß in Berlin.

Die schönsten Mädchen der Stadt und ich mittendrin.

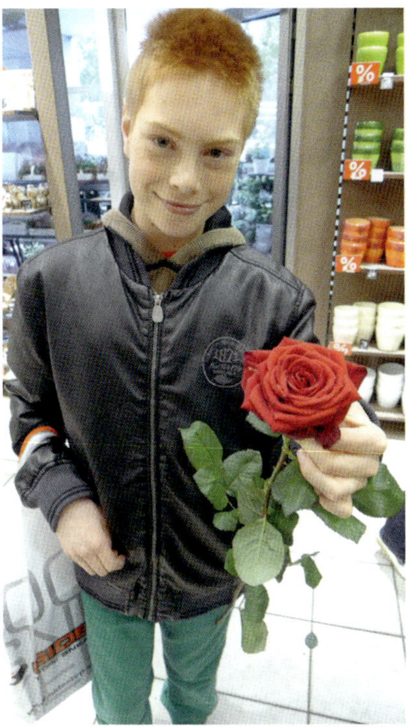

Eine rote Rose für jedes Mädchen.

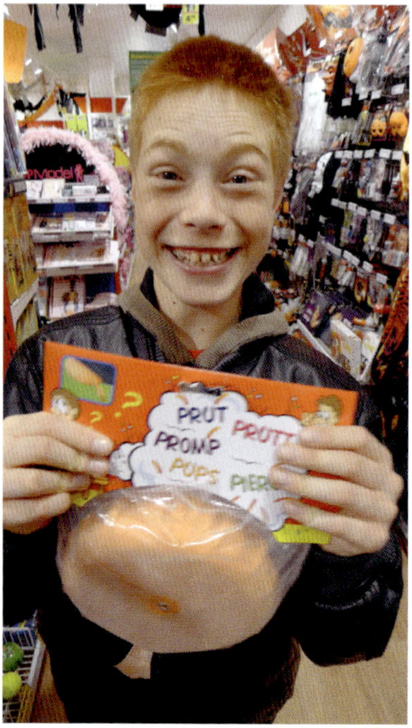

Ein Pupskissen, um Papa zu ärgern.

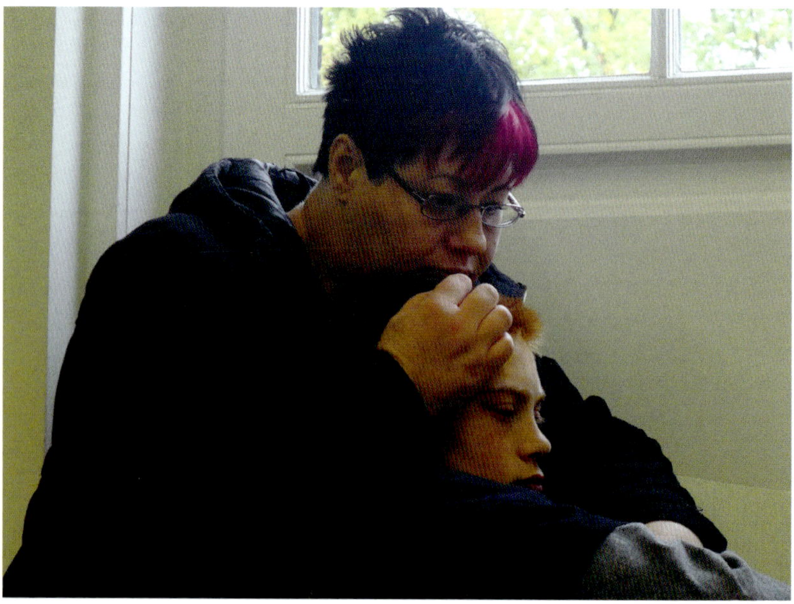

Schreckliche Stunden im »Todeshaus«. Zum Glück ist Mama da.

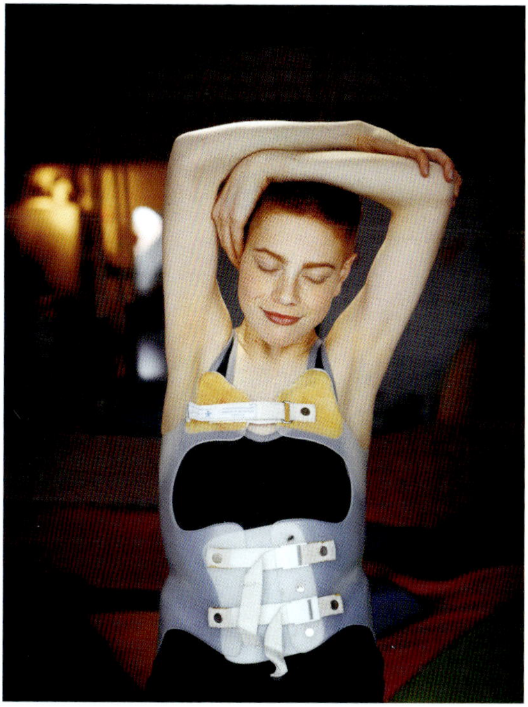

Mein Korsett muss ich immer tragen. Sieht hier gar nicht so schlimm aus.

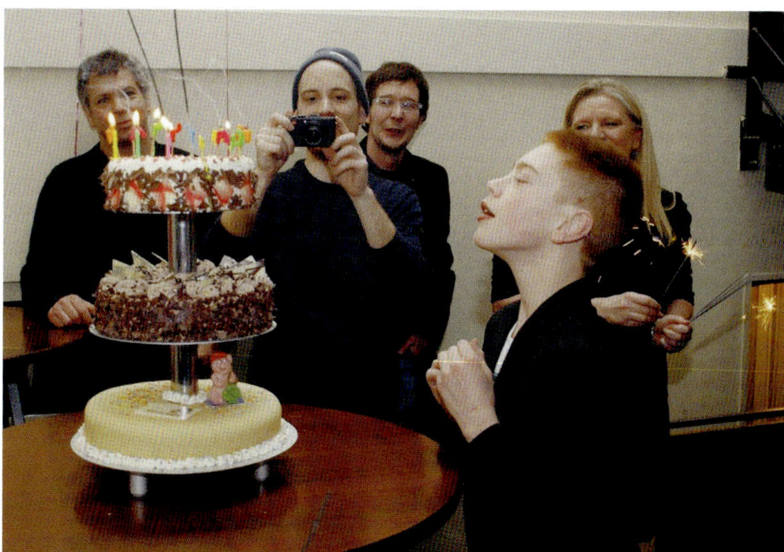

Der absolut traumhafteste Tag: Mein sechzehnter Geburtstag.

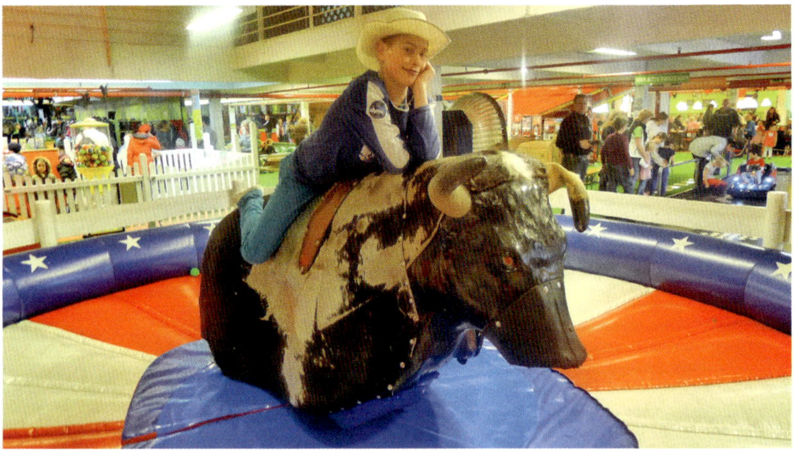

Hab keine Angst, wenn du hinfällst, stehst du einfach wieder auf.

Augenblick aber egal. Alles war mir egal. Vor allem dieses beschissene Leben.

»Du sagst doch jeden Tag, dass dir auf dem Weg in die Schule kalt ist«, begann Mama mit mir zu schimpfen. Sie nahm die Jacke in die Hand und hielt sie vor mein Gesicht. »Das ist die beste Qualität, Daniel. Und teuer. Da müssen wir gleich deinen Namen reinschreiben, sonst wird die dir in der Schule geklaut.«

»Wenn ich mit der Jacke in die Schule komme, sage ich allen, dass mein großer Bruder sie mir in Berlin gekauft hat. Dann wollen sie auch alle so einen Bruder haben.«

»Oder so eine Jacke«, lachte Lars.

Dann verloren sich meine Gedanken wieder im Nichts. Lars wuschelte mir durch die Haare und ging in die Küche. Ich kletterte vorsichtig nach oben ins Bett. Meine Augen waren schwer wie Blei.

»Kraulst du mich noch?«, rief ich ihm nach und schlief wenig später ein.

Am nächsten Tag hatte Lars allerbeste Laune. Weil ich immer noch nicht gut laufen konnte, nahm er mich bis zu Papas Auto Huckepack, legte meine Krücken und die Sauerstofftasche auf die Rückbank und fuhr mit mir zum Süllberg hoch. Ich war noch nie dort gewesen, obwohl dieses tolle Hotel mit wunderbarer Aussicht aufs Meer nur eine Viertelstunde von unserer Wohnung entfernt lag. Wir stellten das Auto in der Tiefgarage ab und fuhren mit dem Aufzug direkt ins Restaurant. Am Eingang wurde ich von der Kellnerin schon mit meinem Namen begrüßt. Das gefiel mir gut. Wir setzten uns auf die Terrasse, bestellten Espresso und Cola und beobachteten die Schiffe, die am Horizont entlangfuhren. Die Sonne wärmte uns, aber wir mussten trotzdem unsere Jacken und Mützen anbehalten, um nicht zu frieren.

»Danke«, sagte ich.

»Wofür?«, fragte Lars.

»Für die geile Jacke und die geilen Schuhe.«

Lars drehte sich zu mir und musterte mich von Kopf bis Fuß.

»Sieht supercool aus, mein Kleiner.«

»Ich wollte gestern nicht, dass du traurig bist. Es tut mir leid. Es war nur, ich …«

»Du brauchst nichts zu sagen«, unterbrach mich Lars und nahm meine Hand. »Lass uns lieber diese Mega-Aussicht genießen, solange die Sonne noch scheint.«

Ich sah auf das glitzernde Wasser und dachte an die ersten sieben Jahre meines Leben. Ich wurde in Port Elizabeth geboren. Das ist eine Stadt in Südafrika, die direkt am Meer liegt, genau wie Hamburg. Dort ging es mir aber nicht so gut wie hier in Deutschland. Meine Stiefmutter hat mich oft eingesperrt und mit dem Kochlöffel gehauen. Da stand sogar mein Name drauf. Meinen Bruder konnte sie auch nicht leiden. Sie mochte nur meinen Papa, aber der war selten zu Hause und bekam von diesen Sachen nichts mit. Ich erzählte ihm auch nichts davon, weil ich keinen Ärger machen wollte. Nur einmal, als ich es gar nicht mehr aushielt, kletterte ich schnell aus dem Fenster und rannte zu einer Freundin meiner Mama, um mich zu verstecken. Dort war ich in Sicherheit vor der gemeinen Hexe. Mama redete damals mit meinem Papa, der mich dann zu einer Kinderpsychologin schickte. Die stellte mir ganz viele Fragen, aber für mich war die Angelegenheit klar.

»Wenn mein Vater mich nicht zu Mama nach Deutschland lässt«, sagte ich, »werde ich ihn im Keller einsperren, damit er mich nicht aufhalten kann«. Ich war zwar erst sieben Jahre alt, aber ich wusste genau, was ich wollte. Dann zog ich meinen Reisepass aus der Hosentasche. »Den habe ich immer dabei, für den Fall, dass es sofort losgeht. Ich kenne auch schon die Flugroute. Von Port Elisabeth geht es über Johannesburg nach Frankfurt und von dort weiter nach Hamburg.«

»Weiß deine Mama schon davon, dass du lieber bei ihr leben möchtest?«, fragte mich die Psychologin am Ende unseres Gesprächs. Ich sah sie völlig irritiert an und antwortete: »Aber natürlich. Ich rede doch jede Nacht mit ihr. In meinen Träumen.«

24

Lars war zurück in Berlin. Wir hingen, wie jeden Abend, am Telefon und planten das kommende Wochenende. Er fragte mich, ob er mit einem Mercedes oder BMW kommen solle, und wir einigten uns auf eine BMW-5er-Limousine mit viel PS. Ich bat ihn aber darum, vorsichtig zu fahren, weil ich von Mama gehört hatte, dass die Straßen glatt und vereist sein würden. Lars musste es mir versprechen, weil ich sonst nicht schlafen konnte.

»Wie geht's deiner Erkältung, bist du noch krank?«, fragte ich.

»Geht schon«, antwortete er ausweichend. »Weißt du noch, die Mehlschlacht letzte Woche in eurer Küche? Als deine Mutter die ersten Weihnachtsplätzchen gebacken hat und wir am Ende alle total weiß waren.«

»Ja, das war mal richtig lustig«, grinste ich.

»Das war es wirklich. Bei dem Gedanken an leckere Vanillekipferl bekomme ich gerade mächtig Heißhunger. In meinem Kühlschrank herrscht nur gähnende Leere. Da steht genau ein angebrochenes Senfglas drin. Sonst nichts.«

»Bestell dir doch was vom Lieferdienst«, schlug ich vor.

»Nee, das schmeckt immer so eklig«, antwortete Lars.

»Wo bist du gerade?«

»Im Wohnzimmer. Ich stehe an der Heizung und schaue aus dem Fenster. Draußen ist alles weiß. Der Spreekanal, der an meiner Straße vorbeiführt, ist schon zugefroren. Es stürmt und sieht sehr kalt aus. Verfickte Scheiße.«

»Was ist denn so schlimm?«

»Ach, mich nervt gerade alles. Hab immer noch Husten, einen Mörderkohldampf, nix zu essen in der Bude und bei dem Gedanken, durch die Kälte zu meiner Pizzeria stapfen, krieg ich die Krise.«

»Ist das weit?«

»Nee, sind nur zwei Straßen. Ist fast um die Ecke. Fünf Minuten.«

»Hmm«, sagte ich leise.

»Was, hmm?«, fragte Lars mürrisch.

»Ach, nix«, sagte ich.
»Jetzt sag schon.«
»Hab nur gerade überlegt, was ich machen würde, wenn ich du wäre.«
»Und?«
»Ich würde mich ganz dick einpacken und durch jede Schneepfütze hüpfen, die es gibt. Dann würde ich eine Schneeballschlacht mit fremden Mädchen machen und … keine Ahnung, einfach durch die Nacht tanzen und Spaß haben.«
»Scheiße, Kleiner. Ich bin ein solcher Idiot! Geh an dein Handy, ich ruf dich in ein paar Minuten von unterwegs an, okay?«
»Okay.«
Als Lars in der Pizzeria auf sein Essen wartete, rief er mich zurück. Ich fragte: »Ist die Bedienung hübsch?«
»Ja, schon«, lachte er. »Also, eine von ihnen auf jeden Fall, aber …«
»Sprich sie an!«
»Daniel, ich will hier noch öfter eine Pizza bestellen.«
»Ist doch egal. Sag ihr, dass sie schöne Augen hat.«
»Das weißt du doch gar nicht.«
»Macht doch nichts«, sagte ich. »Hat sie aber bestimmt. Guck mal genau hin. Und?«
»Ja, schön sind sie schon.«
»Siehst du! Mist, Mama kommt rein. Ich muss auflegen.«
»Nein, nicht auflegen«, rief mir Mama zu. »Lass mich kurz mit deinem Bruder reden.«
Ich stellte mein Telefon auf Lautsprecher, damit ich mithören konnte.
»Lars?«, sagte Mama. »Du glaubst nicht, was heute passiert ist!«
»Was denn?«
»Die Kriminalpolizei war heute da und hat nach dir gesucht.«
»BITTE?«
»Ja, wirklich! Martin dachte auch, ihn trifft der Schlag. Sie haben gefragt, ob es unserem Sohn gut ginge und ob Daniel am vergangenen Sonntag in der Hansebäckerei Junge war.«
»Ja, ich war mit ihm da«, sagte Lars. »Oder, Daniel? Die Bäckerei hieß doch so.«
Ich nickte.
»Ja, das wissen wir jetzt auch«, lachte Mama.
»Und weiter?«, wollte Lars wissen. »Da ist doch gar nichts passiert.«
»Die beiden Polizisten haben ihre Akten aus der Tasche gekramt und

gefragt, ob wir einen, und jetzt, pass auf, ich zitiere, *außergewöhnlich gut aussehenden und gut gekleideten jungen Mann zwischen 20 und 30 Jahren* kennen würden, der sich in der Bäckerei sehr auffällig verhalten hätte.«

»Komm, Debbie«, lachte Lars. »Du verarscht mich doch gerade.«

»Nein, wirklich nicht. Die waren hier und haben das genauso gesagt.«

»Ohne Scheiß?«

»Ja«, sagte Mama.

»Wir haben da ganz normal gefrühstückt, ein bisschen herumgealbert, aber das war's. Okay, ich habe Daniel auf dem Parkplatz mit eurem Auto fahren lassen, aber deswegen wird man doch nicht angezeigt.«

»Das war bestimmt dieses blöde Ehepaar, das mich die ganze Zeit angeglotzt hat«, flüsterte ich, und Mama wiederholte es für Lars etwas lauter.

»Stimmt, Daniel«, rief Lars. »Du hast vollkommen recht. Die haben bestimmt gedacht, ich hätte dich entführt, oder so, und dann haben sie sich das Nummernschild aufgeschrieben. Die sind nämlich direkt nach uns aus der Bäckerei gegangen. Weißt du noch? Wir waren ja mit eurem Auto unterwegs. Siehst du! Hätte ich die mal bloß mit Rührei beworfen!«

Wir machten noch ein paar Scherze darüber, und Mama freute sich für mich, dass ich so viel Spaß mit Lars hatte. Sie war gar nicht böse wegen der Polizei und so. Lars' Pizza kam, und er sagte: »Daniel, ich sag schon mal gute Nacht. Ich muss jetzt noch ein bisschen durch die Nacht tanzen, du verstehst?«

25

Sina ist das süßeste Katzenbaby der Welt. Mama brachte sie als Überraschung für mich mit. Als ich aus der Schule kam, nahm ich das kleine Wollknäuel sofort in den Arm und küsste und streichelte es und hatte es so sehr lieb, dass Rocky eifersüchtig wurde und sich eingeschnappt im Schlafzimmer meiner Eltern verkroch. Da musste der alte Stinkstiefelkater durch. Ich verbrachte meine Abende jetzt damit, Sina lieb zu haben, und Sina verbrachte die Abende damit, mich lieb zu haben. Ich stellte sogar ihr Katzenklo in mein Zimmer. Ich dachte, so könnte mich das kleine Baby auch nachts besuchen kommen. Das Problem war nur, dass das Katzenklo ganz eklig stank, und ich nicht einschlafen konnte. Ich hatte es probiert, mit Nase zuhalten und Kopf unter die Decke stecken, aber es klappte nicht. Mama musste aus dem Wohnzimmer kommen und es schnell wieder zurück ins Bad tragen.

Bei all der Euphorie über unsere neue Mitbewohnerin hatten wir total vergessen, dass Lars gegen Katzen allergisch ist. Das war ein richtiger Schock. Als er das erste Mal bei uns übernachtete, sagte er, dass er mit Rocky schon fertig werden würde, weil Rocky schon alt war und nicht mehr so stark haarte, aber mit der kleinen Sina hatte er sichtlich zu kämpfen, weil sie wirklich in der ganzen Wohnung ihre Haare verteilte. Lars' Augen wurden schon ganz rot, und er nieste auch. Mama und ich überlegten bereits, Sina wieder zurückzugeben. Wenn Lars wegen ihr nicht mehr zu mir kommen könnte, wäre das schlimmer als jeder Albtraum. Die Bilder, die kreuz und quer durch meinem Kopf schwirrten, machten mich so traurig, dass ich weinend in Lars Armen lag, aber er beruhigte mich wieder, indem er mir von seiner speziellen Heilkunst erzählte. Ich verstand es nicht genau, aber es hatte mit Willensstärke und Gedankenkraft zu tun. Er versprach mir, dass Sina ihm ab sofort keine Probleme mehr bereiten würde. Ich glaubte ihm und war auf einen Schlag nicht mehr traurig.

Auf dem Weg zum Dom machten wir einen kleinen Schlenker und setzten Mama und Papa auf der Reeperbahn ab. Sie hatten Karten für ein Musical, und weil Lars ja auf mich aufpasste, konnten sie einen schönen

Abend erleben. Meine Gedanken waren jedoch woanders. Ob sich Rocky und Sina vertragen würden? Sie waren ganz alleine zu Hause. Zum ersten Mal. Die Vorstellung, dass Rocky sie aus Eifersucht mit seinen scharfen Krallen zerfetzen könnte, bereitete mir Bauchschmerzen. Sina war noch so klein und wehrlos, und Rocky ein alter, erfahrener Kämpfer. Die Attraktionen des Jahrmarktes halfen zum Glück, meine Sorgen für ein paar Stunden zu vergessen. Tara, eine Freundin von Lars, die viel größer war als er, wartete schon am Riesenrad auf uns. Wir begrüßten sie, drehten eine Runde und blieben am ersten Glühweinstand stehen. Lars und Tara tranken Rum, ich bekam einen heißen Kinderpunsch. Tara war wirklich sehr groß, sehr blond und sehr hübsch. Ich mochte sie auf Anhieb, weil sie immer lieb lächelte. Lars steckte mir heimlich einen Fünf-Euro-Schein zu, und ich kaufte ihr beim Ballon-Mann ein großes Ich-liebe-dich-Herz. Natürlich war es rot, weil rot ja die Farbe der Liebe ist. Dann gingen wir zum Schießstand. Ich traf zwar nichts, bekam von der freundlichen Frau aber trotzdem eine Rose überreicht, die ich sofort an mein Mädchen weiter verschenkte. Ich schnickte Lars in die Seite und sagte mit einem Augenzwinkern: »So wird das gemacht, Junge!«

Wir hatten so viel Spaß zusammen, dass die beiden mich immer wieder beruhigen mussten. Wir blieben dann meistens kurz an einer der vielen Getränkebuden stehen und wärmten uns an den Heizstrahlern auf. Später aß ich noch einen Fleischspieß, schaffte aber nur die Hälfte, verzockte unser ganzes Kleingeld am Spielautomaten, durfte mit der Raupe fahren und legte mich mit dem Mann an der Wurfbude an, aber auf die freundliche Weise. »Ich glaube, du solltest ein Mädchen werden, kann das sein?«, hatte er auf Hamburgerisch zu mir gesagt, und: »Komm her, du Blindfisch, darfst noch mal üben.« Ich bekam drei neue Bälle, ohne etwas bezahlen zu müssen, aber die Blechdosen traf ich trotzdem nicht. Ein paar Meter weiter tanzte ein Betrunkener beim Square Dance mit, was total lustig aussah, mir aber auch Angst machte. Ich mag keinen betrunkenen Menschen. Geisterhäuser auch nicht. Immer, wenn wir daran vorbeikamen, klammerte ich mich ganz fest an Lars und hoffte, dass nichts Schlimmes passierte. Geister sind nämlich tote Menschen. Beim Laserschießen traf Lars zehn von zehn Schuss und bekam als Gewinn ebenfalls Rosen geschenkt. Fünf Stück. Tara und ich zwangen ihn, sie an fremde Mädchen zu verteilen. Erst hatte er keine Lust dazu, aber er wollte auch kein Spielverderber sein. Tara und ich suchten die Mädchen aus, und Lars musste sie dann ansprechen. Wir lagen fast am Boden vor Lachen.

Nach zwei Stunden war ich mit meinen Kräften am Ende, aber mein Leben fühlte sich gerade so schön lebendig an, dass ich den Abend noch nicht beenden wollte. Wir tranken eine zweite Runde Glühwein, was mir etwas Zeit verschaffte. Lars und Tara unterhielten sich, und ich schaute rüber zum Autoscooter, wo die großen Jugendlichen mit ihren Freundinnen cool am Geländer lehnten. Sie rauchten Zigaretten und gaben sich ab und zu einen Kuss und sahen sehr verliebt aus. Als das Signal für eine neue Runde ertönte, nahmen die Jungs ihre Mädchen an die Hand und setzten sich gemeinsam in ein Auto. Dann legten sie einen Arm um das Mädchen und den anderen Arm ans Lenkrad. Ich versuchte zu erahnen, wie sich diese Freiheit wohl anfühlen mochte, aber ich hatte keinerlei Vorstellung. Es ist schwer, auf etwas zu warten, wenn du weißt, dass es niemals passieren wird. Aber es ist noch schwerer damit aufzuhören, wenn es alles ist, wonach du dich sehnst.

Meine Lippen wurden blau. Lars bat Tara, meine Tasche mit dem Sauerstoff zu tragen und nahm mich Huckepack. Zum Glück stand der schwarze BMW direkt auf dem Parkplatz gegenüber. Lars zeigte dem Wachmann seine Karte, dann stiegen wir ein und fuhren los. Wir setzten Tara direkt vor ihrer Wohnung ab, weil es schon dunkel war. Man bringt Mädchen immer bis zur Haustür, damit man weiß, dass ihnen unterwegs nichts passiert. Als sie mich zum Abschied umarmte, gab ich ihr einen saftigen Kuss auf die Wange. Wie sich das für einen Gentleman gehört. Tara lächelte und küsste mich zurück, und die Wolke, auf der ich zu schweben begann, hauchte mir sofort neue Energie ein, und so machten wir auf dem Nachhauseweg noch bei McDonald's halt.

Wir saßen vor unseren Hamburgern. Zuerst sagte Lars überhaupt nichts, er schaute nur geistesabwesend in die Luft, aber dann konnte er mit dem Reden gar nicht mehr aufhören.

»Früher, als ich in deinem Alter war, vielleicht noch etwas jünger, zehn oder elf, da schien jeder McDonald's ein wahnsinnig fröhlicher Ort zu sein. Ich erinnere mich sogar, wie einer meiner besten Freunde aus der Grundschule, mit dem ich zusammen Fußball gespielt habe, in einem McDonald's seinen Geburtstag feierte. Wir bekamen unsere Happy Meals, spielten in der Lokomotive mit den bunten Kindertischen und alles war in bester Ordnung. Dann wirst du erwachsen, und die Magie, die alles so schön bunt gemacht hat, ist plötzlich verschwunden. Ich meine, du siehst die gleichen Dinge, die du einst so angehimmelt und bewundert hast, aber irgendwie erscheint alles in einem völlig anderen Licht. Gar nicht mehr so toll und voller Zauber.«

Lars war nicht glücklich. Seine Augen sahen traurig aus. Und es lag nicht an den Katzen. Mir konnte er nichts vormachen. Ich bin ein Profi im Verstellen. Schließlich mache ich schon mein Leben lang nichts anderes.

»Ich bekomme es nicht weg«, sagte er.

»Was nicht weg?«, fragte ich.

»Dieses Gefühl des Unglücklichseins.«

»Auch dann nicht, wenn alles ganz schön ist?«

»Wann ist denn mal alles ganz schön?«

Das war eine gute Frage, auf die ich so schnell keine Antwort fand, aber dann fiel mir etwas ein, und ich sagte: »Jetzt, wenn wir zusammen sind.«

Lars lächelte. Wir saßen uns schweigend gegenüber. Manchmal trafen sich unsere Pommes, wenn wir sie im gleichen Moment durch den Ketchup tunken wollten.

»Mach dir bitte keine Sorgen«, sagte ich schließlich. »Also, mach dir keine traurigen Gedanken. Bald bin ich dein Schutzengel. Dann passe ich gut auf dich auf. Bestimmt kann ich mir auf der Wolke eine Fähigkeit aussuchen, und ich nehme einfach die, die dich wieder glücklich macht.«

»Zauberpillen gibt's dafür auch hier schon«, lachte Lars. »Dafür muss ich nicht warten, bis du die Flatter machst.«

»Ich glaube, du brauchst bloß ein Mädchen, das dich für immer lieb hat«, sagte ich.

»Für immer, immer? Für immer, immer?«

Er sang diese Frage leise vor sich hin, es hörte sich aber trotzdem ziemlich schief an. Ich lachte. Dann lachte Lars auch. Ich hielt meine Hand nach oben, und Lars schlug ein.

»Brüder für immer.«

»Brüder für immer.«

Der McDonald's begann sich zu drehen, und mir wurde schlecht. Ich schaffte es aufzustehen, aber das Laufen fiel mir schwer. Die Stiche in meinem Herzen kamen zurück. Lars nahm mich in den Arm und trug mich raus zum Auto. Er drückte auf einen Knopf, und die Lehne des Beifahrersitzes schob sich automatisch nach hinten. Die Sitzheizung sprang an, und ich legte mich hin.

»Kannst du bitte einfach nur durch die Gegend fahren, ja?«, säuselte ich.

»Brauchst du Sauerstoff?«

Ich schüttelte vorsichtig mit dem Kopf. Lars nickte und schaltete einen Sender ein, ganz leise, der schöne Weihnachtslieder spielte. Ich hörte noch für einen Moment den Glöckchen der süßen Engel zu, dann schlief ich ein. Als ich aufwachte, parkten wir vor unserem Haus. Ich stellte meinen Sitz wieder in die Senkrechte und schaute zu Lars.

»Wie lange stehen wir hier schon?«

»Ein Weile«, sagte er. »Wie geht's dir?«

Ich zuckte mit den Schultern, dann stiegen wir aus. Wir liefen langsam den Weg durch die Vorgärten bis zu unserer Eingangstür. Ich dachte wieder an Rocky und Sina, öffnete die Haustür und atmete tief durch. Mein erster Blick ging runter auf den Boden, um zu sehen, ob er voller Katzenblut war. Ich schaute in der Küche nach, aber es schien alles in Ordnung zu sein. Rocky lag auf seinem Lieblingsplatz, dem alten Sessel im Schlafzimmer meiner Eltern. Sina kroch unter dem Wohnzimmersofa hervor und rannte mir tollpatschig gegen die Füße. Ich nahm sie hoch, drückte sie an mich und gab ihr einen Kuss auf ihre feuchte Katzennase. Zum Glück ging es wenigstens ihr gut.

Ich legte mich aufs Sofa und schaltete *Supertalent* an. Lars brachte mir zuerst meine Decke und Kopfkissen, dann eine große Apfelsaftschorle mit vielen Eiswürfeln.

»Kraulst du mich?«

Lars kraulte mich. Ich schloss meine Augen. Ich versuchte nicht daran zu denken, was gleich passieren würde. Aber es war unausweichlich. Ich sprang auf, schleppte mich mit Bauchschmerzen zum Waschbecken und spuckte Galle. Lars lief mir hinterher und hielt mich von hinten fest. Mit jeder Würgeattacke wurde ich wackeliger auf den Beinen.

»Na, komm! Alles raus, was keine Miete zahlt«, hörte ich seine Stimme, dann sackten mir auch schon die Beine weg. Lars fing mich auf und trug mich aufs Sofa zurück.

»Soll ich deine Mutter anrufen, damit sie schnell nach Hause kommt?«

Ich nickte und wollte nur noch einschlafen. Auf der Stelle. Ohne großes Aufsehen. Einfach nicht mehr da sein. Weg von dieser Erde, diesem Gefühl, dieser Ohnmacht.

26

Die Ärzte erklärten mir, dass sich daran nie etwas ändern würde. In einem Moment würde es mir noch gutgehen und im nächsten sehr schlecht, dann plötzlich wieder gut, schlecht, gut, schlecht. Ich komme damit überhaupt nur zurecht, weil mein Kopf diese ständigen Gefühlsschwankungen nicht verarbeiten kann. Dort herrscht ein ziemliches Durcheinander. Wenn du bei jedem Herzstich denkst, dass es der letzte sein könnte, der Stich, der dich ins Grab bringt, dann kommst du dir so verloren vor. Niemand kann sich das vorstellen. Meistens gehe ich dann in mein Zimmer, um alleine zu sein, setze mich mit Anna auf mein Sofa und träume von einer schöneren Welt, einer Welt ohne Krankheiten und einer Welt, in der sich alle liebhaben. Manchmal frage ich mich, warum der liebe Gott nicht gleich so eine Welt erschaffen hat. Ich meine, eine Welt, wie sie nur in der Phantasie existiert. Das wäre so wunderschön.

Früher mochte ich Sonntage wirklich gerne, weil an Sonntagen Mama und Papa immer zu Hause waren und wir den ganzen Tag auf dem Sofa verbrachten. Heute mag ich sie nicht mehr so sehr, weil Lars sonntags oft zurück nach Berlin fährt und mich alleine lässt. In diesen Augenblicken bete ich zum lieben Gott, dass Lars mich anlächelt und sagt: »Bruderherz, pack deinen Koffer. Ich nehme dich mit!« Aber das wird wohl nie passieren. Dafür durfte ich mit seinem Auto fahren. Lars hatte extra für mich einen 5er-BMW mit automatischer Gangschaltung ausgeliehen, weil die einfacher zu bedienen ist und der Motor nicht ausgeht, wenn man etwas falsch macht. Auf dem Parkplatz von Aldi tauschten wir die Plätze. Mein Herz klopfte. Dann ging es los. Ich drückte mit meinem rechten Fuß aufs Gaspedal, das Auto bewegte sich, ich lenkte um die Kurven, gab wieder Gas, bremste, drückte auf's Gas. Ich durfte zwar nur ein paar Minuten fahren, aber die fühlten sich wie Stunden an. Lars lobte mich, dass ich das richtig toll gemacht hätte, und wir klatschten uns ab. Dann setzte er sich zurück auf den Fahrerplatz und öffnete das Schiebedach. Ich zog meine Schuhe aus, um den Sitz nicht schmutzig zu machen, stellte mich aufrecht hin und streckte meinen Kopf aus dem Dach. Der Fahrtwind brauste mir ins Gesicht, und ich schrie so laut ich konnte. Vor Glück. Vor Freude. Vor Leben. Verdammt, fühlte sich das geil an! Lars fuhr immer schneller. Ich breitete meine Arme aus, schloss meine Augen und stellte mir vor, wie ein Adler durch die Lüfte zu fliegen. Zum Glück bin ich gestern noch nicht gestorben, freute ich mich in dem Moment. Zu Hause erzählte ich Mama von unserem Abenteuer, und sie war richtig stolz auf mich. Sie nannte mich »Daniel Schumacher«. Papa und Lars lachten darüber, aber ich kapierte mal wieder nicht warum. Ich zog meinen Astronautenschlafanzug an, legte mich ins Bett und schlief ein. Als ich am Abend aufwachte, um aufs Klo zu gehen, war Lars verschwunden. Meine Beine fühlten sich wie Wackelpudding an. Ich musste zwar nur Pipi, aber ich setzte mich trotzdem auf die Klobrille, weil ich kaum Kraft hatte, mich länger als ein paar Sekunden auf den Beinen zu halten. Und ich wollte nicht vorbei pinkeln. Dann kletterte ich zurück ins Bett. Mir ging es nicht gut, gar nicht gut. Reiß dich zusammen, sagte ich mir, als ich Josi ganz dicht an mich heranzog. Morgen ist schon wieder ein neuer Tag in der Traumfabrik. Neuer Tag, neues Glück.

Die Schmerzen blieben. Ich überstand die Schule und das Hospiz und war ziemlich stolz auf mich. Während des Mittagessens hatte ich komplett auf Fleisch verzichtet und keine Süßigkeiten gegessen, nur Erbsensuppe und etwas Salat, so wie Lars das gemacht hätte. Ich nahm mir heute vor, Vegetarier zu sein. Mama fand das eine gute Idee und nahm mich gleich in den Arm und knuddelte mich. Ich wollte doch nur ein bisschen wie mein großer Bruder sein. Er hat alles, wovon ich träume: eine eigene Wohnung in Berlin, ein Auto, genug Geld für Partys, viele Freunde. Nur eine feste Freundin hat er nicht, aber dafür sorge ich schon noch. Das habe ich mir fest vorgenommen. Als Sondermission. Bevor ich sterbe.

Ich wählte seine Nummer.

»Schläfst du schon?«

»Nee, hab mir gerade eine Pizza geholt. Aber draußen ist es so arschkalt, dass sie schon wieder kalt geworden ist. Hab sie in den Ofen geschoben.«

»Ist sie vegetarisch?«, fragte ich.

»Klaro, eine Margherita. Und dazu gibt's einen gemischten Salat mit Schafskäse und schwarzen Oliven.«

»Ich werde jetzt auch Vegetarier, so wie du.«

»Sehr gut«, lachte Lars. »Du weißt aber schon, dass gebratener Bacon, den du so liebst, auch Fleisch ist.«

»Echt?«

»Ja.«

»Scheiße.«

Dann lachten wir beide ganz laut.

»Bruderherz?«, sagte ich leise.

»Hmm, was'n los?«

Ich hörte, wie Lars seine Ofentür öffnete.

»Bist du noch traurig?«

»Nö, gerade nicht.«

»Das ist gut«, sagte ich. »Der schönste Weg, mich zum Lächeln zu bringen, ist nämlich, dich zum Lächeln zu bringen.«

Als ich am nächsten Morgen aufwachte, um in die Schule zu gehen, war mein Kopfkissen voller Blut. Ich schreckte zusammen und dachte an etwas Furchtbares, aber dann merkte ich, dass ich nur Nasenbluten hatte. Ich wollte nach Mama rufen, aber mein Hals tat so weh, dass ich kaum sprechen konnte. Vorsichtig kam ich aus meinem Hochbett gekrochen und tapste ins Bad. Meine Speiseröhre brannte wie Feuer, mein Magen drehte sich und mit jedem Atemzug zog sich mein Brustkorb zusammen. Bitte lass das Monster nicht kommen, betete ich und nahm Mama an die Hand, um mich am Waschbecken zu übergeben. Als ich nicht mehr konnte, bereitete sie mir einen Zitronentee zu, aber nicht mal den bekam ich runter. Ich legte mich zu Rocky aufs Sofa. Die Katze drehte sich einmal im Kreis und kuschelte sich an meinen Bauch. Mama deckte mich zu. Keine Schule für mich. Ich schloss die Augen und träumte von einem kleinen Jungen und einem kleinen Mädchen. Der kleine Junge sagte: »Ich liebe dich.«

Das kleine Mädchen griff sich ans Herz und fragte: »So wie die Erwachsenen es tun?«

Der kleine Junge schüttelte den Kopf und antwortete: »Nein, meine Liebe ist echt.«

Abends ging es mir wieder etwas besser, und ich skypte mit Lars, der wie immer mit seiner grauen Kapuzenjacke an seinem Schreibtisch saß. Er zeigte mir ein Video, in dem Jay-Z die gleichen roten Nikes trug, die Lars mir geschenkt hatte. In der Schule war ich mit ihnen der König. Jedenfalls fühlte ich mich so. Ich wollte keine anderen Schuhe mehr anziehen. Nie mehr. Es ist nämlich ganz schön wunderbar, wenn dich plötzlich alle cool finden. Eigentlich doof, dass es dazu ein Paar Turnschuhe braucht.

Es war der 6. Dezember, ein beschissener Misttag. Für die anderen Kinder gab es Süßigkeiten, die der Nikolaus gebracht hatte, aber für mich gab es nichts. Die Krankenschwestern aus dem Hospiz erlaubten mir nicht, Pommes mit sauren Stangen zu essen, weswegen ich heulte und jeden anschrie, der mir in die Quere kam. Alle hatten sich gegen mich verschworen. Ich verstand nicht, warum ich bestraft wurde, obwohl ich nichts getan hatte. Mama erklärte mir später, dass es mit meinen Zuckerwerten zu tun hätte, die wieder schlechter geworden seien, aber das verstand ich auch nicht und schrie noch mehr. Türen flogen zu. Mama weinte jetzt auch. Und weil Mama weinte, musste ich auch wieder weinen. Ich rannte schnell zurück zu ihr und klammerte mich an ihren Bauch und sagte: »Tut mir leid, Mama.«

Nach einer Weile ging Mama in die Küche und feuerte eine Portion Chicken Wings in den Ofen, und als Papa von der Arbeit kam, aßen wir alle zusammen vor dem Fernseher. Ich schaffte vier Chicken Wings. Die restlichen drei schob ich auf Papas Teller rüber. Ich ging in mein Zimmer und guckte *Berlin – Tag & Nacht*. Meine Lunge fühlte sich an, als würde nicht genug Sauerstoff durch sie hindurchfließen, als würde ein mächtiges Tor den Weg nach innen verschließen. Das Atmen fiel mir schwer, und ich hustete wie ein sterbender Hund. Es tat weh, aber ich wollte Mama nicht rufen. Ich hatte ihr heute schon genug Kummer bereitet. Dann, als ich schon im Bett lag, geschah ein Wunder. Ich glaube, der Weihnachtsmann hatte damit zu tun, denn es passierte etwas, dass ich nicht für möglich gehalten hätte. Mama kam grinsend in mein Zimmer und gab mir den Telefonhörer. Lars war dran und verriet mir sein Nikolausgeschenk: »In zwei Wochen kommst du mich in Berlin besuchen, für drei Tage. Na, was sagst du?«

Was sollte ich schon sagen? Ich drückte Mama so fest ich nur konnte und bedankte mich sofort beim lieben Gott, dass er meine Gebete erhört hatte. Mein größter Traum ging in Erfüllung. Endlich nach Berlin. Meine Herz- und Lungenschmerzen waren wie weggeblasen. Ich meine, sie waren noch da, wurden aber durch die riesige Vorfreude auf Platz zwei und drei verdrängt. Mama gab mir einen Kuss und knipste das Licht aus. Ich konnte es noch immer nicht glauben. In dieser Nacht träumte ich vom Paradies, denn dort würde ich bald sein. »Lieber Jesus«, schickte ich leise ein Gebet in den Himmel. »Danke, dass du mich lieb hast. Ich hab dich auch lieb. Dein Jünger Daniel Meyer.«

Alexej lag bereits seit einer Woche im Krankenhaus. Er wurde an seinen Beinen operiert. Er sitzt im Rollstuhl und kann sich kaum noch bewegen. Für Mama und mich war es völlig klar, dass wir ihn besuchen gingen. Obwohl Samstag war. Ich kenne das Gefühl, wie es ist, dort zu liegen und mit jedem Atemzug den Tod zu spüren. Deswegen war es mir wichtig, ihm persönlich alles Gute zu wünschen, damit er wusste, dass er nicht alleine war. Ich hätte ihn auch gerne angerufen, aber er besitzt kein Handy, weswegen das nicht ging. Das Schicksal hatte ihn schwer getroffen. Seine Hände sind so steif, dass er sie fast nicht bewegen kann. Wenn er sie doch versucht zu bewegen, sieht das manchmal ziemlich lustig aus. Aber denkt man genauer darüber nach, ist es überhaupt nicht lustig. Alexej tut mir leid, weil er vollkommen auf fremde Hilfe angewiesen ist. Ich kann wenigstens laufen. Dafür bin ich sehr dankbar. Ich war der einzige Junge aus meiner Klasse, der ihn im Todeshaus besuchte. Alexej war bestimmt traurig deswegen. Manchmal muss man für andere Menschen eben Dinge tun, die man selbst gerne hätte. Vor allem für Menschen, die man lieb hat.

Meine Ex-Freundin hatte ich nicht mehr lieb. Ich hätte sie aber trotzdem im Krankenhaus besucht, weil sich das als Gentleman der alten Schule so gehört. Ihr ging es aber offensichtlich blendend, denn sie schrieb mir eine SMS, in der stand: *Na, wie geht's?*

Ich wusste natürlich aus bitterer Erfahrung, dass sie es nicht ernst meinte. Also, dass sie nicht wirklich wissen wollte, wie es mir ging, sondern sich nur die Zeit vertreiben wollte. Ich rief sie an und bat sie, mir keine SMS mehr zu schreiben. Sie sagte: »Okay.« Dann legten wir wieder auf. Mein Herz war über sie hinweg, und ich wollte mich von ihr nicht mehr herumkommandieren lassen. Gut gemacht, sagte ich zu mir und freute mich im nächsten Augenblick schon auf Berlin. Dort würde es vor Mädchen nur so wimmeln. Mein Herz pochte wie wild bei dem Gedanken, und ich schaltete schnell meinen Computer an, um zu sehen, ob Lars online war.

»Bruder, ich nehme auf jeden Fall mein Kondom mit nach Berlin«, sagte ich zur Begrüßung.

»Ach echt, ja?«, grinste Lars und hing ganz krumm in seinem Schreibtischstuhl. »Wie viele hast du denn?«

»Eins«, sagte ich.

»Dann musst du dir ja gut überlegen, wer die Glückliche sein wird.«

»Wie, kann man das nur einmal benutzen?«

»Hahaha, ja schon.«

»Darüber mache ich mir jetzt keine Gedanken. Du kannst dich auf jeden Fall warm anziehen. Und du brauchst gar nicht so zu lachen. In Berlin wird Party gemacht. Bis zum Umfallen.«

»Wenn du das sagst, Kleiner. Dein Wunsch ist mir Befehl.«

Ich plauderte noch ein bisschen mit ihm, aber insgeheim machte ich mir Sorgen um Mama. Wegen Berlin. Was sollte sie denn drei Tage lang tun, wenn ich bei meinem Bruder war? Lars hatte für sie ein Hotel organisiert, aber ich vermutete, dass ihr schon nach einer Stunde langweilig werden würde, so ganz ohne mich. Ich bekam ein schlechtes Gewissen und fragte Lars, ob Mama bei Tamtam übernachten durfte oder ob wir wenigstens an einem Abend zusammen essen könnten. Lars sagte: »Auf gar keinen Fall. Wir machen Party. Und zwar mit Mädchen und ohne deine Mutter. Ganz bestimmt ohne deine Mutter. Mach dir mal um sie keine Sorgen. Die ist sicher froh, ein paar Tage nur für sich zu haben und auszuspannen.«

Die Wahrheit war, dass ich Angst hatte, ohne meine Mama zu sein. Ich wollte zwar mit Lars um die Häuser ziehen (und wie!), aber gleichzeitig fürchtete ich mich auch. Es ist schwer zu erklären. Im Sommer, nach meiner letzten Operation, hatten wir nämlich eine geheime Abmachung getroffen. Mama musste mir versprechen, dass sie mich mein Leben leben lässt und mir nicht alles verbieten würde, was Spaß machte. Und wenn das bedeutete, dass ich eines Tages auf der Straße tot umfiele, dann wäre das eben so. Das war meine Bedingung, bevor ich zustimmte, ins Kinderhospiz zu gehen. Wenn mein Leben schon so kurz sein würde, dachte ich mir, dann wollte ich es wenigstens so gestalten, wie ich es mir vorstellte. Scheiß auf die Ärzte und ihre ständigen Verbote!

Trotzdem: Alles, was neu ist, was ich nicht kenne, bereitet mir Angst. Ich tue mich auch sehr schwer damit, neue Situationen zu verarbeiten. Wenn ich mich über etwas freue, zum Beispiel, wenn Lars mir einen Wunsch von meiner Liste erfüllt, dann realisiere ich das meistens erst einen Tag später. Manchmal dauert es sogar noch länger. In dem Moment der Überraschung herrscht nur Durcheinander in meinem Kopf, und ich sage Sachen, die ich nicht so meine und tue Dinge, die blöd und gemein sind. Als Lars mir die geilen Klamotten aus Berlin mitbrachte, sagte ich ihm ins Gesicht, dass ich die Jacke hässlich finde, obwohl das gar nicht stimmte. Und anstatt mich zu bedanken, fing ich an, meine Spielkarten zu zählen. Ich merke in diesen Momenten auch, dass an der Situation gerade etwas nicht richtig ist, kann aber nichts dagegen tun. Wenn ich etwas schlecht rede, habe ich Ruhe in meinem Kopf. Ich weiß auch nicht, warum das so ist.

27

Hamburg war weiß und voller Schnee. Der Schulbus benötigte deswegen eine halbe Stunde länger als sonst, um mich nach Hause zu bringen. Als ich um 15.23 Uhr die Haustür aufschloss, begrüßte mich Sina mit einem leisen Miau. Sie kann noch nicht so laut miauen wie Rocky, weil sie ja noch ein Katzenbaby ist. Mama stand im Flur und schaute mich aufgeregt an. Sie telefonierte gerade mit einem meiner Ärzte. Das erkannte ich sofort, weil Mama immer sehr aufgeregt ist und sich ständig verspricht, wenn sie mit Ärzten redet. Ich stellte meine Tasche mit der Sauerstoffflasche neben meinen Kleiderschrank, aber Mama rief mir sofort zu: »Du brauchst dich gar nicht ausziehen. Wir fahren gleich weiter zum Doktor. Deine Blutergebnisse sind da. Sie wissen jetzt, warum du so starke Bauch- und Lungenschmerzen hast.«

Na endlich, dachte ich und zog meine Jacke, weil es mir ganz schön warm wurde, aus. Und dennoch, wie oft hatte ich diesen Spruch schon gehört! Irgendwie war es mir auch egal. Solange die Ärzte mir nichts geben können, was mich gesund macht oder wenigstens die Schmerzen lindert, können sie sich ihre tollen Diagnosen in den Allerwertesten schieben. Ist doch so. Ich nahm die kleine Sina auf den Arm, die an meiner Hose kratzte und gab ihr einen Kuss auf die Nase.

»Hey Mäuschen, drückst du mir die Daumen? Vielleicht wird heute ja alles anders, und sie können mir wirklich helfen. Na, was sagst du dazu?«

Sie schnurrte und rieb ihren Kopf gegen meinen.

Meine neue Diagnose lautete: Vorstadium zu einer Embolie. Irgendwas mit Mycoplasma-Infection, aber Mama konnte sich den Ausdruck nicht so genau merken, weil sie sich darauf konzentrierte, was das für Auswirkungen für mich hatte. Das war wichtiger. Als wir in dem Arztzimmer saßen, dachte ich an Hannah aus *Berlin – Tag & Nacht* und saure Schnüre. Am liebsten mag ich die grünen, dann die gelben und dann die roten. Das sind einfach die besten! Ach ja, Diabetes hatte ich auch. Ganz ehrlich, in China hätte auch ein Sack Reis umfallen können, so scheißegal war mir das. Als ich vor einigen Wochen im Krankenhaus lag, sagten sie an einem Tag, ich hätte es, und Mama wurde kreidebleich. Am nächsten Tag kam ein anderer Arzt, und ich hörte, wie er zu ihr sagte: »Alles Quatsch, Daniel hat keinen Diabetes.« Jetzt also doch. Aber nur eine leichte Form. Mein Arzt sagte, ich müsse diese Werte alle sechs Monate kontrollieren lassen. Wenn ich das schon höre: »Alle sechs Monate.« In meiner Zeitrechnung sind das hundert Jahre. Als wir in der Apotheke standen, sagte Mama, dass ich ab sofort die stärksten Antibiotika nehmen müsse, die für Kinder erlaubt seien. Ich sah aus dem Fenster auf die Straße raus und fragte mich, ob Hannah ihrem Freund verzeihen würde. Der war nämlich mit Sophie fremdgegangen und hatte sich auch noch erwischen lassen, dieser Holzkopf.

Am nächsten Morgen hatte ich Schmerzen im linken Bein. Es war voller Wasser. Jede Belastung tat furchtbar weh. Und ich konnte nicht atmen. Meine Lunge, mein Herz, alles hatte sich zusammengezogen, so, als würde man mich vakuumdicht verpacken. Panik stieg in mir auf. Es fühlte sich an, als würde mir jemand das Leben aussaugen wollen. Ich lag auf dem Boden meines Zimmers. So laut ich konnte, schrie ich nach Mama.

Mama kam. Ich sagte leise: »112.«

Mama rief den Notarzt.

Und sie weinte.

Wir fuhren ins Krankenhaus.

Mit Blaulicht.

Ich hatte eine schwere Lungenentzündung. Die Stationsschwester gab mir ein Einzelzimmer. Nicht weil ich Stammgast war oder sie es mir ganz besonders gemütlich machen wollten, auch nicht wegen Weihnachten, sondern weil sie mich isolieren mussten. Niemand durfte mich besuchen. Wenn die Krankenschwestern mich untersuchen kamen, trugen sie grüne Kittel und einen speziellen Mundschutz, damit keine Viren von draußen zu mir ins Zimmer gelangten. Mein erster Gedanke war, dass Lars kommen soll. Ihn würden sie bestimmt zu mir lassen. Aber Lars war weit weg.

Ich sagte: »Mama, Lars soll schnell kommen.«

Und Mama sagte: »Mein Schatz, Lars ist in Berlin. Außerdem ist er auch krank. Er hat Grippe und liegt im Bett. Selbst wenn er käme, die Ärzte würden ihm nicht erlauben, dich zu sehen. Du hast gerade ein sehr schwaches Immunsystem und musst erst wieder zu Kräften kommen.«

Ich machte mir Sorgen wegen Lars. Er brauchte dringend jemanden, der sich um ihn kümmerte und ihn lieb hatte, wenn ich mal nicht da war.

»Richtest du ihm bitte gute Besserung von mir aus, ja? Und sag ihm, dass seine Gesundheit natürlich vorgeht. Ja, versprochen?«

Meine Mama versprach es und ging aus dem Zimmer. Ich legte meine rechte Hand auf mein Herz und zählte die Schläge. Noch hielt es. Die Herzmaschine, an die ich angeschlossen war, gab keine Warnsignale von sich. Ich versuchte, Ruhe zu bewahren. Hoffentlich werde ich wieder gesund, dachte ich. In einer Woche fahre ich doch nach Berlin. Ich muss ganz dringend gesund werden. Bitte, lieber Gott, tu mir den Gefallen. Nur diesen einen. Dann wurde ich müde. Ich hatte nicht genug Kraft, um meine Augen offen zu halten, und immerzu dagegen ankämpfen wollte ich auch nicht mehr. Als ich wieder aufwachte, saß Mama im grünen Krankenschwesternkittel und mit Mundschutz neben mir auf einem Stuhl und hielt meine Hand. Ihre Augen waren ganz rot und ihre Schminke vermischte sich mit ihren Tränen. Hätte sie ihre schwarzen Ausgehklamotten angehabt, hätte sie sofort mit Wiebke auf eine ihrer Gothik-Partys gehen können. Mama verzog keine Miene und sagte, dass ich die nächsten fünf Tage im Krankenhaus bleiben müsse. Anweisung vom Chefarzt. Das war die schlimmste Nachricht der Welt. Ich flippte völlig aus, zappelte wild umher und schrie so laut, dass mein Herz zu brennen begann und ich husten und spucken musste. Das Herz auf der Herzmaschine begann rot zu blinken und ein Alarmsignal ertönte. Dann hatte ich keine Kraft mehr, um mich aufzuregen und sackte zusammen. Mama war vor Schreck vom Stuhl aufgesprungen, und eine Krankenschwester kam ins Zimmer gerannt. Mama sprach mit ihr, und ich verkroch mich unter der Decke und dachte an meinen Mathelehrer. Wenn ich mich nicht verrechnet hatte, grübelte ich, könnte es gerade noch klappen: Freitag = 1 Tag, Samstag = 2 Tage, Sonntag = 3 Tage, Montag = 4 Tage, Dienstag = 5 Tage. Unser Zug fuhr am Donnerstag. Noch war Berlin nicht verloren.

Mama konnte nicht bei mir bleiben, weil sie keine Kleider zum Wechseln dabei hatte und ich in dem Einzelzimmer in einem sehr schmalen Bett lag. Da passte sie nicht mit rein. Ich wollte sie nicht gehen lassen, aber dann war Mama weg und ich ganz alleine. Ich drückte Josi, aber es half nichts. Niemand war da, um mich lieb zu haben, und die schrecklichen Erinnerungen kamen zurück, die Bilder aus Südafrika, die …

Ich bekam eine Angstattacke, rief nach meiner Mama, aber sie antwortete nicht. Ich kann mich nicht mehr erinnern, wie lange ich so verharrte, aber als ich den Namen von Lars auf meinem Handydisplay sah, weinte ich immer noch. Die ersten Minuten konnte ich gar nicht verstehen, was er sagte, weil mein Schluchzen alles andere übertönte.

»Ich, ich, ich … ich hab dich so lieb«, stotterte ich.

»O Gott, Daniel, was ist los?«

Ich erkannte an seiner Stimme, dass er sich Sorgen machte, und ich wollte ihm sagen, dass ich gerade ganz viel Angst hatte, aber ich war zu durcheinander. Ich musste erst mit Mama sprechen. Ich konzentrierte mich und sagte: »Ich ruf kurz Mama an, okay?«

»Alles klar, mein Kleiner. Schreib mir 'ne SMS, dann ruf ich dich wieder zurück. Abgemacht?«

»Okay.«

Ich rief Mama an, und sie versprach mir hoch und heilig, morgen früh gleich wieder zu mir zu kommen, und dann war alles wieder gut. Ich schrieb Lars eine SMS: *Ruf mich jetzt an. Du hast zehn Sekunden.* Ich legte mein Handy auf die Decke und begann zu zählen: Eins, zwei, drei, vier, fünf, sechs, sieben, acht, neun.«

Es klingelte. Ich drückte auf die grüne Taste und sagte: »Du hast gerade noch so Glück gehabt.«

»Wo war ich?«, lachte Lars.

»Bei neun.«

»Perfektes Timing. Also, was war eben los?«

»Ich weiß nicht, wie ich es dir sagen soll.«

»Versuch's einfach. Und nur die Ruhe. Wir haben alle Zeit der Welt. Okay?«

»Okay.«

»Ich bleibe so lange am Telefon, wie du willst. Okay?«

»Ja, okay.«

»Und jetzt sortierst du kurz deine Gedanken, atmest langsam ein und aus und dann erzählst mir ganz langsam alles, was dir auf dem Herzen liegt.«

»Als ich fünf Jahre alt war«, begann ich, »und wir noch eine Familie waren, also Mama und mein richtiger Papa und mein richtiger Bruder, also nicht du, sondern Ryan, und wir noch in Südafrika gelebt haben, da, da, da, also, da …«

»Alles gut, Daniel. Entspann dich.«

»… da hat mich Mama morgens zur Schule gebracht, hat mir einen Kuss gegeben und mir gesagt, wie lieb sie mich hat, und dann bin ich nach der Schule nach Hause gekommen, und sie war nicht mehr da. Sie ist einfach gegangen, ohne mich mitzunehmen. Und jetzt musste ich daran denken, also, dass das wieder passiert. Drei Jahre war ich ohne meine Mama. Kannst du dir das vorstellen?«

»Nein, das kann ich nicht«, sagte Lars.

»Und eben, als Mama gegangen war, musste ich an diese Zeit zurückdenken.«

»Dass sie morgen vielleicht nicht wiederkommen würde?«

»Ja.«

»Da musst du dir keine Sorgen machen. Deine Mama wird da sein. Ehrenwort.«

»Das hat Mama auch gesagt.«

»Na, siehst du.«

»Okay.«

Ich hatte mich wieder gefangen. Josi lag neben mir, Lars' Stimme in meinem Ohr, und die Albträume konnten mir mal gewaltig den Buckel runterrutschen. Warum ich? Warum ausgerechnet ich? Als ich im Krankenwagen lag, und wir auf dem Weg ins Todeshaus waren, stellte ich mir diese Frage zum ersten Mal. Ich weiß nicht wieso, weil ich mich das vorher noch nie gefragt hatte. Es schwirrte plötzlich in meinem Kopf herum. Ich erzählte Lars davon, und er meinte, dass sich jeder diese Frage irgendwann stellt. Und dass es keine Rolle spielen würde, ob es einem wirklich schlecht ginge, so wie mir, oder nur ein bisschen, so wie den meisten anderen Menschen auf der Welt. Auf diese Frage wüsste nur der liebe Gott die passende Antwort, weswegen ich mir keine weiteren Gedanken machen sollte. Machte ich auch nicht. Ich dachte jetzt an nackte Brüste.

»Bruder, nächste Woche gehen wir saufen. In einem Club. Wo richtige Weiber sind.«

Lars verschluckte sich fast an seinem Wasser und fing so laut an zu lachen, dass ich mitlachen musste. Aber dann sagte ich, dass er damit aufhören solle.

»Ich meine das ernst«, protestierte ich.

»Ich weiß«, hustete Lars. Seine Stimme war ganz heiser. Er klang wie ein alter, kaputter Roboter.

»Fuck, mir kommt Wasser aus der Nase.«

»Bähhh, is' ja eklig.«

Ich hörte, wie Lars sich die Nase putzte.

»Erinnerst du dich, was das letzte Mal passiert ist, als du nur drei winzige Schlucke Alkohol aus meinem Glühwein genommen hast?«

Und wie ich mich erinnerte. Das war so cool. Schmeckte zwar voll eklig, aber das Gefühl war richtig geil. Ich grinste vor mich hin. Mein linker Arm schmerzte von dem Zugang, den mir die junge Krankenschwester gelegt hatte, aber die Gedanken an Alkohol und sexy Mädels konnte es gerade so überdecken.

»Weißt du, was passiert ist?«, fragte Lars wieder.

Ich antwortete nicht und schaute auf den Fernseher.

»Du hast Bauchschmerzen bekommen, Herzstiche, hingst kotzend über'm Waschbecken, und ich musste deine Mutter anrufen, weil du wie ein Geist aussahst. Okay, sagen wir, wie ein Babygeist. Hahaha.«

»Sehr witzig.«

»Du bist echt einmalig. Manchmal verhältst du dich wie ein kleines Baby, flennst wie ein Wasserfall und fünf Minuten später denkst du an Alkohol und Titten.«

»Ja.«

Lars lachte. Ich auch, aber nicht so laut wie er. Wir hatten beide unsere Handylautsprecher an, weswegen unsere Stimmen durcheinander geworfen wurden.

»Checkst du das eigentlich?«

»Was?«, fragte ich.

»Dass du manchmal so megamäßige Sprünge in deinem Verhalten machst. Ich finde das ja superlustig, aber wenn ich dich nicht kennen würde, na ja, würde ich glauben, du wolltest uns alle nur verarschen.«

»Echt?«

»Ja, Bruderherzchenschmerzchen. Kannst du dich noch erinnern, wie du vor zehn Minuten warst? Du hast nach deiner Mama gejault, wie ein Hundewelpe.«

»Ja, ja, aber ist doch egal. Kann mich auch gar nicht mehr erinnern.«

»Als ob's nie passiert wäre, hmm?«

»Ja«, sagte ich.

»Siehst du, und schon wieder könnte man glauben, du spielst hier dein kleines Spielchen mit uns.«

»Keine Ahnung, was du meinst.«

»Ach du, schlaf jetzt. Schlafen ist gut für dich. Und wenn was ist, wenn du wieder Angst bekommst, rufst du mich an, okay?«

»Okay.«

»Und noch was, mein Kleiner. Auch wenn ich gerade nicht bei dir sein kann, ich denke immer an dich.«

»Ich auch an dich.«

Dann legte ich auf.

Mama hatte versprochen, um zehn Uhr bei mir zu sein. Bis dahin gab es nur mich (und Josi) und das Todeshaus. Heute bekommst du mich nicht, dachte ich und ballte kämpferisch meine Faust. Ich konnte aus dem Fenster den schwarzen Himmel sehen. »Die Traurigkeit ist die Nacht des Herzens«, hatte Lars irgendwann beim Autofahren mal gesagt, und ich habe nie genau verstanden, was er damit meinte. Bis heute. Ich glaube, es bedeutet, dass auch im Herzen wieder die Sonne scheint, wenn die Nacht vorüber ist. Und mit der Sonne kommt dann automatisch auch die Fröhlichkeit zurück. Ich musste also nur ganz schnell einschlafen … und wieder aufwachen.

»Gute Nacht, Josi. Hab dich lieb.«

Als ich aufwachte, war schon wieder Ärger im Anmarsch. Mamas Augen waren ganz weit aufgerissen und ihr Kopf tomatenrot, was kein gutes Zeichen war. Ich grübelte, was ich falsch gemacht haben könnte, aber seit gestern Abend lag ich nur in diesem Krankenhausbett und als ich das letzte Mal mit Mama telefoniert hatte, war noch alles in Ordnung. Ich wollte sie fragen, warum sie so heftig trampelte, wie ein wilder Stier, aber sie gab mir bloß einen Kuss auf die Stirn und sagte, dass sie erst mal eine rauchen gehen müsse. Wenn die Erwachsenen gestresst sind, müssen sie immer Zigaretten rauchen. Meine Eltern rauchen ganz schön viel. Ich überlegte, warum Mama eben so unglücklich aussah, und mir fielen drei Gründe ein:

1. ICH DARF NICHT NACH BERLIN!!!
2. Ein Witz über Tomaten (wegen Mamas Tomatenkopf)
3. Ein Witz über Zigaretten (weil Mama gerade raucht)

Die beiden Witze hatten nichts mit Mamas schlechter Laune zu tun, aber sie spukten eben in meinem Kopf herum. Ich konnte nichts dafür. Sie waren plötzlich da. Der Tomatenwitz ging so: Laufen zwei Tomaten über die Straße. Kommt ein Lkw. Sagt die eine: »Komm Ketchup, wir gehen rüber zur Pommesbude.« Voll witzig!

Ich schaute aus dem Fenster, und der Himmel war jetzt blau. Die Sonne konnte ich nicht sehen, aber ich wusste, dass sie da war. Der Zigarettenwitz ging so: Sitzt ein kleines Mädchen in der Badewanne: »Mama, wo ist der Waschlappen?« Da sagt Mama: »Der ist nur schnell Zigaretten holen!« Ich verstand ihn erst nicht, aber als Mama mir erklärte, dass mit dem Waschlappen Papa gemeint war, fand ich das so lustig, dass ich den ganzen Abend darüber lachen musste. Nach einer Weile kam Mama ins Zimmer zurück. Sie war noch immer wütend. Ich versuchte mich daran zu erinnern, an was ich gerade gedacht hatte, aber vor meinem Auge drehte sich alles. Ich griff nach Josis Rüssel, um mich zu entspannen, da fiel es mir wieder ein: ICH DARF NICHT NACH BERLIN.

»Mama, darf ich nach Berlin?«, fragte ich.

»Nicht jetzt, Daniel«, fluchte sie.

»Okay«, sagte ich.

»Ich ruf Papa an. Diese bescheuerten Ärzte!«

»Okay.«

Manchmal stelle ich mir vor, dass schlimme Sachen, die in der Vergangenheit passiert sind, gar nicht echt waren, sondern nur ein Traum. Kennst du das, wenn du morgens total durcheinander im Bett liegst, weil du wirres Zeug geträumt hast, die Bilder dir aber so real erschienen, dass du kurz überlegen musst: Moment mal, war das jetzt echt oder nur ein Traum? Ich liebe Träume, also die schönen, nicht die Albträume. Dann stelle ich mir vor, ein anderer Junge zu sein und fliegen zu können, so wie Superman. Zum Glück kann das Monster, das immer wieder versucht, mir mein Herz herauszureißen, nicht meine Träume nehmen. Am Ende sind die schönen Träume nämlich alles, was einem bleibt, um nicht die Hoffnung zu verlieren.

Als die Testergebnisse kamen, sprach Mama lange mit dem Oberarzt, und es stellte sich heraus, dass ich doch keine Lungenentzündung, sondern eine lebensgefährliche Überdosierung meines Herzmittels bekommen hatte. Ich verstand das nicht. Mein Hausarzt hatte doch gesagt, dass ich an einer akuten Lungenentzündung erkrankt sei, weswegen ich ja dieses Antibiotikum nehmen musste. Wie konnte eine Lungenentzündung einfach so über Nacht verschwinden? Der Oberarzt sagte nicht die Wahrheit. Ich achte immer ganz genau darauf, was ich einnehme. Ich hasse sie und würde auf gar keinen Fall eine Tablette zu viel schlucken. Das versuchte ich auch dem Arzt zu erklären, aber der hörte mir gar nicht richtig zu und nickte nur mit seinem Kopf, als ob ich dumm und bescheuert wäre. Und wie er mit Mama redete, ganz gemein und hochnäsig. Solche Menschen mag ich nicht. Er beschuldigte sie, meine Medikamente durcheinander gebracht zu haben und dass ich mein Herzmittel, das ich schon seit meiner Geburt nehme, ab sofort nicht mehr nehmen dürfe. Als

Mama sagte, dass sie das nicht machen würde, stritten sie noch mehr. Ich schaltete den Ton vom Fernseher an, weil ich sah, dass Duck Tales lief. Als der Arzt endlich weg war, rief Mama sofort Lars an, um ihm davon erzählen. Mama war auf hundertachtzig. Ich war zwar immer noch etwas traurig, weil der Arzt so gemein zu Mama war, aber dafür kam Papa jetzt mit dem Auto vorbei, um uns abzuholen. Es gab nämlich auch eine gute Nachricht: Ich durfte wieder nach Hause. Die Reise nach Berlin war gerettet. Also, falls in den nächsten fünf Tagen nichts mehr mit mir passierte.

Zu Hause angekommen, hockte ich mich im Wohnzimmer sofort vor das Sofa und spielte auf der Wii. Papa hatte mir zur Feier des Tages ein Bierglas vom FC Bayern München geschenkt, und ich durfte ein alkoholfreies Bier trinken. Meine Lunge tat immer noch weh. Ich gab mir Mühe, die Schmerzen zu ignorieren, was auch ziemlich gut klappte, weil ich ja wieder ein Ziel vor Augen hatte. Ich rief Lars an.

»Rate mal, aus was für einem Glas ich mein Bier trinke?«

»Hmm, weiß nicht«, überlegte er.

»Rate halt.«

»Glas oder Tasse?«

»Glas.«

»Keine Ahnung.«

»Aus einem FC-Bayern-Glas. Hat mir Papa geschenkt.«

»Hey, wie cool. Tut gut wieder zu Hause zu sein, was?«

»Und wie!«

»Guck mal, Daniel. So schnell kann sich das Blatt wenden. Gestern Abend hast du noch befürchtet, du müsstest bis nächste Woche im Krankenhaus bleiben. Und heute trinkst du Bier aus einem geilen FC-Bayern-Glas, zockst Wii und schläfst später in deinem eigenen Bett ein. So ist das Leben, man weiß nie, was als Nächstes passiert.«

»Ja, das weiß man wirklich nicht.«

»Ein alter Mann hat einmal zu mir gesagt: Nur wer an Wunder glaubt, dem widerfahren auch Wunder. Verstehst du?«

»Nee.«

»Das bedeutet, dass alles möglich ist, wenn man daran glaubt.«

»Was?«

»Hörst du mir überhaupt zu?«

»Wie?«

»Daniel?«

»Tschuldige, aber ich schaue gerade auf den Bildschirm. Lass uns später telefonieren. Ich muss dieses Level jetzt schaffen.«

»Haha, aber du hast mich doch angerufen. Schon vergessen?«

»Was?«

Dann legte Lars auf. Papa saß auf seinem Platz und spielte gegen Mama Monsterworld. Mama saß auch auf ihrem Platz. Sina lag zwischen den beiden auf dem Sofa und spielte mit sich selbst. Rocky versteckte sich im Schlafzimmer. Alles war wie immer.

Am Abend sahen wir zusammen die Nachrichten, und plötzlich war nichts mehr wie immer. In einer kleinen Stadt in Amerika namens Newtown war etwas Schlimmes geschehen. Ein böser Mann hatte in einer Grundschule sechsundzwanzig Menschen mit einem Gewehr erschossen. Und von diesen sechsundzwanzig Menschen waren zwanzig noch Kinder. Mir wurde kalt, und ich bekam Angst. Sie zeigten viele weinende Kinder, die überall Blut im Gesicht hatten, und weinende Eltern, die vor der Schule auf ihre Kinder warteten. Der Nachrichtensprecher sagte, dass diese Eltern zu diesem Zeitpunkt noch nicht wussten, dass ihre Kinder schon längst tot waren. Ich fragte mich, wie sich das wohl anfühlte. Bestimmt war es das schlimmste Gefühl von allen Gefühlen. Genauso wie die Liebe das schönste Gefühl von allen Gefühlen ist.

»Mama?«, fragte ich mit zittriger Stimme.

»Ja, mein Engel?«

»Warum tut ein Mensch so etwas? Nächste Woche ist doch Weihnachten.«

»Ich weiß es nicht. Ich weiß es nicht. Es ist so schlimm.«

Dann schnäuzte sie in ein Taschentuch.

»Du hast doch mal gesagt, dass nichts auf Welt ohne Grund passiert. Das verstehe ich nicht. Was für einen Sinn hat es, dass diese Kinder jetzt tot sind? Die haben doch nichts Böses gemacht, oder?«

Jetzt fing sie richtig an zu weinen. Wenn meine Mama erst einmal damit anfängt, ist sie nicht mehr zu bremsen. Papa spielte sein Computerspiel. Da ich immer noch Angst hatte, legte ich mich in ihren Schoß, um zu kuscheln. Dann sagte der Mann im Fernsehen, dass der Amokläufer (das war der böse Mann) nicht nur die vielen Kinder, sondern auch noch seine Mutter erschossen hatte. Ich versuchte mir das vorzustellen, aber es ging nicht. Ich würde meine Mama niemals erschießen. Ich habe doch sonst niemanden. Da wäre ich ja schön blöd.

Als die Nachrichten vorbei waren, ging ich in die Küche und stellte mich neben die Mülleimer ans Fenster. Es war schon dunkel draußen, aber durch die Beleuchtung konnte man noch ein bisschen was erkennen. Ich war traurig und glücklich auf einmal. Traurig, wegen den toten Kindern; glücklich, weil mein Bruder gleich kommen würde. Lars kam nämlich immer freitags und heute war ja Freitag. Auf dem Weg, der von unserem Haus zur Straße führt, lag überall Laub und Schmutz. Der Schnee begann zu tauen, und der Hausmeister hatte noch nicht sauber gemacht. Drüben bei Britta brannte noch Licht, aber es war ja auch noch keine Schlafenszeit. Ich weiß nicht, wie lange ich am Fenster stand, aber als Sina kam, um von ihrem Wassernapf zu trinken, nahm ich sie hoch und streichelte über ihr Fell. Dann schauten wir gemeinsam nach draußen.

»Was machst du da?«, hörte ich Mama hinter mir.

»Ich warte auf Lars«, sagte ich. »Wir haben doch Freitag.«

»Aber Lars kommt heute nicht, Daniel. Ihr habt doch vorhin erst telefoniert. Weißt du nicht mehr?«

Ich erinnerte mich. Lars hatte erzählt, dass er krank im Bett liegt. Er fragte mich sogar, wie das Medikament hieße, das Mama ihm empfohlen hatte, und ich antwortete: Contramutan D.

»Lars kommt heute nicht, weil wir doch nächste Woche zu ihm nach Berlin fahren.«

Jetzt war ich aus drei Gründen traurig:

1. Wegen den toten Kindern
2. Weil Lars krank ist
3. Weil Lars heute nicht kommt

Ich vermisste ihn so sehr. Er war jetzt schon zwei Wochen nicht hier. Hoffentlich lässt er mich nicht im Stich, dachte ich. Als ich Mama von meinen Sorgen erzählte, beruhigte sie mich sofort wieder und sagte, dass wir doch jeden Tag mehrmals miteinander telefonieren würden, entweder mit dem Handy, auf dem Festnetz oder über Skype, und auf einen Schlag war das Gefühl schon nicht mehr so schlimm. Es ist gut, wenn man jemanden hat, der einen in traurigen Momenten an die schönen Dinge erinnert. Von selbst kommt man ja nicht drauf.

28

Mama war wegen der Weihnachtsfeier schon die ganze Woche aufgeregt. Ich auch. Aber nur ein bisschen. Als wir ins Hospiz kamen, waren bereits viele Leute da. Hauptsächlich Mütter und Kinder und viele ehrenamtliche Mitarbeiter. Einige kannte ich, einige nicht. Ester hatte als Ehrengast den Sänger einer Band eingeladen, die ich nicht kannte – *Bro'Sis*. Ich ließ mir von ihm trotzdem zwei Autogramme geben, eins für Lars und eins für mich. Man konnte ja nie wissen. Der Sänger war nett, weil er immer lächelte. Er hatte seine Tochter mitgebracht. Sie war vier Jahre alt und hieß Pearl (wie das Piratenschiff von Jack Sparrow). Ich spielte mit ihr. Sie war so richtig süß. Ich mag Kinder viel lieber als Erwachsene. Dann kam der Weihnachtsmann herein. Ich erschrak und starrte ihn mit überraschten Augen an. Früher in Südafrika war doch mein Papa, also mein richtiger Vater, immer der Weihnachtsmann. Und dieser Weihnachtsmann sah ganz genauso aus. Ich setzte mich neben Mama und fragte sie, ob das Papa sei, aber sie lachte nur, ohne richtig zu antworten. Während sich die anderen Kinder schon auf ihre Geschenke freuten, musste ich erst noch herausfinden, ob das wirklich mein echter Vater war. Also ging ich zu ihm und zog an seinem Bart. Der Weihnachtsmann war schon ganz alt und hatte einen richtigen weißen Bart – keinen falschen Bart, einen echten. Jetzt hatte ich den Beweis. Mein Vater war es nicht.

»Du bist aber alt«, sagte ich zu ihm.

Und der Weihnachtsmann antwortete: »Ho ho ho, das stimmt, mein junger Freund. Ich bin schon über 100 Jahre alt.«

Ich fragte zurück: »Von wo kommst du denn?«

Und der Weihnachtsmann antwortete: »Direkt vom Nordpol.«

Ich wusste nicht, wo das war, aber es hörte sich weit weg an.

»Bist du der echte Weihnachtsmann?«

Da fing der Weihnachtsmann an zu lachen.

»Aber natürlich bin ich der echte Weihnachtsmann, und wenn du dieses Jahr schön artig gewesen bist, habe ich auch ein hübsches Geschenk für dich in meinem Sack.«

Ich drehte mich um, weil ich nicht mehr wusste, was ich sagen sollte. Mama und die anderen Mütter nickten und klatschten und freuten sich. Ich setzte mich neben Mama, trank einen Schluck von meiner Apfelsaftschorle und dachte: Wahnsinn, der echte Weihnachtsmann ist heute hier. Wie hat Ester das wieder geschafft? Aber sie hatte ja auch Lars zu mir gezaubert, und so konnte ich mir dieses Wunder schon viel besser erklären.

Wir sangen Weihnachtslieder und sagten Gedichte auf. Ich bewegte aber nur meine Lippen, um meine Stimme zu schonen. Ich dachte schon längst an nächste Woche, wenn ich bei Lars in Berlin sein würde und einen richtigen Song in einem richtigen Tonstudio aufnehmen würde. Das stand nämlich auf unserer Liste. Das hatte ich extra nachgeguckt. Ich überlegte mir, zwei Lieder zu singen, aber Lars fand, ich sollte mich nur auf ein Lied konzentrieren, damit ich nicht alles durcheinander brachte. Zur Auswahl standen *Diamonds* von Rihanna (mein aktuelles Lieblingslied) und *Ich wollte nie erwachsen sein* von Peter Maffay (mein Lieblingslied von allen Lieblingsliedern). Ich entschied mich für Peter Maffay. Mama hatte mir auch schon den Text ausgedruckt, damit ich üben konnte. Ich wollte ja, dass mein Lied am Ende schön klingt. Und dazu brauchte ich all meine Kraft.

Als der Weihnachtsmann meinen Namen rief, musste ich mich erst wieder zurechtfinden, weil meine Gedanken ja schon in Berlin waren. Ich stand langsam auf und ging vorsichtig zu ihm. Er überreichte mir ein Paket, auf dem »Für Daniel« stand. Ich packte es aus, ein Gesellschaftsspiel: *Was ist Was?* Das kannte ich aus der Schule. Obwohl es für Kinder ab acht Jahre geeignet ist, weiß ich fast nie eine Antwort. Deswegen mag ich das Spiel nicht. Mama meinte, ich müsse mich trotzdem beim Weihnachtsmann bedanken. Ich wollte ihm noch sagen, dass er das Spiel anderen Kindern nicht zu schenken brauchte, weil es ja so schwer sei, aber ich traute mich nicht mehr, mit ihm zu sprechen. Weil er doch der echte Weihnachtsmann war. Dann saß ich ganz lange neben Mama. Irgendwas in meinem Kopf wollte raus, aber es fand den Ausgang nicht. Da ich mich nicht auf zwei Sachen gleichzeitig konzentrieren kann, blieb ich einfach sitzen und wartete. Als ich den Gedanken schließlich zu fassen bekam, fing ich an zu weinen. Mama und Franzi mussten mich in den Arm nehmen, aber ich sagte sofort, dass es Glückstränen waren, die aus mir rauskamen. Ich fand es so schön, dass der echte Weihnachtsmann zu uns gekommen war. Ich brauchte eben meine Zeit, um dieses Glück zu realisieren.

Zu Hause probierten Papa, Mama und ich das Spiel noch einmal in Ruhe aus, aber auch meine Eltern kannten kaum eine Antwort und so landete es in der Abstellkammer. Ich rief schnell Lars über Skype an, um ihm von meinem Tag zu erzählen, aber ich musste mich beeilen, weil unser Lieblingsverein, der FC Bayern, spielte. Es war das letzte Spiel des Jahres. Lars hatte schon sein graues FC-Bayern-T-Shirt mit dem roten Herz an. Ich legte schnell auf, zog ebenfalls mein Bayern-T-Shirt mit dem roten Herz an und rief ihn wieder zurück. Jetzt waren wir nicht nur Brüder, sondern sahen auch so aus. Lars in groß, ich in klein. Als ich uns im Partnerlook sah, war ich glücklich, richtig glücklich und dachte: Wahre Freunde sind nicht die, die du jeden Tag in der Schule siehst, sondern die, die in Gedanken immer bei dir sind und tiefe Fußabdrücke in deinen Träumen hinterlassen. In dieser Nacht schlief ich in meinem Bayern-T-Shirt mit dem roten Herz und alles war gut. Bis der Morgen kam. Und die Erinnerungen.

29

»Wo willst du nach deinem Tod sein«, hatte sie mich mit strengem Blick gefragt, »in der Hölle oder im Himmel, beim Teufel oder bei Gott? Du musst dich sofort entscheiden.«

Ich wusste nicht, was ich darauf antworten sollte, weil ich noch nie davon gehört hatte. Also, dass man sich das aussuchen darf. Ich überlegte und überlegte, aber ich konnte mir das einfach nicht vorstellen. Dann bekam ich Kopfschmerzen und rieb mir die Schläfen. Der liebe Gott kam durch meine Gedanken geflogen, der rote Teufel ritt auf einem Feuerball. Sie standen sich gegenüber, und alles drehte sich. Ich setzte mich auf einen Stuhl und versuchte, Ordnung in meinen Kopf zu schaffen, aber die Oma hörte nicht auf, mich dieses Zeug zu fragen, und als ich die Augen schloss, um sie nicht mehr sehen zu müssen, begann sie laut zu beten.

Überhaupt betete sie sehr oft, eigentlich immer, wenn ich da war. Sie wollte auch oft mit Mama über das Telefon beten. Mama und ich lachten manchmal heimlich darüber, weil die Sachen, die diese Oma sagte, oft ganz eigenartig klangen. Wir durften, wenn wir das Telefon auf Lautsprecher stellten, aber nicht zu laut kichern, weil wir die Oma ja nicht verärgern wollten. Sie war sehr gläubig, also katholisch gläubig. Mama sagt, das nennt man erzkonservativ, aber ich verstehe nicht, was das bedeutet. Es gibt eine Organisation, die einsamen Menschen hilft, nicht mehr einsam zu sein. Diese Oma hatte niemanden mehr, mit dem sie spielen konnte, und weil ich auch oft einsam war, kam meine Mama auf die Idee, dass ich sie einmal in der Woche, jeden Dienstag, besuchen könne. Sie wohnte auch nur eine Busstation von unserem Haus entfernt, was sehr praktisch für mich war. Wir tranken Tee und spielten Spiele, und zum Naschen hatte sie auch immer was im Küchenschrank. Sie war eigentlich ganz nett und wenn sie nicht pausenlos von diesem Fegefeuer gesprochen hätte, wäre ich bestimmt öfter zu ihr gegangen.

Aber als ich die Augen an jenem Tag wieder öffnete, wurde mir schwindelig und speiübel. Ich hörte die Worte der Oma wie in einer Dauerschleife und wusste keinen besseren Ausweg als zu flüchten. Ich hielt es bei ihr nicht mehr aus. Ich schaffte es, den Weg bis zur Bushaltestelle ganze alleine zu gehen. Normalerweise habe ich Angst, wenn ich alleine bin. Das liegt daran, dass ich dieses Gefühl nicht so gut kenne, weil immer jemand auf mich aufpasst. Zum Glück kam der Bus ziemlich bald, und der Wirbel in meinem Kopf wurde etwas schwächer. Außer Rocky war niemand in unserer Wohnung. Mama und Papa arbeiteten. Ich bekam wieder Angst. Aber das war nicht mein größtes Problem. Ich war so schwach, dass ich kaum die Treppenstufen in den ersten Stock steigen konnte. Ich hielt mich am Geländer fest und setzte ganz langsam einen Fuß vor den nächsten. Völlig erschöpft ließ ich mich aufs Sofa fallen. Alles drehte sich. Ich verlor die Orientierung. Rocky merkte, dass es mir nicht gut ging und legte sich neben mich, um mich zu beschützen und mir Trost zu spenden, aber es half nicht. Katzen haben ja keine Zauberkräfte. Ich wählte die Nummer meines Kinderarztes, die im Telefon eingespeichert war. Ich musste nur auf die Kurzwahltaste 2 drücken. Anne-Marie, die Arzthelferin, die mich sehr gut kannte, beruhigte mich, weil mir die Tränen liefen, und sagte, dass ich meine Beine hochlegen solle. Es sei nichts Schlimmes, nur mein Kreislauf. Es half nicht. Die Angst vor der Dunkelheit wurde immer größer, und da ich eigentlich nicht ohne Aufpasser sein darf, klingelte ich bei unserer Nachbarin Oma Wagner. Oma Wagner ist schon sehr alt, bekommt Essen von einem Krankendienst geliefert und muss ebenfalls oft ins Krankenhaus. Immer wenn der Rettungswagen zu unserem Haus kommt, wissen die Nachbarn, dass sie entweder Oma Wagner oder mich abholen.

Oma Wagner konnte mir auch nicht helfen, aber wenigstens war ich bei ihr nicht mehr alleine. Ich setzte mich in ihr Wohnzimmer und rief Mama an, aber sie musste ja arbeiten und konnte nicht so schnell zu mir kommen. Ich gab mir Mühe, nicht an das Monster zu denken, dessen Nähe ich schon spürte. Es war da, auch wenn es sich versteckte. Dann kam Mama. Als sie mich sah, erschrak sie und hielt sich die Hände vors Gesicht. Sie sagte, ich sehe aus wie der Tod. Ich musste an den Teufel denken, über den die Oma gesprochen hatte. Mama brachte mich in unsere Wohnung und überprüfte hektisch meine Sauerstoffwerte. Sie waren im Keller. Dann rief sie den Notarzt. Blaulicht. Krankenhaus. Untersuchungen. Ärzte kamen. Ärzte gingen. Weinen. Warten. Hoffen. Willkommen in meinem behinderten Leben.

Sie konnten den Grund für meine Schmerzen nicht finden. Mein Herz stand in Flammen, und tief in mir drinnen tat es so schrecklich weh, aber die Ärzte waren anderer Meinung und sagten, dass da nichts wäre. Sie schrieben Mama einen Entlassungsbrief, befanden mich für schulfähig, erhöhten die Dosierung meiner Medikamente und schickten mich nach Hause. Mama arbeitete am nächsten Tag im Café und obwohl ich darum bettelte, im Bett bleiben zu dürfen, musste ich in die Schule gehen. Mama hörte auf diese blöden Ärzte und nicht auf mich, aber ich war nicht böse auf sie. Sie konnte mich ja nicht alleine zu Hause lassen, und in der Schule gab es wenigstens Aufpasser. Es war ein schlimmer Tag, aber ich hielt durch, obwohl ich das Monster sehen konnte. Es war nicht mehr unsichtbar, sondern stand dicht neben mir. Auch am Abend, als ich mich wieder ins Bad schleppte, um Gallensaft zu würgen. Mama hielt mich so lange fest, bis ich nicht mehr konnte. Wir kuschelten auf der Couch. Rocky, der sonst immer sehr ruhig war, lief aufgeregt umher. Ich glaube, er konnte das Monster auch sehen.

»Mama, die verdammten Tabletten bringen mich noch um«, flüsterte ich, weil ich kaum noch Kraft zum Atmen hatte. »Sie helfen nicht. Mama, mir geht's nicht gut.«

»Du siehst auch wieder ganz komisch aus«, antwortete sie. »Und kalt bist du auch.«

»Mir ist auch kalt«, sagte ich.

Mama brachte mich ins Bett. Sie hielt meine Hand und rief im Krankenhaus an. Rocky und das Monster folgten uns.

»Leute, ich krieg hier die Krise«, sprach Mama ins Telefon. »Ihr schickt meinen Jungen nach Hause, sagt, dass alles okay ist, und jetzt liegt er wieder halbtot in seinem Kinderbett. Seine Sauerstoffwerte gehen runter, von 87 ist er jetzt schon im kritischen Bereich bei 84, und ich krieg's nicht hoch. Er hängt schon seit fünfzehn Minuten an der Flasche, aber es hilft einfach nicht.«

»Na gut, dann müssen wir das wieder kontrollieren«, hörte ich die Stimme sagen. »Wählen Sie bitte die 112.«

Das Monster schwebte nun über mir, breitete seine gewaltigen Klauen aus, und ich verlor das Bewusstsein. Mein Kreislauf versagte. Mama schüttelte mich, aber ich war richtig tot, glaube ich. Für einen kurzen Moment. Der Notarzt brauchte sieben Anläufe, um mir einen Zugang zu legen, aber irgendwann schaffte er es und spritzte mir ein Anti-Schock-Mittel, wovon sieben Elefanten high geworden wären. Josi hätte das gut gefallen. Ich kam noch im Krankenwagen wieder zu mir. Überall hingen Schläuche aus meinem Körper, und die Schmerzen waren kaum auszuhalten, aber in dem Moment dachte ich an etwas viel Wichtigeres: an meine geliebte Zwillingsschwester.

Natasha starb kurz nach unserer Geburt. Ihr geht es nicht gut im Himmel. Ich habe sie dort gesehen. Sie braucht mich. Der Rest war schön im Himmel, deswegen habe ich auch keine Angst mehr vor dem Tod. Ich meine, natürlich habe ich Angst, aber ich fürchte mich nicht mehr, so wie man sich fürchtet, wenn man alleine durch einen dunklen Wald laufen muss. Ich lag in diesem Krankenwagen und sagte mir: Daniel, du kannst jetzt noch nicht sterben, obwohl ich es so gerne würde, um endlich für meine kleine Schwester da zu sein. Denn das machen große Brüder so. Als ich Mama sah, wie sie mit ganz vielen Tränen in den Augen neben mir saß, flüsterte ich ihr trotzdem zu – so, dass die Rettungssanitäter es nicht hören konnten: »Mama, sie sollen mir keine Medikamente mehr geben. Ich will nicht mehr. Sag ihnen einfach, dass sie mich gehen lassen sollen, ja?«

Da weinte sie noch mehr als vorher, und ich verlor mich wieder im Traumland. Nein, meine Mama war noch nicht so weit. Sie würde es jetzt noch nicht verkraften, ihren Sohn zu verlieren. Das spürte ich. Während ich durch den grauen Nebelschleier schwamm, schickte ich ein Gebet in den Himmel: Bitte, lieber Gott, gib meiner Mama mehr Zeit. Sie braucht einfach nur mehr Zeit.

»Eines Tages werde ich nicht mehr bei dir sein können«, sagte ich zu ihr, als wir das Krankenhaus erreicht hatten. »Aber immer wenn es regnet, dann sind es meine Tränen, die ich dir schicke, weil ich dich so vermisse. Und wenn die Sonne scheint, dann ist das die Wärme, die ich dir schicke, die auf deiner Haut kribbelt. Und wann immer du einen Regenbogen siehst, dann spiele ich gerade mit meiner Schwester im Garten vom Paradies. Und ab und zu, wenn der Himmel so richtig schön rot ist, wenn die Sonne untergeht, dann sitze ich mit Oma und Natasha auf unserer Lieblingswolke, wir trinken Tee und reden über dich, weil wir dich für immer lieb haben.«

Dann wurde ich ins Schockcenter gebracht, ohne Mama, und notoperiert. Arme Mama! Die Ärzte rieten ihr, in die Cafeteria zu gehen und einen starken Kaffee zu trinken. Sie rauchte eine Zigarette nach der anderen und wartete viele Stunden, bis ein Arzt sich neben sie setzte und sagte: »Er kämpft gerade um sein Leben.« Es stimmte, ich kämpfte für meine Mama.

Ich überlebte die Operation und musste viele Wochen im Krankenhaus bleiben. Mama kam mich jeden Tag besuchen. Wir gingen oft zusammen in den Raum der Stille, um uns beim lieben Gott zu bedanken. Dort gibt es ein Buch, in das man seine Gedanken schreiben kann. Meine Mama schrieb:

Lieber Gott,
bitte gib uns die Kraft, immer da zu sein für meinen geliebten Sohn Daniel. Gib ihm die Kraft, gesund zu werden. Es ist nicht das Gleiche mehr zu Hause ohne ihn. Die Engel im Himmel schauen auf ihn und geben ihm Kraft. Danke, dass Du immer da bist für uns. Segne alle Menschen, dass sie bald gesund werden und nicht mehr leiden müssen. Amen.

Martin + Debbie

Zwei Tage später redete ich mit der Krankenhauspastorin im Raum der Stille und entdeckte beim Blättern zufällig Mamas Zeilen. Ich nahm den Kugelschreiber, der neben dem Buch lag und schrieb auch etwas hinein:

Lieber Gott,
ich danke Dir, dass Du für mich da bist und dass Du mir immer Kraft bringst. Vielen Dank, dass Du den Brief meiner Mutter gelesen hast. Da war ich glücklich. Lass die Lichter für mich brennen. Bitte pass auf meine Schwester auf und dass ich den Katheter überstehe.

Viele liebe Grüße
Dein Daniel

Vor der Katheteruntersuchung hatte ich nämlich große Angst, aber der liebe Gott beschützte mich und weil ich das fühlte, war es nicht mehr so schlimm. Ich glaube, Gott hatte gegen das Monster gekämpft und es besiegt, denn es war nicht dabei, als sich die Ärzte mit einer Sonde mein Herz anschauten. Sie entdeckten dort ein fünf Millimeter großes Loch, was nicht so gut war, denn in Herzen dürfen keine Löcher sein. Ich musste wieder operiert werden. Sie steckten einen Pfropfen in das Loch, damit es dicht war. Wie bei einem Fahrradschlauch. Danach nahm der Arzt, der mich operierte hatte, Mama zur Seite und sagte zu ihr: »Sie sollten die Lebensqualität Ihres Sohnes so gestalten, dass er ab sofort an jedem Tag etwas Schönes erlebt. Machen Sie es für ihn so gemütlich, wie möglich. Jeder Tag zählt.« Mama und ich haben keine Geheimnisse voreinander, weswegen sie mir erzählt, wie es um mich steht. Ich verstand die Aufregung nicht. Dass ich sterben würde, war doch eh klar. Nur der Zeitpunkt noch nicht. Ich lief in den Raum der Stille zurück.

Lieber Gott,
ich danke Dir, dass Du mein Leben gerettet hast und dass Du bei der Katheter-OP dabei warst.

Viele liebe Grüße
Dein Daniel

Ich wusste natürlich, warum ich mich ausgerechnet jetzt an all diese Sachen erinnerte, die ja bereits im letzten Sommer passiert waren. Franzi aus dem Hospiz hatte ein Telefonat zwischen der gläubigen Oma und mir organisiert, damit ich mich richtig von ihr verabschieden konnte. Ich hatte ja seit dem Tag, als ich verängstigt aus ihrer Wohnung rannte, keinen Kontakt mehr zu ihr. Keine Ahnung, was ich zu ihr sagte. Nur, dass ich sie nicht mehr besuchen komme. Sie war mir nicht böse. Und ich ihr auch nicht. Zum Glück fuhren Mama und ich schon bald nach Berlin. Dort würde ich endlich wieder schöne Erinnerungen sammeln.

30

»Jemand hat mir mal gesagt, die Zeit würde uns wie ein Raubtier ein Leben lang verfolgen. Ich möchte viel lieber glauben, dass die Zeit wie ein Freund ist, der uns auf unserer Reise begleitet und uns daran erinnert, jeden Moment zu genießen, weil er niemals wiederkommt. Was wir hinterlassen ist nicht so wichtig wie die Art, wie wir gelebt haben.«

»Häh?«

»Ich habe dir vorgelesen, was ich gerade lese, kurz vor deinem Anruf.«

»Und von wem ist das?«, fragte ich.

»Jean-Luc Picard«, antwortete Lars.

»Wer?«

»Jean-Luc Picard«, wiederholte er lachend. »Du weißt schon, der Kapitän vom Raumschiff Enterprise. Kennst du das?«

»Kenne ich«, sagte ich. »Würde mich jetzt gerne zu dir beamen.«

»Ich weiß, aber morgen ist es doch soweit. Nur noch einmal schlafen. Aufgeregt?«

»Und wie!«

»Koffer sind gepackt?«

»Schon längst, was glaubst du denn?«

»Ich sag ja gar nichts mehr.«

»Du?«

»Hmm.«

»Du kennst doch Anna, oder?«

»Deine Puppe?«

»Ja.«

»Was ist mit ihr?«, fragte Lars.

»Ich habe ihr heute die Haare geschnitten. Ganz kurz. Sieht aber trotzdem schön aus.«

»So wie Miley Cyrus?«

»Spinnst du? Doch nicht so kurz. Ich war ein bisschen aufgeregt, weil ich einem Mädchen noch nie die Haare geschnitten hatte, aber es war gar nicht schwer.«

»Hat es Spaß gemacht?«

»Und wie«, sagte ich.

»Nur darauf kommt es an, mein Kleiner.«

»Anna hat sich auch im Spiegel angeguckt und war zufrieden mit meiner Arbeit. Sie musste auch gar nichts bezahlen. Ich habe das umsonst gemacht.«

»Oh, wie nett von dir«, lachte Lars.

Ich nahm Anna in den Arm, streichelte ihr über den Kopf und gab ihr einen Kuss.

»Bruderherz, darf ich dich was fragen?«

»Let's go!«

»Willst du Annas Patenonkel werden?«

»Bitte?«

»Willst du Annas Patenonkel werden?«

»Für deine Puppe?«

»Ja. Sie gehört doch zur Familie.«

»Klar, mach ich.«

»Okay, gut. Weil, also, wenn ich eines Tages mal keine Zeit mehr habe für sie, wenn ich, hmm, Hausaufgaben machen muss oder andere Sachen passieren, dann braucht sie jemanden, der sich um sie kümmert und sie lieb hat. Und bei dir würde es ihr gut gehen. Das hat sie selbst zu mir gesagt.«

»Wow!«

»Ja, Anna konnte letzte Nacht nicht schlafen. Sie hat ja ihren eigenen Bereich in meinem Bett, direkt neben meinem Schaf. Dort mag sie es am liebsten. Sie hat den Fernseher eingeschaltet, wovon ich wach wurde. Weißt du, sie hat manchmal Angst, wenn es Nacht wird. So wie ich. Aber dann sind wir füreinander da. Anna ist jetzt vier. Am 9. März hat sie Geburtstag. Dann wird sie fünf. Das musst du dir gut merken. Sie mag es nämlich nicht, wenn man ihren Geburtstag vergisst.«

»Alles klar«, sagte Lars leise. »Noch irgendwas, worauf ich achten soll?«

Ich überlegte. Dann sagte ich: »Eigentlich nicht. Du musst sie halt liebhaben.«

»Das verspreche ich dir.«

»Danke.«

»Sag mal«, begann Lars nach einer kurzen Pause. »Denkst du im Moment oft darüber nach, bald vielleicht keine Zeit mehr für Anna zu haben?«

»Ja«, sagte ich sofort.

»Wollen wir darüber reden?«, fragte Lars, und ich antwortete: »Weiß nicht.«

Dann sagte Lars nichts mehr und ich auch nicht. Anna und ich wurden müde. Am nächsten Morgen ging es nach Berlin. Dafür musste ich ausgeruht sein.

»Gute Nacht, Bruderherz.«

»Gute Nacht, Kleiner.«

Natürlich brachte Anna kein Auge zu, und ich blieb, wie es sich für einen echten Freund gehört, mit ihr wach. Aber dann schliefen wir, ohne es zu merken, doch ein, denn als ich wieder aufwachte, war es schon Morgen, und das große Abenteuer konnte endlich beginnen.

31

Der Hauptbahnhof in Berlin ist riesig, viel größer als alle Bahnhöfe in Hamburg zusammen. Ich glaube, deswegen ist Berlin auch unsere Hauptstadt. In Hauptstädten muss nämlich alles größer sein als in normalen Städten. Lars parkte mit seinem kleinen schwarzen Auto direkt vor dem Eingang, und als ich ihn sah, rannte ich so schnell ich konnte auf ihn zu, um ihn zu drücken. Ich zog meinen Rollkoffer hinter mir her und musste aufpassen, dass er nicht umfiel und im Schneematsch landete. Aber selbst das wäre mir an diesem Tag egal gewesen.

»Na, wie geht's dir, mein Lieber?«, begrüßte er mich mit einem Lächeln. »Endlich in Berlin, was sagst du dazu?«

Ich war so überwältigt, dass ich nur noch grinsen konnte.

»Geil«, sagte ich leise und wünschte mir, dass dieser Moment niemals zu Ende ging.

Lars hatte für Mama ein schönes Hotel am Kurfürstendamm herausgesucht. Ich hatte es mir schon im Internet angeguckt. Der Weg vom Bahnhof bis dahin war nicht weit. Fünf Minuten, vielleicht auch zwanzig. Als wir losfuhren, schaute ich aus dem Fenster und musste mich stark konzentrieren, um nicht gleich am Anfang des Abenteuers auszuflippen. Wegen der ungewohnten Umgebung, den vielen neuen Häusern, und weil Mama gleich alleine sein würde. In der großen Einkaufsstraße, in der auch das Hotel lag, entdeckte ich einen hübschen Weihnachtsmarkt. Das beruhigte mich wieder, ich dachte: Wenn Mama nicht weiß, was sie machen soll ohne mich, ganz alleine in einer fremden Stadt, kann sie dort einen Glühwein trinken. Wir stiegen aus dem Auto, um Mamas Koffer ins Hotel zu tragen und mein Herz klopfte wieder so arg, dass ich erst einmal auf Mamas Bett hüpften musste. Ich schrie auch.

»Wenn du das bei mir machst«, rief mir Lars zu, »dann schmeiß ich dich hochkant wieder raus.«

Mama lachte und begann, ihren Koffer auszupacken. Ich sprang schnell zur Minibar und nahm mir ein Bier heraus, aber Mama hob warnend ihren Zeigefinger. »Nur nicht übermütig werden, Freundchen.«

Lars schrieb eine SMS, und ich fragte: »Habe ich dir erlaubt, dein Handy zu benutzen?«

»Sei nicht so frech«, schimpfte Mama.

»Komm, wir ziehen die Bahn«, sagte Lars, während er aus dem Fenster guckte und sein Handy wieder einsteckte.

»Was sollen wir?«, fragte ich.

»Das Pferd satteln.«

»Häh?«

»Na, einen Abgang machen.«

»Sag das doch gleich, du Honk.«

Mama drückte mich und gab mir zum Abschied einen fetten Kuss. In meinen Gedanken warf ein Cowboy in Cowboystiefeln und Cowboyhut einen Sattel über den Rücken eines braunes Pferdes, das auf einer schönen Koppel stand. Das Pferd war ganz alleine, und es freute sich, dass der Cowboy Zeit mit ihm verbrachte. Es wieherte auch, weil es nicht mehr erwarten konnte, endlich durch die Prärie zu galoppieren. Der Cowboy streichelte sein Pferd zärtlich an der weichen Schnute, die ein bisschen weiß war. Ich drehte mich zu Lars, der schon an der Tür auf mich wartete. Wir winkten Mama ein letztes Mal zu, dann fuhren wir mit dem Aufzug nach unten und mir wurde zum ersten Mal richtig bewusst, dass ich die nächsten zwei Tage ohne sie zurecht kommen musste, ohne meine Mama. Angst hatte ich keine mehr, aber mulmig war mir schon.

Wir parkten direkt vor Lars Wohnung, an einem kleinen Fluss. Ich nahm ein Stöckchen, das auf dem Bürgersteig lag und warf es ins Wasser. Weil es ganz gefroren war, blieb es auf der Oberfläche liegen. Mitten auf dem Eis entdeckte ich einen Einkaufswagen. Das war komisch. Wie kam er dorthin? Ich kenne Einkaufswagen nur aus Supermärkten. Lars legte seinen Arm um mich und sagte: »Tja, Daniel. Willkommen in Berlin. Hier ist alles ein bisschen anders. Auch die Leute sind anders. Wenn ihnen langweilig ist, schmeißen sie halt Einkaufswagen aufs Eis oder Turnschuhe in Baumkronen.«

Er zeigte nach oben und tatsächlich: Ein Baum ohne Blätter, dafür mit ganz vielen Schuhen, die an ihren Schnürsenkeln zusammengebunden waren. Verrückt. Jetzt bekam ich doch etwas Angst. Lars nahm meinen Koffer, die Tasche mit dem Sauerstoff und meinen Rucksack und schloss die Eingangstür auf.

»In welchem Stockwerk wohnst du?«, fragte ich.

»Im vierten.«

»Das schaffe ich nicht«, sagte ich.

»Ich weiß«, sagte Lars. »Pass auf, ich bringe schnell deinen Kram nach oben, dann komme ich zurück und trage dich.«

»Okay.«

Ich umklammerte das Holzgeländer und schloss meine Augen. Das Licht funktionierte nicht und alleine in einem fremden Hauseingang zu warten, war sehr komisch für mich, weil ich das noch nie gemacht hatte. Ich wollte kein Angsthase sein und kniff die Backen zusammen. Was Anna wohl gerade machte? Ich dachte noch ein bisschen an sie, aber dann stand Lars auch schon wieder vor mir und nahm mich Huckepack. Und ich war in Sicherheit.

Seine Wohnung war kleiner als unsere, dafür gab es eine Badewanne, was mir gut gefiel. Nachdem ich eine Runde durch alle Zimmer gemacht hatte, setzte ich mich auf sein Bett und klebte ein paar Bilder in mein zauberhaftes Disney-Weihnachtsalbum. Das war eine gute Ablenkung, weil ich nämlich genau wusste, was ich bei dieser Arbeit zu tun hatte – suchen, einkleben, keine Überraschungen. Das war wichtig für meinen Kopf.

»Ich würde auch gerne in Berlin wohnen«, sagte ich zu Lars, der jetzt neben mir saß.

»Weißt du was?«

»Hmm?«

»Wir ruhen uns jetzt eine halbe Stunde aus und dann drehen wir eine Runde durch den Kiez. Vielleicht treffen wir ja jemanden, den wir kennen, von *Berlin – Tag & Nacht*, wer weiß?«

»Am liebsten mag ich Fabrizio, Joe und JJ. Aber Ole, nee, den nicht so.«

»Ist der blöd, oder was?«

»Ja, der bekommt kein Mädel ab«, lachte ich.

»Nicht so wie du, ne?«, grinste Lars mich an, und ich begann, die fehlenden Stellen in meinem Album zu zählen. »Eins, zwei, drei, vier, fünf …«

Ich brauchte nur noch 81 Sticker, dann war es voll. Das würde ich schaffen. Dann zählte ich mein Geld. Ich hatte 24 Euro dabei. In Lars' Bett schlief eine Gans. Ich fragte Lars nach ihrem Namen und er sagte: »Lanti.«

»Ist sie ganz alleine?«

»Na ja, ich bin ja auch noch da«, sagte Lars, aber er kannte anscheinend die Regeln nicht, und ich hatte keine Lust, sie ihm zu erklären. Ich holte

Muh aus meinem Koffer und setzte sie neben Lanti, damit die kleine Gans nicht mehr alleine war. Und Muh freute sich auch, eine neue Freundin zu haben. Die beiden vertrugen sich, und ich fragte Lars, ob ich ihm einen Espresso zubereiten dürfe. Er nickte.

»Normalerweise lasse ich niemanden auch nur in die Nähe meiner Espressomaschine«, lachte Lars, »aber bei dir mache ich eine Ausnahme.«

»Weil ich dein Bruder bin, stimmt's?«

»Ganz genau.«

Dann erklärte er mir alles. Wie man die Bohnen mahlt, wie viel man von dem Kaffeepulver in dieses Ding füllt, das man Siebträger nennt, wie viele Sekunden man heißes Wasser hindurchlaufen lässt und noch vieles mehr. Das war richtig interessant. Ich wollte gleich Mama anrufen und ihr davon erzählen, aber dann dachte ich: Vielleicht schaffe ich es auch mal ohne sie. Auch ich muss eines Tages erwachsen werden. Und jetzt ist ein guter Moment, um damit anzufangen.

Ich ging zurück ins Wohnzimmer, setzte mich aufs Bett und las mir die Punkte auf unserer geheimen Wunschliste durch. Ich hatte sie extra mit nach Berlin mitgenommen, weil ich hoffte, der ein oder andere Wunsch würde vielleicht in Erfüllung gehen. Dann könnte ich diesen Punkt sofort durchstreichen, um nicht durcheinander zu kommen. Mir wurde langweilig. Lars saß noch in der Küche und trank seinen Espresso.

»Schmeckt's?«, rief ich ihm zu.

»Das hast du super gemacht«, rief er zurück.

Ich merkte, dass ich Nummer zwei machen musste, weil es drückte.

»Bruderherz?«, rief ich wieder.

»Ja?«, rief er wieder zurück.

»Muss aufs Klo, Nummer zwei machen.«

Lars lachte und sagte: »Na, vielen Dank für die Info.«

Ich blieb im Flur stehen, steckte meinen Kopf zu ihm in die Küche und sagte: »Okay.«

Dann machte ich Nummer zwei. Klappte gut. Ich wusch mir die Hände und setzte mich wieder aufs Bett. Lanti und Muh waren mittlerweile gute Freunde geworden. Mir wurde wieder langweilig, aber zum Glück klingelte Lars' Handy. Es lag in seinem Arbeitszimmer. Ich sprang sofort auf und sagte: »Ich gehe ran, ich gehe ran, ich gehe ran. Darf ich?«

Lars rief aus der Küche: »Klaro!«

Sein Handy lag auf dem Schreibtisch. Es war Tamtam. Ich verstellte meine Stimme, aber sie wusste sofort, dass ich es war. Sie sagte, dass sie in einer Viertelstunde bei uns sein würde. Ich war aufgeregt. Tamtam ist ein Mädchen. Und bei Mädchen bin ich immer aufgeregt.

»Sie will was von mir«, sagte ich leise vor mich hin, und meine Gedanken flogen wieder kreuz und quer durch die Luft.

»Weißt du, was wir gleich machen, wenn wir nach unten gehen?«, fragte Lars, aber ich konnte ihm nicht mehr folgen, weil ich plötzlich ein Skateboard entdeckte, das neben seinem Schallplattenschrank stand. Ich ließ es auf den Holzdielen ein bisschen hin und her rollen und die Wörter »erst mal Tamtam durchficken« schossen mir durch den Kopf. Ich bin mir nicht sicher, ob ich es laut gesagt oder nur gedacht hatte. Dann stellte ich mich mit beiden Beinen auf das Skateboard, und Lars rannte aufgeregt zu mir, um mich festzuhalten. Er schob mich an seinem Plattenregal entlang, zuerst mit festhalten, dann ohne. So schön.

»Wenn wir gleich runtergehen«, sagte Lars, »dann suchen wir die WG von *Berlin – Tag & Nacht*. Vielleicht haben wir ja Glück und finden sie.«

»Das ist eine gute Idee«, sagte ich.

»Stell dir vor, wir finden sie wirklich und würden einfach klingeln. Und stell dir dann mal vor, sie würden uns auch noch aufmachen.«

»O mein Gott.«

Ich strahlte über beide Ohren. Was für eine Vorstellung.

»Na, ist das die beste Idee?«

»Die beste der Welt«, sagte ich.

»Hast du dir schon überlegt, was du sagst, wenn wirklich jemand die Tür aufmacht?«

»Ja«, rief ich vor Glück. »Ich würde Hanna in den Arm nehmen und sagen, dass ich der größte Fan bin und euch jeden Tag gucke.«

Ich versuchte mir diese Situation vorzustellen, also in echt, aber ich schaffte es nicht. Das wirkliche Leben ist nämlich keine Fernsehserie. So sehr ich mich auch bemühte, ich bekam es nicht zusammen. Das ist wie beim Nummer-zwei-machen. Man kann so feste drücken, wie man will. Wenn nichts rauskommt, kommt nichts raus. Ich brauchte schnell etwas zu trinken und nahm fünf große Schlucke aus meiner Fanta. Ich rülpste und überlegte mit Lars, welche Schuhe ich anziehen sollte. Er zeigte auf die roten Nikes, weil sie am besten zu meiner roten Jacke passten. Ich nahm schnell meine geheime Wunschliste in die Hände, um sie nicht zu verlieren. Mein Herz klopfte. So viele Bilder in meinem Kopf. Fünfzehn Minuten können ganz schön schnell vorbeigehen, wenn man glücklich ist.

Als ich Tamtam sah, fing ich an zu kreischen. Ich zeigte ihr den Einkaufswagen, der auf dem gefrorenen Wasser lag, aber sie meinte nur: »Dit is Berlin, wa?« Mir wurde plötzlich kalt, also stiegen wir schnell ins Auto. Lars schaltete die Sitzheizung an, aber wir fuhren nicht weit. Nur ein paar Straßen. Ich traute meinen Augen kaum. Ich wusste sofort, wo ich war. Die Häuser, die Geschäfte und Graffiti, vor allem aber dieser dreckige Hauseingang, vor dem wir standen, kamen mir mehr als nur bekannt vor. Aber wie war das möglich? Lars grinste mich an. Ich fühlte mich wie in einer Waschmaschine. Alles drehte sich. Schwindelig wurde mir aber nicht. Ich klammerte mich an Tamtam, aber dann ließ ich sie wieder los. Ich bekam Schiss. Lars, der Arsch, lachte mich aus.

»Wir gehen da jetzt mal rein«, sagte er, aber ich schrie: »NEIN!«

Dann liefen wir zu dritt durch den dunklen Innenhof. Ich kicherte vor Aufregung. Lars äffte mich wieder nach, weswegen ich ihm einen Tritt verpasste. Als wir vor einer grauen Eisentür stehen blieben, weil es nicht weiter ging, sagte ich leise: »Hier geht's rein.«

Ich suchte nach einer Klingel, aber es gab keine. Lars nahm mich in den Arm und telefonierte mit seinem Handy. »Wir sind jetzt da«, sagte er.

Eine Minute später öffnete sich die Tür und ein hübsches Mädchen kam heraus. Sie lächelte mich an: »Du bist bestimmt Daniel.«

Ich fiel aus allen Wolken. Woher kannte sie meinen Namen? Ich sah zu Lars, aber er zuckte nur unschuldig mit den Schultern. Er wusste auch von nichts. Unglaublich! Eben scherzten wir noch darüber und jetzt ging, wie aus dem Nichts, ein Traum in Erfüllung. Und der Traum stand nicht einmal auf unserer geheimen Wunschliste. Wir folgten dem Mädchen und gingen mit langsamen Schritten die Eisentreppen hoch. Als wir den ersten Stock erreichten, wurde mir doch schwindelig. Die Vorstellung, gleich Joe, Marcel, Alina, Peggy, Fabrizio, JJ und all die anderen zu treffen, die ich so gerne hatte, machte mir Angst. Ich zog Lars am Ärmel.

»Bitte umdrehen«, flüsterte ich.

Lars tätschelte mir über den Kopf und schob mich weiter ins nächste Stockwerk. Wieder eine Eisentür. Es war *die* Eisentür – die Tür zur WG. Ich versteckte mich hinter Lars.

»Bitte, lass uns gehen«, flehte ich jetzt, aber Lars hörte mich nicht. Vielleicht wollte er mich auch nicht hören.

Dann ging die Tür auf. Das hübsche Mädchen winkte mich zu sich, aber ich traute mich nicht. Ich lief schnell die Treppe runter, aber es war dunkel, und alleine wollte ich dort auch nicht sein. Ich wusste nicht mehr, was ich tun sollte. Lars kam zu mir und drückte mich. Das tat gut. Er kniete sich vor mich und sagte: »Daniel, ganz ruhig. Alles ist gut. Lass uns mal zusammen gucken, wer hinter der Tür auf uns wartet. Wenn es dir gefällt, bleiben wir eine Weile; wenn nicht, drehen wir sofort wieder um und gehen unten an der Ecke eine Pizza essen. Ist das ein Deal?«

»Bei einem echten Italiener?«, fragte ich.

»Bei einem echten Italiener«, sagte Lars.

»Okay.«

Ich nahm seine Hand und ging langsam auf die Tür zu. Vorsichtig steckte ich meinen Kopf hindurch. Als ich Hanna sah und sie mir zuwinkte und mich anlächelte, zuckte ich zusammen und quiekte wie ein Babyschwein. Weil wieder alles neblig wurde, machte ich ein paar Schritte zurück und hielt mich an Lars' Jacke fest.

»Ich traue mich nicht. Ich habe Angst. Ich will nicht. Schnell weg hier.«

Mein Herz pumpte schneller als der Formel-1-Wagen von Michael Schumacher.

»Wenn wir jetzt gehen, wirst du es heute Abend bereuen«, sagte Lars. »Dann wirst du bei mir zu Hause auf dem Bett sitzen und dich grün und blau ärgern.«

Ich stellte mir vor, wie mein Körper grün und blau wurde. Eine Elfe pinselte meinen linken Arm grün und den rechten Arm blau an, aber das gefiel mir nicht so gut. Ich wollte so gerne durch diese Tür treten, aber es fiel mir wirklich schwer. Ich konnte nichts dagegen tun. Meine Beine blockierten einfach. Lars schob mich nach vorne. Zuerst wehrte ich mich und trat gegen sein Schienbein, aber dann gab ich nach und schaute zum zweiten Mal durch die Tür. Lars humpelte jetzt zwar ein wenig, aber ich glaube, er war nicht böse auf mich. Ich stand da, steif gefroren wie ein Eisblock. Dabei war mir so warm, dass ich am liebsten meine Jacke ausgezogen hätte. Und meinen Pulli. Und mein Korsett. Aber das traute ich mich nicht. Ich stand einfach nur da. Alle lächelten mich an und kannten meinen Namen und kamen auf mich zu, um mich zu umarmen, und ich überlegte für einen Augenblick, ob ich vielleicht gestorben und schon im Himmel war. Das konnte alles nicht wahr sein. Alina nahm plötzlich meine Hand und führte mich durch die WG. Sie zeigte mir jeden Raum. Es dauerte eine ganze Weile, bis ich keine Angst mehr hatte. Und dann, als die Angst fort war und ich mich an die neue Umgebung gewöhnt hatte, war alles wie im Märchenland. Joe und ich redeten über … nein, das verrate ich nicht. Das bleibt ein Geheimnis unter Männern. Ich bekam sogar einen Kuss von … nein, das verrate ich auch nicht. Ein Gentleman genießt und schweigt. Wir blieben ganz lange dort, viele Stunden, und als Lars sagte, ich solle mich verabschieden, wollte ich nicht.

»Darf ich nicht für immer hier bleiben?«

»Für immer?«, fragte Lars.

»Ja«, sagte ich.

»Und was ist mit Rocky, deiner Katze, und Anna, deiner Puppe, und deiner Mama und deinem Papa und Josi, deinem Elefanten? Die würden dich alle sehr vermissen.«

Das stimmte wohl. Trotzdem konnte ich nicht verstehen, warum jetzt schon wieder alles vorbei sein sollte. Es war ziemlich schwer, meine Gedanken zu ordnen. Ich wollte gehen und bleiben zugleich, aber das ging nicht. Ich konnte mich nicht entscheiden. Zum Glück war Lars da, der mir sagen konnte, was zu tun war. Ich sagte auf Wiedersehen, und alle winkten mir und drückten mich und gaben High-Five's und hatten mich lieb. Es war so schön – unbeschreiblich schön.

Beim Italiener um die Ecke packte ich dann meine Geschenke aus. Eine DVD-Box mit allen Unterschriften und Autogrammkarten und Sticker für mein Handy. Ich war so aufgeregt, dass ich kaum einen Bissen von meiner Pizza runterbekam. Lars sagte aber, ich solle etwas essen, also gab ich mir Mühe. Ich schaffte drei Ecken. Den Rest nahmen wir mit zu Simon. Auf ihn freute ich mich schon. Simon ist ein Freund von Lars und von Beruf Musikproduzent. Er nennt sich *7inch*, aber ich nenne ihn Simon. Von Kreuzberg bis zu seiner Wohnung waren es viele Kilometer, und wir mussten kreuz und quer durch die Stadt fahren. Mir machte das nichts aus, weil ich vorne sitzen durfte und in den dunklen Himmel schauen konnte. Ich dachte an Mama und schickte ihr in Gedanken einen lieben Gruß. Ich drückte sie auch. Angst hatte ich jetzt keine mehr. Simon und seine Frau Mareen wohnten im obersten Stock, aber Tamtam trug die Sauerstoffflasche, und Lars trug mich. Ich sprang auf seinen Rücken, und er wieherte wie ein Pferd und trampelte, als ob er Hufe hätte – wie beim Gangnam Style. Tamtam schüttelte bloß mit dem Kopf. Ich fand es sehr lustig.

Mareen öffnete uns die Tür. Sie war hübsch und nett und hatte blonde Haare. Simon saß in seinem Tonstudio. Er hatte einen braunen Bart. Ich setzte mich zu ihm auf die weiße Couch und wartete ab. Mareen überreichte mir ein kleines Geschenk, und ich bekam eine Sprite zu trinken. Das war gut. Lars, Tamtam, Mareen und Simon unterhielten sich, und ich durfte mir im Wohnzimmer *Berlin – Tag & Nacht* ansehen. Als das fertig war, ging ich durch den langen Flur ins Studio zurück und sagte, dass ich jetzt bereit sei. Simon fand das lustig und meinte: »Du machst klare Ansagen. Das gefällt mir.« Ich setzte mich wieder auf meinen Platz auf dem weißen Sofa. An der Wand hingen Goldene Schallplatten von Kool Savas und Xavier Naidoo. Das kannte ich von Lars, aber auf seinen Goldenen Schallplatten stand ein anderer Name drauf.

»Simon, wenn wir jetzt ein Lied aufnehmen«, fragte ich, »bekomme ich dann auch eine Goldene Schallplatte, auf der mein Name steht?«

Alle lachten.

»Das ist nicht so einfach«, grinste Simon. »Um eine Goldene Schallplatte zu bekommen, musst du über 100 000 Alben verkaufen.«

»Ist das viel?«, fragte ich.

»Schon.«

»Das schaffen wir«, antwortete ich. »Ich habe die ganze Woche an meinem Lied geübt. Klappt wirklich gut. Du kannst meine Mama fragen. Ich habe ihr jeden Abend vorgesungen.«

»So muss das sein«, lobte mich Simon. »Da kann sich der ein oder andere Rapper ein Beispiel an dir nehmen.«

»Ich möchte, also ich wünsche mir, dass du stolz auf mich bist, weil du dir extra Zeit für mich nimmst. Dafür möchte ich danke sagen, auch von meiner Mama.«

Simon sah mich mit großen Augen an und sagte: »Das mache ich doch gerne.«

Simon erklärte mir genau, was ich zu tun hatte. Er stellte das Mikrophon auf die richtige Höhe, gab mir Kopfhörer und ließ das Playback laufen. Den Text von Peter Maffay hatte ich mir schon zu Hause ausgedruckt und konnte ihn sogar schon ein bisschen auswendig, aber ich wollte auf Nummer sicher gehen und hielt den Zettel beim Singen direkt vor mein Gesicht. Der erste Versuch klappte schon ganz gut, aber ich durfte so lange singen, bis ich nicht mehr konnte. Als ich aufhören wollte, sagte Simon: »Komm, Daniel. Noch einen letzten Durchgang. Gib noch einmal alles, was du kannst. Okay?«

»Okay.«

Ich konzentrierte mich, begann zu singen und dann war das Lied im Kasten. Simon drehte sich zu mir und machte beide Daumen nach oben.

»Hab ich das gut gemacht?«, fragte ich.

»Perfekt.«

»Kannst du das jetzt so hinbiegen, dass ich mich wie ein Star anhöre?«

»Ich geb mir Mühe«, lachte Simon.

»Und jetzt muss Lars singen«, grinste ich.

»Muss ich wirklich?«

»Du musst!«

»Aber das will doch niemand hören«, lachte er. »Du hast das so cool gemacht. Belassen wir es dabei.«

»Nix da!«, sagte ich im Befehlston. »Hier sind die Kopfhörer. Sing!«

»Ich hab wohl keine Wahl!«

»Nein.«

Lars begann zu singen, und es hörte sich gruselig an. Ganz schief. Ich lachte ihn aber nicht aus deswegen. Ich wollte nicht, dass er sich schlecht fühlt. Ich weiß ja, wie es ist, ausgelacht zu werden. Gar nicht schön. Ich behielt es für mich. Dann wurde ich müde.

Auf der Rückfahrt kamen wir am Schloss Bellevue vorbei, das traumhaft schön beleuchtet war, und Lars erklärte mir, dass dort der Präsident von Deutschland wohnte. Ein ganzes Schloss nur für ihn. Der Himmel über Berlin war nun pechschwarz, und als wir Tamtam vor ihrer Wohnung absetzten, fielen mir schon fast die Augen zu. Zu Hause schlüpfte ich sofort in meinen Schlafanzug, nahm meine Tabletten und rief Mama an, um ihr alles genau zu erzählen. Lars schob den Rest Pizza in den Ofen, und auf einen Schlag war ich gar nicht mehr müde. Wir legten uns nebeneinander ins Bett und die Pizzaschachtel auf die Decke.

»Du musst noch entscheiden, wo du schlafen möchtest«, sagte Lars. »Hier im Bett oder auf dem Sofa. Das Bett ist weich, das Sofa hart. Mario pennt immer auf dem Sofa, wenn er in Berlin ist.«

»Ich nehme das Bett«, sagte ich sofort, weil es so gemütlich war.

»Okay, dann ziehe ich aufs Sofa um.«

Ich sah Lars an und wurde traurig, weil es ja sein Bett war und ich ihn nicht vertreiben wollte. Ich überlegte einen Moment, biss ein Stückchen Pizza ab und sagte: »Also, von mir aus darfst du auch in meinem Bett schlafen. Es ist ja groß genug. Außerdem kannst du mich dann besser kraulen.«

Lars begann zu lachen, und ich ließ einen lauten Pups fahren. Dann lachten wir noch mehr. Wir putzten unsere Zähne und schauten dabei aus dem Wohnzimmerfenster. Auf dem gefrorenen Wasser spiegelte sich der Mond, und ich dachte an den lieben Gott. Ich atmete ganz ruhig und bedankte mich bei ihm für diesen besonderen Tag. Mir wurde wieder kalt, und Lars drehte die Heizung etwas auf. Als ich mich mit Muh und Lanti im Bett eingekuschelt hatte, kraulte er mich so lange, bis ich eingeschlafen war.

Der nächste Morgen war ganz still. Kein Mucks war zu hören. Muh flüsterte mir ins Ohr, dass ihr langweilig sei, aber ich flüsterte zurück, dass wir Lars nicht wecken dürften. Das verstand sie natürlich und legte sich wieder neben Lanti. Schnute an Schnute. Ich ging in die Küche und stellte die Espressomaschine an, damit sie aufgeheizt war, wenn mein Bruder später aufstehen würde. Mit einem Glas Orangensaft legte ich mich zurück ins Bett. Es dauerte nicht lange, und mir wurde langweilig. Ich schaute zu Lars, aber der schlief immer noch. Es war schon fast 9 Uhr. Ich überlegte kurz, ihm etwas Orangensaft in sein Ohr zu schütten, nur aus Spaß, aber ich traute mich nicht. Lange würde ich das nicht aushalten. Ich musste etwas tun. Ich rüttelte Lars. Er rührte sich nicht. Ich rüttelte ihn doller. Jetzt grummelte er.

»Bist du wach?«, fragte ich.

»Jetzt ja«, murmelte er in sein Kopfkissen.

»Darf ich die Glotze anmachen?«

»Mach einfach.«

»Wo ist die Fernbedienung?«

»Keine Ahnung. Musst du suchen.«

Ich suchte überall, fand sie aber nicht. Ich fragte Muh, ob sie eine Idee hätte, wo ich noch gucken könnte. Sie gab mir den Tipp, Lars' Kopfkissen anzuheben. Und tatsächlich, da lag sie. Zuerst schaute ich *Teenage Mutant Ninja Turtles*, dann *Spongebob Schwammkopf* und dann *Power Rangers Samurai*, dann wachte Lars endlich auf.

»Weißt du, dass du mich heute Nacht getreten hast? Du lagst mit deinen Beinen halb über mir und hast mir permanent eine verpasst. Und mit deinem Kopf hingst du halb aus dem Bett raus.«

»Echt?«

Die Vorstellung fand ich witzig. Lars sprang aus dem Bett und rieb sich die Hände. »So, jetzt gehen wir erst mal was frühstücken und dann 'ne Runde Sneakers shoppen. Bock drauf?«

»Wo denn?«, fragte ich.

»Nike Town. Ich habe eine Überraschung für dich, aber mehr verrate ich noch nicht.«

Lars strahlte wie ein Honigkuchenpferd. Ich hingegen bekam ein ungutes Gefühl im Bauch, zog die Decke bis unter's Kinn und sagte: »Okay.«

Als Lars in der Küche seinen Espresso trank, schloss ich die Augen und betete: »Lieber Gott, bitte lass mich durchhalten. Hab dich lieb. Dein Daniel. Amen.«

Während der Nacht hatte es geschneit. Alles war schön weiß, aber dafür furchtbar kalt. Ich friere ja so leicht. Zum Glück hatte Lars eine Sitzheizung in seinem Auto, und nach fünf Minuten wurde es schön warm unter meinem Popo. Wir fuhren über eine Brücke nach Friedrichshain. In einem Café frühstückte ich Rührei mit gebratenem Speck. Ich aß nur den Speck und ließ das Rührei auf dem Teller liegen. Mein Bein tat mir weh, aber ich sagte noch nichts. Ich biss auf die Zähne und versuchte durchzuhalten. Ich dachte an die *Power Ranger* und stellte mir vor, ihre Superkräfte zu bekommen. Leider half es nicht. Lars besorgte uns noch zwei Vitamin-Shakes zum Mitnehmen, dann ging es weiter Richtung *Ku'damm*. Ich erkannte die Straße, weil Mama dort wohnte. Lars suchte einen Parkplatz, aber an einem Samstag drei Tage vor Weihnachten war das gar nicht so einfach. Wir bogen in eine Seitenstraße und fuhren in ein Parkhaus. Ich machte mir Sorgen wegen meines Beines. Es tat immer mehr weh.

»Müssen wir weit laufen?«, fragte ich, und Lars sagte: »Ein kleines Stück. Ist alles okay?«

Ich sagte »ja«, aber ich fühlte mich nicht gut dabei, weil ich lieber »nein« geantwortet hätte, aber dann wäre Lars traurig geworden und hätte sich Sorgen gemacht. Ich fragte, ob wir ganz langsam gehen könnten. Lars nickte und nahm mich an die Hand, und wir gingen ganz langsam den Bürgersteig entlang. Als wir zur Hauptstraße kamen und alles schön weihnachtlich blinkte, traute ich meinen Augen kaum. Ich blieb stehen und starrte sie an. Zuerst dachte ich an einen Traum, aber sie war ganz echt und stand nur ein paar Meter neben mir.

»Da«, sagte ich leise und zeigte mit dem Finger auf sie.

»Wer da?«, fragte Lars.

»Michelle«, sagte ich. »Von *Berlin – Tag & Nacht*.«

»Wollen wir ihr hallo sagen?«

»Spinnst du?«

Ich war so aufgeregt, dass ich gar nicht mehr an mein krankes Bein dachte. Lars zog mich hinter sich her und sprach sie an.

»Hi Michelle«, sagte er. Sie lächelte, und Lars lächelte zurück. »Ich bin Lars, und das ist mein kleiner Bruder Daniel. Er ist ein Riesenfan von dir. Er hat mir gerade ins Ohr geflüstert, dass du das hübscheste Mädchen bist, das er jemals gesehen hat. Hübscher als Beyoncé. Meinst du, ich darf schnell ein Foto von euch beiden machen?«

Michelle lächelte mich an, und ich lächelte aus vollstem Herzen zurück. Drei Sachen gingen mir durch den Kopf:

1. Lars hatte geschwindelt (das fand ich nicht so gut).
2. Michelle war wirklich hübsch, weswegen ich nicht böse auf Lars war.
3. Ich stellte mir vor, dass sie meine feste Freundin wäre, mit Sex haben und so.

Michelle schaute mich immer noch an. Ich fasste all meinen Mut zusammen, atmete tief ein und sagte: »Darf ich dich drücken?«

»Aber natürlich«, sagte sie sofort und beugte sich zu mir. Dann drückten wir uns. Lars machte Fotos, und wir verabschiedeten uns. Ich sah ihr noch einen Augenblick hinterher und fragte mich, ob sie die Überraschung war, von der Lars vorhin erzählt hatte. Es konnte doch kein Zufall sein! Vielleicht hatte aber auch der Weihnachtsmann seine Finger im Spiel, überlegte ich. Wir überquerten die Straße und gingen zu Nike Town. Dort hingen ganz viele Turnschuhe an der Wand. Wir setzten uns neben einen Tisch, auf dem mehrere weiße Computer standen.

»Ich habe eine Überraschung für dich«, sagte Lars und stellte die Tasche mit dem Sauerstoff auf den Boden. »Du wolltest doch immer einen goldenen Turnschuh haben, richtig?«

Ich nickte.

»Das ist was für Anfänger. Wir machen jetzt was viel Cooleres! Du kannst dir deinen eigenen Schuh designen. Modell, Farbe, Muster – du kannst alles frei entscheiden. Wir können sogar deinen Namen drauf schreiben, wenn du möchtest.«

Ich sah die vielen geilen Turnschuhe, und Lars, wie er sich freute, und sagte: »Können wir bitte wieder nach Hause fahren?«

»Wie, jetzt sofort?«

»Ja!«

»Ist alles klar?«, fragte Lars mit sorgenvoller Miene.

Ich konnte es nicht mehr verheimlichen.

»Mein Bein«, sagte ich und schaute dabei auf den Boden, weil ich mich schämte, nicht länger durchgehalten zu haben. »Es tut so weh. Ich glaube, da ist wieder Wasser drin. Darf ich zurück ins Bett?«

»Wollen wir noch schnell einen Schuh kaufen?«

»Nein.«

»Okay.«

»Gut.«

»Kannst du überhaupt laufen?«

»Nicht so gut.«

»Okay. Dann spring auf.«

Lars hängte sich die Tasche mit der Sauerstoffflasche um und nahm mich huckepack. Als wir wieder am Auto waren, musste er sich erst einmal hinsetzen und ausruhen, weil er ziemlich stark schnaufte. Ich machte Witze über ihn, weil er wie ein alter Esel aussah. Auf dem Rückweg hielten wir an einem türkischen Gemüseladen an, und Lars kochte mir, als wir wieder zu Hause waren, die leckerste Gemüsesuppe der Welt. Ich lag im Bett, schaute Fernsehen, und wenn ich etwas haben wollte, brauchte ich nur zu rufen. Es war wie bei Mama, nur dass ich zu Hause nicht im Bett essen durfte. Aber Lars erlaubte es mir. Es fühlte sich wie Urlaub an.

Am Nachmittag legte ich mich in die Badewanne und hörte Musik, und Lars brachte mir einen Orangensaft mit Eiswürfel und einen Teller mit kleingeschnittenen Karotten.

»Wie im Hotel«, sagte ich und pustete den Badeschaum durch die Luft. Meinem Bein ging es schon viel besser. Die Wärme tat gut.

»Soll ich die nächste Überraschung verraten oder willst du dich lieber überraschen lassen?«, fragte Lars, der jetzt auf dem Boden neben der Badewanne saß.

»Verraten«, sagte ich.

»Ich gebe dir einen Tipp. Es steht auf unserer Liste.«

Ich überlegte kurz, dann sagte ich: »Limousine?«

Lars grinste, und ich musste vor lauter Vorfreude pupsen.

»Noch besser«, sagte Lars. »Wir fahren nachher zu Tamtam und trinken einen Sekt zusammen.«

»Geil«, sagte ich und plantschte wieder.

»Jetzt warte doch mal. Wir trinken den Sekt nicht alleine, sondern mit sechs Freundinnen, die ich eingeladen habe. Sie kommen extra, um dich zu sehen.«

»Sind sie hübsch?«

»Sehr hübsch.«

»Haben sie blonde Haare?«

»Ja, haben sie«, lachte Lars. »Ich kenne dich doch. Sie ziehen sich auch für dich alle extra sexy an.«

»Wirklich wahr?«

»Und dann fahren wir alle gemeinsam mit der Limousine durch die Stadt.«

»Mit den Weibern?«

»Ja.«

»Aber wehe, du fasst eine von ihnen an. Die gehören alle mir. Darf ich auch die Dinger von den Mädels anfassen?«

»Hahaha, das sehen wir später, hmm? Komm erst mal aus der Badewanne raus.«

Lars reichte mir ein Handtuch, und ich trocknete mich ab. Ich überlegte schon, was ich anziehen sollte, aber dafür war ich viel zu nervös. Sechs Mädels, nur für mich. Ich brauchte dringend einen Schluck Saft. Da wir noch ein bisschen Zeit hatten, brachte Lars mir bei, ein DJ zu sein. Er hatte zwei Plattenspieler und ein Mischpult. Auf den linken Plattenspieler legte er eine Platte von Rihanna und auf den rechten Plattenspieler eine von Jay-Z und dann durfte ich scratchen. Das war lustig, auch wenn mir die Musik zu laut war. Lars tanzte durchs Wohnzimmer, aber ich drehte die Musik wieder leiser. Ich wollte nicht, dass er wegen mir Ärger von seinen Nachbarn bekommt.

»Jetzt, wo du ein richtiger DJ bist, brauchst du auch einen DJ-Namen«, sagte er.

Ich grübelte, aber mir fiel nichts ein.

»Hast du auch einen DJ-Namen?«, fragte ich.

Lars setzte sich neben mich aufs Bett.

»Als ich 17 war, habe ich die Beastie Boys getroffen. Das ist eine bekannte HipHop-Gruppe. Wir saßen in einem Hotelzimmer und unterhielten uns über alles Mögliche, und als ich erwähnte, dass ich ein DJ sei, aber noch keinen Namen hätte, musterte mich MCA, einer der Rapper, und sagte: Ist doch völlig klar. Du hast rote Haare, also nennst du dich DJ Red.«

»Du hattest auch mal rote Haare?«, fragte ich.

»Ja, sie waren ein bisschen dunkler als deine, fast schon kastanienbraun. Sie sind es ja immer noch, aber ich lasse sie ja nicht mehr wachsen.«

»Hast auch nicht mehr so viele.«

»Das stimmt.«

Ich dachte nur noch an die hübschen Mädels, an ihre großen Dinger, und ob ich später eine von ihnen flachlegen würde. Die Bilder, die ich sah, machten mich sehr hippelig. Ich konnte wirklich an nichts anderes mehr denken.

»Ich nenne mich Dj Doppel-D«, sagte ich schnell.

Lars lachte und gab mir einen High-Five. Er schlug vor, auf dem Weg zu Tamtam noch an einem Blumenladen vorbeizufahren, damit ich jedem Mädchen eine schöne rote Rose schenken konnte. Eine gute Idee! Sie hätte von mir kommen können, aber wegen der Aufregung war mein Kopf nur voller Tomatensoße.

Der Blumenladen war klein, aber wunderschön. Alles war voller Blumen, an den Wänden hingen Bilder von Elfen und Feen und mit ein bisschen Phantasie konnte man sich in eine andere Welt träumen. Eine nette Frau kam aus dem Hinterzimmer nach vorne und lächelte mich an. Ich zeigte auf die schönen dunkelroten Rosen und sagte: »Ich hätte gerne sechs Rosen.«

»Die langen kosten 3,20 Euro und die kurzen 1,20 Euro das Stück. Welche hättest du denn gerne?«

Ich konnte das nicht so schnell zusammenrechnen, also überlegte ich, aber in meinem Kopf war immer noch alles voller Tomatensoße. Ich sah zu Lars und hoffte, dass er mir aus der Patsche half.

»Er braucht sechs Rosen, weil er sechs Verehrerinnen hat«, sagte er zur Blumenverkäuferin. Mir war das etwas peinlich, aber ich sagte leise und mit einem breiten Grinsen im Gesicht: »Ja, das stimmt.«

»Wir nehmen die großen Rosen«, sagte Lars, und ich war froh deswegen, weil sie viel schöner waren als die kleinen.

»Das müssen ja tolle Mädels sein«, zwinkerte mir die Blumenverkäuferin zu, »wenn du so viel Geld für sie ausgibst.«

Vorsichtig zog sie eine Rose nach der anderen aus der Vase und legte sie neben sich auf den Tisch, um jede einzeln zu verpacken.

»Und die kommen sogar alle auf einmal«, sagte Lars.

Ich boxte ihn gegen den Arm, weil er viel zu viele Geheimnisse verriet.

»Möchtest du ein bisschen Grün um die Rosen, oder willst du sie lieber pur überreichen?«

Ich antwortete nicht sofort, und Lars sagte einfach: »Ohne Grün.«

»Nein, mit Grün«, rief ich schnell. Lars hat nämlich keine Ahnung, was Frauen gefällt, sonst hätte er ja eine Freundin. Außerdem wollte ich das selbst entscheiden. Schließlich waren das meine Rosen. Für meine Mädels. Er braucht sich gar nicht einmischen, dachte ich und warf ihm einen ernsten Blick zu. Ich bekomme das auch alleine hin. Die Blumenverkäuferin hielt eine Rose in die Luft.

»Darf ich dir einen Tipp geben?«

Ich nickte.

»Den meisten Mädchen gefällt es besser, wenn sie die Rose ohne Geschnörkel bekommen. Einfach so, wie sie ist.«

Sie lächelte so schön, also sagte ich: »Ja, okay.«

»Sechs Rosen für sechs Mädchen. Da hast du aber einen heißen Abend vor dir.«

Ich kicherte und wurde ein bisschen rot, weil ich wieder an die Hupen der Mädels denken musste.

»Du kannst es ihr ruhig verraten«, sagte Lars.

Jetzt sah mich die Blumenverkäuferin gespannt an.

»Wir fahren gleich mit einer Limousine«, grinste ich.

»Sag mal, bist du berühmt und bekannt? Hab ich was verpasst?«

»Meinst du mich?«

Die Stimme kam vom Eingang. Lars und ich drehten uns um.

»Der junge Mann hier kauft sechs rote Rosen für sechs verschiedene Mädchen«, rief die Blumenverkäuferin ihrer Kollegin zu, »und es können ruhig die dicken sein … Er fährt gleich mit einer Limo, und er will mir nicht sagen, was dahinter steckt.«

»Das ist gemein«, lachte ihre Kollegin. »Jetzt machst du mich ganz neugierig.«

Ich war so glücklich, weil alle so lieb und fröhlich waren, aber ich verstand nicht, womit ich das alles verdient hatte. Es war sehr verwirrend. Lars steckte mir Geld zu, damit ich meine Rosen bezahlen konnte. Die beiden Blumenverkäuferinnen winkten mir zu, und ich winkte zurück. Im Auto versuchte ich meine Gedanken zu ordnen.

»Lars, also, ich wollte sagen, dass ich, also, jetzt gebe ich mir Mühe.«

»Mit was?«, fragte Lars und startete den Motor.

»Nicht so ängstlich zu sein«, sagte ich.

»Das sind meine Freundinnen, Daniel. Vor denen musst du keine Angst haben. Die sind alle ganz lieb und freuen sich schon sehr auf dich. Guck mal, wären sie nicht lieb, wären sie nicht meine Freundinnen. Klingt logisch, oder?«

Ich nickte.

»Sei ganz entspannt. Du darfst mit ihnen alles machen, was du willst, aber du musst dich benehmen. Und immer erst fragen, bevor du etwas machst.«

»Okay.«

Was meinte Lars damit?

»Und sei nicht so ein Baby wie gestern, als wir in der WG waren. Du bist doch ein cooler Junge. Wenn wir alleine abhängen, verhältst du dich doch auch ganz normal. Okay, das mit der Pupserei solltest du bei den Mädchen lassen, das mögen die nicht so, aber sonst, sei du selbst. Schön locker bleiben und alles wird gut.«

»Ich kann nichts dafür. Die Pupsis zischen einfach so raus. Ich bin jetzt schon ganz aufgeregt.«

»Wenn du merkst, dass sich einer auf den Weg macht, rennst du einfach schnell aus dem Zimmer«, schlug Lars vor.

Das war eine gute Idee. Ich hoffte, dass ich sie mir merken konnte.

»Sind die Mädels wirklich alle blond?«

»Ja, alle«, grinste Lars. »Darauf habe ich extra geachtet.«

»Wie lange fahren wir noch?«

»Eine Minute. Sind gleich da.«

»Sag mir bitte noch schnell ihre Namen. Ich hab sie schon wieder vergessen.«

»Tamtam, Sarina, Nadine, Mella, Sophia und Susi.«

Zuerst dachte ich an *Susi & Strolchi*, dann an dicke Dinger, dann an Mama. Ich wollte aber nicht an Mama denken, nicht jetzt, und dachte schnell wieder an dicke Dinger. Lars parkte sein Auto und reichte mir die Rosen.

»Wie sehe ich aus?«, fragte ich.

»Perfekt«, sagte Lars, während er mein Outfit ein letztes Mal von oben bis unten kontrollierte. »Und keine Sorge, du wirst den Spaß deines Lebens haben. Versprochen!«

Er zeigte mir, wo ich klingeln sollte, und ich klingelte. Meine Pumpe lief auf Hochtouren. Tamtam wohnte im zweiten Stock. Erst wollte ich Lars fragen, ob er mich trägt, aber dann versuchte ich es ohne seine Hilfe. Heute wollte ich ein richtiger Kerl sein, kein Junge mit krankem Herz. Als Tamtam die Tür öffnete, trat ich ganz vorsichtig ein. Aus dem Wohnzimmer hörte ich Stimmen – Mädchenstimmen. Ich zog die Jacke aus und ging auf leisen Zehenspitzen den Flur entlang und linste heimlich durch die offene Zimmertür. Die Mädchen saßen nebeneinander auf einer langen grauen Couch. Sie waren wirklich alle blond und hübsch und sexy. Dann wurde ich entdeckt und rannte schnell in die Küche. Dort fühlte ich mich in Sicherheit.

»Denk dran, was ich zu dir gesagt habe«, flüsterte mir Lars ins Ohr, aber ich hörte ihm gar nicht mehr zu. Ich konnte nicht. Ich war im Wunderland. Und drehte mich im Kreis. Lars hielt mich fest. »Wir haben noch den ganzen Abend vor uns, also lass es langsam angehen, okay?«

Ich schob Lars zur Seite und sagte ihm, dass er keine der Mädchen ansprechen dürfe, ohne vorher bei mir um Erlaubnis zu fragen. Alle, außer Tamtam. Tamtam zählte nicht. Die beiden schauten mich fragend an, aber ich meinte das ernst. Lars schnappte sich ein Glas Champagner und verschwand im Wohnzimmer. Tamtam packte die Rosen aus dem Papier. Eine durfte sie gleich behalten, weswegen ich einen Kuss auf die Backe bekam. Ich ging im Kopf noch schnell alle Namen durch: Nadine, Susi, Sarina, Mella und Sophia. Ich war froh, dass ich sie mir gemerkt hatte, aber dann tauchte ein neues Problem auf: Wer war wer? Je länger ich darüber nachdachte, desto nervöser wurde ich. Zum Glück drückte mich Tamtam aus der Küche, und dann stand ich auch schon im Wohnzimmer, mit den Rosen in der Hand. Ohne viel zu sagen, überreichte ich sie, gab jedem Mädchen die Hand, weil sich das so gehört, und setzte mich neben Lars. Die Mädchen kicherten und schnupperten an ihren Blumen, und Lars legte mir die Hand über die Schulter und sagte, dass ich das gut gemacht hätte. Ich beobachtete die Mädchen aus sicherer Entfernung, traute mich aber noch nicht, mit ihnen zu sprechen. Tamtam kam mit einer Flasche Champagner und füllte alle Gläser nach. Ich bekam Kindersekt. Dann stießen wir an, aber ich bekam vor Aufregung nichts herunter. Zum Glück konnte ich mich hinter Lars verstecken. Mir fiel einfach nichts ein, was ich hätte sagen können. Und entscheiden, mit wem ich am liebsten *bumsi bumsi* machen wollte, konnte ich mich auch nicht. Am liebsten mit allen, aber das ging nicht. Man darf ja immer nur eine Freundin haben. Lars stand auf, zwinkerte mir zu und verließ das Wohnzimmer. Mella sprach mit mir über *Berlin – Tag & Nacht*, und ich verliebte mich sofort in sie, weil sie das auch so gerne guckte wie ich. Außerdem war sie hübsch. Dann fragten mich die anderen Mädchen, wie mir Berlin gefallen würde und noch ganz viele andere Sachen. Es war viel schöner als im Wunderland, weil man nicht erst träumen musste. Sophia und Sarina setzten sich ganz dicht neben mich, und ich konnte ihr Parfüm riechen. Von Lars wusste ich, dass seine Freundinnen alle noch solo waren, und ich rechnete mir gute Chancen aus. Lars durfte nicht mit ihnen reden, also blieb nur noch ich übrig. Außerdem hatten sie von mir Rosen bekommen. Lars kam mit leeren Händen, also mochten sie mich schon mal viel lieber als ihn. Sophia hatte die größten Hupen, aber sie schaute kein *Berlin – Tag & Nacht*. Ich entschied mich für Mella. Meine Reihenfolge, in wen ich am meisten verliebt war, sah so aus:

Platz 1. Mella
Platz 2. Sophia
Platz 3. Nadine
Platz 4. Sarina
Platz 5. Susi
Platz 6. Tamtam (sie zählt aber nicht, weil ich sie vorher schon kannte)

Ich weiß nicht mehr, wie es dazu kam, aber irgendwann landeten wir alle in Tamtams Schlafzimmer. Auf ihrem Bett. Ich lag in der Mitte und die Mädchen neben mir. Sie waren überall. Lars durfte aber nicht mitspielen. Als er mit Sarina reden wollte, warf ich ihm einen bösen Blick zu. Sie war zwar nur meine Nummer vier, aber sie gehörte trotzdem zu mir und nicht zu ihm. Wir tranken noch mehr Champagner und als das Lied aus *Dirty Dancing* lief, drehte Nadine die Anlage lauter und alle sangen mit. Ich konnte den Text nicht, aber das machte nichts. Ich lehnte mich an Mella und stellte mir vor, mit ihr verheiratet zu sein. Dann könnte ich für immer in Berlin bleiben. Nadine schlug vor, dass wir das nächste Mal alle den Film zusammen gucken, Pizza bestellen und eine Pyjamaparty feiern.

»Aber nicht bei Lars«, rief ich schnell. »Seine Wohnung ist ganz unordentlich.«

Die Mädchen fingen an zu lachen und wollten wissen, wie es dort aussah, weil er sie noch nie dorthin eingeladen hatte. Ich wusste nicht, wie ich sie beschreiben sollte, also sagte ich: »Er hat ein großes Bett, zwei Plattenspieler, Bücher, eine Badewanne und eine Espressomaschine.« Ich überlegte, ob ich etwas vergessen hatte und mir fiel auch sofort etwas ein. »Ach ja, und Lars ist eine Lusche. Sein Fernseher ist nämlich ganz klein. Der Fernseher von meinem Papa in Hamburg ist viel größer.«

Mella bekam eine SMS, und ich wurde ein bisschen eifersüchtig. Als sie auch noch aufstand, um zu telefonieren, wurde ich traurig und rannte in die Küche zu Lars. Ich fragte ihn, ob er mir die Handynummer von Mella geben könne, damit ich ihr auch SMS schreiben könnte, aber er antwortete, dass ich die Nummer selbst herausfinden solle. Er beugte sich vor und überprüfte die Farbe meiner Lippen, aber ich wollte nichts mehr mit ihm zu tun haben und sagte: »Finger weg, du Honk!«

Mit einer neuen Flasche Champagner hüpfte ich zu meinen Mädels zurück und begann, Susi einen Bauernzopf zu flechten.

»Ich möchte später gerne Friseur werden«, erklärte ich ihnen, weil sie sich wunderten, woher ich das so gut konnte. »Aber wegen den vielen Chemikalien, also wenn Haare gefärbt werden und so, geht das leider nicht. Das hält meine Lunge nicht aus. Deswegen will ich etwas mit Kindern machen. Vielleicht werde ich ein Betreuer für andere kranke Kinder. Ich kann nämlich sehr gut mit Kindern umgehen, weil ich sie viel besser verstehe als die Erwachsenen.«

»Das verstehe ich nur zu gut«, sagte Sophia. »Ich verdiene damit mein Geld.«

»Womit?«, fragte ich.

»Mit Erwachsenen zu reden. Ich bin Psychologin von Beruf. Und ja, die Erwachsenen machen wirklich alles kompliziert. Sehr kompliziert.«

»Ja, ne? Das kann man gar nicht verstehen.«

Die Kinderpsychologin aus dem Todeshaus flog kurz durch meine Gedanken, und ich fragte mich, warum sie nicht so hübsch sein konnte wie Sophia. Dann wäre ich vielleicht gerne zu ihr gegangen. Ich war mir aber nicht sicher. Denn wäre sie wirklich so zauberhübsch wie Sophia, dann wollte ich lieber andere Sachen machen, als über den Tod zu reden. Wir zogen unsere Jacken und Mäntel und Schuhe an, weil die Limousine unten auf der Straße auf uns wartete. Ich machte noch schnell Pipi, hakte mich bei Sophia (links) und Mella (rechts) ein und konnte mein Glück noch immer nicht fassen. Die Limousine war lang und weiß und hatte getönte schwarze Scheiben, auf denen mit weißer Schrift geschrieben stand: »Für Daniel, den coolsten Jungen der Welt. Viel Spaß in Berlin«.

Ich setzte mich zu den Mädchen und schenkte ihnen eine Runde Sekt ein. Lars bekam nichts. Er musste auch als letzter einsteigen, weil ich nicht wollte, dass er einen guten Platz bekam. Der Chauffeur fuhr los, und die Decke des Autos begann zu leuchten. Lars hatte Musik aufgenommen, und wir sangen alle laut mit, bedienten uns an den Getränken, futterten Chips und machten lustige Spielchen wie einen Rülpswettbewerb. Ich hatte immer gedacht, dass ich gut im Rülpsen war, aber die Mädels waren viel besser als ich. Sie konnten lauter und länger. Sophia war die Gewinnerin, danach kamen Sarina und Nadine. Ich kuschelte mich an Mella. Sie war jetzt meine feste Freundin. Ich wollte sie so gerne küssen, aber ich traute mich nicht. Noch nicht. Unser erster Halt war die Siegessäule. Wir stiegen kurz aus, um einige Fotos zu machen, weil es aber so kalt war, fuhren wir schnell weiter. Ich kuschelte mich wieder an Mella. Keine einzige Sekunde wollte ich ungenutzt lassen. Sarina nahm mich von der anderen Seite in den Arm, was ich auch schön fand. Alles war schön. Die Mädchen mussten auf's Klo, was mir sehr gelegen kam, denn ich musste auch. Ich sagte unserem Fahrer Bescheid, weil ich der Mann war. Und Männer kümmern sich um die Angelegenheiten ihrer Frauen. Am Brandenburger Tor hielten wir an und durften in einem Restaurant auf die Toilette gehen. Lars und ich standen beim Pinkeln nebeneinander.

»Ich bin verliebt«, sagte ich.

»In wen?«, fragte er.

»In Mella.«

»Das sieht man«, grinste er mich von der Seite an. »Du kannst deine Blicke gar nicht mehr von ihr lassen.«

»Meinst du, ich darf sie küssen?«

»Finde es heraus.«

»Okay.«

Mein Herz klopfte jetzt noch schneller. Um herauszufinden, ob ich sie küssen durfte, musste ich sie einfach küssen. Als wir wieder in der Limousine saßen, nahm ich all meinen Mut zusammen und sagte zu Mella: »Ich habe noch nie ein Mädchen auf den Mund geküsst, noch nie.«

»Wirklich noch nie?«, fragte sie erstaunt zurück.

Sarina und Nadine schauten mich mit ihren großen hübschen Augen an, und ich überlegte, ob ich besser meine Klappe gehalten hätte. Aber wenn es doch die Wahrheit war! Die Musik ging aus, und das Licht dimmte sich. Plötzlich wurde alles ganz still. Mella drehte sich zu mir, nahm meinen Kopf zwischen ihre Hände und gab mir einen Kuss. Auf den Mund. Einfach so. Aus dem Nichts. Ich vergaß zu atmen und wurde fast ohnmächtig. Meine Augen waren geschlossen. Aus einiger Entfernung hörte ich dumpfen Applaus. Ein Wunder war geschehen. Ein richtiges Wunder. Wenn ich vorher nur normal verliebt war, war ich es jetzt hundertmal mehr – hundert von hundert Punkten. Das Gefühl in meinem Bauch und meinem Herzen war so neu und außergewöhnlich schön, dass mir keine Beschreibung dafür einfällt. Ich erlebte einfach den besten Abend meines Lebens.

Als die Limousine uns wieder vor Tamtams Wohnung absetzte, war es schon weit nach Mitternacht. Die Mädchen waren müde und verabschiedeten sich von mir. Lars umarmten und küssten sie auch, aber ich war zu müde, um ihn zu treten. Ich war nur etwas traurig, dass Mella nicht bei Lars und mir schlafen wollte. Ich hätte ihn einfach aufs Sofa geschickt, dann wäre neben mir schön viel Platz gewesen. Wenigstens hatte ich mich getraut, sie zu fragen. Nur Sophia blieb. Ich machte den Vorschlag, noch in einen Puff zu gehen, aber Lars, die alte Lusche, erlaubte das nicht. Sophia lachte ihn deswegen aus und nahm mich in den Arm. Sie hielt zu mir. Das gefiel mir sehr. Tamtam winkte uns zum Abschied. Sophia, Lars und ich gingen Händchen haltend, ich in der Mitte, zum Auto, das vorne an der Hauptstraße parkte. Der Kiosk, der Spätkauf hieß, hatte noch geöffnet. Dabei war es schon mitten in der Nacht. So etwas gibt es in Hamburg nicht. Wir gingen rein. Lars spendierte zwei Packungen Chips, die ich gleich im Auto öffnen durfte. Dann geschah etwas Merkwürdiges. Ich redete mit Sophia über meinen Papa aus Südafrika. Einfach so. Sie musste gar nichts machen. Ich erzählte ihr, dass ich ihn nicht mehr so gut leiden kann, weil er sich nicht um mich gekümmert hatte, als ich ihn am meisten gebraucht hätte. Und dass er sehr viel geraucht und getrunken hat und dass mein Bruder den ganzen Haushalt alleine machen musste. Und dass es ihm egal ist, dass ich heute so krank bin. Lars streichelte mir über den Kopf. Dann fragte Sophia, wie ich meinen neuen Papa finde, und ich antwortete: »Ich habe ihn lieb, weil er immer für mich da ist.«

Als wir Sophia zu Hause absetzten, drückte sie mich, und ich drückte sie zurück. Dann fuhren wir weiter über eine große Brücke. Rechts konnte man den Fernsehturm sehen.

»Mit Sophia konntest du richtig gut reden, hmm?«

»Ja, weil sie so hübsch ist«, lachte ich, griff in die Chipstüte und begann zu kichern.

»Was ist los?«, fragte Lars.

»Hast du ihr durchsichtiges Kleid gesehen? Ich musste ihr den ganzen Abend auf ihren schwarzen BH starren. Es ging nicht anders. Nur als Mella mich geküsst hat, da war ich …«

»Im Paradies«, grinste Lars, und ich hatte dem nichts hinzuzufügen. Als wir an der WG von *Berlin – Tag & Nacht* vorbeikamen, schaute ich in die lange Hofeinfahrt, aber es war zu dunkel, um etwas erkennen zu können.

»Du, Lars?«, sagte ich leise.

»Hmm?«

»Jetzt habe ich endlich auch Freunde gefunden.«

»Ein schönes Gefühl, was?«

»Ja. Und weißt du, was das Allerbeste ist? Alle Mädchen haben mir ihre Handynummern gegeben. Ich musste sogar nur einmal fragen.«

»Hast du gut gemacht, Kleiner.«

»Ich bin so verliebt. Dieses Gefühl ist so schön, das kannst du dir nicht vorstellen.«

»Ist Mella immer noch deine Nummer eins?«

»So viel steht fest: Ich bin zu 100 Prozent in sie verliebt.«

»Du bist schon ein echter Glückspilz«, sagte Lars und parkte das Auto direkt vor unserem Haus. »Das wäre ich auch gerne mal wieder. Genieße es. Jede Sekunde.«

Lars trug mich wieder die Treppen hoch und mir fiel ein, was ich schon einmal zu ihm gesagt hatte: Liebe muss nicht perfekt sein, sondern echt. Als Mella mich küsste, fühlte es sich nach echter Liebe an. Für meinen Bruder finde ich auch noch ein Mädchen. Auch wenn es schwer wird. Mit diesen Gedanken schlief ich ein.

Am nächsten Morgen ging es mir nicht mehr so gut, weil der Tag der Abreise gekommen war. Ich spielte mit Muh und Lanti, die beide noch müde im Bett lagen. Lars stand in der Küche und kochte mir Bratkartoffeln. Ich durfte im Bett frühstücken. Danach musste ich meinen Koffer packen – ganz alleine! Ich bat zwar Lars darum, mir zu helfen, aber er meinte, ich sei kein Baby mehr und würde das auch alleine schaffen. Als alles verstaut war, klopfte ich mir selbst auf die Schulter. »Wenn ich das Mama erzähle«, strahlte ich Lars an, »dann ist sie bestimmt stolz auf mich.«

»Und ich bin stolz auf dich, wenn du deine Tabletten nimmst!«

»Wann?«

»Jetzt!«

»Ja, ja«, meckerte ich leise vor mich hin, setzte mich neben Muh und öffnete meine Tablettendose. Ich freute mich schon auf den Tag, an dem sie keine Rolle mehr in meinem Leben spielten. Dann kam Mella wie ein Engel durchs Zimmer geflogen, und ich schluckte meine Pillen hinunter. Ohne zu murren. Dafür war ich immer noch viel zu verliebt.

In einem Souvenirshop am Boxhagener Platz durfte ich mir ein I-Love-Berlin-T-Shirt aussuchen. Und einen Magneten für den Kühlschrank, auf dem »Berlin-Kreuzberg« stand, bekam ich auch noch. Der Verkäufer, ein alter Mann, redete auf Berlinerisch mit mir, und ich verstand kein einziges Wort. Er lachte aber freundlich, weswegen ich mir keine Sorgen machte. Ich schwebte ohnehin im Siebten Himmel und bekam fast nichts mit, was um mich herum passierte. Ich nickte einfach immer mit dem Kopf. Zum Glück hat der liebe Gott die Welt so gemacht, dass man auch mit offenen Augen träumen kann. Wir hatten noch ein bisschen Zeit, und Lars schlug vor, ein zweites Frühstück zu uns zu nehmen. Ich war zwar satt, hatte aber nichts dagegen.

»Wir treffen dort Melli.«

»Wer ist Melli?«, fragte ich.

»Eine Freundin.«

Ich dachte wieder an Mella, weil Melli so ähnlich klang, und versuchte mich auf Lars' Worte zu konzentrieren.

»Warum war sie gestern nicht bei Tamtam?«

»Weil sie nicht blond ist«, lachte Lars. »Gestern waren ja nur Blondinen erlaubt.«

»Du bist gar nicht so blöd, wie du aussiehst«, scherzte ich und tätschelte seine Schulter. »Welche Haarfarbe hat sie denn?«

»Hmm, so braun irgendwas«, überlegte Lars, aber ich fiel ihm gleich wieder ins Wort.

»Wir brauchen eine Rose für sie!«

Lars sah mich fragend an.

»Sonst ist sie traurig, weil die anderen Mädchen ja eine bekommen haben.«

»Das stimmt«, sagte er und wendete sein Auto. »Auf in den Blumenladen!«

Ich hatte keine Angst, weil ich den Ort schon kannte. Die Blumenverkäuferin begrüßte mich mit einem strahlenden Lächeln: »Du schon wieder!«

»Ja, ich«, sagte ich schüchtern.

»Du musst mir alles erzählen«, sagte sie. »Wie lief's gestern?«

Ich grinste nur, weil es mir ein bisschen peinlich war.

»Erzähl ruhig«, sagte Lars.

»Erzähl du!«, sagte ich.

»Ich dachte, ihr kommt, um das Geheimnis zu lüften«, sagte die Blumenverkäuferin zu Lars, und er sagte: »Die Rosen waren ein voller Erfolg, die Limousine war ein voller Erfolg, und ich glaube, du hast gestern den Abend deines Lebens gehabt, ne?«

Lars sah mich an, aber ich schaute bloß auf den Boden und nickte.

»Geknutscht hat er«, begann Lars auszuplaudern. Ich sah kurz zur Blumenverkäuferin, aber nur kurz, denn ich musste wieder kichern. »Er hat ganz Berlin gesehen, hat Telefonnummern bekommen, neue Facebook-Freundinnen, und verliebt ist er auch ein bisschen. Auf einer Skala von Null bis Hundert, wie war das noch?«

Ich drehte mich weg, schaute Löcher in die Luft und sagte leise: »Hundert.«

Die Blumenverkäuferin klatschte in die Hände, und wir lachten eine Runde, aber dann sagte ich, dass ich schon wieder eine neue Rose brauchte – für Melli. Sie sah zuerst mich an, dann Lars und sagte: »Sag mal, kann man irgendwo einen Kurs belegen, in dem man lernt, wie das geht? Ich will auch so viele Dates haben. Wie macht er das?«

»Das bleibt ein Geheimnis«, grinste ich.

Melli war lieb und freundlich. Ich trank ein Fresh Lime Soda und bestellte noch ein Extraglas mit frischgepresstem Zitronensaft dazu. Das Café hieß Aunt Benny und wurde von Amerikanern betrieben, weswegen an der großen Tafel alles auf Englisch stand. Ich überreichte Melli die Rose und die Karte, die ich im Blumenladen für sie geschrieben hatte (mit vielen Herzchen drauf). Sie freute sich so sehr darüber, dass sie sofort in ihre Handtasche griff und ebenfalls ein Geschenk auf den Tisch legte – eine handsignierte Autogrammkarte von Peter Maffay.

»Das gibt's doch gar nicht«, sagte ich so laut, dass die Bedienung sich zu mir umdrehte. Sie war auch sehr hübsch, aber sie verstand kein Deutsch. »Melli, ich habe bei Simon, also in seinem Studio, einen Song von Peter Maffay gesungen. Lars auch, aber er kann nicht gut singen.«

Lars bestellte Espresso und Cappuccino und einen warmen Apple Crumb Pie mit Vanilleeis und ein Käsesandwich, und wir redeten über Mädchen, Tabaluga, *Berlin – Tag & Nacht* und alles Mögliche. Melli war richtig cool, obwohl sie keine blonden Haare hatte. Trotzdem tauschten wir unsere Handynummern aus.

Dann holten wir Mama im Hotel ab und fuhren weiter zum Hauptbahnhof. Lars stellte unsere Koffer in den ICE, und ich hielt ihn kurz fest, aber Mama sagte, ich solle ihn loslassen, nicht dass die Türen noch zugingen. Ich hätte nichts dagegen gehabt. Wir drückten uns, und ich sagte: »Danke, dass du für mich da bist. Danke auch wegen Berlin und so. Hab dich lieb.«

Der Zug setzte sich in Bewegung. Lars rannte noch eine Weile auf dem Bahnsteig mit, und wir winkten uns gegenseitig zu, aber dann ging Lars die Puste aus, und wir verloren uns aus den Augen. Als wir auf unseren Plätzen saßen, begann ich zu erzählen. Mama war schon ganz gespannt. »Lars hat mir erlaubt, in seinem Bett zu essen«, fing ich an, und Mama runzelte sofort mit der Stirn. Dann nahm sie mich in den Arm und gab mir einen Kuss. Ich dachte an Muh. Ich hatte sie bei Lars gelassen, damit er nicht so alleine ist und immer an mich denkt, wenn er sie sieht. Als ich meinen Koffer packte, holte er aus seinem Schrank einen Stapel weißer Calvin-Klein-Shirts heraus, die ihm zu klein waren. Mir passten sie perfekt, weswegen er sie mir schenkte. Zu Hause in Hamburg zeigte ich sie Mama. Sie rochen noch nach Lars.

»Mama«, sagte ich und kuschelte mich an sie. »Die darfst du niemals nie in die Waschmaschine stecken. Auch nicht aus Versehen. Genau wie den Pullover und das T-Shirt, die ich in der WG getragen habe, und mein blaues Hemd, das immer noch nach Mella riecht. Nie mehr waschen. Nie, nie, nie.«

32

In der Weihnachtszeit ein Vegetarier zu sein, ist ganz schön schwer. Vor allem, wenn man gebratenen Speck so sehr liebt, wie ich es tue. Wie es duftet, wenn er in der Pfanne vor sich hin bruzzelt – so lecker, aber manchmal muss man eben in den sauren Apfel beißen. Das wirkliche Problem war die Weihnachtsgans. Nachdem ich Lanti kennengelernt hatte, und Muh und sie Freunde geworden waren, konnte ich doch an Heiligabend keine Gans mehr essen. Eine heikle Situation. Vielleicht könnte Mama eine Gans besorgen, die eines natürlichen Todes gestorben war, überlegte ich und fand diese Lösung ziemlich gut. Eine Gans würde durch die Luft fliegen, stellte ich mir vor, und ganz plötzlich an einem Gänseherzinfarkt sterben und zu Boden fallen. Ob man sie dann aufisst oder beerdigt, würde keinen Unterschied mehr machen, weil sie ja schon tot war und ein gutes Leben hatte. Zur Sicherheit rief ich Lars an, um zu fragen, was er davon hielt. Er lachte über meine Geschichte, aber nicht so herzlich wie sonst. Lars war nämlich krank. Er hatte sich wieder eine Grippe eingefangen und hustete wie ein Weltmeister. Er tat mir leid, weil morgen doch Weihnachten war, und ich nicht wollte, dass es meinem Bruder schlechtging. Er konnte auch nicht laut sprechen, weil er im Zug saß, um zu seinem Papa zu fahren. Ich fragte ihn, ob sein Papa ein lieber Papa war, und er sagte »ja«. Das beruhigte mich ein wenig.

Mama erklärte mir, dass Gänse im Flug keinen Gänseherzinfarkt bekommen würden. Deswegen gab es Kartoffelsalat und Würstchen. Ich war froh darüber, denn so brauchte ich kein schlechtes Gewissen wegen Lanti zu haben. Als Lars anrief, um uns frohe Weihnachten zu wünschen, klang er gar nicht gut, sehr krank. Ich sagte, er solle bitte schnell zum Arzt gehen und eine Blutspiegelung machen lassen. Als Antwort hustete Lars sehr laut ins Telefon und musste ins Waschbecken spucken. Ich wusste genau, wie er sich fühlte. Mein Bauch begann sich zu drehen, weil ich Angst bekam. Angst, dass ich ihn angesteckt haben könnte. Lars beruhigte mich sofort, dass schon alles wieder gut werden würde. Zuerst glaubte ich ihm, aber dann sagte er »Ja, ja«, und ich glaubte ihm nicht mehr. Ich wusste genau, was das zu bedeuten hatte, nämlich: »Leck mich am Arsch!« Ich weiß, wovon ich spreche. Ich sage es selbst zu Mama. Fast jeden Tag. Kurz vor'm Schlafengehen schrieb ich ihm noch eine SMS. Er antwortete nicht. Ich überlegte, ob man an einer Grippe sterben konnte, aber Lars hatte ja kein krankes Herz, wie ich, also hieß die Antwort: Nein! Ich griff nach Josis Rüssel, kuschelte mich ein und begann zu träumen.

Es gibt zwei ganz besondere Tage in unserem Leben, hatte Lars einmal gesagt. Der Tag, an dem wir geboren werden, und der Tag, an dem wir erkennen, warum. Ich glaubte ihm, auch wenn ich den zweiten Teil seines Satzes nie verstand. Bis ich meine Augen wieder öffnete. Ich griff nach meinem Handy, das neben meinem Kopfkissen lag und rief Lars an. Ich musste es ihm einfach erzählen.

»Bruderherz, letzte Nacht hatte ich einen ganz besonders schönen Albtraum.«

»Ach ja?«

Seine Stimme klang noch ganz müde.

»Wie kann denn ein Albtraum schön sein?«

»War ja auch kein richtiger Albtraum«, sagte ich, »eher das Gegenteil eines Albtraumes. Wie nennt man das denn?«

»Gute Frage«, nuschelte Lars. »Einen besonders schönen Traum eben.«

»Willst du ihn hören?«

»Leg los!«

»Ich war in einem Club und habe ein Mädchen kennengelernt. Ich habe sie gesehen und war sofort in sie verliebt.«

»Hammer!«, sagte Lars, und ich hörte, wie er sich in seinem Bett bewegte.

»Hey, schläfst du noch?«, schrie ich ganz laut, um ihn richtig wach zu kriegen.

»Na, jetzt nicht mehr, du Scherzkeks. Warte mal, ich gehe eben in die Küche und schmeiß die Espressomaschine an.«

»Finger weg, das ist doch mein Job.«

»Ich weiß, mein Kleiner, aber du bist ja nicht hier.«

»Okay, ich erlaube es dir.«

»Hahaha, erzähl mir lieber von deinem Traum, bevor du alles wieder vergisst.«

»Also, es war so, ich meine, die Bar links von, und, so.«

»STOPP!«, unterbrach mich Lars. »Einmal tief Luft holen, konzentrieren, ein Satz nach dem anderen. Schön langsam.«

»Ich habe sie gesehen. Sie stand ganz alleine an einem Geländer neben der Tanzfläche. Ein großer Scheinwerfer strahlte goldenes Licht auf sie. Sie sah wie ein Engel aus. Ich bin zu ihr gegangen und habe gesagt: *Hallo, ich bin Daniel.* Und dann hat sie gesagt: *Hallo, ich bin Mella.* Sie hat mich angelächelt, und ich habe sie auch angelächelt. Ein bisschen nervös war ich, weil sie so hübsch war, aber dann hat sie meine Hand genommen und mich auf die Tanzfläche gezogen. Es lief das Lied aus diesem Film, den wir zusammen geguckt haben, bei mir im Zimmer, auf dem Sofa, weißt du noch? Ich habe dir einen Apfel geschält.«

»*Dirty Dancing.* Und das Lied heißt *Time Of My Life.*«

»Ja, ja, ganz genau«, sagte ich aufgeregt, weil ich wieder alle Bilder aus dem Traum vor mir sah.

»Sie war 17, und als wir mit dem Tanzen fertig waren, sind wir an die Bar gegangen und ich habe für uns zwei Wodka Lemon bestellt. Ich habe natürlich bezahlt.«

»Natürlich.«

»Dann haben wir geknutscht.«

»So schnell geht das bei dir?«

»Na klar, ich bin ja nicht so eine Lusche wie du.«

»Okay, und weiter?«

»Dann habe ich ihr gesagt, dass sie die schönsten Augen auf der ganzen Welt hat und dass ich sie, wenn ich größer bin, heiraten werde.«

»Wow. Und wie hat sie reagiert?«

»Sie hat mich geküsst.«

»Auf den Mund?«

»Wohin denn sonst?«

»Sorry, war eine blöde Frage.«

»Dann habe ich ihren Mantel geholt und habe ein Taxi gerufen. Draußen war es kalt. Ich wollte ihr erst meine Jacke geben, damit sie nicht friert, aber dann hätte ich ja gefroren. Du weißt ja, dass ich Kälte nicht gut vertrage, aber dann kam auch schon das Taxi.«

»Seid ihr zu ihr oder zu dir?«

»Zu mir. Mama und Papa waren nicht zu Hause. Ich hatte also sturmfreie Bude. Und als wir dann bei mir im Zimmer waren, hatten wir Sex.«

»Auf dem Sofa oder im Hochbett?«

»Warte!«

Ich schloss meine Augen und spulte zurück.

»Auf dem Hochbett.«

»Hast du deine Kuscheltiere vorher in den Schrank geräumt oder haben sie zugesehen?«

»Die haben die Augen zugemacht.«

»Haha.«

»Aber wir haben verhütet, weil ich noch zu jung für Kinder bin.«

»Echt, ja?«

»Bin doch erst 15, du Honk.«

»Na, das wäre in manchen Gegenden hier in Berlin kein Argument«, lachte Lars, aber ich verstand nicht, was er damit meinte, und redete weiter.

»Nach dem Sex haben wir gekuschelt und gesagt, dass wir uns lieb haben.«

»Das ist toll, Daniel. Wusstest du denn, wie alles funktioniert?«

»Klar!«, antwortete ich sofort, obwohl in dem Traum alles wie von selbst lief und ich gar nicht viel tun musste.

»Ist sie die ganze Nacht geblieben?«

»Ja, bis zum nächsten Morgen.«

»Wahnsinn!«

»Ich habe ihr sogar Frühstück ans Bett gebracht. In der Küche habe ich Mama getroffen. Sie war froh, dass ich jetzt eine Freundin habe, und ließ mich in Ruhe. Sie hat keine einzige Frage gestellt. Sie wollte nicht mal in meinem Zimmer spionieren gehen.«

»Ziemlich unrealistisch, was?«

»War ja auch ein Traum.«

»Dafür sind sie da, mein Lieber, dass alles perfekt ist.«

»Das war es wirklich.«

»Hattest du deinen Schlafanzug an?«

»Welchen meinst du?«

»Den blau-weißen mit Captain Future vorne drauf.«

»Ja, den hatte ich an. Hab ihn aber erst nach dem Sex angezogen. Ist doch klar.«

»Klar.«

»Weißt du, was lustig war? Eben gerade, als ich aufgewacht bin, stand Mama wirklich in der Küche. Ich meine, so wie in dem Traum. Ich war noch so tief in meinen Gedanken versunken, dass ich über beide Ohren gegrinst habe. Mama war ganz überrascht und hat gefragt: *Was ist denn mit dir los?* Ich habe aber nichts verraten. Den Traum wollte ich ganz für mich behalten. Ist deine Espressomaschine jetzt aufgeheizt?«

»Ich denke schon.«

»Okay, dann gehe ich mal duschen.«

»Was, du willst freiwillig unter die Dusche?«

»Was denn? Ich hatte gerade Sex. Und nach dem Sex geht man sich waschen. Das macht man doch so, oder?«

»Kommt drauf an«, sagte Lars. »Manchmal will man den Duft der letzten Nacht auch noch ein bisschen mit sich tragen.«

»Nein, ich habe es schon entschieden. Also, dass ich duschen gehe.«

Am Abend skypten wir wieder. Lars lag im Bett, ich auf meinem Sofa. Er erzählte mir, dass er mit Melli Waschmittel einkaufen war, weil er das alleine nicht schaffte. Ich grübelte kurz darüber nach.

»Lars, wenn du keine Freundin hast, dann nimm doch einfach Melli.«

»Daniel, wie oft soll ich dir das noch erklären. Melli ist, wie all die anderen Mädchen, eine Kumpel-Freundin, keine Freundin-Freundin.«

»Keine Freundin für *bumsi bumsi*?«

»Keine für *bumsi bumsi*.«

»Aber jetzt hör doch mal, wenn du keine richtige Freundin hast, wie willst du denn bitte dein Leben schaffen? Wenn du nicht mal Waschmittel alleine einkaufen kannst.«

Lars lachte und sagte: »Das frage ich mich auch jeden Tag.«

»Probiere es das nächste Mal ganz alleine, ohne Melli. Du musst das lernen.«

»Puh, das ist ganz schön schwer.«

»Ich weiß, aber da musst du durch, Bruderherz. Ich kann nicht immer auf dich aufpassen. Ich wohne in Hamburg. Du hast ab sofort eine Woche Handyverbot.«

»Wie meinst du das?«

»Du darfst niemanden anrufen, um nach Hilfe zu fragen und nur rangehen, wenn dich jemand anruft.«

»Ah, aber was ist, wenn ich dich anrufen möchte?«

Ich überlegte kurz und sagte: »Das geht. Mich darfst du anrufen, aber sonst niemanden.«

»Das ist gut.«

»Du musst dein Leben in den Griff kriegen, Lars.«

»Und was mache ich, wenn zum Beispiel mein Kühlschrank kaputt geht?«

»Dann kaufst du dir eben einen neuen«, grinste ich.

»Okay, das ist gut. Reparieren kann ich nämlich auch nichts.«

»Oh, mein Gott«, sagte ich und schüttelte mit dem Kopf. »Das musst du dann eben auch noch lernen. Das nächste Mal, wenn ich in Berlin bin, gehen wir erst mal gemeinsam shoppen.«

»Aha!«

»Für *dich*, nicht für mich!«, betonte ich extra deutlich.

»Für mich?«, fragte er nach, aber ich unterbrach ihn sofort.

»Stopp! Ich rede jetzt. Ruhe im Karton. Ich werde das mit Tamtam besprechen und wenn sie Lust dazu hat, dann gehen wir shoppen. Vielleicht fahren wir auch mit dem Auto. Das werden wir sehen. Du brauchst neue Klamotten, wenn du nach einer Freundin suchst.«

»Was denn?«

»Schicke Sachen. Was genau, verrate ich nicht.«

»Habe ich keine schicken Sachen?«

»Nein!«

Lars lachte, aber ich fand das nicht komisch. Ich machte mir Sorgen um ihn, auch wenn ich mir nichts anmerken ließ. Von Hamburg aus konnte ich wenigstens noch Dinge organisieren, vom Himmel aus würde das viel schwieriger werden.

»Guck mal, du willst doch eine Freundin haben, oder?«

»Ja, will ich.«

»Dann brauchst du neue Hemden, neue Hosen, schicke Schuhe, die dazu passen.«

»Und du suchst das für mich aus?«

»Na klar!«

»Wenigstens weiß ich jetzt, dass es nur an meinen Klamotten liegt, warum es mit der Traumfrau nicht klappt.«

»Und an deinen blöden Kommentaren«, fügte ich hinzu und aß ein paar Chips.

»Auch, ja?«

Ich nickte.

»Was muss ich denn besser machen?«

Ich kratzte mich am Hintern, überlegte und sagte: »In einen Club gehen, mit deinen neuen schicken Sachen. Dann tanzt du ein bisschen oder trinkst was an der Bar oder so. Und dann, wenn du ein heißes Mädchen siehst, dann gehst du zu ihr und fragst, ob sie mit dir tanzen will.«

»Okay, so einfach ist das?«

»Ja, und dann lädst du sie zum Essen und Trinken ein.«

»Also, ich brauche auf jeden Fall Geld.«

»Ja, du Blitzmerker.«

»Und wie geht der beste Spruch, um ein Mädchen anzusprechen?«

Ich musste wieder einen Moment überlegen, schnaufte kurz wie ein Pferd, aber als Lars mich fragte, was ich zu Mella gesagt hatte, fiel es mir sofort ein: »Du siehst hübsch aus und hast wunderschöne Augen!«

»Oh, das ist gut. Ist abgespeichert.«

Ich dachte jetzt an Mella und dass sie noch nicht auf meine SMS geantwortet hatte. Ich schrieb ihr jeden Tag über zehn Stück, aber ich glaube, sie kamen nicht an, sonst hätte sie ja längst zurückgeschrieben.

»Und nachdem du das gesagt hast, schenkst du ihr eine Rose.«

»Aber die Rose gibt's erst beim richtigen Date, nicht schon im Club, oder?«

Ich sagte: »Ja.«

Lars sagte: »Okay.«

»Und dann fragst du, ob du ihre Handynummer bekommst. Die gibst du mir. Ich rufe sie dann an und werde sie zu einem Date einladen, also zum Essen.«

»Wie, du kommst mit?«

»Na klar«, sagte ich und wunderte mich über diese dämliche Frage. Wenn er glaubte, das sei alles nur ein Spaß, dann hatte er sich aber geschnitten. »Ich treffe sie natürlich erst mal alleine«, erklärte ich weiter, »und werde ihr ein paar wichtige Fragen stellen, was dich betrifft und so, und dann kann ich dir schon mal sagen, ob sie dich lieb hat oder nicht.«

»Finde ich super. Machen wir so.«

»Zuerst muss ich sie ja gut finden, weil ich dein Bruder bin.«

Dann zeigte ich ihm meine neue Tätowiermaschine, die ich von Mama für fünfzehn Euro aus dem Spielzeugladen bekommen hatte und schrieb auf meinen linken Arm: *Daniel + Lars* und malte noch ein Herzchen daneben. Sina miaute und kratzte an meiner Tür, und ich rief ihr zu: »Mäuschen, warte kurz. Ich hab gleich Zeit für dich.«

Am nächsten Tag feierte die Welt Silvester. Ich mag es nicht so, weil ich mich vor den lauten Böllern etwas fürchte. Die Raketen finde ich hübsch, wenn sie am Himmel bunt funkeln, aber die Chinakracher sind blöd. Rocky mag Silvester auch nicht. Er verkriecht sich dann immer unter die Decke. Tara und ich waren im ELBE-Einkaufszentrum verabredet. Mama kam mit, weswegen es kein echtes Date war. Wir hielten trotzdem Händchen, und Tara erzählte mir, dass sie dieses Jahr kein einziges Weihnachtsgeschenk bekommen hatte. Das machte mich traurig. Als sie auch noch sagte, dass sie nicht mal einen Christbaum hatte, wurde mir richtig mulmig im Bauch. Daran musste ich schnell etwas ändern. Als Tara kurz telefonierte, heckte ich mit Mama einen Plan aus. Sie lenkte sie ab und ich sprang schnell in einen Geschenkladen rein. Von meinem Taschengeld kaufte ich ihr einen Diamantenring. Es reichte gerade so, aber was sind schon 3,90 Euro, wenn man dafür einem Menschen, den man lieb hat, eine Herzensfreude machen kann! Tara musste ihre Augen schließen. Ich nahm ihre Hand und streifte den Ring vorsichtig über ihren Ringfinger. Sie sah aus wie eine Prinzessin. Als sie ihre Augen öffnete, strahlten sie noch mehr als der Diamantenring, und sie umarmte mich so fest, dass ich kaum noch Luft bekam. Ihr Lächeln war so schön, dass ich plötzlich ganz glücklich wurde. Am Abend, als ich mit Mama, Papa, Rocky und Sina auf das Feuerwerk wartete, sah ich, dass Tara etwas auf Facebook geschrieben hatte: »Am letzten Tag des Jahres musste ich die Augen schließen und bekam im Einkaufszentrum einen Ring angesteckt. An alle Männer, die nicht mehr 15 sind: Jungs … werdet mal wieder romantisch und guckt euch die Welt an wie ein Kind! :-)«

33

Das neue Jahr war schon drei Tage alt, und der Freitagabend hatte so schön begonnen. Unsere Nachbarn kamen zu Besuch, Britta und ihre Tochter Jeanne. Jeanne ist erst zwölf, aber ich mag sie trotzdem. Britta war bei meinen Eltern im Wohnzimmer und Jeanne in meinem Zimmer. Sie brachte mir den Einmal-Um-Die-Welt-Tanz von Cro bei. Das machte viel Spaß, war aber auch sehr anstrengend. Ich ließ mir vor Jeanne natürlich nichts anmerken.

Nachdem wir genug geübt hatten, gingen wir ins Wohnzimmer. Papa drückte auf Play, die Musik setzte ein, und wir begannen zu tanzen. Am Ende rief Mama, wie toll wir das gemacht hätten, und Britta forderte sogar noch eine Zugabe. Jeanne und ich lächelten uns an, Papa drückte wieder auf Play und beim zweiten Mal sangen wir sogar den Text mit:

Baby, bitte mach dir nie mehr Sorgen um Geld, gib mir nur deine Hand, ich kauf dir morgen die Welt. Egal wohin du willst, wir fliegen um die Welt, haun' sofort wieder ab, wenn es dir hier nicht gefällt (…) Süd, Ost, West oder Nord, ich hab den Jackpot an Board, will von hier über London direkt nach New York. Denn ab heute leb' ich jeden Tag als ob ich morgen tot wäre.

Dann passierte etwas Schlimmes. Ich wollte meiner Mama noch eine besondere Freude machen, aber der Schuss ging völlig nach hinten los. Plötzlich wurde es dunkel. Ich konnte nicht mehr, rannte in mein Zimmer, schmiss die Tür hinter mir zu und wollte niemanden mehr sehen. Sonst wäre ich durchgedreht. Ich musste erst meine Tränen abwischen, bevor ich Lars anrufen konnte. Meine Stimme war immer noch ganz zitterig, aber ich wolle nicht länger warten. Ich musste sofort seine Stimme hören. Zum Glück nahm er den Hörer ab.

»Hallo?«

»Hallo, großer Bruder.«

»Hey, Daniel, alles klar? Wie geht's dir heute?«

»Gar nicht gut«, sagte ich.

Lars stellte die Musik aus, die bei ihm im Hintergrund lief.

»Was ist denn passiert?«

»Du bist mein großer Bruder, und du hast gesagt, dass ich dich immer anrufen darf.«

»Das weißt du doch.«

Ich erzählte ihm von Britta und Jeanne und meiner Tanzaufführung und meinen Tränen.

»Jetzt beruhige dich erst mal«, sagte Lars.

»Ich wollte doch nur mein Lied singen«, schluchzte ich.

»Ich wollte nie erwachsen sein?«

»Ich hatte ihnen schon davon erzählt, wie schön das bei Simon im Studio war und dass mir das so viel Spaß gemacht hat. Und weil ich so gute Laune hatte, wollte ich das Gefühl mit ihnen teilen.«

»Ist doch großartig«, sagte Lars. »Wo ist das Problem?«

»Ich habe meine blaue Mappe aus meinem Zimmer geholt, in der der Text eingeheftet ist, bin zurück ins Wohnzimmer und habe angefangen zu singen. Außer Britta hat niemand geklatscht. Mama hat nur mit ihrem Handy gespielt und mich gar nicht beachtet. Warum ist sie so?«

»Sie hat es bestimmt nicht so gemeint. Sei nicht so streng zu ihr. Vielleicht gingen ihr gerade andere Sachen durch den Kopf.«

»Sie hat mir auch gar nicht zugeguckt. Immer wenn wir Besuch haben, benimmt sie sich so. Ich hasse sie.«

»Nein, tust du nicht.«

»Doch, tue ich.«

Die Tränen kullerten über meine Wangen, und ich wischte sie mit dem Pullover ab, der auf meiner Couch lag.

»Du verhältst dich in gewissen Situationen übrigens auch wie ein Arsch!«

»Wie bitte?«

»Ja, tust du.«

»Bist du bescheuert?«, schimpfte ich ihn. »Ich rufe dich an, damit du zu mir hältst, nicht …«

»Daniel, ich halte immer zu dir und das weißt du auch, aber Brüder sind auch dafür da, sich gegenseitig die Wahrheit zu sagen.«

Es begann sich wieder alles zu drehen. Ich schaute zu meinen Kuscheltieren, die oben auf dem Hochbett lagen.

»Sieh mal«, hörte ich Lars' Stimme, die jetzt ganz ruhig und sanft klang. »Wenn wir zwei alleine sind, also auf der Couch chillen oder etwas unternehmen, verhältst du dich auch ganz anders als in der Öffentlichkeit, selbst wenn Menschen dabei sind, die wir kennen. Das fällt dir gar nicht auf, aber mir. Du spielst den supercoolen Jungen, was ich, ohne Scheiß, zu hundert Prozent verstehen kann. Du sagst dann aber auch Dinge, die andere Menschen verletzen. Manchmal merkst du das ein paar Minuten später und entschuldigst dich, manchmal nicht, aber in dem Moment selbst checkst du einfach nicht, was für ein Stinkstiefel du gerade gewesen bist. Niemand ist deswegen böse auf dich, weil wir dich kennen und lieb haben. Und ich weiß ja auch, dass du das nie wortwörtlich meinst, aber genauso eine Situation könnte das jetzt mit deiner Mama gewesen sein. Versuch mal kurz darüber nachzudenken.«

Ich gab mir Mühe. Ich gab mir wirklich Mühe. Ich schaute auf mein Luca Hänni Poster und dachte an gar nichts. Ich konnte nicht. Ich war zu enttäuscht. Nach einer kurzen Pause, hörte ich wieder Lars' Stimme. Ich hatte mein Handy nämlich auf Lautsprecher gestellt und auf meinen Bauch gelegt.

»Du hast gesagt, dass sie mit ihrem Handy gespielt hat?«, fragte er noch einmal nach.

»Ja«, sagte ich.

»Hmm, wie ich sie kenne, hat sie deinen Cro Dance bestimmt gefilmt.«

»Weiß nicht.«

»Vielleicht hat sie nur versucht, die Datei zu speichern, weil sie nicht wollte, dass sie verloren geht. Deswegen war sie dann etwas unkonzentriert, als du gesungen hast.«

»Weiß nicht.«

»Okay, entspann dich einfach ein bisschen. Wirst sehen, dass in ein paar Minuten alles wieder easy sein wird. Wie bei Cro.«

»Nein, wird es nicht. Mama und Papa sind blöd. Die haben schon die zweite Flasche Vampirblut ausgetrunken.«

»Ach komm, lass sie doch. Es ist Freitagabend. Vampirblut?«

»Das ist roter Saft mit ganz viel Alkohol, also Sekt und Wodka, glaube ich.«

»Ich glaube, du meinst Erdbeer-Daiquiri, oder?«

»Weiß nicht.«

»Das sieht wirklich ein bisschen nach Vampirblut aus und steigt gut in den Kopf. Uiuiui, da kommen gerade ein paar schlimme Erinnerungen hoch. Ich hab meinem Vater mal in sein Bett gekotzt, als ich von einer Abiparty total blau nach Hause gekommen bin. Aber davon erzähle ich dir ein anderes Mal.«

»Ey, ich war so sauer in dem Moment, dass ich ganz laut geschrien habe. Alles hat sich gedreht. Ich habe nur noch Mama gesehen, wie sie mich ausgelacht hat. In Zeitlupe. Ich habe ganz laut gerufen, dass ich meine CD von Simon jetzt nicht mehr haben will und auch mein Lied nie mehr hören möchte.«

»Und ist das wirklich so?«

»Weiß nicht.«

Mama kam in mein Zimmer und sagte: »Na, hast du dich beruhigt?«

Ich warf ihr einen bösen Blick zu und maulte: »Ich telefoniere gerade und hätte gerne meine Privatsphäre. Das ist mein Zimmer!«

Sie rollte mit den Augen, drehte sich um und verschwand.

»Lars, weißt du, was ich mache? Ich gehe jetzt ins Wohnzimmer und knall der blöden Kuh den Ordner vor die Füße. Soll sie erst mal besser singen! Und wenn sie fertig ist, werde ich ganz laut Buh rufen und auch nicht applaudieren. Ja, das mache ich.«

»Hör mal, ich habe eine bessere Idee. Du bleibst noch ein paar Minuten in deinem Zimmer und malst ein Herz auf dein weißes Berlin T-Shirt.«

»Aber ich hab doch schon ein Herz drauf gemalt.«

»Dann malst du eben noch eins drauf. Und dann gehst du rüber ins Wohnzimmer und setzt dich neben deine Mama, hörst ein bisschen zu, was sie so reden, streichelst Sina oder Rocky und lässt die Erwachsenen einfach ihr Ding machen. Beachte sie gar nicht, und du wirst sehen, wie dein Ärger ganz schnell wieder verschwindet. Denk lieber an morgen, wenn Tamtam dich besuchen kommt.«

»Ja, darauf freue ich mich schon sehr. Ach Bruderherz, warum verstehst du mich immer so gut und Mama nicht?«

»Deine Mama versteht dich auch, aber eben auf ihre Art. Du darfst uns nicht miteinander vergleichen. Das wäre nicht fair deiner Mutter gegenüber. Ich kann mit dir lauter Blödsinn machen und bin am nächsten Tag wieder in Berlin, aber sie muss sich immer um dich kümmern. Vergiss das nicht. Sie hat dich unendlich lieb und würde alles für dich tun. Ich weiß das, weil ich es sehe. Du siehst das nicht immer, weil es für dich schon normal ist. Sei nicht mehr böse auf sie.«

34

Es regnete. Nicht viel. Aber genug, um nass zu werden, wenn man sich nicht unterstellte. Mama war aufgeregt. Viel aufgeregter als ich. Ich glaube, sie freute sich, aus der Wohnung zu kommen und mal andere Leute zu treffen. Die anderen Leute waren Tamtam und ihre Freundinnen. Tamtam hatte mir am Telefon erklärt, dass ihre beste Freundin Geburtstag feierte und sie deswegen in Hamburg war, aber ich konnte mir ihren Namen nicht merken, weil mir wieder schwarz vor Augen wurde. Mama und ich saßen im Bus. Ich lehnte mich an ihre Schultern, um meinen Kopf zu entlasten. Mein Gefühl sagte mir, dass dieses blöde Ding, dieses Blutgerinnsel in meinem Gehirn dafür verantwortlich war.

»Mama«, sagte ich leise und sah sie an. »Wenn die Ärzte herausfinden, dass der Tumor in meinem Kopf gewachsen ist, dann richte ihnen bitte aus, dass ich mich nicht operieren lasse. Nie mehr. Lieber sterbe ich an Ort und Stelle. Mehr habe ich nicht zu sagen. Es ist endgültig.«

Mama gab mir keine Antwort. Ich sah aus dem Fenster. Der Himmel war grau. Wenn doch endlich wieder die Sonne scheinen würde.

Wir saßen schon eine ganze Weile in der Küche von Tamtams Freundin – es gab Kaffee, Fanta und Kuchen, als es an der Tür klingelte. Tamtam, ihre Freundin und ihr schwuler Freund (das habe ich sofort gesehen) schauten sich grinsend an, aber niemand stand auf, um nachzusehen. Mama stand am Fenster und rauchte. Ich starrte in die Luft.

»Willst du nicht mal nachsehen?«, hörte ich Tamtam sagen, aber ich bewegte mich nicht, weil ich mir nicht sicher war, ob es wirklich ihre echte Stimme war oder ich mir das nur vorgestellt hatte. Es klingelte ein zweites Mal, und Mama schloss das Fenster. Ich blieb sitzen, und Tamtam ging an die Tür. Sie drückte auf den Summer, zupfte an meinen Haaren und lächelte: »Ich glaube, da kommt jemand für dich.«

Ich war verwirrt. Erstens, weil ich dort niemanden kannte und zweitens, weil ich an Josi, meinen Elefanten dachte, und ich mich fragte, ob ich ihn richtig zugedeckt hatte. Dann stand Lars plötzlich vor mir, und alle meine Fragen lösten sich in Luft auf. Ich rannte auf ihn zu und drückte ihn so fest ich konnte.

»Was machst du denn hier?«, strahlte ich ihn an.

»Dich überraschen«, lachte Lars.

Ich nahm ihn an die Hand und zerrte ihn in die Wohnung, um ihn Mama zu zeigen.

»Wie lange bleibst du?«, fragte ich.

Lars streichelte mir über den Rücken und sagte: »Ich fahre heute Abend wieder. Bin nur gekommen, um dich zu sehen und um den Tag mit dir zu verbringen.«

»Manno«, murmelte ich enttäuscht. Aber dann wurde ich schnell wieder glücklich, weil ich jetzt wenigstens für die nächsten Stunden nicht alleine war. Die Überraschung war gelungen. Als wir zusammen am Tisch saßen, schimpfte ich sofort mit Tamtam, dass sie mir das nächste Mal vorher Bescheid geben sollte, damit ich mich rechtzeitig auf die Überraschung vorbereiten könne. Ich wich Lars nicht mehr von der Seite. Selbst als er sich im Badezimmer die Hände wusch, kam ich mit. An der Wand hing ein Schild mit der Aufschrift: LIFE IS WONDERFUL. Darunter hing ein zweites Schild: WISH IT, DREAM IT, DO IT! Das fand ich lustig, weil ich meinen neuen Pullover von Lars trug und auf dem stand: EASY DOES IT! Wenn man alles nacheinander las, reimten sich diese drei Sätze und irgendwie gab mir das ein gutes Gefühl.

Mama ging dann in die Stadt, und Bruderherz, Tamtam und ich zogen ohne sie los. Zum Glück hatte es aufgehört zu regnen. An einem Gitarrenladen blieb ich abrupt stehen. Ich weiß nicht wieso. Im Schaufenster gab es große und kleine Gitarren, schwarze, braune und rote, für Kinder und für Erwachsene. Ich stellte mir vor, wie es wohl wäre, ein richtiger Rockstar zu sein. Ich würde auf der Bühne stehen und hübsche Mädchen würden mir Rosen zuwerfen und mir ihre Telefonnummern geben. Mein Magen knurrte, weil ich Hunger hatte. Lars fragte, ob ich in den Laden gehen wollte, aber ich schüttelte mit dem Kopf, weil ich mich nicht traute. In dem Restaurant gab es leckere Burger mit Straußenfilet und Pommes, was mich an Südafrika erinnerte. Dort leben sehr viele Strauße auf eigenen Straußenfarmen. Man kann sogar auf ihnen reiten. Weil der Regen wieder stärker wurde, fuhren wir den restlichen Tag ganz oft mit dem Taxi durch die Gegend. In einer Zoohandlung guckten wir uns Mäuse und Eidechsen und Vogelspinnen und Schlangen an, aßen in einer Eisdiele Zitroneneis und tranken in einer italienischen Espressobar einen Espresso, der von einem richtigen Italiener zubereitet wurde (Tamtam und ich wollten keinen. Wir schauten nur zu). Der Tag ging viel zu schnell vorbei. Es war schon dunkel, als Lars mit seinem Handy zwei Taxis bestellte. Als das erste kam und neben uns parkte, erklärte er mir, dass ich auf dem Beifahrerplatz einsteigen sollte. Ich hatte Angst, weil ich den Fahrer nicht kannte, aber Lars sagte, ich müsse keine Angst haben. Viel lieber wollte ich mit dem Bus fahren, oder noch besser, mit der S-Bahn, aber Lars erlaubte das nicht, weil ich ja nicht alleine sein durfte. Er gab dem Fahrer Geld und nannte ihm meine Adresse. Wir drückten uns zum Abschied und winkten uns zu. Dann war ich auf mich alleine gestellt. Ich hatte noch immer Angst, aber es war nicht so schlimm, wie ich befürchtet hatte. Ich rief Mama an und sagte, dass ich sie lieb habe. Mit ihrer Stimme im Ohr ging es mir besser. Noch nie zuvor war ich alleine mit einem Taxi unterwegs gewesen, schon gar nicht in der Dunkelheit, und ich schaffte es, ohne zu weinen. Das machte mich stolz. Trotzdem war ich froh, als ich wieder aussteigen durfte. Mama wartete schon an der Straße auf mich, damit ich das schwere Sauerstoffgerät nicht in die Wohnung schleppen musste. Der Fahrer schrieb mir eine Quittung über 25,50 Euro. Das Wechselgeld verstaute ich sicher in meiner Hosentasche. Der Tag war ganz schön aufregend gewesen. So aufregend, dass ich Papa schnell einen Gute-Nacht-Kuss gab, meine Pillen schluckte, in meinen Schlafanzug schlüpfte und auf der Stelle einschlief.

Der Unfall ereignete sich gegen drei Uhr nachts. Papa war auf den Balkon gegangen, um eine Zigarette zu rauchen. Als er fertig war und schnell zurück ins Warme wollte, stolperte er über die Türschwelle und veranstaltete dabei einen fürchterlichen Lärm. Es war so laut, dass ich sofort wach wurde und ins Wohnzimmer rannte, um nachzusehen. Papa war auf den Boden gefallen und hatte dabei seine Brille zerbrochen. Zum Glück ist ihm keine Scherbe ins Auge gekommen, dachte ich und beruhigte mich wieder. Sein Daumen war zwar geschwollen, aber das war nicht so schlimm. Ich machte Pipi, huschte zurück ins Bett und schlief wieder ein. Am nächsten Morgen, es war schon hell, suchte ich Sina, um ihr einen schönen Tag zu wünschen, aber sie war wie vom Erdboden verschluckt. Wir suchten alles ab, stellten die ganze Wohnung auf den Kopf, rückten die Möbel hin und her, aber meine liebe Katze war einfach nicht mehr da. Wie konnte das sein? Mama konnte es sich nur so erklären, dass Sina zusammen mit Papa auf dem Balkon war und sich, als er hinfiel, so sehr erschreckte, dass sie vom Balkon sprang. Zum Glück wohnen wir im ersten Stock, überlegte ich schnell. Sina ist also auf dem weichen Rasen gelandet. Trotzdem hatte sie bestimmt Angst da draußen, so ganz alleine, in der freien Wildnis. Sie war ja erst sechs Monate alt. Ein Katzenbaby.

Ich zog mich an und machte mich sofort auf die Suche, klingelte bei unseren Nachbarn, aber niemand hatte sie gesehen oder etwas gehört. Ich hoffte so sehr, dass sie nicht von einem wilden Raubtier gefressen worden war. Alle dreißig Minuten patrouillierte ich um unser Haus und rief nach ihr. Als es dunkel wurde, nahm ich eine große Taschenlampe mit. Das war eine gute Idee, denn wenn man Katzenaugen anstrahlt, leuchten sie, wie bei einem Fahrrad. Meine Suche blieb aber leider erfolglos. Bei der Vorstellung, dass sie sich irgendwo im Gebüsch versteckte und ängstlich winselte, wurde ich so traurig, dass ich weinend auf dem Sofa zusammensackte. Mama rief Lars an und hielt mir das Telefon hin, aber ich konnte nicht mit ihm reden. Meine Gedanken waren zu durcheinander. Ich versuchte zu schlafen, aber das klappte überhaupt nicht gut. Immerzu hüpfte mein kleines Mäuschen durchs Bild. Wie sollte ich mich in der Schule auch nur eine Sekunde auf den Unterricht konzentrieren, wenn meine Katze irgendwo alleine Todesangst hatte? Sie brauchte mich doch. Wer gab ihr denn Futter und Wasser? Wer kraulte sie und hatte sie lieb? Ich schickte noch ein Gebet zum lieben Gott, dass er Sina bitte beschützen sollte und schlief mit Grummeln im Bauch ein.

Der nächste Tag war nicht schön. In der Schule dachte ich ohne Unterbrechung an Sina. In der Mathestunde wurde es so schlimm, dass ich anfing zu weinen und mich alle auslachten. Ich konnte die Tränen einfach nicht zurückhalten. Der Schmerz in meinem Herzen war unerträglich. Wieso konnte das niemand verstehen?

Als ich nach Hause kam, verkroch ich mich gleich, ohne hallo zu sagen, in meinem Zimmer und blätterte durch die neue *hey!*. Wie jeden Abend griff ich irgendwann zum Telefonhörer. Es tutete sieben Mal, bis ich am anderen Ende der Leitung Lars' Stimme hörte. Eigentlich war es ein schönes Gefühl, dass er da war, aber dann erinnerte ich mich wieder daran, dass ich mit niemanden sprechen wollte, und war verwirrt. Ich sagte nicht viel, aber Lars schimpfte mit mir. Dummerweise hatte er herausgefunden, dass ich heimlich seinen Freundinnen auf Facebook Nachrichten schrieb. Also, ich machte es nicht absichtlich heimlich. Ich erzählte es ihm bloß nicht. Ich dachte mir, dass seine Freundinnen mich vielleicht auch lieb haben könnten, weil ich ja sonst niemanden hatte.

»Daniel, du kannst ihnen nicht schreiben, dass du mein Bruder bist und dann so Dinger bringen, wie: *Ich finde dich sexy. Findest du mich auch sexy? Ja oder nein?* Die denken, du bist verrückt. Vor allem, wenn sie dich nicht kennen. Das geht so nicht.«

Lars redete noch weiter, aber ich hörte nicht mehr richtig zu. Nach einer Weile war er fertig mit seiner Ansage. Ich dachte mir das jedenfalls, weil es ganz ruhig wurde in der Leitung. Mir fiel etwas ein und sagte: »Ich brauche dringend Autogrammkarten.«

»Was brauchst du?«, fragte Lars.

»Also, pass mal auf«, begann ich zu erklären. »Ich bin ja bald ein Rockstar mit Gitarre und die Mädels werfen mit großen roten Rosen nach mir. Und wenn ich ein Star bin, wollen alle ein Autogramm von mir. Aber ich gebe nur den hübschen Mädels eins, ist ja klar.«

»Völlig klar.«

»Luca Hänni hat ja auch Autogrammkarten. Ich brauche die wirklich ganz dringend.«

»Aber sonst ist alles in Butter, ja?«, fragte Lars, und ich sagte: »Nein, immer noch keine Spur von Sina.«

Sie war nun schon die dritte Nacht verschwunden, und die Chancen, dass sie noch am Leben war, schwanden von Stunde zu Stunde. Ich konnte immer noch nicht damit aufhören, mir vorzustellen, wie sie sich ganz alleine in der Kälte, im Regen, in der Dunkelheit, im Dreck, durchschlagen musste. Ich bekam Schüttelfrost. Lars war nicht da. Sina hatte mich jetzt auch verlassen. Ich war wieder alleine auf der Welt und wollte nur noch sterben. Es hatte alles keinen Sinn mehr. Warum noch kämpfen? Mama hielt meine Hand, um meinen Puls nach unten zu fahren. Ich bat sie, in den Keller zu gehen, um nach meinem alten Kickertisch zu sehen. Erst wollte sie nicht, aber dann tat sie mir den Gefallen, weil sie wusste, dass ich ihr sonst keine Ruhe ließ. Dann geschah ein Wunder. Mama kam mit Sina auf dem Arm zurück. Ich schrie vor Glück, küsste und streichelte sie. Sie stank ganz fürchterlich, weshalb ich sie sofort wieder an Mama zurückgab. Mein Schüttelfrost konnte mir mal den Buckel herunterrutschen. Mein Baby war wieder da. Endlich konnte ich beruhigt einschlafen: »Danke, lieber Gott, dass du Sina gerettet hast.«

35

Ich hatte ein ungutes Gefühl im Bauch. Mir war ein bisschen übel, obwohl mir gar nicht richtig übel war. Ich konnte im Bett liegen bleiben und musste nicht über dem Waschbecken kotzen gehen. Nicht diese Art von Übelkeit, meine ich. Ganz anders. Ich rief nach Mama, aber sie stand sowieso schon in der Tür.

»Heute gibt's keinen Anruf bei deinem Bruderherz«, sagte sie. »Der will nämlich auch mal seine Ruhe haben.«

Ich sagte: »Heute Abend? Nööö, ruf ihn nicht mehr an. Bin eh zu müde.«

Mama fragte: »Ist alles okay?«

Ich sagte: »Ja, ist alles okay. Gute Nacht.«

Zwei Minuten später stieg ich fluchend aus meinem Hochbett.

»Scheiße Mama, so ein Mist. Muss doch mit Bruderherz reden, nur kurz seine Stimme hören. Bitte, bitte.«

Mama lachte nur noch und gab mir einen Kuss. Ich sprach auch wirklich nur kurz mit Lars, vielleicht eine Minute oder zehn, dann lag ich wieder mit meinen Gedanken im Bett. Das ungute Gefühl im Bauch kam zurück. Wieder rief ich nach Mama.

»Hast du noch diese Engel, die Ester uns mal geschenkt hat?«

»Ja, die liegen in einer der Kisten im Gästezimmer.«

Mama stand da wie ein Felsblock und verzog keine Miene.

»Kannst du mir bitte zwei Engel bringen, einen für Maike und einen für Vincent.«

»Wie kommst du jetzt darauf?«, fragte sie leise.

»Weiß nicht«, sagte ich.

Dann fasste Mama mir an die Stirn.

»Geht's dir nicht gut?«

Ich sagte: »Weiß nicht.«

»Brauchst du die Engel heute noch?«

»Ja, stell sie einfach unter mein Bett auf den Schreibtisch. Es reicht, wenn sie im Zimmer sind.«

Mama starrte mich immer noch entsetzt an. Ich konnte es mir auch nicht erklären, was es mit den Engeln plötzlich auf sich hatte. Ich brauchte sie eben. Mit ihnen fühlte ich mich sicherer. Am nächsten Tag löste sich das Geheimnis auf. Die Nachricht traf mich mitten ins Herz.

Vinnie starb um 17.25 Uhr. Eigentlich hieß er Vincent, aber seine Freunde durften ihn Vinnie nennen. Ich war sein Freund. Vinnie saß im Rollstuhl und konnte sich nicht mehr bewegen, auch nicht sprechen. Aus ihm kamen nur seltsame Laute heraus, aber das machte nichts. Wir konnten uns auch ohne Worte unterhalten, weil wir uns liebhatten. Am liebsten mochte er es, wenn man seinen Kopf kraulte, aber das durfte nicht jeder. Ich schon. Musik hörte er auch gerne, klassische Musik. Da spielte er mit seinen Armen Dirigent. Wenn er seine Lieblingsmusik hörte, war er immer glücklich und lächelte. Das waren schöne Momente. Vinnie hatte seinen sechzehnten Geburtstag gerade noch erlebt. Zwei Wochen später, war er tot. Ich wischte meine Tränen aus dem Gesicht. Ich schaffe das auch, sprach ich mir selbst Mut zu. Für Vinnie!

Im Hospiz gibt es zwei Fotowände. An der einen Wand hängen Fotos von den Kindern, die noch leben und an der anderen Wand hängen die Kinder, die schon gestorben sind. Wir werden Vinnie jetzt umhängen, dachte ich, und dieser Gedanke brach mir das Herz. Er kam zur gleichen Zeit ins Hospiz wie ich. Wir wurden gleich am ersten Tag Freunde. Das war gut, denn so mussten wir beide nicht mehr allein sein. Vinnie war nie gemein zu mir, niemals. Er hatte mich lieb, so wie ich bin, und ich ihn auch. Aber jetzt konnte er mich nicht mehr liebhaben.

Bis zu meinem sechzehnten Geburtstag waren es nur noch sechs Wochen. Was ist, wenn ich danach auch sofort sterbe? Es wurde wieder schwarz in meinem Kopf, aber zum Glück lag ich neben Mama auf der Couch und konnte nicht in Ohnmacht fallen. Vinnie starb an den Folgen einer Lungenentzündung. Als ich das letzte Mal ins Krankenhaus musste, hatte ich auch eine halbe Lungenentzündung. Was, wenn das nächste Mal die andere Hälfte dazu kommt? Ich krallte mich an Mama und schloss die Augen. Maike und Vinnie umarmten sich. Meine Schwester war auch da. Sie saßen auf einer lila Wolke und tranken Tee. Niemand von ihnen sah traurig aus. Ich war es auch nicht mehr. »Jetzt geht es mir endlich gut«, flüsterte Vinnie mir zu, und ich lächelte. Als ich meine Augen wieder öffnete, wischte sich Mama gerade mit einem Taschentuch ihre Tränen aus dem Gesicht. Sie weinte schon den ganzen Abend. Ich richtete mich auf und umarmte sie.

»Mama«, sagte ich schnell, um sie zu beruhigen. »Sei bitte nicht mehr traurig und hab keine Angst. Alles wird gut.«

Dann kuschelten wir so lange, bis unsere Augen schwer wurden. Ich sah es genau vor mir: Eines Tages wird Ester früh am Morgen das Hospiz betreten, die Kaffeemaschine anstellen und mit Bohnen füllen, den Computer in ihrem Büro hochfahren und mein Bild von der einen Wand an die andere umhängen. Eine Kerze wird für mich angezündet, und wenn sie erlischt, wird ein neues Kind meinen Platz einnehmen. Und nach ihm ein neues und wieder ein neues. Es wird immer so weitergehen, bis auch Ester eines Tages in den Himmel fliegt. Ich verstehe das Leben nicht. Geht es wirklich nur darum, einen Platz auf der Welt zu bekommen und ihn dann, wenn man stirbt, an ein neues Leben weiterzugeben? Mama fing an zu schnarchen, und ich ging rüber in mein Bett. Morgen war wieder Schule.

Vinnie war tot, und ich musste mich ablenken. Ich dachte an nackte Weiber und wie ich mit ihnen Sex hatte. Aber mit den erwachsenen Mädchen, die ich über Lars kannte, klappte das irgendwie nicht. Ich hatte Tara gefragt, ob sie meine feste Freundin sein wollte, aber sie sagte, sie sei viel zu alt für mich, und ich sagte: »Okay.«

In der ersten großen Pause lief ich durch den großen Spielraum und sah Layla, wie sie ganz alleine auf einer Bank am Fenster saß.

Ich ging auf sie zu und sagte: »Hi.«

Sie schaute zu mir auf und sagte: »Hi Daniel.«

Ich fragte: »Darf ich mich neben dich setzen?«

Und sie sagte: »Ja.«

Mit Layla wollen die meisten Kinder auch nicht spielen. Sie ist sehr einsam in ihrem Herzen, auch nach der Schule, wenn sie alleine zu Hause ist. Ich erkenne das in ihren Augen. Layla hat wunderschöne Augen. Es tat mir weh, dabei zusehen zu müssen, wie es ihr in den letzten Monaten nicht gutging, aber ich konnte nicht mehr zurück zu ihr, weil sie mich zu oft verletzt hatte. Lars hatte einmal zu mir gesagt, man müsse den Menschen, die einmal fies und gemein zu einem waren, irgendwann verzeihen. Das wäre oft nicht einfach, aber man würde sich danach immer besser fühlen. Ich dachte: Neues Jahr, neues Glück!

»Layla«, begann ich und holte tief Luft. »Also, ich wollte dir sagen, dass ich, also, dass ich dir verzeihe.«

»Is' okay«, gab sie als Antwort und wippte mit den Beinen. Layla hat schöne lange Beine.

Ich wippte jetzt auch mit den Beinen, und manchmal wippten wir sogar synchron im Takt.

»Lass uns vergessen, was war und noch einmal ganz von vorne anfangen. Was denkst du?«

Sie überlegte einen Moment und sagte: »Okay.«

Sie nahm meine Hand und mein Herz machte einen kleinen Hüpfer. Als sie sich dann sogar bei mir entschuldigte, war meine Welt wieder in Ordnung. Bis zur nächsten großen Pause.

Ich beobachtete Kevin, wie er mit Layla sprach. Mein Herz begann zu rasen, weil ich ja wusste, dass er in sie verliebt war. Jeder in der Schule wusste das. Ich überlegte schon, ihm eine in die Fresse zu schlagen, aber ich hatte so etwas noch nie getan. Mir blieb keine Zeit, um mir darüber Gedanken zu machen. So schnell ich konnte, lief ich den Gang entlang. Als ich völlig außer Puste vor seinem Rollstuhl stand, hörte ich Layla sagen: »Du braucht dir keine Hoffnungen machen. Ich bin mit Daniel zusammen. Ich liebe ihn. Und jetzt, zisch ab!«

Jetzt war es offiziell. Layla und ich waren wieder ein Paar, und ich war fest entschlossen, ihr noch eine Chance zu geben.

Zu Hause erzählte ich Mama davon. Sie war alles andere als begeistert und erinnerte mich an die vielen Tränen, die ich wegen Layla vergossen hatte. Ich versuchte ihr zu erklären, dass wir doch jetzt in einem neuen Jahr lebten und man die Vergangenheit begraben sollte, aber sie stampfte nur wild mit den Füßen. Als sich ihr Ärger wieder verzogen hatte, setzte ich mich neben sie auf die Couch.

»Morgen ist Samstag. Wir haben also keine Schule. Darf ich mich mit Layla treffen?«

»Ich hab aber morgen so viel zu tun, Daniel. Es ist Waschtag.«

»Bitte, bitte, bitte, bitte, bitte.«

»Wann denn?«

»Ich weiß noch nicht. Muss erst Layla fragen.«

»Wenn jetzt dieses ganze Theater von vorne anfängt, mein Freund, dann …«

»Also, ja oder nein?«

»Ja, von mir aus.«

Ich rannte in mein Zimmer und legte mich ins Bett. Ich wollte es schön gemütlich haben, bevor ich die SMS abschickte. Ich war etwas aufgeregt und vertippte mich ein paar Mal, aber dann schaffte ich es fehlerfrei: *Wollen wir uns morgen treffen? Ja oder nein? Bitte sag ja. Daniel*

Mama kam in mein Zimmer und rief: »Aber wenn sie jetzt wieder die kleine Prinzessin spielt und fünf Minuten vor dem Treffen absagt, gibt's Ärger.«

Genau das war mein Problem: Mama konnte Layla nicht leiden. Ich wollte sie aber öfter sehen, nicht nur in der Schule, aber ohne Mamas Einverständnis würde das schwierig werden. Ich wünschte mir auch, dass sie zu meinem Geburtstag kommt. Es war schließlich der erste Geburtstag seit zehn Jahren, den ich wieder feierte. Außerdem hatte Lars mir versprochen, dass ich einladen dürfe, wen ich wolle, weil es *mein* Tag sei, an dem die Erwachsenen nichts zu melden hätten. Ich rief Tamtam an und erklärte ihr die verzwickte Lage, in der ich mich befand.

»Kannst du mit Mama mal reden?«, fragte ich.

»Okay, mache ich«, sagte sie.

»Wann?«

»Lassen wir das ein paar Tage sacken, und dann kläre ich das schon irgendwie mit Debbie. Von Frau zu Frau«, lachte Tamtam.

»Jaaaaa, genau so meine ich das«, sagte ich und war froh, dass sie kapierte, worauf ich hinaus wollte. »Also, wann rufst du Mama an?«

Sie versprach, es noch am Wochenende zu erledigen. Ich war nun etwas beruhigter, wählte Lars' Nummer und gab ihm alle Neuigkeiten durch.

»Supergeil«, schrie er so laut durchs Telefon, dass ich es mir vom Ohr weghalten musste.

»Ja, ne?«

»Und habt ihr schon geknutscht?«

»Nee.«

»Morgen?«

»Weiß nicht.«

»Verstehe, verstehe«, sagte er. »Weil deine Mutter ja dabei sein wird. Aber kann die nicht in der Zwischenzeit irgendwas anderes machen?«

»Ja, schon. Layla und ich gehen dann ins Mercado was trinken.«

»Da könnt ihr auch gut knutschen. Irgendwo heimlich in der Ecke. Perfekt.«

»Nee, geht auch nicht«, sagte ich.

»Warum das denn?«

»Mama will das nicht. Sie hat es mir verboten.«

»Hat Layla denn schon auf deine SMS geantwortet?«

»Nein.«

»Bist du traurig deswegen?«

»Bisschen. Aber eher aufgeregt. Ich kontrolliere alle zehn Sekunden, ob ich auch Empfang habe.«

»O ja. Ich kenne das. Das kennen wir alle.«

Wir plauderten noch ein Weile, und mein Bruderherz erzählte ganz viel von der Liebe und roten Herzchen und Schmetterlingen und wie das ist, mit Mädchen Sex zu haben, aber ich konnte mein Lachen nicht verkneifen, obwohl ich schon beide Hände vor meinen Mund hielt. Lars hörte auf zu reden.

Pause.

»Was ist?«, kicherte ich.

»Sag mal, hast du den Lautsprecher an?«

Ich sagte: »Ja.«

Lars fragte: »Hört jemand zu?«

Ich sagte: »Ja.«

Lars fragte: »Wer?«

Ich sagte: »Mama.«

Lars fragte: »Wie lange schon?«

Ich sagte: »Die ganze Zeit.«

Stille. Nach ein paar Sekunden sagte er leise: »Fuck!«

Mama und ich kugelten uns und lagen fast auf dem Boden, weil es so lustig war. Wir lachten so laut, wie es lauter nicht ging.

»Reingelegt, reingelegt, reingelegt«, rief ich immer wieder, und Lars sagte nur: »Na warte, du kleiner hinterlistiger Strolch. Meine Rache wird fürchterlich sein.«

»Aber ich hab den Zauberspiegel mit Zitronensäure. Daran prallt deine Rache ab und kommt doppelt zu dir zurück.«

»Okay, du hast gewonnen«, lachte Lars.

Dann legten wir auf. Von Layla kam an dem Abend keine Antwort mehr, aber ich beschloss, deswegen nicht traurig zu sein. Ich erlaubte Mama, ihren Waschtag zu haben, ging am nächsten Tag mit Papa zu seiner Kartenrunde und freute mich, dass ich wieder Schmetterlinge im Bauch hatte. Er waren zwar nicht so viele wie beim ersten Mal, aber ein paar waren immer noch besser als gar keine.

Am Sonntag schickte mir Layla eine SMS, dass sie sich schon darauf freute, am Montag meine Hand zu halten. Ich schrieb ihr zurück, dass es mir auch so ginge. Ein schönes Gefühl. Dann dachte ich ans Hospiz und das schöne Gefühl ebbte langsam ab. Dort würden morgen nämlich wegen Vincent alle sehr traurig sein. Außerdem hatte ich ein Telefonat zwischen Mama und Ester belauscht. Sie sagte, dass die kommenden Wochen sehr schwer werden würden, weil es zwei weiteren Kindern aus dem Hospiz sehr schlecht ginge. Natürlich wusste ich, über welche Kinder sie sprachen. Ich bin ja nicht blöd. Als ich ihre Gesichter vor meinen Augen sah, tropften einige Tränen heraus. Es war so ungerecht. Luca war doch noch ein Baby, gerade mal sieben Monate alt. Hatte er denn keine Chance verdient? Das andere Kind hieß Kjell. Er war zwar schon drei, aber so alt war das ja auch noch nicht. Ich hatte beide lieb und wollte nicht, dass sie sterben. Ich wollte viel lieber an große Hupen denken, weil das mehr Spaß machte, aber so sehr ich es versuchte, ich konnte meine Gedanken nicht kontrollieren. Immer wieder tauchten die gleichen fünf Wörter auf: Bald ist niemand mehr übrig. Bald ist niemand mehr übrig. Bald ist niemand mehr übrig.

Ich fragte mich, ob dann neue Kinder kommen würden. Selbst wenn, lange würden sie ja auch nicht durchhalten. Schon komisch, selbst im Hospiz, in das nur kranke Kinder kommen, blieb ich am Ende alleine. Lars sagte mal, ich sei wie Bruce Willis: *Last Man Standing*. Ich mag keine Actionfilme, weil dort immer so viele Menschen erschossen werden, deswegen hörte ich nicht richtig zu, als er mir davon erzählte. Plötzlich freute ich mich auch gar nicht mehr, am nächsten Morgen in die Schule zu gehen.

Layla war nirgends zu sehen. Ich hatte überlegt, ihr eine SMS zu schicken, aber in der Schule durften wir unsere Handys nicht benutzen. In der Elf-Uhr-Pause stand ich mit Alexej vor unserem Klassenzimmer. Ich war gerade dabei, seinen Rollstuhl in Richtung Fahrstuhl zu schieben, als Manuela um die Ecke gesaust kam. Ich hob meine Hand, um sie zu grüßen, aber sie zeigte mit dem Finger auf mich und zischte mir frech ins Gesicht: »Wenn ich dich noch einmal in der Nähe von Layla sehe, bist du tot!«

Ich wusste nicht, wie ich reagieren sollte. Ich stand wie festgefroren neben Alexej, und in meinem Kopf wurde es neblig. Sie benutzte auch Schimpfwörter, aber ich konnte sie mir nicht merken, weil ich Angst bekam. Manuela war Laylas beste Freundin und größer und älter und stärker als ich. Sie hätte mich im Kampf auf jeden Fall besiegt. Was hatte ich ihr denn getan? Warum wollte sie mich töten? Vielleicht hatte Layla ihr vergessen zu erzählen, dass wir wieder zusammen waren? Ein Lehrer lief an uns vorbei. Manuela grüßte ihn freundlich. Ich bekam kein Wort heraus. Bevor sie wieder verschwand, fuhr sie mit einem Finger an ihrem Hals entlang. Ich wusste, was das zu bedeuten hatte. Mir wurde schlecht, und ich rannte so schnell ich konnte auf's Jungs-Klo und schloss mich ein. Ich weinte und konnte überhaupt nicht mehr aufhören. Zum Glück gab es genug Toilettenpapier. Ich hatte so viel Angst wieder herauszukommen, dass ich mich die ganze Pause lang dort versteckte. Wo war mein großer Bruder, wenn ich ihn brauchte? Mein Handy steckte in meiner Hosentasche, und ich wollte ihn so gerne anrufen, aber weil es verboten war, traute ich mich nicht. Als der Dong ertönte, öffnete ich vorsichtig die Tür, schaute nach links und nach rechts und huschte ins Klassenzimmer zurück. Dort fühlte ich mich sicher, aber als der Unterricht begann, ging der Terror weiter. Ich weiß nicht, was ich getan hatte, aber plötzlich drehten sich meine Mitschüler zu mir um und zeigten mir den Vogel und den Mittelfinger. Warum hatten es heute alle auf mich abgesehen? Hatte Manuela sie dazu angestiftet? Sie sagten »Arschloch« und »Wichser« zu mir, aber nicht laut, sondern in Lippensprache. Ich wollte nur noch weg, weit weg. Mein Englischlehrer bekam von all dem nichts mit, doch ich hielt die Schikanen nicht lange aus, sprang vom Stuhl auf und schrie, dass sie endlich damit aufhören sollten. Ich benutzte die gleichen Ausdrücke wie sie, nur dass ich sie laut aussprach, weswegen ich einen Eintrag ins Klassenbuch bekam. Ich versuchte dem Lehrer zu erklären, was passiert war, aber aus meinem Mund kam nichts heraus, was er verstehen konnte. Er hätte mir sowieso nicht geglaubt.

In der nächsten Unterrichtsstunde sollten wir von einem schönen Erlebnis aus der Vergangenheit erzählen. Ich überlegte kurz und meldete mich. Ich wollte davon berichten, wie ich mit meiner Mama Alexej im Krankenhaus besucht hatte und dass ich sehr glücklich darüber war, dass er seine Operationen gut überstanden und wieder bei uns in der Schule war. Als ich meinen Mund öffnete, um meinen ersten Satz zu sprechen, hielten sich die anderen Kinder wie auf Kommando ihre Ohren zu. Ich erzählte meine Geschichte dann doch nicht. Ich wollte nicht mehr. Ich wollte überhaupt nichts mehr.

Endlich war die Schule vorbei. In Windeseile packte ich meine Sachen zusammen. Nichts wie raus hier, dachte ich. Dann sah ich Layla. Sie wartete vor der Treppe auf mich. Also, ich hoffte jedenfalls, dass ich der Grund war, dass sie dort stand. Nach diesem furchtbaren Vormittag freute ich mich so sehr, sie zu sehen, und ging automatisch einen Schritt schneller. Mit einem erleichterten Lächeln blieb ich vor ihr stehen. Sie warf mir den fiesesten Blick zu, den ich jemals an ihr gesehen hatte. Es wurde eiskalt auf meiner Haut. Sie sagte, dass wir nicht mehr zusammen wären und dass sie mich auch nie geliebt hätte. Sie hätte das alles nur erfunden, um mich zu ärgern. Dann gab sie mir eine Ohrfeige und schubste mich.

Ich wollte auf der Stelle tot umfallen. Nicht auch noch Layla, betete ich still zu den Engeln. Bitte nicht! Sie wusste, dass ich wegen meinen Krankheiten nicht hinfallen durfte, trotzdem schubste sie mich. Ich nahm all meinen Mut zusammen und schubste zurück, aber sie schubste doppelt so heftig. Ich knallte gegen die Wand und fing an zu weinen. Nicht, weil es so wehtat. Es tat schon weh, aber nur im Herzen. Anstatt mir zu helfen oder sich zu entschuldigen, lachte sie mich aus. Ich rappelte mich auf und lief so schnell ich konnte die Treppe hinunter. Wegen der schweren Tasche mit der Sauerstoffflasche war das sehr anstrengend. Im Gehen wischte ich mir mit dem Ärmel die Tränen aus dem Gesicht. Als ich den Wagen vom Kinderhospiz erreichte, der vor dem großen Bus der Johanniter parkte, ließ ich mich erschöpft auf die Rückbank fallen. Ich sprach kein Wort mit dem Fahrer, schnallte mich aber sofort an, um mich doppelt sicher zu fühlen. Ich verstand nicht, warum Layla so mit meinen Gefühlen spielte. Was hatte ich ihr Schlimmes getan? Ich war doch immer für sie da gewesen, hatte sie immer lieb gehabt.

Mama wurde fuchsteufelswild, als ich ihr davon erzählte. Sie war schon kurz davor, meine Klassenlehrerin anzurufen, aber ich bat sie darum, dies nicht zu tun. Ich wollte nicht als Verräter dastehen. Niemand mag Verräter. Robin Hood war auch kein Verräter. Mama rief meine Lehrerin trotzdem an, aber ich war ihr nicht böse deswegen. Ich konnte nicht einschlafen und schrieb Lars unzählige Nachrichten. Er versprach mir, mich zu beschützen und falls irgendwer etwas Böses zu mir sagte, dürfte ich antworten: »Wenn du mir was tust, kommt mein großer Bruder aus Berlin und verprügelt dich. Dann hast du die Arschkarte gezogen!« Seine Worte halfen mir, besser einzuschlafen, aber die Angst vor dem morgigen Tag konnten auch sie nicht vertreiben. Was, wenn Manuela wirklich vorhatte, mich zu töten?

Es blieb erstaunlich ruhig. Nur Dani, Laylas zweitbeste Freundin, raste in der ersten großen Pause mit ihrem Rollstuhl mit voller Absicht gegen mein Schienbein, was ziemlich wehtat. »Na du Baby«, lachte sie laut, dass es alle hören konnten. »Hast du zu Hause gepetzt, ja? Du weißt ja, dass du dafür Kloppe kriegst.« Ich hielt mir schnell die Ohren zu und rannte weg, so wie Lars es mir geraten hatte. Die restliche Zeit verbrachte ich im Klassenzimmer. Ich war so glücklich darüber, keine Prügel kassiert zu haben, dass ich Mama nach der Schule Blumen schenkte. Die Krankenschwester aus dem Hospiz half mir beim Aussuchen. Zu der Blumenverkäuferin sagte ich: »Zehn rote Rosen für die beste Mama der Welt.«

Die Tage vergingen, aber die Herzstiche blieben. Meine Lunge brannte wie Feuer. Es tat so weh, so furchtbar weh. Ich hing über dem Waschbecken. Mama stand wieder hinter mir. Sie hielt mich fest, weil mir die Kraft dazu fehlte. Sie schickte mich ins Bett, aber ich konnte nicht schlafen. Aus meinen Träumen waren Albträume geworden. Ich ging immer gerne zur Schule, schon immer, aber seitdem die anderen Kinder mich auf dem Kieker hatten, fürchtete ich mich davor. Ich wollte nicht gemobbt werden. Das hatte ich auf meiner alten Schule alles schon erlebt, und die Erinnerungen daran ließen mein Herz gefrieren. Mir wurde kalt unter der warmen Decke, denn ich hatte etwas beobachtet, was mich so verletzte, dass ich mich wieder auf dem Klo einsperrte, um nicht in der Öffentlichkeit zu weinen. Als ich während der ersten großen Pause vom Schulhof zurück ins Klassenzimmer ging, sah ich, dass dort einige Kinder spielten. Vor der Tür blieb ich stehen und versteckte mich, so dass sie mich nicht bemerkten. Ein Junge, der nicht in meiner Klasse war, saß auf meinem Platz. Dann rief einer: »Steh da bloß schnell wieder auf, sonst kriegst du auch diese Herzkrätze.«

»Igitt«, schrie der andere Junge und sprang von meinem Stuhl auf.

Alle lachten und nannten mich »Gregmeyer«, wie dieser Greg aus *Gregs Tagebuch*. Ich schlich mich weg und schloss mich wieder auf der Toilette ein. Dort wartete ich auf den Pausengong. In der nächsten Stunde bekam meine Lehrerin mit, dass ich erneut gehänselt wurde und stellte sich schützend vor mich. In diesem Augenblick hatte ich sie unendlich lieb. Sie sagte sogar, dass alle Ärger bekämen, wenn sie mich noch einmal beschimpfen würden. Es gäbe einen Grund, warum wir alle an dieser Schule seien. Wir sollten zusammenhalten und uns nicht gegenseitig bekämpfen. Sie wurde richtig sauer. Normalerweise spricht sie ganz ruhig und leise, aber für mich machte sie eine Ausnahme.

36

Kjell starb um 15 Uhr. Seit dem Sommer waren es nun schon drei tote Kinder. Ich durfte mir keine bösen Gedanken darüber machen. Mein Name stand ja auch schon auf der Liste, ganz oben. Ich sah mich um, aber das Monster war weit und breit nicht zu sehen. Am Abend bekam Mama Besuch von Freunden. Sie kochte Frikadellen und Salat und Hühnchenschenkel und Kartoffeln und Schokoladenpudding. Wir saßen zusammen im Wohnzimmer, redeten und lachten. Mama und Papa und ihre beiden Freunde lachten sehr viel, weil sie sich lange nicht mehr gesehen hatten. Ich verdrückte mich heimlich in mein Zimmer, weil ich nicht lachen konnte. Nicht von Herzen. Ich hatte es versucht, aber es klappte nicht. Als ich am Fenster stand und in den Nachthimmel schaute, regnete es viele Tränen, so viele, dass mein T-Shirt ganz nass wurde. Ich spürte meinen Körper nicht mehr. Eine Traurigkeit fiel über mich her, wie ich sie noch nie erlebt hatte. Ich fühlte mich so verloren, so alleingelassen. Warum hatten Maike, Kjel und Vincent nicht auf mich gewartet? Was waren das für Freunde, die mich hier unten einfach im Stich ließen? Warum konnten sie mich nicht mitnehmen?

Ich hörte, wie jemand meinen Namen rief, aber diese Stimme war so weit weg, dass ich sie kaum wahrnahm. Sie kam immer näher und wurde lauter und lauter und irgendwas traf mich an den Armen und im Gesicht, aber ich schaute immer noch in den Himmel und suchte meine Freunde.

»DANIEL, BIST DU DA? DANIEL, HEY!«

»Mama?«

»Ja, mein Engel. Ich bin's. Was ist nur los mit dir?«

»Was?«

»Du zitterst ja am ganzen Körper.«

»Maike, Vinnie«, begann ich und brach in ihren Armen zusammen.

Als ich wieder aufwachte, lag ich auf dem Sofa in Mamas Schoß. Sie hatte mich in eine Decke gewickelt, damit mir nicht mehr kalt war. Unsere Gäste waren fort.

»Was ist passiert?«, fragte ich.

»Du warst in deinem Zimmer, und ich habe nach dir gerufen, aber du hast nicht reagiert. Du hast nur aus dem Fenster gestarrt und wirres Zeug geredet. Du warst gar nicht mehr da. Ich habe dich bestimmt zehn Mal gerufen. Du warst käseweiß wie ein Geist, noch bleicher als sonst. Ich musste dir eine pfeffern, damit du wieder zu dir kommst.«

»Tut mir leid, Mama.«

»Das muss dir nicht leidtun, mein Schatz. Es ist alles gut.«

»Ich meine, dass ich dir wieder den Abend verdorben habe.«

»Das hast du nicht. Ist dir noch kalt?«

37

Rocky wich mir schon seit Tagen nicht mehr von der Seite. Er schlich um mich herum, kuschelte sich ganz eng an mich und schleckte mich ab. Das machte er nur, wenn ich richtig krank war, aber in der Regel verdrückte er sich nach einer Weile wieder. Nun ließ er mich nicht mehr aus den Augen. Vielleicht spürte er, dass ich bald sterbe? Katzen haben dafür einen siebten Sinn. Ich war zu schwach, um zu reden. Ich schrieb Lars eine SMS, dass ich heute keine Kraft hatte, um zu telefonieren. Ich wollte schlafen, aber meine bescheuerte Wirbelsäule hatte etwas dagegen. Meine Knochen fühlten sich an, als würden sie jeden Augenblick auseinanderbrechen. Lars schrieb: *Komme dich nächste Woche wieder besuchen. Hole dich mit dem Auto von der Schule ab, dann gehen wir für eine Nacht ins 5-Sterne-Hotel Atlantik. Nur wir zwei. Halte durch, kleiner Bruder.*

Ich konnte mich nicht einmal freuen, so sehr quälten mich die Schmerzen. Mama brachte mir eine heiße Zitrone, und Rocky schleckte mir wieder durchs Gesicht. So eklig.

Kjels Beerdigung am nächsten Tag war sehr traurig. Seine Mama hatte einen Brief an ihren Sohn geschrieben und ihn laut vorgelesen. Ich musste weinen. Die Erinnerungen kamen zurück, als ich im vergangenen Jahr so lange im Krankenhaus lag. Mama, also meine Mama, saß damals auch jeden Tag an meinem Bett und las mir Geschichten vor, nur dass ich noch am Leben war, Kjel nicht. Als ich an seinem Grab stand, sprach mich die Pastorin an.

»Hey, dich kenne ich doch.«

Ich erschrak. Woher kennt sie mich, dachte ich. Bin ich der nächste Junge auf ihrer Beerdigungsliste? Ich sah sie an und machte sicherheitshalber einen Schritt nach hinten, um im Notfall schnell flüchten zu können. Nicht heute auf Kjels Beerdigung, sagte ich mir und sah mich nach Mama um. Dann fiel mir wieder ein, dass sie gar nicht mitgekommen war. Eine Krankenschwester aus dem Hospiz hatte mich gefahren. Mama blieb zu Hause, weil sie nicht genug Kraft für die Beerdigung hatte. Die Pastorin lächelte. Sie sah gar nicht böse aus und sagte: »Du bist doch der Junge aus dem *UKE*. Du bist Daniel.«

Ich nickte.

»Ich kann mich an deine schönen leuchtenden Haare erinnern. Komm doch mal wieder bei mir im Raum der Stille vorbei, wenn du das nächste Mal im Krankenhaus bist. Ich würde mich freuen.«

»Okay«, sagte ich leise und schüttelte ihre Hand. Dann schloss ich meine Augen und nahm Abschied von meinem Freund.

»Mach's gut, Kjel. Grüß die Bande. Dein Daniel.«

Am Sonntagabend packte ich meinen Koffer. Es waren zwar noch vier Tage, bis mich Lars abholen kam, aber ich konnte es nicht abwarten. Ich vermisste ihn so sehr, dass ich gar nicht aufhören konnte, an ihn zu denken. Zum Glück bekam ich Hilfe von Mama. Ich war so aufgeregt, dass ich vor meinem Schrank stand und keine Ahnung hatte, was wichtig war und was nicht. Josi blieb im Bett. Sie brauchte ich noch zum Einschlafen. Ich fragte Mama, ob ich den Koffer schon am Montag mit in die Schule nehmen durfte. Mein Plan war, ihn in meinem Spind einzuschließen. Denn war der Koffer erst einmal sicher in der Schule gebunkert, gab es für Lars kein Zurück mehr. Dann konnte er nicht mehr absagen, weil sich mein Koffer ja schon in der Schule befand. Mama erlaubte es mir.

Nach der Schule wurde ich von Larissa abgeholt. Larissa ist meine Lieblingskrankenschwester. Anstatt sofort ins Hospiz zu fahren, schlug sie vor, einen Abstecher zum Flughafen zu machen. Das war toll. Wir setzten uns auf eine Bank und beobachteten die Flugzeuge. Ich liebe Flugzeuge. Mit ihnen kann man durch die ganze Welt fliegen und Abenteuer erleben. Wegen meines kranken Herzens darf ich nicht mehr fliegen. Ich fliege trotzdem. In meinen Träumen. Man muss es sich nur vorstellen, dann ist es fast genauso schön. Als wir dort saßen und auf die Rollbahn blickten, dachte ich, dass es schon schön wäre, wenn mein richtiger Vater und mein richtiger Bruder zu meinem sechzehnten Geburtstag kämen. Ich hatte sie so lange nicht mehr gesehen und obwohl sie fast nie anriefen, um sich nach mir zu erkundigen, hatte ich sie ja trotzdem noch lieb. Ich stellte mir vor, wie sie mit einem der Flugzeuge landeten und mit großen Koffern voller Geburtstagsgeschenke aus der Eingangshalle kamen. Die großen Koffer deshalb, weil sie dann ja eine ganze Weile bleiben würden. Als ich wieder zu Hause war, rief ich sofort Lars an, um ihm davon zu erzählen. Er hörte mir in Ruhe zu, dann sagte er: »Daniel, wenn du das wirklich möchtest und wenn dein Vater und dein Bruder Zeit haben, finden wir auch einen Weg, sie für deinen Geburtstag einzufliegen. Soll ich mit deiner Mama darüber reden?«

»Musst du nicht. Hab ich schon gemacht.«

»Und was hat sie gesagt?«

»Sie meinte, sie hätte Papa schon mehrfach danach gefragt, aber immer nur gehört, er würde keinen Urlaub bekommen. Und von Ryan bekam sie gar keine Antwort.«

»Das tut mir leid, mein Kleiner.«

»Kannst du ja nichts dafür.«

»Wann hast du denn das letzte Mal mit deinem Vater telefoniert?«

»An meinem letzten Geburtstag, aber nur kurz, weil er nicht viel Zeit hatte.«

»Und nach deiner OP im letzten Sommer?«

»Nein, das war ihm egal.«

»Und wann hast du mit Ryan das letzte Mal telefoniert?«

»Weiß nicht mehr.«

»Daniel, hör mal. Egal, was passiert. Du darfst nicht denken, dass du daran schuld bist, dass sie sich nicht melden. Es liegt nicht an dir. Dich trifft wirklich KEINE SCHULD. Hörst du?«

»Ich glaube schon, dass ich daran schuld bin, dass Ryan mich nicht mehr lieb hat. Er denkt ja, ich hätte ihn im Stich gelassen.«

»Aber das hast du nicht.«

»Aber er denkt das.«

»Daniel, dich trifft keine Schuld.«

»Ich freue mich so auf Donnerstag. Es sind nur noch drei Tage, dann kann ich dich endlich wieder in meinen Arm nehmen.«

»Ach, mein Kleiner.«

»Ich werde ihnen auch verbieten zu meiner Beerdigung zu kommen. Ich will die Arschlöcher da gar nicht sehen.«

»Sag das nicht. Vielleicht …«

»Ich muss auflegen«, unterbrach ich Lars und stellte den Fernseher an. *Berlin – Tag & Nacht* geht los. Tschühüüs.«

Nur noch zwei Tage. Lars rief an und erzählte von einer neuen Überraschung. Eigentlich wollte er es mir noch nicht verraten, aber weil er wusste, dass ich kein Fan von zu vielen Überraschungen auf einmal bin, machte er eine Ausnahme. Zur Sicherheit setzte ich mich.

»Daniel, wir werden nach München fahren.«

»Was?«

»Pass auf! Ich habe schon alles organisiert. Ich komme zu dir nach Hamburg, wir ruhen uns einen Tag aus und springen am nächsten Tag in den ICE nach München. Eigentlich wollte ich mit dir ins Flugzeug steigen, aber dein Arzt meinte, dass dein Herz selbst Kurzstrecken nicht aushalten würde, deswegen die Bahn.«

»Du hast mit meinem Arzt gesprochen?«, fragte ich verwundert.

»Nein, deine Mama hat das für mich getan.«

»Okay.«

»In München werden wir dann von einem Chauffeur abgeholt, der uns ins beste Hotel der Stadt bringt. Wir checken ein, hüpfen unter die Dusche und bestellen uns Essen aufs Zimmer.«

»Gibt es in dem Zimmer eine Badewanne?«

»Und was für eine!«

»Gut!«

»So weit alles verstanden?«, fragte Lars.

Ich sagte: »Alles verstanden.«

»Dann fahren wir mit einem Shuttle in die Allianz Arena und sehen uns im VIP-Bereich ein Fußballspiel an. Rate von welchem Verein!«

»FC Bayern?«

»Bingo«, jubelte Lars und klopfte mit seiner Hand irgendwo dagegen. »Es gibt leckeres Essen, beheizte Sitzplätze, alles vom feinsten.«

»Krass!«

»Du bekommst sogar ein richtiges Trikot mit deinem Namen drauf und der 16 als Rückennummer.«

»Weil ich in einem Monat Geburtstag habe und sechzehn werde?«

»Ganz genau.«

»Krass!«

»Und nach dem Spiel treffen wir Basti Schweinsteiger, können Fotos machen und ein bisschen mit ihm abhängen und quatschen.«

»Krass!«

»Und am nächsten Morgen, nachdem wir ausgeschlafen und gefrühstückt haben, fahren wir zum Trainingsgelände, und du darfst gegen Manuel Neuer einen Elfmeter schießen.«

»Boah!«

»Na, was sagst du?«

Ich sagte erst einmal gar nichts, weil mich die vielen Informationen ganz durcheinander brachten. Lars sagte auch nichts. Als mir etwas einfiel, was ich sagen könnte, sagte ich: »Ich glaube, ich habe keine Kraft für so eine Reise, so gerne ich das auch machen würde. Kannst du nicht einfach herkommen und dich zu mir aufs Sofa legen?«

»Natürlich, Daniel.«

Lars' Stimme klang sehr nachdenklich.

»Bist du jetzt böse?«, fragte ich.

»Nein, natürlich nicht.«

»Okay.«

Wir legten auf, und ich kramte die Liste hervor, die wir letztes Jahr zusammen geschrieben hatten. Die Wunschliste mit all meinen Träumen, von denen ich dachte, dass sie wichtig waren. Mittlerweile reichte es mir, wenn Lars einfach nur bei mir war. Seine Geschenke, die Ausflüge, die Fahrten mit den Sportautos, die Hotels, die Limousine und all das waren gar nicht so wichtig. Natürlich freute ich mich darüber, aber im Bett zu liegen und mit ihm zu telefonieren, zu wissen, dass es jemanden gibt, der einen lieb hat, bedeutete mir so viel mehr. Ich sah auf die Uhr. Es war kurz nach Mitternacht. Ich kletterte aus meinem Hochbett und setzte mich zu Mama auf die Couch.

»Weißt du was?«, strahlte ich sie an.

Mama glotzte Bauklötze in die Luft.

»Nur noch ein Tag! Mama, ein Tag. Kannst du dir das vorstellen? Ein Tag. MAMA.«

38

Wenn man ein Ziel vor Augen hat, irgendwas, worauf man sich richtig freuen kann, worauf es sich lohnt zu warten, was einen durchhalten lässt, dann kann man ganz schön viel ertragen. Der Vormittag in der Schule war nämlich nicht sehr schön, weil die anderen Kinder mich wieder »Gregmeyer« nannten und Witze über mich machten, aber ich ließ es einfach geschehen. Ich hatte mir einen guten Trick überlegt: Immer wenn sie gemein wurden, schloss ich die Augen, zählte bis zwei und dachte an die vielen schönen Augenblicke, die ich mit Lars in den nächsten beiden Tagen erleben würde. Es funktionierte. Ich wurde nicht traurig. Die blöden Sprüche flogen in mein linkes Ohr rein und zischten durch mein rechtes Ohr wieder raus, und nichts blieb drinnen. Warum war ich darauf bloß noch nicht früher gekommen?

Um 14.15 Uhr entdeckte ich ihn. Er stand an der offenen Tür unseres Klassenzimmers und winkte meiner Lehrerin zu. Dann lächelte er mich an. Lars war eine Viertelstunde zu früh, aber ich war nicht böse deswegen. Meine Lehrerin machte eine Ausnahme und erlaubte mir, schon vor dem Gong zu gehen. Mama hatte ihr ja Bescheid gegeben, dass Lars mich abholen kam, damit sie sich keine Sorgen machen musste. Ich rannte aus dem Klassenzimmer und drückte ihn.

»Bist du mit dem BMW da?«, fragte ich, zog den gebunkerten Koffer aus dem Spind und nahm meine Jacke vom Haken.

»Nee, mit dem Taxi«, lachte Lars. »Das wartet übrigens unten auf uns.«

»Okay.«

Lars klemmte sich den Koffer und die Sauerstofftasche unter die Arme und versuchte mir einen Tritt gegen den Hintern zu verpassen. Ich war total überrascht, konnte aber gerade noch ausweichen. Lars rannte lachend Richtung Treppe.

»Na, warte«, rief ich ihm hinterher.

Kurz vor der Treppe stoppte er abrupt ab und nickte freundlich einem Lehrer zu, der ihm entgegenkam. Ich nickte ihm auch zu, obwohl er mich in keinem Fach unterrichtete. Als ich nach wenigen Metern neben Lars stand, warteten wir, bis er um die Ecke gebogen war, dann fingen wir laut an zu kichern und klatschten uns ab. Das Abenteuer konnte beginnen.

Nach einer Fahrt durch die halbe Stadt hielt unser Taxi genau vor dem Eingang des Hotels. Ein Mann mit schwarzem Hut öffnete die Tür. Das fand ich sehr nett, und ich bedankte mich bei ihm. Er nahm sogar unser Gepäck aus dem Kofferraum und stellte es unter eine Vorrichtung, damit es nicht nass wurde. Es regnete nämlich ein bisschen. Der lächelnde Mann mit dem schwarzen Hut war so freundlich, dass er uns sogar anbot, all unsere Sachen aufs Zimmer zu bringen. Zuerst hatte ich Sorge, dass er uns beklauen könnte, aber dann erinnerte ich mich an unser letztes Hotelabenteuer. Dort gab es auch einen Mann mit schwarzem Hut, der ebenfalls so hilfsbereit war und mit diesem Bild vor meinem Auge hatte ich keine Angst mehr. Ich sagte: »Okay, aber bitte passen Sie auf. In der Tasche sind meine Schulsachen. Die darf ich nicht verlieren, sonst bekomme ich Ärger von meiner Klassenlehrerin.«

Der Mann mit dem schwarzen Hut gab mir die Hand und versprach es mir. Jetzt war ich endgültig beruhigt.

Das Hotel hieß Atlantik und sah von innen wie ein richtiges Schloss aus. Also, ich war noch nie in einem Schloss, aber genauso stellte ich es mir vor. Kurz schwebte Hui Buh mit seiner schwarzen Rasselkette an meinen Augen vorbei, aber Hui Buh wohnte eher in einer Burg, obwohl es ein Schlossgespenst war. Während Lars an der Rezeption unseren Zimmerschlüssel holte, sah ich mich in der Lobby um. Von der Decke hing ein gewaltiger Kronleuchter, der golden funkelte. Dann gab es noch einen hübschen Kamin, und ging man nach rechts um die Ecke, stand man in einer großen Bar. Mehr konnte ich auf die Schnelle nicht auskundschaften, weil Lars meinen Namen rief. Ich rannte zu ihm zurück und streckte meine Hand aus.

»Hier bitte, Chef«, sagte er grinsend und überreichte mir den Schlüssel. Mit dem Fahrstuhl, halb aus Glas, halb aus Gold, fuhren wir in den ersten Stock. Die Bilder an den Wänden waren riesig und sahen aus, als seien sie aus einem Museum geklaut worden. Ich blieb stehen, weil ich im Gehen nicht gut denken kann, und fragte mich, wie man so große Bilder klauen konnte. Sie passten ja durch keine Tür durch. Der Fahrstuhl war auch zu klein. Dafür war der Saal, in dem Lars und ich standen und in dem sich nichts außer einem Teppich befand, größer als die Wohnung meiner Eltern. Ich war mir sicher: So märchenhaft wohnten sonst nur Könige.

Im Zimmer kontrollierte ich sofort den Kühlschrank und die Mini-Bar. Es gab Chips und alkoholfreies Bier. Das war gut, denn ich brauchte dringend ein Feierabendbierchen. Lars sagte, ich solle damit noch warten, weil er vorher noch ins Schwimmbad wollte. Ich stellte die Flasche zurück und überlegte, ob ich schon Hunger hatte. In der Schule gab es zum Mittagessen Nudeln mit Tomatensoße und Salat. Ich hatte meinen ganzen Teller aufgegessen, was nicht oft vorkam. Ich war pappsatt, aber für ein paar köstliche Chips würde sich in meinem Bauch noch ein gemütliches Plätzchen finden lassen. Lars setzte sich neben mich und sah mir beim Knabbern zu. Gemeinsam warteten wir auf den Concierge. Als fünfzehn Minuten später noch immer niemand an unserer Tür geklopft hatte, fuhren wir wieder runter. Unsere Sachen standen unbewacht auf einem goldenen Schiebewagen neben dem Gepäckraum.

»Entschuldigen Sie?«

Ich tippte den Mann mit dem schwarzen Hut von hinten an. Als er sich umdrehte, holte ich Luft und sagte: »Hallo, ich bin Daniel. Wir kennen uns von eben. Warum haben Sie gesagt, dass Sie unser Gepäck aufs Zimmer bringen, wenn Sie es gar nicht machen?«

Der Mann mit dem schwarzen Hut entschuldigte sich auf der Stelle. Er griff schon nach meiner Schultasche, aber das wollte ich nicht mehr.

»Jetzt können mein Bruder und ich das auch selbst nach oben tragen. Ich mag es nicht, wenn man mir etwas verspricht und es dann nicht hält.«

Dem Mann mit dem schwarzen Hut tat es fürchterlich leid, aber wir schnappten unseren Kram und gingen kommentarlos zum Fahrstuhl zurück. Innerlich wurde ich sehr wütend, weil der Mann mit dem schwarzen Hut mich angelogen hatte.

»Lars, du hast doch gesagt, dass Udo Lindenberg auch hier im Hotel wohnt.«

»Ja.«

»Und du hast gesagt, dass es das beste Hotel von ganz Hamburg ist.«

»Na ja, jedenfalls eines der teuersten«, lachte er.

»Meinst du, Udo wird auch von dem Mann mit dem schwarzen Hut angelogen?«

»Du meinst, ob er auch so lange auf sein Gepäck warten muss?«

»Ja.«

»Ach, weißt du, so ist das manchmal im Leben. Sieh uns an! Wir tragen Sneakers, ausgewaschene Jeans und Kapuzenpullis. Die meisten Gäste in diesen Luxushotels sind sehr reich, tragen elegante Anzüge, teure Uhren, solche Sachen. Die machen mit ihrer Erscheinung einfach mehr Eindruck als wir. Wir sind weder reich, noch berühmte Rockstars, sondern ganz normale Jungs, die für eine Nacht in eine fremde Welt eintauchen. Scheiß drauf, dass die uns vergessen haben. Dadurch lassen wir uns doch unsere Laune nicht vermiesen, hmm?«

»Aber das ist doch ungerecht!«, sagte ich laut und dachte auf dem Weg ins Zimmer still darüber nach, aber weil mir das im Kopf zu anstrengend wurde, legte ich mich aufs Bett und schaltete den Fernseher ein. Danach packte ich meinen Koffer aus. Das Zimmer war kleiner als die Suite, die Lars das letzte Mal gemietet hatte. Da man in dem Zimmer nicht von einem Raum in den nächsten laufen konnte, wurde mir langweilig.

»Ich habe jetzt Hunger. Können wir bitte rausgehen?«

»Kein Roomservice?«, fragte Lars und warf die Speisekarte zu mir aufs Bett. Ohne sie eines Blick zu würdigen, schob ich sie mit den Füßen wieder weg.

»Nein, wie langweilig. Ich will raus.«

Lars sah aus dem Fenster und sagte: »Aber draußen nieselt es wieder.«

»Na, und? Nehmen wir eben einen Schirm mit.«

Wir spazierten an der Außenalster entlang. Der Wind wehte uns den Regen direkt ins Gesicht, aber wir hatten vom Hotel einen großen Schirm bekommen und konnten uns gut dagegen schützen. Das machte richtig Spaß. Ich durfte das Restaurant aussuchen. Zuerst wollte ich in einen McDonald's, weil ich dort schon alles kannte, aber Lars schüttelte mit dem Kopf. Wir mussten an sechs weiteren Restaurants vorbeilaufen, bis mir eines gefiel. Auf dem Schild über dem Eingang war ein großes Segelschiff abgebildet. Da wollte ich rein. Der Kellner gab uns einen Tisch in der Mitte des Raumes. Normalerweise sitze ich lieber am Rand, aber wegen des Lunchmenüs für 6,90 Euro war das Restaurant gut besucht und die schönen Platze alle schon vergeben. Ich zog meine Jacke aus und schaute an die Decke. Für einen kurzen Augenblick erschrak ich, weil hoch über unseren Köpfen ein riesiges Schiff hing. Es war bestimmt fünf oder zehn Meter lang. Zuerst hatte ich etwas Angst, dass es auf uns drauf fallen könnte, aber dann nicht mehr. Ich fragte Lars, ob ich mir ein alkoholfreies Bier bestellen dürfe, und er erlaubte es. Als der Kellner aber mein Alter wissen wollte, begann mein Herz so schnell zu klopfen, dass ich nervös wurde und gar nicht mehr wusste, was ich antworten sollte. Hilfesuchend sah ich zu Lars, der aber noch in die Speisekarte vertieft war.

»Auch in alkoholfreiem Bier ist nämlich noch Restalkohol vorhanden«, erklärte der Kellner. »Wusstest du das?«

Umso besser, dachte ich. Dann werde ich schneller betrunken. Aber das half mir jetzt auch nicht weiter. Ich trat Lars unter dem Tisch gegens Schienbein und rollte unauffällig mit den Augen.

»Mein Bruder ist sechzehn«, grinste Lars den Kellner an, der mit unserer Bestellung in der Küche verschwand.

»Puh! Das war knapp«, sagte ich erleichtert. »Danke, dass du mir aus der Patsche geholfen hast. Ich wollte schon fünfzehn sagen, weil ich nicht lügen wollte. O Mann, war das aufregend gerade.«

»Hehe.«

Mir wurde so heiß, dass ich mir mit der Speisekarte Luft ins Gesicht fächeln musste. Zum Glück wollte der Kellner meinen Ausweis nicht sehen. Dann hätte er die Polizei gerufen, und ich wäre wegen Betruges verhaftet worden.

»Jetzt brauche ich wirklich ein Bierchen«, sagte ich, »zur Abkühlung. Bei dem ganzen Stress hier. Ehrlich mal.«

»Nicht dass du mir besoffen in den Pool kippst, wenn wir gleich ein paar Runden schwimmen.«

»Keine Sorge, ich bin doch Daniel Delphin, schon vergessen?«

»Wie könnte ich?«, freute sich Lars. »Auf welcher Seite bist du eigentlich?«

»Noch am Anfang, aber die Bilder habe ich mir alle schon angesehen. Ist ja mein Lieblingsbuch.«

Ich überlegte, ob Delphine auch Sex haben, so wie Menschen. Ich stellte mir das schwierig vor, aber irgendwo mussten die Delphinbabys ja herkommen. Bis zu meinem Geburtstag waren es nur noch zwei Wochen. Ob ich bis dahin ein Mädchen kennenlernen würde, mit der ich ins Bett gehen könnte? Die Freundinnen von Lars sagten, ich solle mir ein Mädchen in meinem Alter suchen, das wäre viel schöner, aber alle fünfzehnjährigen Mädchen, die ich kenne, haben Pickel im Gesicht und das ist voll eklig.

»Du Lars?«, sagte ich.

»Hmm?«

»Schenkst du mir zum Geburtstag eine Stripperin?«

»Meinst du, das hältst du aus?«

»Hallo, ich bin dann sechzehn und keine fünfzehn mehr, verstehst du das, Junge?«

»Ich verstehe.«

»SECHZEHN.«

»Schon klar«, lachte Lars.

»Dann schnapp ich mir ’ne heiße Braut und fliege mit ihr durch die Welt. Jeden Tag eine andere Stadt, wie es uns gefällt.«

Lars begann zu singen: »Baby, bitte mach dir nie mehr Sorgen um Geld, gib mir nur deine Hand und ich zeig dir die Welt.«

Dann kam unser Essen, und ich stellte mir vor, wie schön es wäre, ginge dieser Traum wirklich in Erfüllung. Tief in mir wusste ich zwar, dass es für immer eine Phantasie bleiben würde, aber ich gab ihn trotzdem nicht auf. Dafür waren die Bilder in meinem Kopf viel zu schön. Ich glaube, Träume sind für Jungs wie mich erfunden worden, damit sie auch in schweren Zeiten glücklich sein können. Wenn auch nur für den Augenblick eines Traums.

Der Wellnessbereich lag im fünften Stock. Auf dem Weg dorthin kamen wir an vielen Schiffen vorbei, die in goldenen Vitrinen ausgestellt wurden. Das hatte bestimmt etwas mit dem Hafen zu tun, überlegte ich, weil das Hotel ja direkt am Wasser liegt und den Namen eines Meeres trägt. Eine Frau mit braunen Haaren begrüßte uns mit einem Lächeln und fragte nach unserer Zimmernummer. Ich wusste sie auswendig. Dafür bekamen wir zwei große Handtücher. Lars wollte im Pool schwimmen gehen, aber mir war das Wasser zu kalt. Außerdem saßen am Rand des Beckens andere Kinder, die gerade von einer Trainerin Unterricht bekamen. Ich schämte mich ein bisschen und versuchte, sie nicht anzusehen. Lars zog seinen Bademantel aus. Ich setzte mich auf eine der vielen roten Liegen und sah ihm beim Schwimmen zu. Mir wurde langweilig. Und ich fror. Nach zwei Runden hielt ich es nicht mehr aus, auch weil mein Körper immer kälter wurde.

»Können wir wieder gehen?«, rief ich ihm zu.

»Jetzt schon?«

»Bitte.«

»Aber wir sind doch gerade erst gekommen.«

»Trotzdem.«

Die Kinder sahen zu mir herüber, und ich zog meinen Bademantel noch fester zu. Ich wollte nicht, dass die mich sehen. Lars kam zu mir an den Rand geschwommen und spritzte mich mit Wasser voll. Ich fand das nicht witzig.

»Ich wollte gleich noch in die Sauna«, sagte er und tauchte kurz mit seinem Kopf unter. Als er mich wieder hören konnte, sagte ich: »Aber mir ist kalt.«

»Schau mal, da drüben!«

Ich drehte meinen Kopf nach links. Lars zeigte auf eine kleine Kammer aus Holz. Ich zuckte mit der Schulter.

»Das ist ein Wärmeraum«, erklärte er mir. »Du setzt dich rein, schaltest die Wärmelampe an und schon fühlst du dich wie in der Karibik. Wollen wir das mal ausprobieren?«

»Nein, ich will hier weg.«

»Ach, Daniel. Ich komme so selten zum Schwimmen. Das tut mir gerade richtig gut. Hältst du noch zehn Minuten aus?«

»Nein.«

»Jetzt sofort gehen?«

»Ja.«

Lars schwamm noch eine Runde, trocknete sich ab und schlüpfte wieder in seinen Bademantel. Die Wand des Schwimmbades war aus Glas, und man konnte das Meer und die Schiffe sehen. Wir guckten beide raus.

»Die Aussicht ist gigantisch, hmm?«

»Weiß nicht.«

Neben uns stand ein kleiner Tisch mit einer Wasserkaraffe, in der viele Zitronenscheiben schwammen. Lars goss sich ein Glas ein und trank es in einem Zug aus. Ich wollte nichts. Nur zurück ins Zimmer.

Dann sah ich sie.

Sie stand an der Rezeption und trug ein rotes T-Shirt. Sie war nicht viel größer als ich und hatte ihre schönen braunen Haare zu einem Zopf zusammengebunden. Auf einen Schlag war mir gar nicht mehr kalt. Es kribbelte überall, hauptsächlich im Bauch. Mein Herz bedankte sich sofort mit hektischem Schlagen.

»Siehst du das Mädchen?«, flüsterte ich zu Lars. »Sie ist voll hübsch.«

»Stimmt«, sagte Lars, »und sie ist gar nicht so viel älter als du.«

»Hmm.«

»Wollen wir mit ihr reden?«

»Weiß nicht. Mach du!«

»Soll ich ihr etwas von dir ausrichten?«

»Weiß nicht.«

»Willst du mitkommen oder wartest du hier?«

»Ich warte hier«, sagte ich und setzte mich um die Ecke auf einen Stuhl.

Nach ein paar Minuten, die mir aber wie Jahre vorkamen, stand Lars grinsend vor mir und sagte: »Ich hab alles klar gemacht.«

»Was?«

»Um 18 Uhr hast du ein Date. Sie ist eine ganze Stunde nur für dich da. Sie heißt übrigens Tessa.«

»Wie hast du das denn gemacht?«

»Mit ein bisschen Magie geht alles, mein Lieber. Du bekommst von ihr eine schöne Massage mit warmen Ölen. Du wirst dich wie im Paradies fühlen. Garantiert.«

»Oh, mein Gott.«

»Ich weiß.«

»Aber ich darf doch nicht massiert werden, wegen, also, den blöden Stäben in meinem Rücken.«

»Keine Sorge, hab ich alles geklärt. Du bekommst von ihr eine ganz leichte Krabbelung.«

»Wie geil ist das denn? Und Tessa macht das?«

»Ja.«

»Krabbelt die mich, na ja, du weißt schon, überall?«

Lars lachte, nahm mich in den Arm und sagte: »Das kannst du ja später selbst mit ihr verhandeln.«

Wir gingen aufs Zimmer zurück, aber ich war so aufgeregt, dass ich mich nicht entspannen konnte. Ich futterte eine ganze Packung Nüsse, obwohl ich keinen Hunger hatte, einfach nur, um irgendwie abgelenkt zu sein. Lars ärgerte mich die ganze Zeit, dass ich mich vor Tessa nackt ausziehen müsse und dass sie mich dann *überall* berühren würde. Bei der Vorstellung wurde mir mulmig, aber auf die schöne Weise. Ich schaute auf die Uhr. Noch fünfzig Minuten! Lars schloss seinen iPod an die Anlage an und drehte die Musik auf. Ich drehte sie wieder leiser, weil wir schließlich nicht die einzigen Gäste waren. Dann schluckte ich meine Tabletten mit einem Glas Fanta Mango herunter. Eigentlich wollte ich sie nicht mehr nehmen, aber Lars und ich hatten eine Abmachung getroffen: Wann immer wir beide alleine unterwegs waren, musste ich, erstens, pünktlich meine Tabletten nehmen und zweitens, sofort sagen, wenn es mir schlecht ging. Von den Nüssen bekam ich Blähungen und pupste so dolle, dass Lars das Fenster aufmachen musste.

Tessa wartete schon auf mich. Sie ging in eines der hinteren Zimmer. Ich schaute auf den Boden und folgte ihr verlegen. Im Fahrstuhl auf dem Weg ins Spa musste Lars mir versprechen, mich nicht alleine zu lassen. Das traute ich mich noch nicht.

»Bist du zum ersten Mal hier?«, fragte sie.

Sie lächelte und nickte und mein Herz wummerte. Dann erklärte sie mir genau, was sie gleich machen würde, aber ich konnte mich nur auf den schönen Klang ihrer Stimme konzentrieren. Zum Glück durfte ich mich hinlegen, weil meine Beine schon aus Wackelpudding waren. Lars saß in der Ecke und sagte kein Wort. Das war gut, denn es lief schöne asiatische Wasserfallmusik. Tessa legte mir warme Steine auf die Augen, die mich sofort beruhigten. Ich fühlte mich sicher. Ich wartete noch einen Moment, dann ergriff ich meine Chance.

»Lars«, flüsterte ich blind in die Luft, weil sich die Steine ja immer noch auf meinem Gesicht befanden. Ich hörte, wie er aufstand und an meinen Kopf kam.

»Ich bin hier«, flüsterte er in mein linkes Ohr. »Alles okay?«

»Ja, also, es ist so«, sagte ich so leise wie möglich. Ich wollte nicht, dass sie es hörte. »Ich habe jetzt keine Angst mehr. Ich erlaube dir schwimmen zu gehen. Du kannst Tessa und mich ruhig alleine lassen. Das ist schon okay.«

Ich hörte, wie eine Tür auf- und wieder zuging. Dann war ich alleine mit ihr. Mein Herz schlug sofort etwas schneller, aber weil Tessa mich so schön krabbelte, entspannte ich mich wieder. Sie fragte mich, warum ich so krank sei. Sie war nämlich Medizinstudentin, und die großen Narben an meinem Rücken und Brustkorb hatten sie neugierig gemacht. Warum der liebe Gott mich krank auf die Welt geschickt hat, wusste ich nicht, aber ich erzählte ihr von meinen Operationen und von meinem kranken Herzen und dass ich nicht mehr lange leben würde. Ich versprach ihr aber, den lieben Gott auf jeden Fall zu fragen, was er sich dabei gedacht hatte. Dann würde ich einen Engel beauftragen, mit der Botschaft zur Erde zu fliegen und es ihr im Schlaf zuzuflüstern. Ich hatte kurz überlegt, sie zu fragen, ob sie es dann meiner Mama weitersagen könne, aber sie kannte Mama ja gar nicht. Außerdem wollte ich bei meinem ersten Date nicht von meiner Mutter sprechen. Das wäre voll peinlich gewesen. Dafür machte ich ihr viele Komplimente. Ich sagte, dass sie sehr hübsch und sexy sei und dass ich sie später gerne auf einen Drink an der Bar einladen würde. Leider musste Tessa den ganzen Tag arbeiten. Als sie mich am Bauch krabbelte, musste ich ganz laut lachen, weil es so kitzelte. Am Schönsten fand ich die Krabbelungen an den Beinen, den Armen, in den

Handflächen, am Nacken und am Rücken. Am Allerschönsten fand ich aber Tessa. Sie war neunzehn.

Zurück auf dem Zimmer musste ich schnell eine neue Chipstüte aufreißen. Ich hielt meine Nase über die offene Tüte, inhalierte das feurige Barbecue Aroma ein und griff genüsslich zu.

»Nach dem Sex erst mal Fast Food, was?«, lachte Lars.

»Du spinnst wohl«, grinste ich und zeigte ihm den Vogel. »Wir hatten keinen Sex. Das hätte Tessas Chefin ja gehört. Dann hätte sie Ärger bekommen.«

Meine Haut war zauberhaft weich und roch nach Tessa und ihrem warmen Öl. Ich wollte nie mehr duschen gehen, weil ich ihren Duft und die Erinnerung an sie nicht wegwaschen wollte. Ich hielt meinen Arm vor Lars' Gesicht, damit er daran schnuppern konnte. Er fragte mich, ob er sich auch von Tessa massieren lassen dürfe. Ich wurde sauer und boxte ihn. Tessa gehörte zu mir. Wenn es um Mädchen geht, verstehe ich keinen Spaß. Da teile ich auch nicht. Auch nicht mit meinem Bruder.

Mario kam vorbei, und ich bereitete ihm einen Espresso zu, weil wir eine Espressomaschine auf dem Zimmer hatten. Sie stand neben der Minibar. Lars wollte auch einen. An der Hotelbar machten wir dann einen Männerabend. Lars hatte mich vorher gefragt, ob er Mädchen einladen sollte, aber ich war entschieden dagegen. Viel lieber wollte ich einen echten Männerabend mit Kumpels und Alkohol. Mädchen würden da nur stören. Lars und Mario bestellten sich zwei Bierchen, aber ich wollte etwas trinken, was es sonst nicht gab, und nahm einen alkoholfreien Moquito mit extra viel Limettensaft. Der Barkeeper stellte alles vor uns auf den Tresen, und ich bat ihn, Udo Lindenberg anzurufen, weil ich jetzt da sei und nicht den ganzen Abend auf ihn warten wolle. Außerdem fand ich den Mann, der auf der anderen Seite der Bar am Klavier spielte, blöd. Es wäre viel schöner gewesen, wenn Udo dort gesungen hätte. Der Barkeeper sagte, dass er nicht wisse, wo Udo an diesem Abend sei, und ich antwortete, dass er doch nur auf seinem Zimmer anrufen müsse. Er meinte, das ginge nicht. Ich schlug vor, selbst nachzusehen, aber er wollte mir Udos Zimmernummer nicht verraten, also musste ich an der Bar sitzenbleiben. Lars und Mario lachten und hoben ihre Gläser, aber ich wollte nicht mit ihnen anstoßen und saugte an meinem Strohhalm. Ich verstand nicht, warum er nicht einfach bei Udo anrufen konnte. Ich war doch nur heute hier. Warum probierte er es nicht wenigstens? Ich bekam schlechte Laune deswegen. Mario und Lars redeten über Musik und Mädchen, und ich hörte zu. Ich erzählte Mario von Tessa, und er erzählte mir von seiner Freundin, aber dann nicht mehr, weil Lars ja keine Freundin hatte und wir nicht wollten, dass er traurig wurde. Der Barkeeper stellte eine große Schüssel mit unterschiedlichen Nüssen neben unsere Getränke, und wir griffen alle zur gleichen Zeit hinein. Das war lustig. Als mein Cocktail leer war, bestellte ich noch einen, aber ich sagte: »Dieses Mal noch mehr Zitrone bitte. So sauer, wie möglich.« Der Barkeeper nickte und stellte keine Fragen. Das fand ich gut. Dann dachte ich an meine Klassenkameraden und an meine olle Ex-Freundin.

»Mario, aus meiner Klasse sind alle eifersüchtig auf mich.«

»Ja, wieso?«

»Weil ich ihnen von Udo Lindenberg erzählt habe und dass ich heute in seinem Hotel übernachte.«

»Und weiß deine Lehrerin auch davon?«

»Ja, klar.«

»Und was sagt die dazu?«

»Nichts.«

Ich lutschte an meinem Strohhalm. Dann sagte ich: »Meine Klasse weiß jetzt auch, dass ich Auto gefahren bin.«

»Von wem denn?«

Ich lutschte immer noch an meinem Strohhalm und klopfte mit einem Finger gegen mein Herz. Das bedeutete: Von mir!

»Du kannst auch viel für dich behalten, oder?«, lachte Mario, aber ich verstand nicht, wie er das meinte, weil ich ja immer alles ausplaudern muss. Vor allem, wenn man damit angeben kann.

»Erzähl Mario von deinem Racheplan!«, sagte Lars.

Das war eine gute Idee, aber vorher musste ich schnell noch eine grüne Wasabi-Nuss essen, weil die schön scharf sind. Ich spülte sie mit einem Schluck Cocktail herunter, dann konnte es losgehen. »Und zwar, mein Geburtstag«, fing ich an. »Das wird der coolste und geilste Geburtstag der Welt. Lars kommt mit Tamtam zu meiner Schule, also sie holen mich ab. Mit einem geilen Schlitten. Der Plan ist, meine Ex-Freundin eifersüchtig zu machen. Ich habe heute Morgen zu ihr gesagt, weil sie mich wieder geärgert hat: *Ey Layla, ich hab eh eine Neue. Ich brauch' nicht mehr so eine Hässliche wie dich!*

Sie meinte dann: Wenn ich die sehe, schlage ich sie.

Und ich: *Sie ist aber viel größer als du!*

Als sie das hörte, ist sie weggerannt.«

Mario begann zu lachen und sagte: »Hart!«
Lars drehte sich zu ihm und meinte: »Aber sie hat es verdient. Sie ärgert ihn die ganze Zeit und macht uncoole Sachen. Die kann das vertragen.«
»War sie fies zu dir?«, fragte Mario und Lars antwortete für mich: »Richtig fies.«
»Dann ist es okay.«
Ich beugte mich zu Mario.
»Sie hat sogar zu mir gesagt: *Ich habe dich nie geliebt!* Stell dir das mal vor!«
»Das ist wirklich hammerhart.«
»Und dann wurde ich auch noch bedroht in der Schule. Von ihrer besten Freundin. Aber ich renne immer weg, wenn ich sie sehe.«
»Die meinte zu Daniel, wenn sie ihn noch einmal in der Nähe von Layla sehen würde, würde sie ihn umbringen.«
»Krass.«
Ich sagte: »Ja, voll gemein.«
»Deswegen der Racheplan«, grinste Lars.
»Also, Tamtam wird sich sexy anziehen.«
»Mit ganz viel Schminke.«
»Nein!«, fuhr ich Lars ins Wort, »doch nicht wie eine Prostituierte.«
»Der Kleine weiß Bescheid«, lachte Mario.
»Aber einen kurzen Rock soll sie anziehen«, sagte Lars.
»Nein, du Honk! Du hast keine Ahnung von Frauen, wie oft denn noch? Tamtam zieht ein kurzes Kleid an.«
»Und dann holen die beiden dich vor der Schule ab?«
»Ja, vor der ganzen Klasse«, strahlte ich.
»Ja, Mann. Das ist cool!«
»Dann werden wir meine Klasse eifersüchtig machen und Layla.«
»Normal«, sagte Mario.
»Dann werde ich sagen: *Na Layla, bist du jetzt eifersüchtig? Jetzt ist eine Neue dran!* Und dann werde ich auf Tamtam zeigen.«

Draußen war es dunkel und kalt. Trotzdem wollte ich das Abendessen nicht im Hotel zu mir nehmen. Lars versuchte mich zwar zu überreden und mir den Zimmerservice schmackhaft zu machen, aber ich wollte nicht. Als wir vor dem Hotel standen, grüßte uns der Mann mit dem schwarzen Hut, aber ich ignorierte ihn, weil ich immer noch sauer auf ihn war. Rechts ging es zum Wasser, links in Richtung Hauptbahnhof. Lars wollte nach rechts, also zog ich ihn nach links. Ich nahm eine Schokoladenzigarette aus meiner Jackentasche und tat so, als sei es eine echte. Ich blies den unsichtbaren Zigarettenrauch in die Luft, aber es war nicht kalt genug, um ihn zu sehen. Die Gegend am Hauptbahnhof machte mir Angst, weil die Straßen nicht gut beleuchtet waren und überall betrunkene Menschen herumliefen, die laut pöbelten. Lars hatte den Hotelschirm dabei, den wir im Notfall als Schwert benutzen konnten. Wir überquerten einige Straßen, bogen mal nach links, mal nach rechts ab, ohne ein festes Ziel. Plötzlich kamen uns zwei torkelnde Männer entgegen. Sie schrien ganz laut, und ich bekam noch mehr Angst. Vielleicht waren es ja Räuber. Schnell griff ich Lars' Hand und drückte mich fest an ihn. Er beruhigte mich und versprach mir, mich zu beschützen, aber in meinem Kopf wurde es neblig und ich zog ihn schnell die kleine Treppe hinunter in das Restaurant, das sich im Keller des Hauses befand, vor dem wir zufällig gerade standen. Schnell schlossen wir die Tür hinter uns. Das Restaurant war sehr klein, und der Koch stand in einer offenen Küche und begrüßte uns auf Italienisch. Mein Herz klopfte immer noch wegen der beiden Räuber. Wir setzten uns an einen kleinen Tisch und schauten auf die Karte.

»Hmm, lecker, selbst gemachte Spaghetti mit frisch gehobelter schwarzer Trüffel«, schwärmte Lars, aber ich fand die anderen Gäste irgendwie komisch, ganz alt und spießig, dass ich lieber wieder gehen wollte. Die Gefahr war ja nun vorüber.

»Du bist der Boss«, sagte Lars und ging wieder auf die Straße zurück. Ich blieb noch an der Tür des Restaurants stehen, bis Lars kontrolliert hatte, ob die Luft rein war. Er gab mir ein Zeichen, dann lief ich schnell zu ihm. Schon an der nächsten Ecke fanden wir einen Italiener, der mir besser gefiel.

Nachdem Lars für uns bestellt hatte, ich auf dem Klo war und sich die Aufregung wieder etwas gelegt hatte, rief ich sofort Mama an. Zuerst wollte ich wissen, ob es Sina gut ging und Mama sagte: »Ja, sie liegt neben mir der Couch und schläft.« Dann erzählte ich ihr vom Hotel, vom Mittagessen, von Tessa und dass ich fast ein Date mit ihr hatte, von Mario, den beiden Räubern und wo wir gerade saßen. Dann wollte sie mit Lars sprechen, und ich reichte ihm das Handy über den Tisch.

»Jetzt gibt's Ärger«, lachte ich.

Lars hörte zu und nach einer Weile sagte er: »Nein, nein, nein, Debbie. Mach dir keine Sorgen. Alles okay. Ich muss auflegen. Unser Essen kommt. Schönen Abend dir, ja? Tschühüüüs.«

Lars legte mein Handy auf den Tisch und grinste. Unser Essen kam nämlich noch gar nicht. Ich überlegte, ob ich Mama wieder anrufen sollte, um ihr zu sagen, dass Lars sich nur ein Späßchen erlaubt hatte, damit der liebe Gott es nicht als Lüge zählte, aber Lars meinte, dass sei nicht nötig.

Ich konnte mich nur noch schwer konzentrieren und sagte: »Okay.« Dann kam unser Essen. Dieses Mal aber wirklich.

Zurück im Hotel tranken wir Sekt aus der Mini-Bar und spritzten die halbe Flasche aus dem Fenster, was lustig war, weil auf dem Bürgersteig viele Leute liefen. Dann setzte ich mich mit Bleistift und Block aufs Bett, um eine Karte zu zeichnen. Die brauchten wir wegen der Klingelstreiche, damit wir nicht aus Versehen den falschen Fluchtweg nahmen. Lars meinte zwar, dass wir dafür keine Karte brauchten, sondern einen schnellen Fuß, aber er hatte mal wieder keine Ahnung. Er wusste auch nicht, dass Klingelstreiche in Hotels Klopfstreiche genannt werden, weil Hotelzimmer ja keine Klingeln haben. Zum Glück hatte er mich, damit ich es ihm erklären konnte. Wir schlichen durch die langen Flure, aber als es so weit war, traute ich mich nicht mehr. Ich bekam Angst, weil Klopfstreiche verboten waren und weil man verbotene Sachen nicht tun darf. Lars sagte zwar, dass mir im Hotel nichts passieren würde, aber ich bekam dieses kribbelige Gefühl trotzdem nicht mehr aus dem Bauch. Weil ich keine Angst mehr haben wollte, ging ich schnell in unser Zimmer zurück und schloss die Tür. Ich nahm einen Schluck Sekt, um mich zu beruhigen, und sagte: »Komm, wir gehen runter in die Lobby. Nur gucken!«

Das war aufregend genug. Der Fahrstuhl ging zu, und ich schaute mich im Spiegel an.

»Na, guckst du, ob du Falten bekommst?«, lachte Lars, und ich sagte: »Bekomme ich schon. Wegen dir.«

In der Lobby war alles ruhig. Außer dem Personal an der Rezeption war niemand zu sehen. Irgendwie unheimlich. Aus der Bar kam Klaviermusik. Ganz leise. Lars legte seinen Arm um meine Schulter, und wir schauten nach, ob Udo am Klavier saß, aber außer ein paar alten Männern war die Bar leer. Wir drehten sofort wieder um.

»Wie ausgestorben das Hotel«, sagte Lars. »Nichts los. Komm, wir gucken mal ins Restaurant.«

»Okay.«

In dem Restaurant war überhaupt niemand, kein Gast, keine Bedienung, einfach niemand. Vor uns stand ein Wagen mit vielen Wein- und

Whiskeyflaschen und Lars schlug vor, ihn zu klauen, aber ich sagte schnell: »Spinnst du? Ich klaue nicht.«

Klauen ist noch verbotener als Klopfstreiche zu machen, und da ich mit einem schlechten Gewissen nicht einschlafen kann, schauten wir uns noch das restliche Hotel an, was wirklich einem Palast glich, aber dann wurde ich müde und wollte wieder aufs Zimmer zurück. Wir guckten noch ein bisschen fern, und Lars kraulte mich so lange, bis meine Augen zufielen. Meine Gedanken waren bei Tessa. Dann schlief ich ein.

Der nächste Morgen war blöd, weil Lars wieder nach Berlin abreiste. Mama wartete schon am Bahnhof auf uns. Sie hatte Migräne und sah ganz blass aus. Lars fragte, ob er ihr eine Kopfschmerztablette geben solle, aber ich trat ihm gegen sein Bein, weil er nicht auf meine Frage geantwortet hatte.

»Nein, Daniel«, sagte Mama. »Lars kann nicht für immer in unserem Gästezimmer einziehen.«

Ich wurde so wütend auf sie, dass ich gemeine Sachen zu ihr sagte. Ich hatte ihren Satz so verstanden, dass sie es nicht erlaubte, dass Lars bei uns wohnte und wurde ziemlich fies zu ihr.

Der ICE fuhr ein.

Lars drückte mich, und ich musste ihm versprechen, mich bei Mama zu entschuldigen. Als der Zug verschwunden war, und ich ihm nicht mehr hinterhersehen konnte, entschuldigte ich mich. Wie ich es versprochen hatte. Ich bedankte mich auch, dass sie mich trotz Migräne abholen kam. Ich sagte: »Es tut mir leid. War nicht so gemeint. Hast du mich wieder lieb? Also, ich hab dich lieb.«

An einem Imbiss blieben wir stehen und teilten uns eine große Portion Pommes. Dann sagte Mama: »Ich dich auch.«

39

Ein typischer Sonntagabend. Mama und Papa saßen auf der Couch, der Fernseher lief, Sina spielte auf dem Wohnzimmerteppich, Rocky lag in seinem Lieblingssessel im Schlafzimmer und döste vor sich hin. Ich saß in meinem Zimmer und weinte. Ich hatte schon viel geweint an diesem Tag. Da ich aber die meiste Zeit für mich geblieben war, bekam es niemand mit. Wenn ich in die Küche oder aufs Klo musste, rieb ich mir schnell meine Tränen am Ärmel ab, damit kein Verdacht aufkam. Ich wollte nicht mehr bei jeder Träne zu Mama laufen. Ich wollte einfach nicht. Im Hintergrund lief mein Lied von Peter Maffay. Es begann immer wieder von vorne, weil ich das bei meinem CD-Player so eingestellt hatte. »Ich wollte nie erwachsen sein, hab immer mich zur Wehr gesetzt. Von außen wurd' ich hart wie Stein, und doch hat man mich oft verletzt.« So viele Dinge flogen durch meinen Kopf: mein Geburtstag, meine Ex, das Monster, Erik, die Schmerzen rechts unten in meinem Bauch. Ich googelte den Begriff »menschliche Organe« und anhand der Bilder, die im Internet abgebildet waren, musste es meine Leber sein, die mir die Schmerzen bereitete. Oder der Zwölffingerdarm, der direkt neben der Leber liegt. Aber ich tippte auf die Leber, weil ich von einem Zwölffingerdarm noch nie etwas gehört hatte. Was war das überhaupt für ein komischer Name? Ich öffnete meine Facebook-Seite und wurde wieder traurig. Ich schluchzte und zitterte, und ich hörte Annas Stimme, die sagte: »Es ist okay, wenn du zu deiner Mama gehst. Hier in deinem Zuhause musst du dich nicht verstellen. Das weißt du doch, Daniel.« Ich konnte es nicht mehr länger ertragen und schlurfte auf leisen Socken ins Wohnzimmer.

»Mama«, sagte ich und breitete schon meine Arme aus. »Ich brauche jetzt ganz dringend eine Umarmung.«

»Was ist denn los, mein Schatz?«, sagte Mama und zog mich an sich.

»Erik ist gestorben.«

»Wer ist denn Erik?«

»Ein Junge, den ich über Facebook kannte. Ich habe dort seine Geschichte verfolgt. Er saß im Rollstuhl und war auch ganz krank. Ich habe ihn bewundert, weil er so tapfer war. Jetzt ist er zu den Engeln geflogen. Er wurde nur elf Jahre alt, Mama.«

Mama tröstete mich.

Nach einer Weile sagte ich: »Wir haben doch nächsten Freitag den Termin im Krankenhaus, um das MRT zu machen, oder?«

»Du hast doch gesagt, dass du das nicht machen willst.«

»Will ich auch nicht«, flüsterte ich gegen ihren Bauch, »aber ich gehe trotzdem hin. Damit du nicht traurig bist. Du willst ja, dass ich das untersuchen lasse, oder?«

»Ja, Daniel. Das ist wichtig.«

»Aber eines sage ich dir: Wenn die herausfinden, dass das Blutgerinnsel in meinem Kopf gewachsen ist, bringe ich mich um.«

»Was?«

Mamas Augen wurden riesengroß, was lustig aussah, aber mir war nicht zum Lachen zumute.

»Dann springe ich von einer Brücke. Mit einem Tumor im Kopf kann ich nicht auch noch fertig werden. Ich hab mit diesem bescheuerten Herz schon genug Probleme.«

»Aber Daniel, wie kommst du denn darauf?«, fragte Mama und streichelte über meinen Kopf.

»Habe ich im Internet gelesen. Ein Mädchen hatte erst Kopfschmerzen, dann taten ihre Augen weh, dann verlor sie Gewicht und musste sich ständig übergeben. Genauso ist es bei mir, Mama. Das arme Mädchen ist dann gestorben. Also, wenn die so einen Tumor bei mir finden, mache ich freiwillig Schluss. Dann ist es für alle endlich vorbei.«

Später, als ich im Bett lag, kam mir eine Idee. Ich musste sofort Lars anrufen. Ich schlug ihm vor, bis zu meinem Geburtstag nicht mehr miteinander zu telefonieren und auch keine SMS mehr zu schreiben. Am Anfang klang er ein bisschen traurig und verwirrt, aber dann erklärte ich es ihm: »Damit ich mich noch mehr freue, dich an meinem Geburtstag zu sehen. Je länger wir nichts voneinander hören, desto größer wird die Freude sein.« Lars meinte, er würde das nicht schaffen, also das Durchhalten, aber er willigte ein, es wenigstens zu versuchen. Lars war wieder krank. Er hatte Grippe, aber es sei nichts Schlimmes, beruhigte er mich. Das war gut, denn um meinen Bruder machte ich mir immer am meisten Sorgen.

»Schlaf schön, mein Kleiner«, verabschiedete er sich von mir. »Bis in zwei Wochen.«

»Hab dich lieb, Bruderherz. Und bitte werde wieder gesund bis zu meinem Geburtstag. Ich kann den nicht verschieben.«

Lars lachte und sagte: »Versprochen.«

Mama brachte mir noch eine Wärmflasche ins Bett. Dann schlief ich ein.

Am nächsten Tag schickte ich Lars aus dem Hospiz eine SMS: *Darf ich dich anrufen, wenn ich heute Abend im Bett liege? Ja oder nein?*

Seine Antwort kam nur wenige Sekunden später: *Ja ;-) ;-) ;-)*

Um Punkt 19 Uhr wählte ich seine Nummer. Wir begrüßten uns gegenseitig mit einem lauten Lachen, weil ich unsere Vereinbarung schon nach einem Tag gebrochen hatte. Aber ich hielt es einfach nicht aus. Ich musste seine Stimme hören. Ich musste es einfach, sonst wäre ich an den restlichen Tagen bis zu meinem Geburtstag unendlich traurig gewesen, und ich wollte meine Tage nicht mit Traurigkeit verschwenden. Als Mama herausbekam, dass ich schon wieder mit Lars telefonierte, lief sie kichernd zu Papa ins Wohnzimmer. Meine Eltern hatten nämlich eine Wette abgeschlossen. Papa hatte getippt, dass ich unsere Telefondiät nach spätestens zwei Tagen abbrechen würde, auf Mamas Zettel stand »ein halber Tag«. Mama hatte gewonnen.

Obwohl es noch nicht spät war, lag ich schon in meinem Schlafanzug neben Josi im Bett. Mir ging es nicht gut. Mir war schwindelig und kalt, und ich fühlte mich müde und eigenartig kraftlos. Die Galle war mir nach dem Hospiz auch schon hochgekommen. Ich musste mich dreimal übergeben. Lars machte sich Sorgen, das konnte ich hören. Er versuchte mir Mut zuzusprechen, so wie immer, aber in meinem Kopf spielte sich eine Geschichte ab, die ich nicht abstellen konnte, deswegen unterbrach ich ihn mitten im Satz und sagte: »Bruderherz, muss dir was verraten.«

»Was ist denn passiert?«

»Hat was mit Tommy zu tun«, kicherte ich extra leise, damit Mama nichts hörte, falls sie im Flur stand und spionierte. Sie war immer so neugierig. Fast so schlimm wie ich.

»Echt?«

Lars klang überrascht.

»Ja, aber ich schäme mich. Möchte es doch nicht sagen.«

»Du musst es nicht erzählen, wenn du nicht willst«, sagte Lars. »Dann gute Nacht, mein Lieber und schlaf schön. War ja auch ein langer Tag für dich.«

»Nein, warte«, sagte ich schnell und atmete tief ein. »Ich will's dir doch sagen. Tommy und ich sind wieder zusammen, weil wir Gefühle füreinander haben. Also, er hat Gefühle für mich, das weiß ich genau, und ich habe Gefühle für ihn. Das weiß ich noch genauer.«

»Ist doch super«, sagte Lars. »Das muss dir doch nicht peinlich sein. Erst wollte Tommy ja damals nicht, ne?«

»Ich weiß, aber er hat mich doch lieb. Er hat's mir heute gesagt. Also, es war so: Unsere Lehrer waren alle krank, deswegen hatten wir einen Aushilfslehrer, der überhaupt nicht wusste, wie unsere Klasse funktionierte. Er hat Tommy und mich in den Nachbarraum geschickt, damit wir dort unsere Matheaufgaben üben.«

»Tommy und du, alleine in einem Raum, ohne Lehrer?«, fragte Lars nach.

Ich sagte: »Ja.«

»Und habt ihr euch nebeneinander gesetzt?«

Ich lachte und sagte: »Ja.«

»Sehr gut. Weiter!«

»Tommy saß links von mir und rechnete Aufgaben, und ich konnte mich gar nicht konzentrieren, weil mein Herz so gewummert hat. Dann hab ich mit meinen Händen sein Gesicht zu mir gezogen, so wie Mella damals, und ihn einfach auf den Mund geküsst.«

»Du hast was?«, rief Lars ganz laut in den Hörer.

»Hab ihn geküsst«, flüsterte ich.

»Du bist so dope«, lachte Lars jetzt noch lauter, und auf einmal war es mir nicht mehr so peinlich.

»Wir haben auch vereinbart, dass ich nächstes Wochenende bei ihm übernachte. Also von Samstag auf Sonntag.«

»Ach, so schnell schon?«

»Ja, klar«, sagte ich. »Dann können wir auch ein bisschen rummachen.«

»Du willst keine Zeit mehr verlieren, hmm?«, sagte Lars jetzt etwas leiser.

Ich sagte: »Nein.«

»Das verstehe ich. Ey, Daniel. Ich bin sehr stolz auf dich. Das hast du wirklich gut gemacht.«

Ich kicherte wieder, weil es noch etwas gab, was ich erzählen wollte, aber es war einfach viel zu peinlich. Dann gab ich mir einen Ruck und sagte: »Wir haben uns noch ein zweites Mal geküsst … dabei berührten sich unsere Zungenspitzen.«

»Alter Schwede, du lässt wirklich nichts mehr anbrennen.«

»Es war aber seine Idee, und als er fragte, sagte ich einfach *ja*, ohne lange darüber nachzudenken. War das jetzt blöd?«

»Nein, das war perfekt. Hast du alles richtig gemacht. Hast du das vorher schon mal mit einem Mädchen gemacht?«

»Nein.«

»Das war heute dein erster Zungenkuss?«

»Ja.«

»Wow! Und, wie hat es sich angefühlt?«

»So schön«, sagte ich und musste wieder kichern, weil ich an Tommy denken musste. »Wir sind ineinander verliebt. Du hattest recht. Das ist das schönste Gefühl des ganzen Universums. Wir erzählen aber keinem, dass wir jetzt zusammen sind, sondern wollen es erst mal für uns behalten. Ich erzähle es nur dir, weil du ja mein Bruder bist und wir keine Geheimnisse haben.«

»Ich bin so stolz auf dich, mein Kleiner. Das hast du gut gemacht. Was sagt deine Mutter dazu?«

»Der habe ich noch nichts davon gesagt. Mache ich auch nicht. Tommy soll mein Geheimnis bleiben. Ich freue mich schon so sehr auf morgen, wenn ich ihn wiedersehe. Wir haben vereinbart, gleich nach der ersten Stunde unsere Handynummern auszutauschen. Vielleicht verbringen wir auch die große Pause zusammen. Das wäre schön. Ich habe deinen Ratschlag befolgt.«

»Ach ja? Welchen denn?«

»Folge deinem Herzen.«

»O Mann, Daniel. Ich fang gleich an zu flennen, ey. Ich kann es gar nicht oft genug sagen, wie stolz ich auf dich bin. Und, hast du richtig viele Schmetterlinge im Bauch?«

»Und wie«, sagte ich und strampelte mit meinen Beinen. »Einen ganzen Schwarm.«

»Ich freue mich so für dich, das kannst du dir gar nicht vorstellen.«

»Danke. Tommy und ich wollen später, wenn ich achtzehn bin, auch zusammenziehen. Dann werde ich eine eigene Wohnung in Berlin haben, und Tommy wohnt dann bei mir. Er ist dann zwar erst sechzehn, aber er meinte heute, dass seine Eltern das bestimmt erlauben würden.«

»Hahaha.«

»Ich darf ja wohl noch träumen!«

»Du machst mich fertig heute«, sagte Lars, der sich immer noch für mich freute. Das erkannte ich an seiner Stimme, die viel strahlender klang als an den Tagen, an denen er traurig war.

»Jetzt müssen wir nur noch einen Jungen für dich suchen.«

»Lass uns für mich lieber ein Mädchen suchen, okay?«

»Aber ich suche sie aus, weil du es alleine nicht schaffst.«

»Einverstanden.«

»Lars?«

»Ja.«

»Ich habe Tommy auch ein Stück von meinem Herz geschenkt, so wie in der Geschichte, die du mir erzählt hast, weißt du noch?«

»Echt?«, fragte er überrascht, und ich antwortete: »Ja, ich habe eine Ecke aus meinem Herzen rausgerissen und es ihm gegeben. Er hat es sich ganz fest gegen sein Herz gedrückt und mir dann auch ein Stück von seinem Herzen geschenkt. Egal, was jetzt passiert, unsere Herzen sind für immer verbunden.«

40

Die Tage, an denen ich gerne zur Schule ging, waren schon lange vorbei. Selbst die halbwegs erträglichen Tage wurden immer seltener. Eigentlich saß ich dort nur noch meine Zeit ab. Der einzige Grund, der mich durchhalten ließ, war die Vorfreude auf meinen Geburtstag. Wenn ich den erst einmal hinter mich gebracht hatte, sagte ich mir, können mich alle mal am Arsch lecken!

Wir haben einen schwarzen Jungen in unserem Jahrgang – Stevie. Auf ihn haben es die anderen Kinder auch oft abgesehen. Er wird mindestens so oft gehänselt wie ich. Heute wurde er von drei Jungs als »Negerkopf« beschimpft. Sie verwendeten auch andere Ausdrücke wie »Schwarzbrot« und »Kackwurst«. Alles nur wegen seiner Hautfarbe. Es wurde so schlimm, dass er aus dem Klassenzimmer rannte, um auf der Toilette heimlich zu weinen. Stevie tat mir sehr leid, weil ich mich genau in seine Lage hineinversetzen konnte. Ich wusste, wie sich das anfühlte, und ich wurde mit ihm zusammen traurig, damit er nicht alleine traurig sein musste. Da unsere Klassenlehrerin immer noch krank in ihrem Bett lag, wurden wir während des Mittagessens von einer Ersatzlehrerin betreut. Es gab Kartoffeln. Ich hatte keinen großen Appetit und wollte nur eine einzige Kartoffel essen, aber die Kartoffel, die auf meinem Teller lag, war am Rand ganz runzlig und schwarz, also sagte ich zur Ersatzlehrerin: »Hallo Sie, meine Kartoffel ist ganz schwarz.«

Im gleichen Atemzug drehte ich mich zu Stevie um, der zwei Plätze neben mir saß, zeigte sie ihm und sagte: »Keine Sorge, Stevie. Das sage ich nicht wegen dir. Guck mal hier, sie ist wirklich schwarz.«

Ich wollte nämlich nicht, dass er mich falsch versteht und wegen mir traurig wird, aber die anderen Kinder aus der Klasse fingen wieder an, ihn auszulachen. Die Ersatzlehrerin schimpfte mit mir und schickte mich zur Strafe ganz alleine ins Klassenzimmer zurück.

»Ich habe doch gar nichts getan«, versuchte ich ihr zu erklären, aber sie wollte davon nichts wissen. Durch die Glaswand, die das Klassenzimmer von der Küche trennte, hörte ich, wie sie über mich lästerten und mich wieder »Gregmeyer« nannten. Ich setzte mich auf das Sofa, klemmte mir ein Kissen vor den Bauch und weinte. Weil mich niemand sehen konnte, musste ich meine Tränen wenigstens nicht verstecken. In der großen Pause ging ich in die Aufenthaltshalle, um zu kickern. Ich merkte aber schon auf dem Weg dorthin, dass mir schwindelig wurde, und steuerte, etwas wacklig auf den Beinen, auf die Sitzkissen zu, die neben der Bücherei auf dem Boden lagen. Ein paar Jungs aus meiner Klasse gemischt mit älteren, die ich nicht so gut kannte, saßen auf der langen Holzbank gegenüber. Als sie mich sahen, stand einer von ihnen auf und zeigte mit dem Finger auf mich.

»Wehe, du setzt dich da hin!«, drohte er mir. »Wir wollen dich hier nicht. Es kann dich niemand leiden. Wieso stirbst du nicht endlich? Dann sind wir dich los. Und jetzt, verzieh dich, du *Gregmeyer*!«

Ich hatte Angst vor ihnen, weil sie zu siebt waren. Ich ging zurück ins Klassenzimmer, klemmte das Kissen wieder vor meinen Bauch und versuchte, an einen bunten Regenbogen zu denken, aber ich schaffte es nicht. Drei Punkte gingen mir durch den Kopf:

1. Ich hasse die Schule.
2. Mein Leben ist so ungerecht.
3. Warum ist Lars nicht hier, um mich zu beschützen?

Nach der Schule musste ich ins Hospiz, aber als ich um 19 Uhr endlich nach Hause kam, schrieb ich schnell an meine Facebook-Pinnwand, damit es die ganze Welt lesen konnte:

Lieber Lars,

wir haben uns gefunden. Ich hab Dich lieb, mein Held. Immer wenn ich ins Krankenhaus muss, bist Du gleich bei mir. Und wir können immer Blödsinn machen, ob ich krank bin oder nicht krank. Uns beide kann man nicht auseinandernehmen und das ist gut.

Viele liebe Grüße von Deinem kleinen Bruder Daniel

Stunden, Tage, Nächte vergingen, aber ich nahm kaum etwas von ihnen wahr. Es fühlte sich wie Schweben an, aber nicht wie in den schönen Träumen, in denen ich nach oben zu den Wolken flog. Ich befand mich in einer Art Schattenwelt, in der man zwar alles hören konnte, was um einen herum passierte, aber trotzdem alles wie im Nebel verschwommen und unsichtbar blieb. Das Monster war auch da. Ich konnte es nicht sehen, aber ich fühlte seine Nähe. Zum ersten Mal hatte ich keine Angst vor ihm. Anna und Josi lagen neben mir im Bett, um mir zu helfen. Sie sprachen mir Mut zu. Vor allem Anna. Ihre Kindheit war auch nicht einfach. Es tat gut, meine beiden Freunde in diesem Moment um mich zu wissen. Mama hatte mit meinem Kinderarzt telefoniert. Die Tagesdosis meiner Betablocker musste erhöht werden, weil mein Herz immer mehr an Kraft verlor. Ich war nun auf der höchsten Dosierung angekommen, die für Kinder erlaubt war. Der Tag war also gekommen, vor dem sich Mama so lange gefürchtet hatte. Mir war es egal.

Was mich viel trauriger werden ließ, war, dass Lars nicht neben mir saß, um im Krankenhaus meine Hand zu halten. Ich war sehr enttäuscht deswegen. Er ließ mich im Stich, obwohl ich ihn gerade jetzt so sehr brauchte. Mama erinnerte mich daran, dass Lars mit einer schweren Grippe wieder seit Tagen krank im Bett lag und deswegen nicht nach Hamburg kommen konnte, um bei mir zu sein. Lars hatte sich gar nicht gut angehört am Telefon, das stimmte schon, aber an den Rest konnte ich mich nicht mehr erinnern.

Die Untersuchung tat weh.

Ich bekam wieder Schläuche in den Arm, aus denen mein Blut lief. Es war schön rot. Ich hielt durch. Wie ein kleiner Samurai. Mein Schwert trug ich, wie es sich für einen echten Krieger gehört, an meinem Gürtel, nur dass meines unsichtbar war. Allein Josi und Anna konnten es sehen. Und ich natürlich. Im Raum der Stille betete ich für meinen toten Freund Vincent und schickte ihm Herzensgrüße in den Himmel. Herzensgrüße sind Grüße, die man nicht einfach nur so ausspricht, sondern die wirklich von Herzen kommen. Ich entschuldigte mich bei ihm, dass ich morgen nicht zu seiner Beerdigung kommen könne, weil ich den Schmerz nicht aushalten würde. Ich hatte lange gehofft, dass ich es schaffe, aber ich würde dort zusammenbrechen. Meine Kraft reichte nicht mehr. Ich fühlte es. Vinnie war mir nicht böse deswegen. Er sagte, dass er mich auch so lieb hatte. Ich war erleichtert, weil ich schon ein schlechtes Gewissen bekam, aber wenn Vinnie meinte, es sei okay, dann konnte ich mich darauf verlassen. Er hatte mich nämlich nie angelogen, als er noch lebte, und ich konnte mir nicht vorstellen, dass er ausgerechnet beim lieben Gott damit anfing. Dann nahm mich die Seelsorgerin in den Arm, und wir unterhielten uns über den Himmel. Weil sie sehr nett war, fragte ich, ob sie mir Konfirmationsunterricht geben könnte. Ich wollte ja gut vorbereitet sein. Sie versprach es mir. Eine Frage brannte mir besonders auf der Zunge, aber ich musste erst überlegen, wie ich sie formulieren sollte, weil ich ganz durcheinander war. Ich atmete langsam ein und aus, dann fragte ich: »Kommt man auch in den Himmel, wenn man nur getauft wurde? Wenn man im Himmel sein Konfirmationszeugnis vorzeigen muss, dann konfirmieren Sie mich bitte schnell. Denn in die Hölle möchte ich nicht. Der Gedanke macht mir Angst. Ich möchte zum lieben Gott. Geht das?«

Die freundliche Seelsorgerin sagte gar nichts. Sie sah mich nur an. Dann lächelte sie und erklärte mir alles noch einmal. Sie hatte viel Geduld mit mir. Als ich wissen wollte, ob ich ein schönes Grab bekommen würde, nickte sie und erzählte eine Geschichte von Jesus, die ich mir aber nicht merken konnte. Das war auch nicht wichtig für mich. Wichtig war die Sicherheit, dass im Himmel ein Platz für mich reserviert war. Bei meiner Schwester. Bei meinen Freunden. Auf unserer Wolke.

Am nächsten Tag fand Vinnies Beerdigung statt. Mama ließ ihren Waschtag ausfallen und saß von morgens bis spät in den Abend hinein im Wohnzimmer und weinte. Sie hörte gar nicht mehr auf. Manchmal, wenn ich neben ihr saß, weinte ich auch, aber nur, damit sie sich nicht so alleine fühlte. Ich überlegte, welches Outfit ich an meiner Geburtstagsparty tragen sollte, kam aber auf keine gute Idee. Lars meinte am Telefon, dass wir vor meinem großen Tag noch shoppen gehen würden und ich mir darüber keine Sorgen machen müsse. Darüber war ich froh, denn ich hatte mir fest vorgenommen, an dem wichtigsten Geburtstag meines Lebens besonders sexy auszusehen. Nicht wegen mir, sondern wegen der vielen hübschen Mädchen, die alle mit mir tanzen wollten.

Lars betete jeden Abend für mich. Er sagte es nie, aber ich wusste es. Das macht man nämlich für Menschen, die man lieb hat. Ich betete auch für ihn. Dass er schnell gesund werden würde, zum Beispiel, um mich wieder mit auf Abenteuerreise zu nehmen. Und wenn ich für ihn betete, dann tat er das sicher auch für mich. Ich fühlte mich einsam, aber die Hoffnung auf ein gutes Ende und der Glaube an den lieben Gott gaben mir Kraft. Egal, wie schlimm es einem geht, man darf nie aufhören zu kämpfen. Ich wollte es unbedingt schaffen. Nur noch wenige Tage. Meine Blase tat wieder weh. Pipimachen tat wieder weh. Wenn ich auf der Toilette saß und drückte, tropften mir Tränen auf meinen hellblauen Schlafanzug. Die Stellen wurden dann dunkelblau. Aber die Tränen trockneten schnell. Mein Schlafanzug musste deswegen nicht in die Waschmaschine. Mein Herz brannte so fürchterlich, als wollte sich der Teufel dafür rächen, dass ich mich für die gute Seite entschieden hatte, und die Stiche in meiner Leber wurden so schlimm, dass ich nachts kein Auge zubekam und noch mehr weinte. Aber das spielte alles keine Rolle mehr. Ich ertrug es einfach. Ich wollte nicht mehr schwach sein. Ich biss auf die Zähne, ging brav in die Schule und versuchte zu lächeln. Es klappte ganz gut. Aber dann, in der Nacht vor meinem Geburtstag, passierte es. Das Monster erschien. Es kniete vor meinem Bett, schweigend. Nebel kam aus seinem riesigen Maul. Ich flog hindurch und sah Mama und mich einen Schotterweg entlang gehen. Auf einem Friedhof. Das war gruselig. Mama und ich hielten uns an den Händen und gingen langsam auf einen Graben zu. Wir senkten unsere Köpfe und blickten hinab. Der Tote war Ryan. Mein Bruder lag in einem schmalen schwarzen Sarg. Mit weißer Schminke im Gesicht. Mama sprang zu ihm, zog seinen leblosen Körper nach oben und trug ihn auf ihren Armen den ganzen Weg zurück durch den Nebel. Wohin ging sie mit ihm, fragte ich mich, aber ich bekam keine Antwort. Sie ließ mich am leeren Grab zurück. War es für mich bestimmt? Wurde Ryans Grab jetzt zu meinem Grab? Ich begann zu zittern. Dann wurde alles schwarz, und ich wachte auf. Ohne mich lange mit dem bösen Traum aufzuhalten, kletterte ich von meinem Hochbett und knipste überall in der Wohnung die Lichter an. Helligkeit gewinnt ja gegen Dunkelheit. Zum Glück fiel mir das bei all der Angst so schnell ein. Es war noch alles dunkel, fünf Uhr morgens. Ich kuschelte mich in die Sofadecke und bewegte mich keinen Zentimeter von der Stelle. Die Deckenlampe war schön hell, und ich starrte sie so lange an, bis kleine Blitze durch meine Augen schossen. Ich rief nach Sina, aber nur ganz leise, weil ich Mama und Papa nicht wecken wollte. Sina hörte mich nicht. Ich blieb im Wohnzimmer sitzen, bis Mama wach wurde. Als sie aus ihrem Schlafzimmer kam und mich verwundert anstarrte, hatte ich keine Angst mehr.

41

Die Stimme meines Vaters hatte sich nicht verändert. Sie klang wie vor einem Jahr, als er mich das letzte Mal angerufen hatte. »Sweet sixteen«, hörte ich ihn am anderen Ende der Welt sagen, aber mir war noch immer speiübel von letzter Nacht, weswegen mein blöder Geburtstag mir in dem Augenblick ziemlich egal war. Ich ging aus dem Flur in mein Zimmer zurück und setzte mich neben Anna. Ich wusste nicht, was ich mit ihm reden sollte. Mein Herz tat weh, und mein Bauch fühlte sich nach Kotzen an. Immerhin hatte er sich die Mühe gemacht, aus Südafrika anzurufen, also versuchte ich mich zu konzentrieren. Er erzählte von Milo, meinem geliebten Hund, und dass er von einer giftigen Schlange gebissen wurde und jetzt tot sei. Sachte fuhr ich mit meiner Hand über Annas Haare und fragte mich, ob Menschen und Tiere im Himmel auf unterschiedlichen Wolken wohnen. Ich blieb eine Weile traurig, weil ich die Angst fühlen konnte, die mein kleiner Jack Russell kurz vor seinem Tod gehabt haben musste. Ich hoffte, dass die Schlange schnell zugebissen hatte und dass seine Schmerzen nicht zu groß waren. Er war ein guter Hund. Nach dem Telefonat zündete ich in der Küche eine Kerze für ihn an und sprach ein kurzes Hundegebet. Mama hatte zum Glück genug Kerzen vorrätig. Anlässe gab es bei uns ja genug. Dann ging ich ins Bad, um mich im Waschbecken zu übergeben. Niemand stand hinter mir, um mich festzuhalten, also musste ich aufpassen, dass mir die Beine nicht wegsackten. Das war gar nicht so einfach, aber ich schaffte es. Rocky schlich auf leisen Pfoten durch den Flur. Er sah mich nicht. Mein Magen beruhigte sich wieder, und ich putzte mir schnell die Zähne, damit ich das hinter mir hatte. Ich hasse Zähneputzen.

»Guten Morgen, mein Engel«, hörte ich Mamas Stimme plötzlich neben mir. »Alles gut bei dir?«

Kurz überlegte ich, etwas zu sagen, aber was hätte das schon geändert? Ich nickte erschöpft und stellte meine Zahnbürste zurück in den Becher. Mama nahm mich in den Arm und gab mir einen Kuss auf die Wange.

»Happy Birthday, Sonnenschein. Endlich bist du sechzehn. Hab dich sooooo lieb.«

Als sie mit der Geburtstagsknuddelei fertig war, atmete ich tief ein, was ein bisschen brannte und sagte: »Also ehrlich, Mama. Wo ist deine gute Erziehung geblieben? Tauchst hier einfach ohne Geschenke auf. Aber ich verzeihe dir. Ausnahmsweise.«

Papa kam zu uns ins Bad. Mama und er lachten eine Runde zusammen. Ich nicht, weil es ja mein eigener Witz war. Wir nahmen uns zu dritt in den Arm, und jeder sagte dem anderen, wie lieb er ihn hatte. Das war schön. So wurde es doch noch ein guter Start in den Tag. Auch wenn ich mich, wie immer, beeilen musste, um nicht den Bus zu verpassen.

Mein Racheplan ging voll in die Hose. Dabei hatte ich mich so sehr darauf gefreut, in ihr verdutztes Gesicht zu gucken. Das Problem war nur: Layla kam an diesem Tag nicht in die Schule. Zuerst dachte ich, sie verstecke sich nur vor mir, weil sie vielleicht eine Vorahnung hatte. In jeder Pause suchte ich nach ihr, aber sie war wirklich nirgends zu finden. Ihre besten Freundinnen sah ich einige Male, sie nie. Mein erster Impuls war, mich nach ihr zu erkundigen, weil ich begann, mir Sorgen zu machen. Auch wenn sie ein hinterlistiger Drachen war, so hatte ich sie tief in meinem Herzen immer noch lieb. Aber dann erinnerte ich mich an die Drohung ihrer Clique, und weil ich nicht verprügelt werden wollte, ging ich zurück ins Klassenzimmer und blieb dort bis zum Schlussgong. Das trübte meine Laune natürlich, und als Lars mit ausgebreiteten Armen vor mir stand, fiel es mir schwer, zurückzulächeln. Die Kinder aus den anderen Klassen strömten an uns vorbei, Sanitäter schoben Rollstühle zu den Krankentransportern, und ich hatte mir alles so anders vorgestellt.

»Hey, Geburtstagsjunge«, grinste Lars. »Willst du mich denn gar nicht begrüßen?«

»Nimm erst mal deine Sonnenbrille ab, du Honk«, fauchte ich ihn an.

Er nahm sie ab und drückte mich.

»Alles Gute zum Geburtstag, mein Lieber.«

»Danke«, sagte ich und griff nach meiner Jacke, die über der Tasche mit dem Sauerstoff lag. Lars setzte sich seine Sonnenbrille wieder auf, sah sich um und rieb sich schon voller Vorfreude die Hände.

»Okay, Brüderchen. Wie ist der Plan? Wo steckt die Kleine? Wo soll die Show stattfinden?«

»Wo ist Tamtam?«, fragte ich frustriert.

»Die wartet draußen. Ich wollte hier erst mal die Lage checken, bevor sie die große Bühne betritt, verstehst du?«

»Die braucht sich gar nicht auszuziehen«, winkte ich ab und ging zum Ausgang. »Der Plan ist abgeblasen.«

Lars schnappte sich die Sauerstofftasche und lief mir hinterher.

»Was ist passiert?«

»Egal, erzähl ich dir später. Wo steht der BMW?«

»Gleich da vorne. Schau mal.«

»Geil!«

Meine Laune besserte sich. Dann entdeckte ich Tamtam, und ich verschwendete keine Sekunde mehr damit, an meine doofe Ex zu denken.

»Darf ich vorne sitzen?«

»Alles, was du willst«, lachte Lars. »Es ist dein Tag. Du bist der Boss wie Rick Ross.«

Dann kam mir ein Geistesblitz. Ich jubelte vor Freude, weil er gerade noch rechtzeitig durch meinen Kopf flog.

»Wenn ich mir alles aussuchen darf«, sagte ich, »dann setze ich mich mit Tamtam auf die Rückbank, wir spielen Liebespaar und du bist unser Chauffeur.«

Lars öffnete kommentarlos die hintere Wagentür und sagte: »Meine Damen und Herren, bitte steigen Sie ein.«

Tamtam und ich klatschten ab. Ich drehte mich kurz zum Schuleingang um. Vielleicht hatte das ja gerade jemand gesehen, aber die Krankenwagen blockierten die Sicht. Egal. Lars ließ beim Anfahren den Motor aufheulen, und wir rauschten ab ins Hospiz. Viel lieber wäre ich mit unserem Raumschiff an alle anderen Orte dieser Welt geflogen, egal wohin, aber Lars meinte, das sei mit Mama so abgesprochen und an Absprachen müsse man sich halten. Ich protestierte lautstark, aber es half nichts. Lars erinnerte mich an einen Spruch, den er mir vor einigen Wochen mal sagte, als ich etwas tun sollte, worauf ich keine Lust hatte. Ins Bett gehen, oder so. *Deine Mama hat immer recht, egal was sie sagt, weil sie deine Mama ist.* Ich fragte ihn damals, ob das auch auf seine Mama zuträfe, und er meinte, dass diese Regel für alle lieben Mamas galt. Ich sah zu Tamtam.

»Auch für Tamtams Mama?«

»Frag sie doch selbst!«, grinste Lars durch den Rückspiegel.

»Gilt das auch für deine Mama?«, fragte ich Tamtam.

»Wir müssen uns alle an diese Regel halten, mein Schatz.«

»Außerdem wären die Mädels aus dem Hospiz bestimmt traurig, wenn du an deinem Geburtstag nicht wenigstens für ein Stündchen bei ihnen vorbeischauen würdest. Die haben dich doch auch lieb und möchten ihre Geburtstagsdrückungen loswerden.«

»Okay«, willigte ich zähneknirschend ein. »Eine Stunde! Dann geht's aber sofort ins ELBE. Ich muss dringend shoppen gehen. Ihr wisst schon: Für die heißen Weiber.«

Im Hospiz wurde ich mit lautem Applaus empfangen. Manu, Ester, Lizzi, Sabine und die nette alte Putzfrau, hatten kleine Tröten in ihren Mündern und tröteten, was das Zeug hielt. Es gab auch einen schönen Geburtstagskuchen. Wir setzten uns an den großen Tisch vor dem Kicker und plauderten. Also, die Erwachsenen stellten mir Fragen über meinen Geburtstag, und ich musste antworten. Das war langweilig. Ich bekam aber viele Geschenke. Als ich alles ausgepackt hatte, lagen auf dem Tisch Gutscheine fürs Kino und das Einkaufszentrum, jede Menge Süßigkeiten, zwei BMW-X5-Spielzeugautos und ein schwarzes T-Shirt mit einem Bild von Lars und mir vorne drauf. Ich befahl Lars, den ganzen Kram in eine Tüte zu packen. Ich glaube, ich beschimpfte ihn auch, aber genau weiß ich es nicht mehr. Die Aufregung war zu viel für mich. Der Raum begann sich zu drehen, aber da ich auf einem Stuhl saß, konnte ich es gut für mich behalten. Ich musste nur in Ruhe atmen, dann ging es schnell wieder vorbei. Ich trank einen Schluck von meiner Fanta und gab Tamtam über meine Augen heimlich das Signal, gehen zu wollen. Sie nickte mir komplizenhaft zu und stupste Lars unauffällig mit ihren Füßen an.

»So, wir ziehen dann mal die Bahn«, sagte Lars nicht mal fünf Sekunden später. »Das Geburtstagskind möchte noch shoppen gehen.«

»Ihr wisst schon«, grinste ich in die Runde. »Für die heißen Weiber.«

Dann lachten alle. Dieses Mal lachte ich mit.

Wir parkten das Auto im Parkhaus vom Einkaufszentrum. Tamtam war hungrig wie ein Wolf, Lars auch ein bisschen, also gingen wir direkt zum Italiener. Lars und ich waren schon oft dort gewesen, aber für Tamtam war es das erste Mal, also erklärte ich ihr alles. Weil ich Geburtstag hatte, durfte ich für alle bestellen. Für Lars gab es eine Pizza mit Mozzarella, für Tamtam Nudeln mit ekligen Muscheln und für mich natürlich einen Teller Spaghetti carbonara. Tamtam wollte zum Essen einen Weißwein trinken, aber ich erlaubte es nicht. Wenn ich keinen Alkohol trinken durfte, dann durfte sie auch nicht. Gleiche Regeln für alle. Aber sie setzte einen süßen Hundeblick auf und blinzelte mit ihren Augen, da konnte ich nicht widerstehen und erlaubte es ihr doch. Wir redeten nicht viel. Ich dachte über die Party nach und versuchte, ein paar Details aus Lars heraus zu kitzeln, aber er blieb standhaft und verriet kein Wort. Ich war zu müde, um neue Überredungsversuche zu starten und schickte Mama eine SMS. Ich schrieb: *Hab dich lieb.*

Der Kellner brachte unser Essen und irgendwie schmeckte ich überhaupt keinen Unterschied. Ich meine, nichts wurde besser oder schlechter, nur weil ich plötzlich sechzehn war. Mein Herz tat immer noch genauso weh. Warum hatte ich mich die ganze Zeit nur so auf diesen Tag gefreut? In meinem Kopf waren keine Antworten zu finden. Lars probierte von meinen Spaghetti und ich von seiner Pizza. Von Tamtams Muschelnudeln probierte niemand.

»Darf ich aufstehen?«

»Was ist mit deinem Essen?«, fragte Lars.

»Kann nicht mehr«, sagte ich.

»Und wo willst du hin?«

»Friseur. Bitte, darf ich?«

Mein Friseurladen lag schräg gegenüber, direkt am Übergang zum Parkhaus. Lars fuhr mir prüfend durch die Haare.

»Friseur ist eine gute Idee«, sagte er und biss wieder von seiner Pizza ab.

»Darf ich alleine gehen? Ich bin ja schließlich jetzt sechzehn.«

Tamtam fing an zu kichern.

»Aber nimm dein Handy mit«, sagte Lars mit strengem Blick.

Ich strahlte.

»Und wenn was ist, rufst du an.«

Ich nickte.

»Was ist mit der Sauerstoffflasche?«

»Das Scheißding bleibt hier. Kranksein ist was für Fünfzehnjährige.«

»Ach, hau schon ab.«

Als ich den hübschen Frauen im Friseurladen von meinem Geburtstag erzählte, kamen sie sofort an, um mich zu drücken und mir durch die Haare zu streicheln. Friseurinnen lieben meine Haare, weil sie so schön leuchten. Alle kümmerten sich nur noch um mich, als gäbe es niemanden anderen mehr. Meine Lieblingsfriseurin nannte mich sogar ihren kleinen Prinzen. Das war so schön. Für einen kurzen Moment hörte mein Herz auf, weh zu tun. Es schlug einfach nur, so, wie ein gesundes Herz es tun würde. Sechzehn zu sein war doch nicht so übel. Dann holten Lars und Tamtam mich auch schon ab, und es ging weiter im Programm: Klamotten shoppen!

Lars bekam aber eine Auszeit. Erstens war sein Geschmack nicht der allerbeste, und zweitens machte es mehr Spaß, mit einem Mädchen shoppen zu gehen. Und zwar alleine! Ich erlaubte Lars, auf der Bank in der Umkleidekabine Platz zu nehmen und auf unsere Taschen aufzupassen, während wir uns in dem Kaufhaus umsahen. Wir kamen mit einem riesigen Kleiderstapel zurück, und es war ein bisschen wie bei einer Modenschau. Am Ende entschieden wir uns für eine dunkelgraue Jeans und ein schwarzes Sakko. Lars machte sich Sorgen, weil ich seit Weihnachten schon mehr als eine Konfektionsgröße abgenommen hatte. Mir war das auch aufgefallen, da ich schon am letzten Loch meines Gürtels angekommen war.

»Scheiß drauf«, sagte ich und stellte mich mit Tamtam an der Kasse an.

Lars blieb noch ein paar Sekunden auf der Bank sitzen, kam aber nach, als er sah, dass wir gleich an der Reihe waren.

»Okay, Daniel, wie machen wir das mit dem Bezahlen?«, fragte er.

»Du bezahlst«, sagte ich.

»Warum sollte ich das tun?«

»Weil du immer bezahlst.«

»Tamtam schenkt dir das Sakko zum Geburtstag, stimmt's?«

Ich nickte.

»Es bleibt also nur die Hose übrig. Pass auf, ich mache dir folgenden Vorschlag: Du hast doch vorhin im Hospiz einen Gutschein über zehn Euro bekommen. Den gibst du dazu, und den Rest bezahle ich.«

Das war die blödeste Idee, die ich jemals gehört hatte. Warum sollte ich von meinem Geld etwas dazugeben? Das kapierte ich nicht.

»Das mache ich nicht«, sagte ich und drehte mich weg.

»Du, wir können das Spielchen noch eine Weile spielen, kein Problem, ich habe Zeit, aber vielleicht wollen die anderen Leute auch noch drankommen. Was meinst du?«

Ich schaute an Tamtam vorbei, und die Frau, die mit ihrem Kinderwagen hinter uns stand, hatte schon einen unruhigen Blick aufgesetzt.

»Aber du bezahlst doch sonst immer alles!«, versuchte ich es wieder.

»Und genau deshalb musst du lernen, dass das keine Selbstverständlichkeit ist.«

Die Schlange hinter uns wurde immer länger, aber Lars lehnte völlig entspannt am Kassentresen.

»Es ist deine Hose. Wenn du sie wirklich willst, gibst du was dazu, wenn nicht, dann bleibt sie hier. Deine Entscheidung. Ja oder nein?«

Ich holte meinen Geldbeutel aus der Jackentasche, knallte den Gutschein auf den Tisch und grummelte: »Aber nicht, dass das jetzt immer so wird!«

Das Mädchen an der Kasse lächelte mich jetzt an, die Dame, die eben noch böse geguckt hatte, auch, und ich fragte mich, was daran so lustig sein sollte. Ich fand es nur gemein. Als wir aber wenig später in dem geilen Superauto saßen, und ich den Startknopf drücken durfte, war wieder alles gut in meinem Kopf.

Wir setzten Tamtam vor der Wohnung ihrer Freundin ab, wo sie die nächsten beiden Nächte schlief, und fuhren wieder stadtauswärts. Ich setzte mich nach vorne zu Lars. Wenn kein Mädchen im Auto war, brauchte er auch nicht mehr Chauffeur zu spielen. Regentropfen fielen vom Himmel, und ich dachte an meine Freunde, die dort oben gerade den Spaß ihres Lebens hatten. Ob sie mir die Regentropfen schickten? Ich stellte mir die Sitzheizung an und rutschte ein bisschen tiefer in den Sitz, um den Himmel besser sehen zu können. Er war ganz grau und wolkig.

»Können wir noch durch die Gegend fahren, bevor es zurück nach Hause geht? Einfach nur rumfahren bitte.«

»Autobahn?«, grinste Lars.

»Autobahn!«, grinste ich zurück.

Wie es wohl wäre, in einem echten Raumschiff zu sitzen und quer durch die Galaxie zu fliegen? Als Lars beschleunigte, schloss ich meine Augen und versuchte es mir vorzustellen, aber ich schaffte nur ein paar Sekunden, weil mein Herz vor Aufregung wummerte. Lars fuhr auf die rechte Spur und drosselte das Tempo, damit ich mich nicht mehr so in den Sitz pressen musste. Ich atmete wieder normal. Der Radiomoderator machte einen Witz über das *Dschungelcamp*, und Lars wechselte schnell den Sender, um wieder Musik zu hören. Mama sah sich die Sendung jeden Abend an, aber seit Dirk Bach nicht mehr dabei war, spielte ich lieber in meinem Zimmer oder guckte eine Wiederholung von *Berlin – Tag & Nacht*. Ich fand Dirk Bach so cool. Er erinnerte mich immer an einen kunterbunten runden Knallfrosch. Er quakte auch so lustig. Ich bat Lars, die Musik leiser zu stellen, damit ich mich besser auf meine Gedanken konzentrieren konnte. Die Bilder, die ich sah, waren so echt, dass sie mir vorkamen, als erlebte ich sie gerade zum ersten Mal, dabei war es schon über ein halbes Jahr her, seit Dirk Bach gestorben war.

»Das nennt man einen Flashback haben«, erklärte mir Lars, und ich erzählte ihm alles, denn ich konnte mich noch genau an den Tag erinnern, als ich von seinem Tod erfuhr.

Mein Papa hatte die Zeitung in der Küche liegen gelassen, und das Foto von Dirk Bach war riesengroß auf der ersten Seite abgedruckt. Dort stand ein Zitat, das er in einem Theaterstück hätte aufsagen sollen: »Und wer tot ist, wird ein Stern«. Der Satz brannte sich tief in mein Herz, weil er mich an eine Geschichte erinnerte, die mein großer Bruder Ryan meiner Mama erzählte, noch bevor ich geboren wurde. Ich weiß das, weil Mama sie mir einmal erzählte, als ich ganz krank im Bett lag.

Es war ein verregneter Sonntagnachmittag in Südafrika. Ryan überraschte meine Mama am Küchentisch, wie sie ein zerknülltes Taschentuch in den Händen hielt, sich schnell die Tränen aus dem Gesicht wischte und so tat, als sei nichts geschehen. Seit sie ihr Baby verloren hatte, waren schon zwei Monate vergangen, aber sie kam einfach nicht darüber hinweg.

»Weinst du wegen des Babys?«, fragte Ryan, und als meine Mama betrübt nickte, meinte er: »Dann musst du noch eins bekommen, weil es ein Seelenkind ist und du ja seine Mutter sein solltest.« Sie muss ihn wohl ganz verdutzt angeschaut haben, denn er fügte hinzu: »Weißt du nicht, was ein Seelenkind ist?« Sie hatte keine Ahnung, was er meinte. »Ich werde es dir erklären, Mom. Jede Frau kann eine bestimmte Anzahl von Babys in ihrem Leben bekommen, und diese Babys bilden einen Kreis. Jeden Monat ist ein anderes Baby an der Reihe, das, wenn die Frau schwanger wird, geboren wird. Wenn sie nicht schwanger wird, kehrt das Baby zu den anderen in den Kreis zurück. Wenn die Frau schwanger wird, und es passiert etwas Schlimmes vor der Geburt, kehrt das Baby ebenfalls in den Kreis zurück und wird ein Seelenkind. Alle anderen Babys lassen ihm beim nächsten Mal den Vortritt. Und deshalb musst du wieder schwanger werden, damit du dasselbe Seelenkind noch einmal bekommst. Wenn nicht, wird es nämlich in den Kinderkreis einer anderen Frau übergehen, und dann ist es dort als erstes an der Reihe. Es bleibt immer irgendwo an erster Stelle, bis es schließlich geboren wird. Aber es wäre traurig, wenn du es nicht bekommst, denn ich weiß, wie gerne du es haben möchtest. Du musst es also noch einmal versuchen.«

Als ich Lars diese Geschichte erzählt hatte, schaute er vor sich auf die Straße und sprach die nächsten Kilometer kein einziges Wort. Das Radio war mittlerweile ganz ausgeschaltet. Der Regen nahm wieder ab, dafür knipsten die Autos wegen der anbrechenden Dunkelheit ihre Scheinwerfer an.

»Bist du dir sicher, dass das so passiert ist?«, fragte Lars.

Ich sagte: »Glaube schon.«

Lars sagte: »Wow!«

»Bist du auch ein Seelenkind?«, fragte ich.

»Keine Ahnung, Daniel. Darüber habe ich mir noch nie Gedanken gemacht.«

»Also, ich bin ein Seelenkind. So viel steht fest.«

Lars lächelte, und ich lächelte zurück. Mama sagt, dass es einen Grund dafür gibt, warum es mir so schlecht geht, dass alles einen Sinn hat und dass der liebe Gott mich auf die Welt geschickt hat, um anderen Menschen Mut zu machen. Ich glaubte erst mal an Geburtstagsgeschenke. Da fiel mir ein, dass ich von Lars noch gar nichts bekommen hatte. Sofort boxte ich gegen seine Schulter und zog eine Grimasse.

»Wo bleiben meine Geschenke?«

»Hahaha.«

»Was gibt's da zu lachen? Her damit!«

»Sieh mal unter deinem Sitz nach.«

Ich beugte mich vor und zog einen schmalen Pappkarton hervor. Zuerst wollte ich ihn nicht öffnen, weil ich die Vorfreude immer am schönsten finde, aber dann siegte meine Neugierde doch.

»Wow«, rief ich voller Erstaunen aus. »Wie geil ist das denn?«

In meinen Händen hielt ich ein weißes T-Shirt mit einem Foto von Lars und mir vorne drauf, wie wir auf der Treppe im Hospiz sitzen und unsere neuen coolen Klamotten tragen. Quer über dem Foto stand mit roter Farbe geschrieben: BROTHERS FOR LIFE.

»Weißt du was?«, strahlte ich ihn an. »Das kann ich morgen zu meiner Party anziehen. Unter mein neues Sakko.«

»Perfekt. Und die anderen Geschenke kriegst du später.«

»Es gibt noch mehr?«

»Wenn wir zu Hause sind.«

Lars wendete unser Raumschiff und drehte die Musik wieder auf. Diese Spannung war kaum auszuhalten.

Mama und Papa erwarteten uns schon sehnsüchtig. Papa war immer noch krank und hustete, weswegen Lars mit seinem Koffer und dieser geheimnisvollen Geschenkkiste direkt im Gästezimmer verschwand. Ich wollte sofort hinterher, aber Mama hielt mich fest und sagte, ich solle ihn in Ruhe lassen, damit er sich kurz hinlegen könne. Weil ich nicht wusste, was ich sonst tun sollte, zeigte ich meinen Eltern alle Geschenke, die ich bekommen hatte. Das weiße T-Shirt von Lars und mir verstaute ich gleich in meinem Kleiderschrank, damit es nicht schmutzig wurde, das schwarze T-Shirt streifte ich mir über und lief stolz ins Wohnzimmer zurück. Mama fing auf der Stelle an zu weinen. Papa und ich lachten über sie, aber auf die liebe Weise. Dann reichte Papa ihr ein Taschentuch und nahm sie in den Arm, um sie zu trösten. Es gibt nichts Schöneres auf der Welt, als seinen Eltern dabei zuzusehen, wie sie sich lieb haben. Immer wenn mein Papa nicht zu Hause sein kann, weil er arbeiten muss, um für uns Geld zu verdienen, ruft er bei meiner Mama an, um ihr zu sagen, dass er sie lieb hat. Das macht er jeden Abend, bevor sie ins Bett geht. Sie lächelt, wenn er das sagt und antwortet: »Ich liebe dich auch.« Für mich sind das oft die schönsten Momente des ganzen Tages, weil ich tief in meinem Herzen dann auch glücklich bin.

Ich hielt es nicht mehr aus, darauf zu warten, dass Lars' *kurze Pause* endlich vorbei war und stürmte, ohne zu klopfen, in sein Zimmer. Er lag auf meinem alten Bett und weinte. Ich blieb erschrocken stehen und fragte ihn, was los sei. Lars sagte, dass es nur seine Katzenallergie sei. Er schwindelte mich an, das konnte ich sofort erkennen. Mit Rocky und Sina hatten seine rote Augen nichts zu tun. Ich setzte mich zu ihm aufs Bett, so wie er es sonst bei mir immer machte, und drückte ihn so fest ich konnte.

»Du bist doch mein Schutzengel«, sagte ich. »Und Schutzengel dürfen nicht traurig sein. Bitte sei nicht mehr traurig. Versprich es mir!«

»Ich verspreche es«, wisperte Lars.

Weil er versprach, nicht mehr traurig zu sein, ließ ich ihn los und ging ins Wohnzimmer zurück. Mama und Papa erzählte ich aber nichts von seinen roten Augen. Das blieb unser Geheimnis.

Es dauerte nicht lange, und Lars kam mit einem großen Karton in den Händen aus seinem Zimmer. Seine Augen waren wieder braun. Er sah trotzdem noch traurig aus. Ich musste mir dringend überlegen, wie ich seine Traurigkeit wegzaubern könnte, aber wegen des Kartons, den er vor meinen Füßen abgestellt hatte, schaffte ich es nicht, mich auf zwei Sachen gleichzeitig zu konzentrieren.

»Dein nächstes Geschenk«, grinste er.

Mama und Papa guckten gespannt vom Sofa rüber. Ich setzte Sina auf den Boden und riss die Verpackung ab. Hoffentlich erwarten sie jetzt nicht, dass ich vor Freude in die Luft springe, dachte ich. Meine traurigen Gedanken ließen sich einfach nicht abstellen. Ich drückte ganz fest meine

Augen zu, aber als ich sie wieder öffnete, waren sie immer noch da. Dann hielt ich eine braune Jacke mit Fellkapuze in meinen Händen.

»Dir ist doch immer so kalt, wenn du morgens in die Schule gehst«, hörte ich Lars' Stimme. »Zwei Freunde von mir, Elöd und Nicole, betreiben einen Outdoor-Store, und als sie von dir hörten, schickten sie mir sofort ein Päckchen für dich. Ich soll dir ganz liebe Grüße bestellen.«

In dem Karton lag sogar eine Geburtstagskarte, auf der mein Name stand. Noch nie in meinem Leben hatte ich so ein tolles Geschenk von Menschen bekommen, die ich gar nicht kannte. Warum machten sie das? Mama gab mir ein Zeichen, ich solle die Jacke anprobieren. Ich sah damit aus wie ein Eskimo. Das war gut, da Eskimos nicht frieren, und ich wollte auch nicht mehr frieren. Ich bedankte mich artig und lief zum Gedankensortieren schnell in mein Zimmer. Auf meinem Schreibtisch herrschte ein wildes Durcheinander, aber ich durfte wegen Lars' Traurigkeit keine Zeit verlieren. Ich schob die Flasche mit Ginger Ale und die beiden angebrochenen Chipstüten zur Seite, legte meinen Kopf auf den Tisch und überlegte, was mir, wäre ich an seiner Stelle, jetzt gefallen würde. Aus den Augenwinkeln entdeckte ich verschwommen meine Einkaufstüte von Lidl. Ich konnte mich nicht mehr erinnern, was ich gekauft hatte, aber nachdem ich nachgesehen hatte, rannte ich mit dem Inhalt in Lars' Zimmer. Er saß auf seinem Bett. Ich versteckte meine Hände hinter dem Rücken, damit er meine Überraschung noch nicht sehen konnte. Ich war so aufgeregt, dass ein Pups aus meinem Popo kam.

Lars lachte, und ich sagte: »Du musst die Augen zumachen! Eine Überraschung ist erst dann eine Überraschung, wenn man vorher die Augen geschlossen hatte.«

»Meine Augen sind doch zu«, sagte Lars.

Ich überprüfte es. Sie waren wirklich zu. Ich ließ meine Überraschung in seinen Koffer fallen und setzte mich neben ihn aufs Bett.

»Du kannst sie jetzt aufmachen«, grinste ich. »Guck mal da unten!«

»Oh, krass. Das sind ja Gummibärchen!«

»Ja.«

»Und auch noch meine Lieblingsgummibärchen.«

»Ja.«

»Saure Pommes und Happy Cola.«

»Ja.«

»Sind die alle für mich?«

»Ja, die habe ich von meinem Geld bezahlt.«

»Von deinem Taschengeld?«

»Von meinem Geburtstagsgeld.«

»Ahhh, danke schön«, lächelte Lars.

Ich lächelte auch. Dann drückten wir uns. Lars sah nicht mehr traurig aus. Und mir fiel ein Stein vom Herzen.

»Die können wir nachher futtern, wenn wir *Berlin – Tag & Nacht* gucken«, schlug Lars vor, aber dann sagte er gleich hinterher: »Nee, wir dürfen doch vor dem Abendessen keine Süßigkeiten essen. Sonst kriegen wir Ärger von deiner Mutti. Außer wir machen es heimlich.«

Ich sagte: »Oder wir gehen heute Abend irgendwohin.«

»Männerabend?«

»Ja!«

»Saufen bis zum Umfallen?«

»Jaaaa!«

Genau das wollte ich machen. Nichts anderes. In einer Kneipe sitzen, Alkohol trinken und mit Mädchen flirten. Ich stellte mir alles genau vor und musste gar keinen echten Alkohol trinken, um von den Bildern in meinem Kopf betrunken zu werden. So schön.

»Du, Bruderherz?«

»Hmm?«

»Können wir nicht, also, ich meine, nur du und ich, mit dem geilen BMW in eine Kneipe fahren?«

»Daniel, hast du schon vergessen, was wir heute Abend vorhaben?« Ich schaute Lars an und hatte keine Ahnung, wovon er sprach. »Wir gehen mit deinen Eltern und Tamtam und Tara zusammen abendessen. Tara hat bei ihrem Lieblingsitaliener einen Tisch reserviert. Darüber haben wir gestern lange gesprochen. Weißt du nicht mehr?« Ich konnte mich nicht erinnern. »Außerdem gehen wir doch morgen in die beste Kneipe der Welt.«

»Ja, aber trotzdem. Morgen ist nicht heute.«

Ich musste meine Gedanken so schnell wie möglich auf ein anderes Thema lenken, bevor sie zu stark wurden und in meinem Kopf noch mehr Chaos anrichteten. In Lars' Koffer entdeckte ich neben den Gummibärchen und seinen T-Shirts ein kleines Buch. Ich beugte mich vor und nahm es in die Hände. Das Cover war schön bunt mit Pflanzen und Blumen und rechts unten saß ein Auerhahn auf einem Zweig. Ich hatte Schwierigkeiten damit, die Schrift zu lesen, weil sie so schnörkelig geschrieben war, aber nach ein paar Anläufen klappte es. »Die zehn Geheimnisse der Liebe« stand dort. Ich musste kichern.

»Du sagst doch immer, dass ich keine Ahnung von der Liebe habe.«

»Das stimmt«, sagte ich leise und blätterte durch das Buch. Es gab kein einziges Bild, weswegen es langweilig war.

»Deshalb brauche ich ein bisschen Nachhilfe, damit ich auch mal ein Mädchen abbekomme. Du schnappst sie mir ja immer sofort weg.«

Ich legte das Buch zurück in den Koffer und sagte: »Kann ich doch nichts dafür, dass sie alle auf mich stehen und nicht auf dich.«

»Ich möchte dir jemanden zeigen«, sagte Lars und drehte seinen Laptop zu mir.

Das Mädchen auf dem Foto war hübsch und sexy.

»Na, was sagst du?«, lächelte Lars.

»Sie ist hübsch und sexy.«

»Das ist Nini.«

»Nini?«

»Ja, Nini. Sie hat einen Song für uns geschrieben.«

»Wirklich?«

»Ganz wirklich.«

Seine Worte flogen in Lichtgeschwindigkeit durch meinen Kopf. Ich ließ mich nach hinten auf's Bett fallen, schloss meine Augen und dachte an die Speicherkarte, die Mama für mich besorgen wollte, damit ich endlich meine eigenen Videos drehen konnte. Dann dachte ich an das bescheuerte Blutgerinnsel in meinem Kopf. Der Arzt sagte, dass es wieder größer geworden sei und auf meine Augen drücke und der Grund für meine Schwindelanfälle und Kopfschmerzen sei. Gerade hatte ich keine Schmerzen, aber mein Kopf fühlte sich trotzdem an, als würde er jeden Augenblick explodieren. Mir wurde kalt. Ich kuschelte mich an Lars und dachte an die warme Eskimojacke. Ich blieb eine Weile so liegen, bis Mama ins Zimmer kam und uns an das Geburtstagsessen erinnerte. Ich raffte mich auf. Es ging schon wieder. Papa, Mama, Lars und ich fuhren in die Innenstadt. Papa scherzte, dass Lars mit seinem Raumschiff um diese Uhrzeit nie und nimmer einen Parkplatz bekommen würde, aber wir hatten Glück und fanden eine Lücke direkt vor dem Restaurant.

Tara und Tamtam saßen schon in der Ecke und tranken Sekt. Als sie mich sahen, knutschten sie mich ab, weil ich so süß war. Jedenfalls sagten sie das. Ich bekam noch mehr Geschenke. Mama zauberte sogar die Kamera hervor, die ich mir schon so lange gewünscht hatte. Ich lächelte so gut es ging und drückte alle – hauptsächlich Tara, weil sie so lieb und hübsch ist, aber in Wahrheit wollte ich nur noch nach Hause in mein Bett. Ich löffelte lustlos in meiner Gemüsesuppe herum. Nichts schmeckte, nicht einmal mein alkoholfreies Bierchen. Als Lars auf die Toilette musste, kroch ich unter dem Tisch hindurch und ging mit ihm mit, obwohl ich gar nicht musste. Aber dann, als wir nebeneinander vor den Pinkelbecken standen, musste ich doch. Als ich fertig mit Pinkeln war und die letzten Tropfen abschüttelte, sah ich zu ihm rüber.

»Meinst du, der wächst noch?«

Lars grinste mich an.

»Meiner oder deiner?«

»Meiner natürlich, du Honk!«

Manchmal war Lars wirklich schwer von Begriff. Er schaute zu mir runter: »Keine Sorge, Brüderchen. Der wächst noch.«

»Bis morgen?«, fragte ich.

»Wegen der Party, hmm?«

»Ja.«

»Bis morgen wahrscheinlich nicht, aber darüber musst du dir heute noch keine Gedanken machen. Das klären wir morgen. Was meinst du?«

»Mir geht's nicht gut«, sagte ich.

Ein fremder Mann kam herein und wusch sich die Hände. Lars und ich warteten an der Heizung, bis er wieder fortging. Dann kniete er sich vor mich.

»Was hast du?«

»Weiß nicht«, versuchte ich zu erklären, aber ich wusste nicht wie. Ich fühlte mich so leer und kraftlos und wollte am liebsten sofort meine Augen schließen. Ich hatte große Mühe, sie offen zu halten, weswegen ich ganz oft blinzeln musste. Lars fasste mir an die Stirn.

»Ist dir kalt?«

»Bisschen.«

»Komm, lass uns nach Hause fahren!«

Ich schüttelte den Kopf, weil ich das nicht wollte.

»Nein, lieber nicht. Es ist doch mein Geburtstagsessen, und ich möchte, dass alle Spaß haben. Und Nachtisch hatte auch noch niemand.«

»Ach, Kleiner. Mach dir keine Gedanken um die anderen. Die sind eh alle zu fett. Die brauchen keinen Nachtisch mehr.«

Das war witzig, und wir lachten zusammen.

»Trägst du mich die Treppe hoch?«, fragte ich.

»Na logo. Spring auf! Ich nehme dich huckepack.«

»Können wir daraus ein Spiel machen?«, fragte ich. »Will nicht, dass die Mädels sehen, dass es mir nicht gut geht. Kannst du einfach mein Pferd sein?«

»Ich kann auch wiehern, wenn du magst«, lachte Lars. »Du bist Lucky Luke und ich dein Jolly Jumper.«

»Los geht's, Pferdchen, los!«

Ich hielt mich fest, und Lars galoppierte die Treppe hoch. Bevor er mich an unserem Tisch wieder absetzte, drehte er noch eine Runde durchs Restaurant, was mir etwas peinlich war, aber ich konnte meinen Kopf ganz gut hinter seinem Rücken verstecken. Trotzdem starrten uns alle an.

»Was denn?«, rief Lars. »Noch nie einen coolen Cowboy gesehen?«

Damit meinte er mich.

Wenig später saßen Tamtam und Tara im Taxi und Mama, Papa, Lars und ich im Raumschiff. Niemand sprach ein Wort. Ich glaube, es lag daran, dass ich, als wir noch im Restaurant waren, etwas Gemeines zu Mama gesagt hatte und sie jetzt böse auf mich war. Ich drehte mich um und sah ihren Kopf auf Papas Schulter – ein gutes Zeichen. Es konnte also nicht so schlimm gewesen sein. Ich schloss meine Augen, um meinem Kopf einen Gefallen zu tun und öffnete sie erst wieder, als Lars den Motor abstellte. Mama und Papa stiegen aus und gingen voraus. Sie hielten Händchen.

»Bist du wieder mein Pferd?«, fragte ich Lars, und er wieherte. Das war geheime Pferdesprache für »Blöde Frage! Natürlich, Bruderherz«. Lars wusste ja, dass es mir nicht gut ging. Ich sah meinen Eltern hinterher und lächelte. Sie haben es gut, dachte ich, weil sie sich gegenseitig lieb haben können, wenn sie sich einsam fühlen. Ich drehte mich zu Lars.

»Was ist mit Nini?«

»Was soll mit ihr sein?«, sagte er gedankenversunken. Sein Blick richtete sich zum Himmel, der schwarz wie die Nacht war. Es war ja auch Nacht. Ich schaute nach, was es dort zu sehen gab. Eigentlich nichts. Der Mond leuchtete schwach. Er wurde durch Wolken und einige Nebelschwaden verdeckt. Lars schien der Anblick des Mondes zu gefallen. Ich fand es eher gruselig. Wenn ich allerdings eine feste Freundin hätte, würde ich mit ihr im romantischen Mondschein spazierengehen, unter einer Laterne stehenbleiben, sie ganz lange küssen und sagen: »Baby, ich liebe dich, von hier bis zum Mond, hundertmal um den Mond herum, und wieder zurück.«

Ich zog den Reißverschluss meiner Jacke hoch. Lars seufzte. Ich überlegte, was meine feste Freundin antworten könnte, aber erst, nachdem wir uns noch ein zweites Mal lange geküsst hatten. Sie würde bestimmt sagen: »Daniel, ich liebe dich bis in alle Ewigkeit.« In meinem Bauch kribbelte es ein bisschen, weil ich es mir genau vorstellte. Das waren die schönsten Gedanken der Welt.

»Lars?«

»Hmm?«

»Was gewinnt: *Ich liebe dich bis in alle Ewigkeit* oder *Ich liebe dich für immer?*«

»Gute Frage«, nuschelte er ohne mich anzusehen. »Wie kommst du darauf?«

»Nur so. Stelle mir gerade Sachen in meinem Kopf vor und muss es dringend wissen.«

»Also, für immer und Ewigkeit sind gleichstark. Da gibt es keinen Gewinner. Na ja, eigentlich stimmt das nicht ganz. In deinem speziellen Fall, wenn es sich um die Liebe handelt, würde ich sagen, gibt es nur Gewinner.«

»Gut«, sagte ich und träumte mich schnell zu meiner festen Freundin unter der Laterne zurück. Sie war noch da, aber sie saß jetzt auf einer Parkbank, hatte die Beine übereinandergeschlagen und sah wunderschön aus. Ich umarmte sie schnell, damit sie nicht aufstehen und weglaufen konnte und flüsterte ihr ins Ohr: »Ich dich auch, Baby. Für immer. Und egal, was du sagst, ich liebe dich immer einmal mehr.«

Meine Tür öffnete sich plötzlich, und ich zuckte kurz zusammen. Ich brauchte eine Sekunde, um wieder aus meinem Traum zurückzukehren. Er hätte ruhig noch ein bisschen länger dauern können, so schön, wie er war. Wahrscheinlich hatte ich deswegen nicht bemerkt, dass Lars längst ausgestiegen war und neben mir stand.

»Auf geht's, Cowboy!«

Sina begrüßte mich schon an der Wohnungstür. Ich nahm sie hoch und gab ihr einen Eskimokuss, indem ich meine Nase gegen ihre Nase stupste. Ich beeilte mich mit der Katzenknuddelung, weil ich mich schnell bei Mama entschuldigen wollte. Ich konnte mich zwar nicht erinnern, was ich gesagt oder getan hatte, aber wenn sie danach nicht mehr böse auf mich war, spielte das keine Rolle für mich. Ich lief ins Wohnzimmer und drückte sie. Papa drückte ich zur Sicherheit gleich mit. Dann putzte ich meine Zähne, schlüpfte in meinen Schlafanzug und schlich mich ins Gästezimmer. Lars war noch in der Küche, um seine Hustenmedizin zu nehmen. Neben dem Bett standen eine Kiste mit Feuerwerksraketen und dahinter die große Tüte mit noch mehr Geschenken. Lars meinte zwar, er wolle sie mir erst auf der Party geben, aber vielleicht konnte ich ja doch noch eins abstauben. Plötzlich fiel mir ein, dass ich mit ihm etwas besprechen wollte, aber ich erinnerte mich nicht mehr, was es war. Es hatte irgendwas mit dem Mond zu tun, aber ich kam einfach nicht drauf. Ich versuchte mich zu entspannen.

»Na, hast du dich nicht im Zimmer geirrt?«

Lars setzte sich neben mich und kraulte meinen Rücken.

»Will noch nicht schlafen«, sagte ich und hielt meine neue Kamera fest in der rechten Hand, damit sie während der ganzen Nacht bei mir war.

»Dann bleib einfach noch ein bisschen hier.«

»Weißt du was? Gib mir doch jetzt ein Geschenk. Dann brauche ich morgen nicht alle drei aufzumachen.«

»Ach, hast du sie schon gezählt, ja?«

»Ja«, sagte ich. »Außerdem bekomme ich morgen schon so viele Geschenke auf der Party. Und dann bin ich immer so hektisch und rede so viel, wie jetzt, also gib mir doch gleich eins und morgen die anderen.«

»Okay«, schmunzelte Lars und tätschelte mir über den Kopf. »Eins bekommst du noch.«

Ich setzte mich auf, um zu gucken, welches er aus der Tüte zog und wurde so aufgeregt, dass ich wild mit meinen Füßen zappelte.

»Was ist da drinnen? Was ist da drinnen? Was ist da drinnen?«

»So, du beruhigst dich erst mal, legst dich wieder hin, schnaufst in Ruhe durch, dann gebe ich dir auch einen Tipp, okay?«

»Okay.«

»Wir waren doch in diesem schönen Hotel«, begann Lars zu erzählen, aber ich unterbrach in sofort und sagte: »Udo Lindenberg!«

»Wie hieß das Hotel?«

»Atlantik.«

»Und da waren wir ja an der Bar.«

»Ja.«

»Und nach wem haben wir gesucht?«

»Nach Udo.«

»Und war er da?«

»Nein.«

»Hmm, und jetzt stell dir vor«, murmelte Lars ohne den Satz zu Ende zu sprechen und zog ein kleines Geschenk aus der Tüte.

Ich grinste und strampelte vor lauter Vorfreude wieder aufgeregt mit den Füßen, aber dieses Gefühl in meinem Herzen war einfach zu schön und musste irgendwie raus. Lars legte das Geschenk neben meinen Kopf und sagte: »Hier, für dich.«

»Ist das von Udo?«

»Pack's doch einfach aus.«

Ich drehte und wendete das Päckchen ein paar Mal, aber dann traute ich mich nicht, das Geschenkpapier aufzureißen.

»Darf ich Mama holen? Ohne Mama möchte ich das nicht auspacken. Hol sie mal rein!«

»Du bist jetzt sechzehn, Daniel. Glaubst du nicht, dass du das alleine schaffst?«

Ich überlegte. Auf der einen Seite hatte Lars recht, auf der anderen Seite wollte ich diesen schönen Moment so gerne mit meiner Mama teilen. Während ich darüber nachdachte, friemelten meine Finger aber schon den Tesafilm ab und das Geschenk packte sich von ganz alleine aus. Sina lag im Flur und miaute. Ich konnte sie durch die Tür hören. Meine Gedanken wirbelten kreuz und quer. Mir fiel wieder ein, was ich Lars fragen wollte. Nicht jetzt, sagte ich zu mir und kniff ganz fest die Augen zu und wieder auf. Dann hielt ich eine Doppel-DVD von Udo Lindenberg in den Händen.

»Krass!«, sagte ich und starrte auf das Cover.

»Weißt du, wo das Konzert aufgenommen wurde?«, fragte Lars, aber woher sollte ich das wissen? Ich war ja nicht dabei. »Im Atlantik.«

»Echt?«

»Ja, weißt du noch, als wir die Erkundungstour gemacht haben und hinten in diesem großen Saal landeten, wo alles aus Gold war?«

»Ja.«

»Genau dort!«

»Wie cool.«

»Guck mal, Udo hat sogar für dich unterschrieben«, sagte Lars und klappte die DVD auf. Dort war eine bunte Zeichnung zu sehen, von Udo als Karikatur, und daneben stand geschrieben: »Mein lieber Daniel. No Panic! Alles Gute zum 16. Geburtstag. Ahoi! Udo Lindenberg«.

Ich war sprachlos.

»Woher weiß er denn überhaupt, dass ich Geburtstag habe?«, fragte ich.

»Kann ja sein, dass dein großer Bruder es ihm erzählt hat«, grinste

Lars mich komisch an, aber das glaubte ich ihm nicht, weil wir während der Zeit im Hotel ja immer zusammen waren. Ich blätterte durch das Heftchen, das in der DVD lag und schaute mir die schönen Fotos an. Als ich damit fertig war, sagte ich »cool«, packte alles ordentlich zusammen und rannte ins Wohnzimmer, um Mama voller Stolz mein neuestes Geschenk zu präsentieren. Sie musste es einfach sehen. Papa machte große Augen, als er von Udo Lindenberg erfuhr, und fing an, von einem Konzert zu erzählen, auf dem er vor über zwanzig Jahren gewesen war. Damals kannte er Mama noch nicht. Papa rückte zu uns und gab Mama einen Kuss. Ich freute mich schon auf den Moment, an dem wir alle wieder hier auf dem Sofa sitzen würden, mit Chips und Fanta, um gemeinsam die DVD anzusehen. Während ich neben Mama saß, fiel mir auf, dass ich schon wieder etwas Wichtiges vergessen hatte. Ich konzentrierte mich, was mir aber wegen Papas lauter Stimme und den vielen Geräuschen, die aus dem Fernseher kamen, nur schwer gelang. Vorhin lag es mir noch auf der Zunge, aber dann kam die Sache mit dem Geschenk dazwischen und der Gedanke verschwand irgendwo in meinem Kopf. Ich musste ihn finden!

Ich ließ meine Eltern über ihre alten Zeiten reden und rannte in mein Zimmer. Dort war es angenehm ruhig. Ich nahm Anna in den Arm, kämmte ihre schönen blonden Haare und stellte mich ans Fenster. Das mache ich oft, wenn ich nachdenken muss. Der Himmel war noch genauso schwarz wie zuvor, als ich mit Lars im Raumschiff saß und über die Ewigkeit redete. Ich kam ins Grübeln. Über den Mond hatten wir auch gesprochen und über feste Freundinnen. Ich spürte, dass ich dem Geheimnis dicht auf der Spur war, bis Anna plötzlich fragte, ob sie mich auf meine Geburtstagsparty begleiten dürfe. Die Indianerfährte in meinem Kopf war dahin, und ich setzte Anna zur Strafe aufs Sofa zurück. Ich hatte ihr schon vor einigen Tagen erklärt, dass ich sie nicht mit zur Feier nehmen könne, weil ich mich dort ausschließlich um die hübschen Mädchen kümmern müsse. Und die brauchten meine volle Aufmerksamkeit. Ich überprüfte, ob im Geheimversteck der oberen Komodenschublade noch das Kondom lag, das ich dort für den Notfall gebunkert hatte. Falls ich morgen nach der Party ein Mädchen abschleppen würde, wollte ich gut vorbereitet sein. Es war noch da. Wie aus heiterem Himmel traf mich der Gedankenblitz, und ich stürmte ohne wertvolle Zeit zu verlieren ins Gästezimmer zurück. Lars lag im Bett und hörte Musik, die aus seinem Laptop kam.

»Ich weiß wieder, was ich dich fragen wollte«, rief ich ihm zu und war in dem Augenblick unendlich erleichtert, diese Aufgabe endlich gelöst zu haben.

»Na, dann erzähl mal«, lächelte Lars erwartungsvoll und drückte dreimal auf einen Knopf, um die Musik leiser zu stellen.

»Nini.«

»Ja?«

»Warum hat sie einen Song für uns geschrieben?«

Lars richtete sich auf und machte neben sich Platz. Ich setzte mich zu ihm und nahm einen Teil der Decke, damit es an meinen Füßen nicht kalt wurde.

»Du hast mir doch mal erzählt, dass du früher so gerne *Die Wilden Kerle* geguckt hast«, sagte Lars, und ich nickte. In meinem Zimmer stehen zwei DVDs, die ich von Mama zum Geburtstag bekommen hatte. Am liebsten mochte ich die Folge *Die Attacke der Biestigen Biester!* Aber was hatte das mit Nini zu tun?

»Nini war eines der biestigen Biester«, sagte Lars.

»Echt?«

»Nini hat ausgerechnet in deiner Lieblingsfolge mitgespielt. Ist das nicht ein verrückter Zufall?«

»Hast du nicht mal gesagt, dass es im Leben keine Zufälle gibt?«

»Gut gemerkt, mein Kleiner«, lächelte Lars. »Und weil es keine Zufälle gibt, habe ich Nini einen Brief geschrieben und ihr erzählt, dass du heute Geburtstag hast.«

»Du hast ihr von mir erzählt? Sie weiß also jetzt, dass es mich gibt?«

»Ja.«

»Oh, mein Gott!«, flüsterte ich zur Decke und mein Herz schaltete einen Gang hoch, weil die Vorstellung viel zu aufregend war.

»Darf ich noch mal ihr Foto sehen?«

»Ich hab' was viel Besseres.«

»Sie kommt morgen zu meiner Party! Du hast sie doch eingeladen, oder? Bitte sag mir, dass du sie eingeladen hast. Bitte, bitte, bitte!«

Ich trommelte jetzt mit beiden Händen auf Lars ein. Ich konnte mein Glück noch immer nicht fassen. Das hübscheste Mädchen mit schwarzen Haaren würde auf *meine* Geburtstagsfeier kommen. Wenn sich das in meiner Schule herumspricht, wäre ich auf einen Schlag der coolste Junge von allen. Auch von den älteren. Von allen!

»Nini kann morgen leider nicht bei uns sein, aber sie hat dir ein Video aufgenommen, stell dir vor! Ein Video nur für dich alleine.«

»Waaas?«

Wie von einer Biene gestochen, sprang ich auf, schrie so laut ich konnte und hüpfte vor Glück auf dem Bett umher. Das war ja noch hundertmal besser, dachte ich, weil man sich ein Video immer wieder angucken kann. Mein Rücken begann von der Hüpferei weh zu tun, und ich kuschelte mich schnell zu Lars, damit er ihn kraulen konnte. Ich war schon nach wenigen Sprüngen völlig außer Atem und rang nach Luft, aber der Augenblick war viel zu schön, als dass meine brennende Lunge ihn mir verderben konnte.

»Bist du bereit?«, fragte Lars, und ich sagte: »Und wie!«

Nini saß mit einer großen bunten Decke auf ihrem Bett und hielt eine Gitarre im Arm. Auf ihrem Kopf war ein Hut, wie bei Zauberern und Schornsteinfegern, und ihre schönen langen Locken fielen seitlich über ihre Schultern. Mein stechendes Herz bekam eine Auszeit, denn die nächsten Augenblicke gehörten nur ihr. Lars drückte auf Play:

»Hey Daniel, hier ist Nini. Vielleicht kennst du mich ja eigentlich als biestiges Biest von den *Wilden Kerlen*. Ich habe von deinem großen Bruder gehört, dass du der coolste Junge der Welt bist und dass du heute Geburtstag hast. Und da ich ja in erster Linie Musikerin bin, dachte ich mir, ich mache dir ein besonderes Geschenk. Ich habe einen Song für dich geschrieben. Ja, der ist auch schon fertig aufgenommen und heißt *Drei Wünsche* und kommt aus ganzen Herzen von mir für dich … und für deinen großen Bruder. Teilt ihn euch, hört ihn euch an. Viele liebe Grüße von mir und alles Liebe zu deinem sechzehnten Geburtstag.«

Nini winkte mir am Ende des Videos und pustete mir einen Kuss zu. Mein Bauch kribbelte, und ich ließ mich nach hinten ins Kopfkissen fallen. Wie gerne würde ich das Video noch einmal sehen, dachte ich, aber dann fiel mir ein, dass Lars ja einfach nur auf Play drücken musste. Er nahm den Laptop vom Tisch und stellte ihn auf seinen Schoß. Ich zählte mit. Wir sahen uns das Video sechzehn Mal an. Weil 16 meine neue Glückszahl war.

»Na, was hältst du von ihr?«, fragte Lars.

»Sie ist eine Herz-Zauberin«, sagte ich. »Mein Herz tut gar nicht mehr weh. Es ist ganz friedlich auf einmal. Ihre Stimme hört sich so lieb an.«

Lars drehte sich zu mir und lächelte.

»Wollen wir das Lied jetzt hören?«

Ich nickte nur noch. Der Tag war sehr anstrengend für mich, und ich spürte, wie mir schon die Augen zufielen. Aber ich war glücklich, richtig glücklich. Als Nini dann auch noch zu singen begann, schwebte ich direkt ins Wunderland, wo es keine kranken Herzen und nur hübsche Engel gab.

Drei Wünsche

Du warst auf einmal da
Fast wie ein Sonnenstrahl
Immer da bei mir, immer da
In diesem Leben ist nichts normal
Meinem Kopf trau ich nicht mal
Doch meinem Herzen

Hätte ich drei Wünsche frei
Würde ich mir für dich wünschen
Dass du niemals vergisst
Dass du was Besonderes für mich bist

Hätte ich drei Wünsche frei
Würde ich mir wünschen
Dass das Feuer ewig brennt
Und uns niemals etwas trennt

Du lachst, du lässt dich gehen
Wir malen Welten, die nur wir verstehen
Ich danke dir für diese Zeit
Nun geht die Sonne auf
Die Welt erwacht und wohin ich lauf
Du bleibst ein Teil von mir

Hätte ich drei Wünsche frei
Würde ich mir für dich wünschen
Dass du niemals vergisst
Dass du was Besonderes für mich bist

Hätte ich drei Wünsche frei
Würde ich mir wünschen
Dass das Feuer ewig brennt
Und uns niemals etwas trennt

42

Am nächsten Morgen herrschte schon hektisches Treiben in der Wohnung. Ich rieb mir den Sand aus den Augen, rollte mich zur Seite und gab Anna einen Guten-Morgen-Kuss. Um Josi aber nicht eifersüchtig zu machen, knuffelte ich schnell ihren Rüssel und drückte sie fest an mein Herz. Ich hielt meine Hände gegen meinen Brustkorb und überprüfte meine Atmung. Mir ging es gut. Außer den normal-schlimmen Stichen war nichts festzustellen. Noch etwas wacklig auf den Beinen, aber gut gelaunt, kletterte ich vom Hochbett, schlurfte durch den Flur und winkte Papa, der sich in der Küche einen Kaffee eingoss. Mama lief aufgeregt um uns herum. Sie telefonierte so laut mit Wiebke, ihrer besten Freundin, dass Papa und ich zeitgleich mit den Augen rollten. Das war lustig, weil wir nichts sagen mussten, um uns zu verstehen. Mama hatte vor der Party noch viel vor: Reeperbahn, Friseur, Haare färben, neues Outfit aussuchen. Zum Glück hatte ich alles schon erledigt, denn am schönsten Tag meines Lebens wollte ich keinen Stress mehr haben. Da sollte alles perfekt sein. Ich machte Pipi, wusch mir die Hände und klopfte an Lars' Tür. Er antwortete nicht, also ging ich rein.

»Schläfst du?«, fragte ich vorsichtig.

»Wie denn, bei dem Lärm, den deine Mutter veranstaltet!«

Lars drehte sich zur Seite und grinste mich an. Ich grinste zurück, weil wir nach der getrennten Nacht wieder zusammen waren und ich mir in dem Moment nichts Schöneres vorstellen konnte.

»Aufgeregt?«

»Nein«, sagte ich. »Darf ich kurz kuscheln kommen?«

Lars rutschte zur Seite an die Wand, und ich legte mich neben ihn.

»Machst du Nini noch mal an?«

»Klar«, sagte Lars. »Video oder Lied?«

»Lied«, sagte ich und schaute an die Decke.

Lars beugte sich über mich, um an seinen Laptop zu gelangen und nur sechs oder sieben oder acht Wimpernschläge später begann Nini wieder für uns zu singen: »*Du warst auf einmal da, fast wie ein Sonnenstrahl, immer da bei mir, immer da …*«

Während ich neben Lars lag und zuhörte, fiel mir auf, dass er wirklich immer da war bei mir. Woher wusste Nini das so genau? Seit unserem ersten Treffen verging fast kein einziger Tag, an dem wir nicht mindestens einmal unsere Stimmen hörten – nur um zu überprüfen, ob es dem anderen auch gut ging. An den schlechten Tagen, an denen ich zu schwach zum Reden war, dachte ich einfach ganz viel an ihn und er an mich. Und wir schrieben uns SMS. Das zählt nämlich auch. Zu wissen, dass es jemanden gibt, der seine Zeit mit dir verbringt, der an dich denkt und dich lieb hat, auch wenn er in einer anderen Stadt wohnt, ist das kostbarste Geschenk, das man auf der Welt bekommen kann. Besser als jeden Tag Geburtstag zu haben. Die Zeit, die man zusammen erlebt, kommt ja nicht wieder. Sie ist für immer weg, also sollte man dankbar sein, wenn jemand sie mit einem teilt. Und wenn du diesen Jemand auch noch tief im Herzen lieb hast, dann bist du ein richtiger Glückspilz. Braune Champignons flogen durch das Bild, und ich schüttelte mich schnell, damit ich wieder bei meinen alten Gedanken landete. Ich mag nämlich keine Pilze. Die sind eklig und schmecken wabbelig. Ich fand nicht mehr zu meinen alten Gedanken zurück und weil ich etwas ganz schnell wissen wollte, tippte ich Lars auf die Schulter und fragte: »Bleibst du mein großer Bruder?«

»Wie meinst du das?

»Ich meine, also, ich möchte gerne wissen, ähhh, wegen, Ding.«

»Ganz langsam, Daniel. Ausatmen. Einatmen. Und von vorne.«

»Ich bin doch jetzt sechzehn«, sagte ich. »Und heute ist meine Geburtstagsfeier. Und ich wollte gerne wissen, ob du morgen immer noch mein großer Bruder bist?«

»Aber Daniel, das weißt du doch«, sagte Lars.

»Bist du's?«

»Natürlich.«

»Gut.«

»Kannst du dich nicht mehr erinnern? Du hast mich das schon einmal gefragt. Da kannten wir uns erst eine Woche oder so. Und ich habe zu dir gesagt …«

»Ich glaube, ich weiß es wieder«, unterbrach ich ihn. »Du hast gesagt: *Brüder für immer.*«

»Yessur!«

»Okay, dann kann ich ja jetzt beruhigt duschen gehen, du Lusche.«

»Pass bloß auf, du Frechdachs«, lachte Lars und zog mir eins mit dem Kopfkissen über. Wir kämpften, bis meine Lippen blau wurden, ließen uns wieder aufs Bett fallen, hörten noch ein bisschen Nini zu und quatschten über Mädchen. Mein Herz klopfte.

»Meins auch«, zwinkerte Lars mir zu.

Ich überlegte kurz, ob ich nachfragen sollte, ließ es aber bleiben. Manche Dinge müssen nicht laut ausgesprochen werden, um sie zu verstehen. Ich lächelte zurück, stand auf und ging duschen.

Bis zum Nachmittag sah ich fern, doch meine Gedanken schweiften immer wieder ab, und ich stellte mir vor, später auf der Party ein oder zwei sexy Mädchen abzuschleppen. Ich hatte zwar keine Ahnung, wen Lars eingeladen hatte, weil es bis zur letzten Sekunde ein Geheimnis bleiben sollte, aber in meiner Phantasie sahen alle Mädchen wunderschön aus. Das Kondom lag schon griffbereit in der Kommode. Ich kontrollierte das einmal pro Stunde, weil ich nicht wollte, dass es plötzlich nicht mehr da war. Viel mehr an Vorbereitung brauchte es ja nicht. Jedenfalls fiel mir nichts ein. Wäre Lars noch da, hätte ich ihn fragen können, aber er musste noch Sachen erledigen, von denen er mir nichts verraten wollte, und war längst verschwunden. Mama war beim Friseur, und Papa saß im Wohnzimmer. Ich zog mein Geburtstagsoutfit an und spielte mit meinen Schleichtieren. Zu meiner Bande gehören zwei Eisbären, ein Babyeichhörnchen, ein Mama-Elefant mit Baby-Elefant, ein Känguru mit Baby im Beutel, ein Mops als Hundepapa, eine Hundemama mit zwei Welpen, ein Erdmännchen und eine extra Erdmännchenfamilie, ein Panda, eine Koala-Mama mit Koala-Baby, ein Tigerbaby und ein Tapir. Lars mag das Babyeichhörnchen, das Erdmännchen und den Tapir am liebsten. Ich habe sie alle gleich lieb.

Mama rief von unterwegs an. Sie sei gerade aus dem Bus gestiegen mit Wiebke, und niemand dürfe das Bad blockieren, weil sie schon viel zu spät seien und sich beeilen müssten.

»Papa«, brüllte ich aus dem Flur ins Wohnzimmer. »Mama kommt gleich. Du darfst nicht mehr aufs Klo, sonst kriegst du Ärger.«

Ich ging wieder zurück in mein Zimmer und schaute auf meine Spongebob-Schwammkopf-Uhr. Noch vierzig Minuten. Lars hatte gesagt, dass wir um halb sechs abgeholt werden würden. Ich zog die Schublade der Kommode auf, öffnete das Geheimversteck, kontrollierte, nickte, setzte mich neben Anna, und wartete. Sie war nicht mehr böse auf mich. Josi und die anderen Tiere mussten ja auch zu Hause bleiben. Ich hörte, wie Mama die Wohnungstür aufschloss und wie ein Wirbelwind direkt ins Schlafzimmer fegte. Ich steckte meinen Kopf in den Flur, um nachzusehen, aber sie fauchte nur: »Aus dem Weg, aus dem Weg, keine Zeit, aus dem Weg!«

Mama war sehr aufgeregt. Wiebke und ich gingen in die Küche. Sie sagte, dass Mama heute Abend ganz toll aussehen würde. Nur für mich. Ich zuckte mit den Schultern und nahm meine Tabletten.

Mama kam um fünf vor halb sechs aus dem Bad und drehte sich vor mir wie eine Tänzerin einmal im Kreis. Sie sah in ihrem neuen schwarzen knallengen Schnürkleid aus, als würde sie mit Wiebke auf ein Gothik-Konzert gehen. Gothik ist nämlich Mamas Lieblingsmusik. Ich fand sie hübsch, deswegen sagte ich: »Bist eine coole Mama.«

Papa sah aus wie immer. Dafür brauchte er im Bad auch nur zwei Minuten. Das war gut, denn wegen meinen Tabletten musste ich schnell noch Pipi machen. Draußen im Hof trafen wir Britta und Sina und alle freuten sich über Mamas Outfit.

Mein Handy klingelte.

»Hallo, Tara«, sagte ich.

»Wo bist du?«, fragte sie.

»Wir stehen alle vor dem Haus und warten, dass wir abgeholt werden.«

»Na, dann schwingt mal eure Hintern nach oben an die Hauptstraße. Ich warte dort auf euch.«

»Du holst uns ab?«, fragte ich erstaunt. »Aber du hast doch gar kein Auto.«

Tara lachte und sagte: »Kommt einfach hoch.«

»Mama, Mama«, rief ich aufgeregt. »Tara holt uns ab. Tara, Tara.«

Ich lief schon vor, weil ich die Schnarchigkeit der anderen nicht ertragen konnte. Sie standen noch immer rauchend vor Brittas Terrasse und unterhielten sich. Ich bog um die hohe Gartenhecke und schaute nach oben, aber es war zu dunkel und die Straßenlaternen leuchteten nicht hell genug, um viel erkennen zu können. Nach einigen Metern entdeckte ich Tara. Sie stand vor einem langen weißen Auto und winkte mir zu. Ich lief ganz schnell in ihre Arme und drückte sie. Es dauerte einen Moment bis ich realisierte, dass das lange weiße Auto eine Limousine war.

»Mein Geschenk für dich«, sagte Tara mit dem schönsten Strahlen im Gesicht, das man sich vorstellen kann. Ich war sprachlos. Selbst als die anderen plötzlich mit großen Augen um uns herum standen und Fotos machten, wusste ich nicht, was ich sagen sollte. Für mich? Warum bekam ich so etwas Schönes geschenkt? Am liebsten hätte ich mich unter Mamas Jacke verkrochen und Glückstränen geweint, aber vor Tara musste ich cool bleiben. Ich spürte, wie in mir langsam Unruhe aufkam, dabei hatte der Abend noch gar nicht richtig begonnen. Zum Glück begrüßte uns die nette Chauffeurin, und ich durfte schnell einsteigen. Von der Fahrt bekam ich nicht viel mit. Tara nahm eine Sektflasche aus dem Eiskübel, verteilte die Gläser und goss allen ein. Allen außer mir. Ich wollte nichts. Ich musste mich noch an die Aufregung gewöhnen. Ich sah aus dem Fenster und versuchte an nichts zu denken. Es begann zu schneien. Rechts von uns lag der Hafen, und die großen gelben Lichter spiegelten sich im Wasser. Das sah schön aus. Nach einer Stunde oder so gab die nette Chauffeurin ein kleines Hupkonzert, extra für mich, und Tara sagte: »So, Freunde der Nacht. Wir sind jetzt da. Alle Mann raus!«

Ich traute mich nicht auszusteigen, weil ich nicht wusste, was mich erwarten würde. Ich bekam Angst. Tara gab mir einen Kuss auf die Wange. Das beruhigte mich nicht. Im Gegenteil. Die Tür ging auf. Ich atmete noch einmal durch. Und stieg aus.

Ich stand vor einer Bar. Auf dem Schild stand Gloriabar. Viele Menschen, vielleicht zehn oder hundert hielten Wunderkerzen in die Luft und sangen »Happy Birthday, lieber Daniel«. Ich traute mich nicht, ihnen direkt in die Augen zu schauen. Als sie dann auch noch applaudierten, guckte ich auf den Boden und sagte leise: »Danke.«

Es hörte aber keiner. Ich hörte es ja selbst kaum. Um irgendetwas zu tun, um meine Energie loszuwerden, sprang ich auf und ab und rief: »Ich muss mal, ich muss mal.« Dabei musste ich gar nicht. Ich hörte Gelächter von irgendwoher. Schnell weg, dachte ich mir und lief an allen vorbei, ohne Hallo zu sagen, rein in die Bar, wo ich mich in Sicherheit fühlte. Ich stellte meine Tasche neben Lars' Laptop und legte meine Jacke über die Heizung. Überall standen Menschen herum. Die meisten kannte ich. Tamtam kam zu mir und nahm mich an der Hand, um mir alles zu zeigen, aber ich schlug sie weg, weil ich kein Baby mehr war.

»Du darfst neben mir hergehen«, sagte ich im Befehlston. »Okay?«

Tamtam guckte komisch, nickte, und ging neben mir die Treppen hoch. Oben gab es eine Küche, eine Toilette und einen Raum mit Sofas und einen großen Tisch, auf dem viele Geschenke standen. Wahrscheinlich für mich, aber sicher war ich mir nicht. Durch eine Glasscheibe, die sich bewegen ließ, konnte man nach unten schauen. Tamtam war verschwunden, dafür stand Lars plötzlich mit zwei Gläsern Sekt neben mir.

»Na, Großer?«

»Was?«

»Hast du schon gesehen, wer alles gekommen ist?«

»Keine Ahnung.«

»Was meinst du, wollen wir sie zusammen begrüßen oder willst du das gleich alleine machen?«

»Lass mich in Ruhe, du Honk!«

»Ich weiß, was dir fehlt«, sagte Lars und reichte mir ein Glas. »Auf dich, Bruderherz. Heute lassen wir die Sau raus!«

Ich stieß mit ihm an, obwohl ich mich noch ziemlich unwohl fühlte, nippte an dem Sekt und hätte mich fast verschluckt, weil ich mir gleichzeitig vorstellte, wie Mama grunzend auf einer Sau über die Tanzfläche galoppierte. Ich fand das so lustig, dass sich mein Herz auf der Stelle beruhigte. Allmählich nahm ich wahr, was um mich herum passierte. Aus den Boxen kam Musik, zu der man gut tanzen konnte, aber dafür war es jetzt noch zu früh. Hinten an den Tischen entdeckte ich die blonden Mädchen aus der Berlin-Limousine und drehte mich mit großen Augen zu Lars um.

»Sind sie gekommen?«, fragte ich.

»Sie sind gekommen!«, lächelte Lars und klopfte mir auf die Schulter. »Komm, wir sagen ihnen hallo.«

»Okay.«

An der Treppe blieb ich kurz stehen. Jetzt erst erkannte ich die vielen lila Luftballons, die an der Decke schwebten. Rote Fäden waren an ihnen festgebunden, die bis zum Boden reichten. Ich zog an einem, aber der Ballon flog automatisch wieder zur Decke zurück.

»Helium«, grinste mich Lars von der Seite an. »Damit können wir nachher noch lustige Spielchen machen.«

Ich sah Alexej und seine Mutter. Sie hatten für ihn und seinen Rollstuhl einen schönen Platz am Ende der Tische gefunden, so dass er alles gut sehen konnte. Sie begrüßte ich zuerst. Alexej kenne ich von allen Jungs aus der Schule am längsten. Er machte eine schwere Zeit durch, musste viele Operationen überstehen. Ich war froh, dass Lars ihn eingeladen hatte. Die Frauen aus Mamas Café unterhielten sich mit den Frauen aus dem Hospiz. Bestimmt über Kuchen und belegte Brötchen. Ich entdeckte Marcel und Melli und Matze und meine Nachbarn von der anderen Straßenseite und Freunde von Mama und fremde hübsche Mädchen, und je mehr ich mich drehte, desto schwindeliger wurde mir. Ich hätte ausflippen können vor Freude. Lars stellte mir Christina und Martin vor, zwei Freunde, die ich noch nicht kannte. Sie überreichten mir schöne Geschenke, und ich sagte: »Danke.«

Martin hatte eine Mädchenfrisur – lange braune Locken, was mir gut gefiel. Ihn mochte ich sofort, obwohl er ein Junge war. Es dauerte eine ganze Weile, bis ich alle vierzig Hände geschüttelt hatte, denn so viele Leute waren extra wegen mir gekommen. Als ich mit dem Händeschütteln fertig war, fühlte es sich gut an, weil ich diesen Punkt in meinem Kopf nun abhaken konnte. Ich lief nach oben in die Küche, öffnete den riesigen Glaskühlschrank, der bis zum Rand mit allen möglichen Getränken gefüllt war und schenkte mir neuen Sekt ein. Es gab sogar einen Kübel mit Eiswürfeln. Dort stand mein Name drauf, also waren sie nur für mich. Ich kniff meine Augen ganz fest zu und wieder auf, wie bei einem Computer, wenn man auf Neustart drückt. Die Party konnte beginnen.

Ich flirtete mit den Mädchen aus der Berlin-Limousine, und sie flirteten zurück. Das gefiel mir, und ich dachte an das Kondom in meiner Schublade. Wäre ich zu Hause gewesen, hätte ich nachgesehen, ob es noch an Ort und Stelle lag, aber das ging ja nicht. Ich schnappte mir Sophia und drehte mit ihr eine Runde durch die Bar. Im Keller fanden wir einen Kicker. Wir stellten unsere Gläser ab und spielten eine Runde. Ich überlegte für einen Moment, sie gewinnen zu lassen, weil sie ein Mädchen ist, aber ich vergaß es schnell wieder und zockte sie 10:0 ab.

Dann setzte ich mich zu Tamtam, Melli, Sina und ihrem Freund, um etwas durchzuatmen, als Lars auch schon eine Breakdance-Gruppe aus Berlin ankündigte. Die Gäste, die sich in der oberen Etage befanden, kamen zu uns runter oder blieben auf der Treppe stehen. Wie aus dem Nichts sprangen plötzlich drei Jungs auf die kleine Tanzfläche. Lars drehte die Musik wieder auf, und wir bekamen eine Show geboten, wie ich sie noch nie gesehen hatte. Nach zehn oder zwanzig Minuten war alles vorbei. Der absolute Wahnsinn! Die Kellner aus der Bar bauten die Tische wieder auf, die auf der Tanzfläche standen und der lustige Koch, bei dem ich schon in der Küche spionieren war, stellte große Pizzableche auf ihnen ab.

»PIZZA IST DA«, rief ich ganz laut, und aus allen Ecken strömten jubelnde Menschen auf mich zu. Das freute mich. Es dauerte nicht lange, und das erste Blech war leergefuttert, aber der Koch kam sofort angerannt und sorgte für Nachschub. Die Pizza war wirklich lecker. Vielleicht war es sogar die leckerste Pizza der Welt. Dann sah ich Anna und ihre Mama durch den Eingang kommen. Anna ist ein Jahr jünger als ich und wohnt drei Straßen von uns entfernt. Ich kenne sie schon lange, aber sie ist »nur eine gute Freundin«, wie Lars sagen würde, obwohl ich sie schon immer sehr nett und hübsch fand. Wie es sich für einen Gentleman gehört, stand ich auf und bot ihnen ein Stück Pizza an. Weil ich aber nicht wollte, dass meine eigene Pizza kalt wurde oder noch schlimmer, von irgendwem stibitzt wurde, drehte ich mich gleich wieder um und sprang auf meinen Platz zurück. Mein Kopf füllte sich wieder mit Bildern und Gesichtern und Geschichten, und ich schaffte es kaum noch, mich auf das zu konzentrieren, was wirklich geschah. Die Musik, die Geräusche, die Stimmen, auf einen Schlag hörte sich alles so laut an. Ich biss auf die Zähne. Ich weiß nicht, wie lange die Party schon lief, aber Mama kam auf einmal auf die Idee, mir noch mehr Geschenke zu überreichen, und die anderen Gäste kramten in ihren Taschen oder liefen nach oben in den großen Raum und stellten sich hinter Mama an. Ich bekam die neuesten DVD-Staffeln von *Berlin – Tag & Nacht*, Spielzeugautos, Gutscheine, Umschläge mit Geld, eine neue Umhängetasche mit der Aufschrift *I Love Berlin*, Parfüm, Süßigkeiten, und noch viel, viel mehr. Mama wollte mir einen Kuss geben, aber ich drehte mich weg und sagte: »Nein, nicht vor den Leuten. Wie peinlich! Aber ich brauche ein neues Regal für den ganzen Kram hier.«

Alle lachten und mir wurde schwindelig. Der Geschenkberg wurde immer größer, und ich kam mit dem Auspacken nicht mehr hinterher. Es wurde so viel, dass ich mich nicht mehr herzlich freuen konnte. Und ich bekam wieder Angst. Zum Glück saß Tamtam neben mir, und ich konnte mich an sie drücken. Nach einem Moment der Ruhe ging es wieder. Mama beugte sich zu mir und nahm mich an die Hand. Ich wusste nicht, was ich tun sollte. Die Musik ging aus, und Mama fing an, eine Rede zu halten. Ich wollte das nicht hören, und ich wollte hier auch nicht stehen. Am liebsten wäre ich im Erdboden versunken, aber dazu fehlte mir die Zauberkraft. Ich merkte, dass ich noch ein Glas Sekt in den Händen hielt, und weil ich irgendetwas tun musste, um nicht zu kreischen, trank ich es in einem Zug aus.

»Wenn ich zurückdenke«, sagte Mama und sah mich an.

Ich unterbrach ihren Satz mit einem lauten Rülpser. Tara, die ein paar Meter neben uns stand, rief »Schulz«, und ich rief »Schulz« zurück, aber außer uns beiden konnte niemand darüber lachen.

Mama redete weiter.

»Am Tag deiner Geburt lagst du in meinen Armen und hast an meiner Brust genuckelt.«

Ich drückte gegen ihren rechten Mops und grinste: »Meinst du da?«

Großes Gelächter. Mama lachte mit und umarmte mich.

»Heute bist du sechzehn …«

»… und nuckle immer noch an deiner Brust.«

Wieder lachten alle.

»… und nuckelst an alkoholfreiem Bier, guckst den jungen Weibern hinterher …«

»Ja, die haben auch einen Knackarsch.«

»… schenkst ihnen rote Rosen.«

»Weil sie geile Brüste haben.« Ich drehte mich zur Seite. Das erste hübsche Mädchen, das ich sah, war Tara, also zeigte ich mit dem Finger auf sie und sagte: »So wie die da!«

Wieder lachten alle. Irgendwie gefiel mir das, irgendwie aber auch nicht. Tara schickte mir einen Luftkuss zu und nippte an ihrem Bier. In meinem Kopf wurde es nebliger und nebliger. Mama machte eine Pause, sah mir tief in die Augen und sagte: »Ich bin stolz auf dich.« Dann hörte sie auf zu sprechen. Sie rang nach Worten, aber ihr fiel nichts mehr ein. Sie hatte Wasser in den Augen. »Mama ist sehr, sehr stolz auf dich«, sagte sie dann doch. »Mach weiter so, kämpfe weiter!«

Ich sagte: »Ich muss mal!«

Aber ich musste gar nicht.

»Okay, Daniel«, sagte Mama. »Dann geh!«

Ich drehte mich um, lief schnell die Treppen hoch und setzte mich auf die oberste Stufe. Dort war es schön ruhig.

»Ich möchte noch einigen Leuten danken«, hörte ich Mama weiter sagen. »Zuerst kommt Britta, die immer für mich da ist, wenn ich Hilfe brauche.«

Britta stand auf und umarmte Mama, die jetzt ihre Tränen nicht mehr zurückhalten konnte. Weil ich das lustig fand, rief ich von oben: »Heulsuse, Heulsuse.«

»Dann kommt Lars«, sagte Mama, und Lars drückte sie. Tara drückte Mama auch, weil sie dort stand und nichts Besseres zu tun hatte. Mir wurde langweilig, weil ich ganz alleine war, und ich setzte mich auf Tamtams Schoß.

»Danke auch für die Unterstützung von meinen Freunden vom Hamburger Hospiz KinderLeben.«

Ich applaudierte und schrie ganz laut: »Yeah!«

»Und einen riesengroßen Dank an meine zwei Chefinnen.«

Jetzt brach Mama richtig in Tränen aus. Papa hielt es nicht mehr aus und ging raus, um eine Zigarette zu rauchen. Auch er weinte. Ich konnte es durch die Scheibe genau sehen. Armer Papa!

»Wenn die Scheiße richtig den Deckel hochkommt«, sagte Mama schluchzend, »sind sie immer da für mich, unterstützen mich, hören sich meine ganzen Probleme an. Vielen, vielen Dank. Danke auch an meine Schwester, Wiebke, an meine andere Schwester, Monja, und natürlich an die Hauptperson, der ich einen besonderen Dank aussprechen muss für die Unterstützung, den Beistand, den er mir jeden Tag gibt …«

In dem Augenblick kam Papa wieder zu uns herein.

»… der meine Stimmungen mitmacht. Ich weiß, wenn es hart auf hart kommt, kann ich mich immer auf meinen Mann verlassen, der sich für uns stark macht, und dafür möchte ich ihm von ganzen Herzen danken. Danke, dass du seit zehn Jahren bei uns bist.«

Mama fing noch mehr an weinen. Papa quetschte sich an den Leuten vorbei, ging nach vorne und küsste sie.

»Bravo«, schrie jemand von hinten.

Alle klatschten und jubelten und applaudierten.

»Heiratet doch noch mal«, rief ich ihnen zu und wieder fingen alle an zu lachen. »Vielleicht kann ich das noch miterleben. Das wäre schön.«

Nachdem Mama und Papa sich einen Moment lieb hatten, hob Mama ihr Glas in die Luft und sagte: »Und alle anderen, die heute hier sind: Ihr wisst, wie viel ihr mir bedeutet. Danke. Einfach nur danke für alles, was ihr für Daniel und mich getan habt.«

Lars drehte die Musik wieder auf, und die Party konnte weitergehen. Endlich! Anna stand plötzlich neben mir. Sie lächelte. Mein Herz pochte.

»Gehen wir ein Glas Sekt trinken?«, fragte sie.

»Ja«, sagte ich.

Dann nahm ich sie an die Hand und ging mit ihr die Treppe hoch. Überall standen Leute im Weg, aber wir schlängelten uns an ihnen vorbei. Ich goss uns ein und schenkte ihr sogar einen meiner Eiswürfel. Dann sagte sie: »Auf dich, Daniel. Happy Birthday.«

Anna trank nur einen winzigen Schluck, aber weil ich so nervös war, leerte ich das Glas in einem Zug. Der Eiswürfel kribbelte dabei kalt an meinen Lippen. Anna lächelte. Ich glaube, sie fand das cool. Es half aber nichts. Alles, was ich fühlte, war Hilflosigkeit. Ob ich zehn Sekunden oder zehn Minuten mit ihr in der Küche stand, kann ich nicht mehr sagen. Mein Kopf wurde schwer, und der bescheuerte Tumor drückte gegen meine Augen, aber ich erlaubte ihm nicht, an meiner Party teilzunehmen. Als von unten jemand »Feuerwerk!« rief, nutzte ich die Gelegenheit, ließ Anna stehen und rannte so schnell ich konnte zu den anderen nach draußen. Ich suchte Mama. Die Raketen schossen mit einem lauten Knall in die Nacht und erleuchteten für einen kurzen Augenblick den Himmel. Jedes Mal, wenn eine Rakete explodierte, zuckte ich wegen des Lärms zusammen und klammerte mich an Mama, damit mir nichts passierte. Nach ein paar Minuten war alles vorbei. Auf der anderen Straßenseite stand ein Mann auf einem Balkon, ziemlich weit oben, man sah ihn kaum, und rief: »Ruhe da unten, sonst hol ich die Polizei.«

»Soll er doch«, sagte Papa lässig und drückte mich an sich.

Ich sah mich um, ob hübsche Mädchen in der Nähe waren, aber die Luft war rein. Ich drückte ihn zurück und sagte: »Hab dich lieb, Papa. Dich auch, Mama.«

Was für ein Abend! Zum Glück war Alexej da. Ich brauchte ihn als Zeugen, denn wenn ich in der Schule mit meiner Party angeben würde, musste er alles bestätigen können. Mir wurde kalt. Mama und Papa blieben eng umschlungen auf dem Bürgersteig zurück, um ihre Zigaretten fertig zu rauchen. Lars kurbelte gerade eine Leinwand von der Decke und schloss seinen Laptop an einen Beamer an. Ich huschte an ihm vorbei und suchte Martin, Sophia, Melli und die anderen aus der coolen Berlin-Clique. Ich fand sie im Raum neben der Küche. Sie saßen auf dem Sofa und lachten. Als sie mich sahen, rutschten sie zur Seite, und ich durfte mich zwischen Sophia und Ariane setzen. Ariane stand auf und brachte mir ein neues Glas Sekt, nahm aber gleich wieder neben mir Platz. Dann quatschten sie über Jungs und die Liebe und solche Sachen. Ich lehnte mich zurück und machte es mir bequem, leckte an meinem Eiswürfel, der nach Sekt schmeckte, und wünschte mir vom lieben Gott, ab sofort jeden Tag Geburtstag zu haben. Beim Wünschen wurde mein Kopf wieder schwer, und ich lehnte mich an Sophias Schulter. Sie nahm mich in den Arm und streichelte mich. Ich schloss meine Augen, und die Stimmen um mich herum wurden leiser und leiser.

»Daniel?«

»Hmm?«

»Wollen wir auch runtergehen?«

Ich öffnete meine Augen. Sophia saß noch immer neben mir und kraulte meinen Kopf. Sonst war keiner mehr da.

»Was gibt's unten?«

»Ich glaube, Lars hat noch eine Überraschung für dich.«

Sophia lächelte, und weil sie lächelte und so hübsch war, lächelte ich auch. Dann reichte sie mir ihre Hand, und wir gingen nach unten. Der Koch hatte wieder frische Pizza gebracht. Ich nahm mir ein dampfendes Stückchen mit Salami und Peperoni und setzte mich auf Tamtams Schoß, weil ich von dort einen guten Blick hatte. Auf der großen Leinwand flimmerte ein Bild von Fabienne. Das fand ich irgendwie eigenartig. Ich legte mein Pizzastückchen auf den Tisch. Dann ging die Musik aus. Lars stellte sich mit einer Fernbedienung neben mich und begann zu reden. Es wurde still im Raum.

»Wenn ich mich hier so umsehe, lieber Daniel, sind ziemlich viele coole Leute zu deiner Party gekommen. Es gibt allerdings ein paar Menschen, die heute leider nicht hier sein können. Und da ich, egal wo ich bin, immer von dir erzähle und alle ganz begeistert sind, haben diese Menschen Geburtstagsvideos aufgenommen. Nur für dich, um dich zu grüßen. Ich bin gespannt, ob du sie erkennst, aber ich denke schon.«

»Das da ist Fabienne«, sagte ich. »Die ist schwanger.«

»Wer ist schwanger?«, rief Mama von hinten.

Ich zeigte auf Fabienne und rief zurück: »Fabienne von *Deutschland sucht den Superstar*.«

»Könnt ihr das bitte immer dazusagen«, fragte irgendwer von der anderen Seite. »Ich bin zu alt. Ich kenne die nicht.«

Alle lachten, ich auch. Lars hielt sich die Hände wie ein Megaphon an seinen Mund: »DAS IST FABIENNE VON *DEUTSCHLAND SUCHT DEN SUPERSTAR*!« Dann sah er mich an und sagte: »Und sie hat ein Geburtstagslied für dich gesungen.«

Fabienne begann das Happy-Birthday-Lied zu singen, sogar mit meinem Namen und pustete mir am Ende einen Kuss zu. Alle applaudierten. Ich kapierte das nicht. Woher kannte sie meinen Namen? War sie vielleicht heimlich in mich verliebt? Das wäre schön, dachte ich, weil, dann könnte ich mich in sie zurück verlieben. Außerdem hatte sie die schönsten blonden Haare, die ich jemals gesehen hatte. Ich schaute zu Mama. Mama weinte. Ich wollte etwas sagen, und das erste, was mir durch den Kopf ging, war: »Na, das ist mal 'ne heiße Braut!«

Jetzt hörte ich sogar Papa lachen. Dann fiel mir etwas ein, was ich in der *hey!* gelesen hatte und weil das bestimmt niemand wusste, sagte ich: »Scheiße, dass sie schon einen Freund hat.«

»Jetzt kommen wir zu einem Mädchen, die du jeden Abend im Fernsehen siehst«, sagte Lars. »Ich gebe dir einen Tipp. Die Sendung fängt mit *Berlin* an und hört mit *Tag & Nacht* auf. Na, eine Idee?«

»Ich weiß es, ich weiß es«, hörte ich Sina von der Seite, aber ich wollte von alleine drauf kommen und sagte: »Nicht verraten!«

Ich kam aber nicht drauf. Dann sah ich ein Foto von Alina auf dem Bildschirm und freute mich so sehr, dass man es gar nicht beschreiben kann.

»Hallo, Daniel, na, erinnerst du dich an mich«, sagte Alina, und ich antwortete: »Ja.«

»Ich hoffe schon, denn sonst wäre ich jetzt ziemlich sauer. Ich wollte dir nur alles Liebe und erdenklich Gute zu deinem sechzehnten Geburtstag wünschen. Ganz viel Kraft für dein neues Lebensjahr, und ich hoffe wirklich, dass du noch alles erreichst, wovon du träumst. Einen ganz dicken Kuss.«

Ich konnte mein Grinsen nicht verbergen. Alle klatschten und jubelten. Mein Herz jubelte mit. Es fühlte sich toll an. Aber dann wurde alles doof. Auf einen Schlag. Auf dem Bildschirm erschien Daniel Schumacher, der vor einigen Jahren *DSDS* gewonnen hatte, und ich wollte nicht, dass er mir die Show stahl. Warum konnte Lars nicht machen, dass nur hübsche Mädchen mir gratulierten? Und woher kannte Daniel Schumacher meinen Namen? Ich musste mich schnell ablenken. Mein Kopf wurde wieder schwer. Ich schaute auf das leere Pizzablech und schrie: »Wann gibt's Pizza?«

»Gleich, mein Schatz«, hörte ich Tamtam hinter mir.

Dann schickten mir Hamed und Jessy liebe Grüße, auch von *Deutschland sucht den Superstar*, aber ich klatschte nicht mit, weil sie Jungs waren. Ich wollte, dass es schnell vorbeiging, aber es wurde immer schlimmer.

»Wer ist das denn?«, fragte jemand.

»Norman«, rief Mama, und alle lachten, weil der Name wie eine Pistolenkugel aus ihrem Mund kam.

»Den kenne sogar ich«, sagte Ester.

»Hallo, Daniel, hier ist dein Schlageronkel Norman …«

Ich hielt mir schnell die Ohren zu, damit nicht noch mehr Geräusche in meinen Kopf gelangten. Ob es Josi gut ging, ganz alleine zu Hause? Ich knipste meine Augen zu, damit ich nichts mehr sehen musste, aber dann fingen alle wieder an, ganz laut zu lachen, und ich wurde neugierig. Jorge von *Germany's Next Topmodel* saß mit seinen Hunden am Strand und winkte mir zu. Als er anfing zu reden, lachten sich alle schlapp. Ich nicht.

»Hola, Daniel, hier ist Jorge. Und das ist Tilly, Willy, Emmy und Erna, und wir wünschen dir alles Gute zum Geburtstag.«

Mir wurde langweilig. Ich spielte mit Tamtams Haaren. Dann kam Jochen Schropp. Ihn kannte ich von *X Faktor*. Dann kam Gill Ofarim. Ihn kannte ich nicht. Dann kam Daniel Sellier von *Verbotene Liebe*. Ich wollte weg! Als Jan, der *Bachelor,* mir Grüße vom Strand in Miami schickte, jubelten die Weiber und irgendwer rief: »Den würde ich auch nicht von der Bettkante stoßen.«

Ich fand das eklig, aber die anderen amüsierten sich darüber. Endlich bekam ich wieder Grüße von einem Mädchen.

»Das ist Senna von Monrose«, grinste Lars, »und sie meinte zu mir, falls du mal Lust haben solltest, sie zu treffen, dann geht das klar. Na, was sagst du?«

Ich wurde rot. Schnell legte ich meinen Kopf auf den Tisch, damit mich niemanden sehen konnte.

»Daniel, nimmst du mich mit?«, fragte Thomas vom Kinderhospiz und alle lachten.

»Nö, die mach ich ganz alleine klar«, rief ich und verdrehte meine Augen, weil mein Kopf wieder so wummerte. »Und dann geht's ab in die Kiste!«

»Sei nicht so frech, Daniel«, hörte ich Mama schimpfen, aber sie saß zum Glück weit weg, also konnte mir nichts passieren. Mein Kopf wurde so schwer, dass mein Hals ihn nicht mehr ohne fremde Hilfe tragen konnte. Ich legte ihn in meine Handfläche.

»So, Bruderherz«, sagte Lars und rieb sich die Hände. »Langsam nähern wir uns dem Finale. Du weißt ja, das Beste kommt immer zum Schluss, deswegen wird es jetzt ein bisschen cool. Bist du bereit?«

Ich war es nicht.

Auf der Leinwand erschien Sido. Er saß in einem Tonstudio. Und sah mich an. Nur mich!

»Yo, was geht ab. Ich bin's, Sido, der Straßenjunge aus dem Block, Alter. Dein Lieblingsrapper! Und jetzt geb ich dir mal kurz, damit du das erst mal verkraften kannst.«

Den Moment brauchte ich wirklich, weil das alles nicht wahr sein konnte. Manchmal, wenn ich morgens aufwache und während der Nacht etwas Schönes geträumt hatte, muss ich auch oft einen Augenblick innehalten und überlegen, was Traum und was Wirklichkeit ist, und so fühlte es sich gerade an. Ich begriff es aber nicht.

»So reicht«, sprach Sido weiter, und ich gab mir die größte Mühe, ihm zuzuhören, weil man nicht jeden Tag die Gelegenheit bekommt, seinem Lieblingsrapper zuzuhören. »Hallo Daniel, ich hab sehr viel von dir gehört in letzter Zeit, und ich möchte dir auf jeden Fall sagen, dass ich es sehr bewundere, wie stark du bist und wie sehr du kämpfst. Ich hab gehört, dein größter Wunsch war es, unbedingt noch sechzehn zu werden, und heute ist es soweit. Heute ist dein Geburtstag, also herzlichen Glückwunsch, Daniel. Ich habe auch ein, zwei Sachen unterschrieben für dich. Die liegen da hinten, guck mal, da hinten.«

Sido zeigte mit dem Finger direkt zu mir. Ich drehte mich um, aber da war nichts.

»Wo denn?«, rief ich und sah zurück auf die Leinwand.

»Da hinten auf dem Tisch!«, sagte Sido.

Ich drehte mich erneut um. Lars hielt plötzlich ein Päckchen in den Händen. Wie konnte das sein? Wie konnte Sido sein Geschenk zu mir in die Bar zaubern? Ich wollte zu Mama. Wo war sie? Ich stand auf, um sie zu suchen, aber sie weinte. Papa musste sie trösten. Arme Mama!

»Mein Geburtstagsgeschenk für dich! Auch an alle Leute, die noch da sind auf der Party: Hey, was geht ahaaab …«

Sido winkte uns zu, und wir winkten ihm alle zurück.

»Feiert noch schön! Daniel, Kopf hoch, sei weiter so stark und kämpfe weiter, Alter. Das wird schon. Genieße jeden Augenblick. Bis dann.«

Dann war Sido verschwunden. Lars überreichte mir sein Geschenk, aber ich wollte auch so cool wie Sido sein und warf es vor mir auf den Boden. Ich dachte, die Aktion wäre cool und alle würden klatschen. Es klatschte aber niemand. Warum klatschte niemand? Der Koch brachte ein neues Pizzablech und verschwand wieder.

»Wollen wir das Geschenk zusammen aufmachen?«, fragte Lars und hob das Paket wieder auf.

»Finger weg!«, giftete ich ihn an. »Das ist mein Geschenk.«

Ich nahm das Paket auf meinen Schoß und öffnete es. Darin befanden sich schwarz-silberne Turnschuhe von Nike mit Sidos Unterschrift. Dazu ein großer Bildband. Auch von Sido. Und zwei CDs. Auch von Sido. Alles unterschrieben mit: »Für Daniel.«

Der Druck in meinem Kopf wurde so schlimm, dass ich es kaum noch aushielt. Dann sah ich Nini auf der Leinwand, und für eine Sekunde dachte ich nicht mehr an meinen blöden Kopf. Mein erster Gedanke war, Mama von dem Geheimnis zu erzählen.

»Mama«, rief ich ganz laut, aber dann sah ich die anderen Gesichter und stellte fest, dass wir nicht alleine waren und hielt meine Klappe. Ich wurde zappelig, aber zum Glück fing Lars an zu reden, was mich von meinen Gedanken ablenkte.

»Jetzt kommt etwas ganz Besonderes«, sagte er, und weil ich schon wusste, was jetzt kam, stellte ich mich auf den Stuhl und grinste: »Alle Frauen, holt eure Taschentücher raus!«

»Die kenne ich nicht«, rief Ester, was mich ärgerte.

Ich drehte mich zu ihr und sagte: »Das ist auch gut so!«

»Also, das ist Nini«, erzählte Lars weiter. »Nini ist Sängerin und Schauspielerin und hat zum Beispiel bei den *Wilden Kerlen* mitgespielt. Da war sie aber noch ein bisschen jünger als jetzt. Jetzt ist sie …«

Lars sah mich an und grinste. Ich grinste zurück. Ich wartete eine Sekunde, und als Lars immer noch nichts sagte, sprach ich seinen Satz zu Ende.

»… einundzwanzig Jahre alt und hübsch.«

»Sehr hübsch, genau. Und weil du ihre DVD zu Hause hast, und ich ihr natürlich auch ganz viel von dir erzählt habe, hat sie etwas ganz Besonderes für dich gemacht. Pass auf!«

Lars spielte das Video ab, das ich ja schon kannte, aber ich tat so, als sähe ich es zum ersten Mal. An der Stelle, an der Nini sagte, »kommt aus ganzen Herzen von mir für dich, und für deinen großen Bruder«, zwinkerte ich Lars zu und nickte komplizenhaft, weil ich unser Geheimnis noch immer nicht verraten hatte. Lars zwinkerte zurück. Mama weinte wieder. Die anderen klatschten. Ich auch, weil ich mich so für meinen Bruder freute. Nini begann zu singen, und ich summte leise mit. Nur für mich. Mama kam nach vorne und nahm mich in den Arm, aber ich wollte nicht. Ich wollte doch Nini zuhören. Ich drückte sie kurz und setzte mich wieder. Auf dem Boden vor mir lag Sidos Geschenkbox. Tränen schossen plötzlich aus meinen Augen und tropften hinein. Ich lief schreiend die Treppe hoch, legte mich auf die Couch und bekam einen Weinkrampf. Ich verstand die Welt nicht mehr. So etwas Schönes hatte ich noch nie erlebt. Damit kam ich nicht klar. Sido, Nini, die Geschenke, viel zu viel. Lars und Mama kamen hinterher und öffneten die Tür, aber ich schrie sie an. Sie durften nicht reinkommen. Vorsichtig streckte Tamtam ihren Kopf hinein. Ich nickte. Sie schon. Hinter ihr erkannte ich verschwommen Melli, Sophia und Ariane. Sie durften auch zu mir. Sonst niemand. Sie schlossen die Tür und setzten sich neben mich. Ich konnte nicht aufhören zu weinen. Ich schaffte es nicht. Ich legte meinen Kopf in Tamtams Schoß, und Sophia streichelte mir durch die Haare. Mein Herz tat jetzt wieder weh. Die Stiche waren zurück. Ariane wischte mit einem Taschentuch die Tränen aus meinem Gesicht, aber es kamen sofort welche nachgekullert.

»Was ist denn passiert?«, fragte Tamtam nach einer Weile.

»Weiß nicht«, schluchzte ich. »Hat mich jemand weinen gesehen?«

»Niemand«, sagte Ariane. »Nicht mal wir.«

Das war gut, dachte ich, weil mir das sonst peinlich gewesen wäre. Dann hätte ich auf keinen Fall mehr runter gehen können. Tausend Fragen flogen durch meinen Kopf: Woher kannte Sido meinen Namen? Wieso schenkte er mir all diese schönen Sachen? Wieso schrieb Nini diesen Song? Woher kannten all die anderen Leute aus dem Fernsehen meinen Namen? Wie konnte es sein, dass sie so gut über meinen Geburtstag Bescheid wussten? Warum ich? Womit hatte ich es verdient, all diese besonderen Geschenke zu bekommen? Meinem Freund Alexej ging es viel schlechter als mir. Er saß unten im Rollstuhl, neben seiner Mama, bewegungslos, mit einem frisch operierten Bein und hatte bestimmt große Schmerzen. Warum bekam er nichts und ich so viel? Okay, ich hatte Geburtstag und er nicht, aber trotzdem war es ungerecht. Die Tränen kamen zurück. Ich musste schnell Antworten finden, um in meinem Kopf wieder Platz zu schaffen. Die Mädchen beruhigten mich. Wenn doch eine von ihnen meine feste Freundin sein könnte. Das wäre so schön. Ich setzte mich auf und erzählte, was mir Sorgen bereitete. Sie erklärten mir alles. Nach einer halben Stunde oder so war alles wieder gut. Melli fing plötzlich an, laut zu lachen. Sie stand auf und sagte: »Hab 'ne Spitzenidee. Bin gleich wieder.«

Sie kam mit einem breiten Grinsen und zwei Luftballons zurück. Sie öffnete einen vorsichtig, hielt aber das Ende zu, damit die Luft nicht entweichen konnte.

»Weißt du, wie es sich anhört, wenn man Helium einatmet?«, fragte sie mich.

Ich schüttelte den Kopf, weil ich es nicht wusste. Melli setzte den Luftballon an ihren Mund, inhalierte kräftig und sagte: »Hallo Geburtstagskind. Dummdideldidumm.«

Wir lachten alle drauflos, weil sich Melli wie ein Chipmunk anhörte. Tamtam und Ariane nahmen auch von dem Helium und sagten lustige Sachen, aber wegen meinem Herzen traute ich mich nicht. Es war auch so lustig genug. Dann gingen wir wieder zu den anderen. Ich traf Mama am Pizzastand, weil der Koch ein neues Blech gebracht hatte und drückte sie.

»Alles okay bei dir?«, fragte sie und ließ mich das erste Stück abbeißen.

Ich nickte und ging weiter zu Lars, der mit Martin vor seinem Laptop stand und über Fußball quatschte.

»Nur der FC Bayern!«, grinste ich, und Martin hielt seine Hand zum Einschlagen hoch.

»Du bist mein Mann«, lachte er.

»Yeah!«

»Wenn Martin wüsste, was du gleich noch von mir geschenkt bekommst, würde er alles dafür tun, um an deiner Stelle zu sein. Glaub mir, ich hab da so ein Gefühl.«

Martin bekam ganz große Augen und noch größere Ohren.

»Was, was?«, grinste er.

»Ja, genau«, grinste ich mit. »Was, was?«

»Hat was mit den Scorpions und Rock 'n' Roll zu tun.«

»Oh, mein Gott!«

Martin hielt sich beide Hände vor's Gesicht.

»Ich habe eine Vorahnung. Daniel, wenn du das bekommst, woran ich gerade denke, dann gibt es Millionen Fans auf der ganzen Welt, die gleich neidisch auf dich sein werden!«

»Echt, ja?«

»Boah, bin ich aufgeregt«, sagte Martin und saugte nervös an seiner Bierflasche.

Lars legte seinen Arm um meine Schulter und fragte, ob wir das Geheimnis lüften wollten, und ich sagte: »Und wie!«

»Wollen wir das Geschenk hier unter uns auspacken? Nur Martin, du und ich, oder möchtest du, dass es alle sehen?«

»Ist es wirklich sehr cool?«, fragte ich nach kurzer Überlegung und Lars sagte: »Sehr, sehr cool.«

»Nicht peinlich?«

»Ganz im Gegenteil.«

Ich setzte mich auf einen freien Stuhl und sagte: »Okay, dann dürfen es alle mitbekommen.«

Lars nickte und rief: »RUHE BITTE. Das Geburtstagskind ist jetzt bereit für das nächste Geschenk.«

Ich stand auf und verbeugte mich dreimal. Ich hatte das einmal im Kindertheater gesehen. Keine Ahnung warum, aber diese Erinnerung fegte gerade durch meinen Kopf, also verbeugte ich mich so, wie die Kinder es damals nach der Aufführung taten. Anscheinend fanden die anderen das lustig, denn ich erntete viele Lacher dafür. Schon eigenartig, dachte ich mir. Woran merkt man denn, ob etwas witzig ist, oder nicht?

»Weißt du noch, Daniel«, begann Lars seine kleine Ansprache, und ich war froh, mir keine Gedanken mehr über lustige Witze machen zu müssen. »Als wir vor ein paar Wochen, im Januar, vor diesem Musikgeschäft standen? Wir liefen zuerst daran vorbei, aber dann bist du plötzlich stehengeblieben, hast dich umgedreht und irgendwie schien es so, als hätten dich die Gitarren magisch angezogen. Du hast wirklich mit einem Funkeln in den Augen in dieses Schaufenster gestarrt, als seien dort gerade Marsmännchen gelandet.«

»Ich kenne das«, rief Martin und alle lachten.

Ich wurde wieder müde.

»Ein guter Kumpel von mir ist Gitarrist einer ganz bekannten Rockband, und als ich ihm von deinem Geburtstag erzählt habe, hat er mir ein Geschenk für dich mitgegeben.«

Lars machte einen Schritt zur Seite und zog etwas aus seiner Geschenktüte, das von der Form her wie eine Gitarre aussah, aber ich war mir nicht sicher. Es hätte auch eine Geige sein können.

»Ich will auch gar nicht lange um den heißen Brei herumreden«, grinste Lars, worüber ich sehr froh war. »Hier für dich, eine speziell angefertigte Kindergitarre in Form einer Flying V von Rudolf Schenker, dem Gitarristen der Scorpions. Diese Gitarre kann man nicht kaufen. Die gibt es nur einmal auf der Welt. Und jetzt gehört sie dir. Ach ja, eine Sache noch, Daniel. Du weißt ja, dass ich nicht an Zufälle glaube. Hast du gewusst, dass deine Eltern zu einem Lied der Scorpions geheiratet haben? Es ist nämlich die Lieblingsband deiner Mama. So schließt sich der Kreis. Ist das nicht unglaublich?«

Ich drehte mich zu Mama, aber sie lag wieder weinend in Papas Armen. Papa weinte auch. Lars überreichte mir die Gitarre, und ich wusste wieder nicht, wie ich reagieren sollte, aber weil alle aufstanden, um zu sehen, wie ich sie aus der schwarzen Umhängetasche auspackte, und richtig laut klatschten, hielt ich sie in die Luft und schrie: »ROCK 'N' ROLL FOREVER!«

Plötzlich ging das Licht aus und eine große dreistöckige Torte wurde hereingetragen, auf der viele Wunderkerzen brannten. Wahrscheinlich waren es sechzehn, aber es war zu dunkel, um sie zu zählen. Das sah richtig schön aus. Wie auf dem Traumschiff. Als dann zum dritten Mal Happy Birthday gesungen wurde, sang ich sogar mit. Meinem Kopf und meinem Herzen ging es besser.

»Wünsch dir was, Daniel«, hörte ich jemanden rufen, aber ich wollte meinen Wunsch nicht in der Öffentlichkeit aussprechen. Ich behielt ihn für mich. Trotzdem blies ich die Kerzen aus. Ich musste dafür einmal um die Torte herumlaufen und sieben Mal pusten, aber ich schaffte es. Dann schnitt ich sie an und jeder, der wollte, bekam ein schönes großes Stück. Ein bisschen fühlte es sich an, wie in einem richtigen Café zu arbeiten. Das machte viel Spaß. Viel mehr Spaß, als in die langweilige Schule zu gehen. Ich brachte Alexej einen Teller mit Nuss-Nougat-Creme-Torte an seinen Tisch und drückte ihn. Mir war es egal, dass die anderen das sehen konnten. Ich wollte einfach, dass es ihm gut ging. Anna kam zu mir und nahm mich wieder an die Hand. Wir liefen durch die Bar, tranken heimlich Alkohol und lachten zusammen. Egal, wo ich hinging, sie folgte mir. Ich fand das schön, dachte mir aber nichts dabei. Martin spielte auf meiner Gitarre. Die Mädels sangen ein Lied, das ich nicht kannte, aber alle schienen eine geile Zeit zu haben. Ich hatte sie.

Als ich schon dachte, die Party würde langsam zu Ende gehen, weil es schon fast Mitternacht war, hüpfte Tara auf mich zu. Sie hüpfte wirklich, wie ein Flummi. Ich glaube, das lag an den vielen braunen Schnäpsen, die sie mit dem Barkeeper an der Bar getrunken hatte. Die Art, wie sie mich anlächelte, so schelmisch, kam mir ziemlich bekannt vor und obwohl schon so unfasslich viele Dinge passiert waren, die für hundert Geburtstage ausreichten, rechnete ich mit dem Schlimmsten.

»Wird es peinlich?«, fragte ich.

Tara lachte, gab mir einen Kuss auf die Wange und nuschelte: »Baby, jetzt wird es sexy!«

»Ach, du scheiße!«

Ich musste mich auf einen Stuhl setzen und abwarten. Einige der Mädels rannten hektisch umher, aber niemand wollte mir verraten, was gleich passieren würde. Hinter mir waren schon alle aufgestanden, um besser sehen zu können, auch Mama. Lars dimmte das Licht und wünschte mir viel Spaß. Er guckte genauso komisch wie Tara. Ich bekam Angst, aber keine schlimme Angst, mulmige Angst. Die Erwachsenen, die vorne standen und freie Sicht auf die Treppe hatten, begannen zu klatschen und zu tuscheln. Ich streckte meinen Kopf, damit ich um die Ecke spionieren konnte und bekam den Schock meines Lebens. Einen schönen Schock.

Ich konnte es nicht fassen, dass sie es wirklich getan hatten. Wochenlang nervte ich Lars und Tara und Mama damit, dass ich mir zum Geburtstag eine Stripperin wünschte, eine mit großen Dingern und so, und jetzt kam diese fremde Frau auf ihren hohen Schuhen wie in Zeitlupe auf mich zugelaufen. Zuerst drehte ich mich weg, weil ich mich schämte, aber dann lachte sie mich an und sagte: »Happy Birthday, Daniel.«

Schnell hielt ich die Hände vor mein Gesicht. Ich spreizte meine Finger und linste heimlich hindurch. Sie hatte schwarze Haare, in denen Federn steckten und trug ein schwarzes Kleid, das golden und silbern glitzerte, und um ihren Oberkörper hing eine große rosa Schleife. Sie sah wunderhübsch aus, wie gemalt oder aus dem Fernsehen. Sie machte einen Schritt auf mich zu, beugte sich zu mir runter und hauchte in mein Ohr: »Do you want to open the package?«

Ich drehte mich schnell wieder weg und konnte nicht aufhören zu kichern. Um mich herum riefen alle: »Auspacken! Auspacken! Auspacken!«

Ich wollte nichts auspacken. Ich traute mich nicht. Mein Herz klopfte. Noch nie zuvor hatte ich ein nacktes Mädchen gesehen. Außer Mama natürlich, aber das zählte ja nicht. Noch hatte sie alles an. Trotzdem wünschte ich mir, woanders zu sein. Dann wieder nicht. Als die hübsche Stripperin um den Stuhl herum schlich und den Augenkontakt zu mir suchte, erschrak ich so sehr, dass ich ganz laut kreischte, vom Stuhl aufsprang und mich hinter Tara versteckte.

»Wenn du sie nicht auspacken willst«, rief Martin und zeigte auf Lars, »der da hilft dir bestimmt gerne.«

Lars winkte mir zu, alle lachten, und ich zeigte ihm den Mittelfinger. Das war meine Stripperin und nicht seine! Sie stand jetzt vor mir, nahm meine Hand und führte sie zu ihrer rosa Schleife. Ich konnte nichts mehr denken und hielt die Schleife fest. Dann tänzelte sie nach hinten und drehte sich so lange um die eigene Achse, bis die Schleife zu Boden fiel. Die Musik setzte ein.

»Soll ich mich auf den Stuhl setzen«, fragte Tara, »und du kommst auf meinen Schoß?«

Ich nickte. Wir setzten uns. Sie tanzte. Wie ein Äffchen klammerte ich mich an Tara und schrie: »Hilfe!«

Ich traute mich nicht, die hübsche Stripperin anzugucken. Jedes Mal, wenn ich meinen Kopf zu ihr drehte, hatte sie weniger an. Ich sah, wie draußen am Bürgersteig fremde Leute durch die Scheibe glotzten.

»Geht weg da!«, rief ich ihnen zu. »Das ist mein Mädchen! Haut ab!«

Aber sie hörten mich nicht. Auch Falco, der freundliche Barbesitzer, und die Bedienungen standen plötzlich an der Treppe und sahen mein Mädchen an. Das fühlte sich schön an, weil sie extra wegen mir gekommen war. Sie hätte ja auch für ein anderes Kind tanzen können. Plötzlich fiel ihr Kleid auf den Boden, und ich sah ihre langen Beine. Und ihren goldenen Slip. Die Erwachsenen jubelten und klatschten und pfiffen, aber ich traute mich nicht, länger als eine Sekunde hinzusehen. Als ich das nächste Mal schaute, öffnete sie gerade ihr schwarzes Korsett. Ich durfte mein Korsett ausnahmsweise zu Hause lassen. Mama hatte aber meinen Hausarzt vorher um Erlaubnis gefragt. Sie trug jetzt nur noch einen schwarzen BH und den goldenen Slip. Die Jubelpfiffe wurden immer lauter. Sie wedelte mit einer schwarzen Federboa und warf sie nach mir, aber ich duckte mich. Ich wollte nicht, dass die Federn mir in der Nase kitzelten. Ihr BH öffnete sich. Der BH fiel herunter. Sie bedeckte ihre Brüste schnell mit ihrer Federboa. Jetzt konnte ich nicht mehr wegsehen. Es war zu aufregend. Sie lächelte mich an. Ich lächelte zurück. Sie kam näher. Öffnete ihre Arme. Ich sah ihre Brüste. Der absolute Hammer! Über ihren Nippeln klebten silberne Herzchen. Mein Herz klopfte. Ich kreischte wieder. Ich war im Paradies gelandet. Alle jubelten. Sie warf mir einen Luftkuss zu. Ich sah weg. Ich sah wieder hin. Sie warf mir einen zweiten Luftkuss zu. Ich sah wieder weg. Und wieder hin. Aber dann war sie schon verschwunden. Ich brauchte dringend ein kaltes Bierchen.

Die Party war im vollen Gange, als Anna mir ins Ohr flüsterte, mich in fünf Minuten draußen vor der Tür zu treffen. Dann ging sie. Sie ließ mich genauso ahnungslos stehen, wie ich sie vorhin hatte stehenlassen. Ich sah mich um, aber Lars war nirgends zu finden. Ruhig bleiben, sagte ich mir. Martin kam die Treppe hoch. Ich erzählte ihm schnell, was Anna gesagt hatte, und fragte ihn, was sie damit wohl gemeint haben könnte. Martin grinste und sagte, dass es wahrscheinlich auf eine wilde Knutscherei hinauslaufen werde. Ich trat ihm gegen sein Bein, weil ich das eklig fand. Dann zog ich meine Jacke und meinen Schal an, weil es draußen kalt war, und ging raus. Anna wartete schon. Ich nahm ihre Hand, weil ich heute ein Held sein wollte, und wir spazierten los. Direkt an Papa vorbei. Er stand etwas abseits von der Bar und rauchte. Zum Glück sagte er nichts. Anna und ich liefen einmal um den ganzen Block. Insgesamt blieben wir drei Mal stehen und … pssst, ein Gentleman genießt und schweigt. Das hatte ich vorher noch nie getan. Nicht so, nicht in einem fremden Stadtteil und schon gar nicht mitten in der Nacht. Als wir zurückkamen, stand niemand vor der Bar. Anna ging rein. Ich blieb noch vor der Tür stehen. Ich wollte einen Augenblick nur für mich sein. Der Schnee sah zauberhaft schön aus, wie er sanft und leise vom Himmel fiel. Ein Wunder irgendwie. Ich konnte meinen Atem sehen. Ich pustete Ringelwolken in die Luft, aber sie blieben nicht lange. Mir war kalt, doch ich wollte noch nicht rein. Ein lila Luftballon wehte im Wind, aber nicht wegen des Windes, es gab nämlich keinen, sonders wegen des Heliums. Der kleine Ballon war mit seinem roten Bändchen am Sattel eines alten verrosteten Fahrrades festgebunden. Ich band ihn ab und hielt ihn in meiner rechten Hand.

»Ah, da bist du ja«, sagte Lars und schloss die Tür hinter sich. »Hab dich schon überall gesucht.«

»Ich bin hier«, sagte ich.

»Hmm, das sehe ich.«

Lars lehnte sich neben mich an die Hauswand. Wir schauten zusammen in den Himmel. Viel zu sehen gab es nicht.

»Wie war's mit Anna?«

»Schön.«

»Ich verstehe.«

»Du verstehst?«, fragte ich und sah ihn an.

»Ja, ich verstehe. Wir sind Brüder, schon vergessen?«

Das hatte ich nicht vergessen. Wie könnte ich? Mein lila Ballon flatterte über mir. Schneeflocken fielen herunter und verschwanden im Nichts. Sie erinnerten mich an meinen Geburtstagswunsch, den ich mir beim Kerzenausblasen still und heimlich gewünscht hatte. Lars schubste mich mit seiner Schulter, und ich schubste zurück. Ich sah zu ihm auf und sagte: »Danke für alles. Ich …«

»Halt die Klappe!«, unterbrach er mich sofort. »Ich will nichts hören.«

Ich sagte: »Okay.«

Wir blieben noch eine Weile so stehen und schauten dem lila Ballon und den Schneeflocken zu. Dann fragte Lars: »Kannst du ein Geheimnis für dich behalten?«

Ich wollte nicht lügen und sagte: »Bestimmt werde ich es Mama verraten, morgen oder so, weil ich dann vergessen habe, dass es ein Geheimnis war. Du weißt doch.«

»Ja, ich weiß«, lächelte Lars. »Ich sag's dir trotzdem. Bereit?«

»Bereit.«

»Ich hab mich verliebt.«

Ich kicherte und sagte: »Weiß ich doch.«

»Echt, ja? Woher?«

»Wir sind Brüder, schon vergessen?«

Lars nahm mich in den Arm und drückte mich. Ich drückte ihn zurück. Ich musste aufpassen, dass mir die Schnur des Luftballons dabei nicht aus den Fingern glitt. Mein Herz klopfte ruhig und gleichmäßig. Hätte ich wirklich drei Wünsche frei, wie in unserem Lied von Nini, dann würde ich meinen Geburtstagswunsch nehmen. Die beiden anderen Wünsche würde ich verschenken, einen an Mama und einen an Lars. Ich streckte meine Hand in die Luft und ließ den Ballon los. Er flog langsam über die Dächer bis nach oben in den Himmel, und ich flüsterte ihm leise meinen Geburtstagswunsch hinterher: »Ich möchte noch nicht sterben.«

43

»Was ist los?«, fragte ich.

Lars stand am Fenster und schaute nach draußen. Ich wusste nicht, was er dort sah, aber es schien nicht besonders interessant zu sein, denn sein Kopf bewegte sich nicht. Er war ganz still. Ich zog mir die Decke bis unters Kinn, weil mir kalt war und knipste mein iPhone vom Ladekabel ab – keine neuen Nachrichten. Ich legte es geräuschlos zurück.

»Jetzt sag schon! Ist es wegen der Operation?«

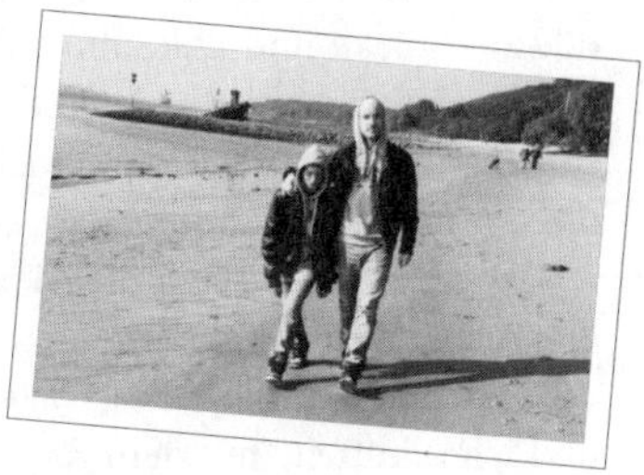

Lars drehte sich um und setzte sich zu mir aufs Bett.

»Nein, nein, darüber mache ich mir keine Sorgen«, sagte er leise. »Ich mache mir nur Gedanken über die Welt, das ist alles.«

»Aber worüber denn?«

»In den letzten Tagen ist mir etwas aufgefallen«, begann Lars, und ich erinnerte mich plötzlich an all die schönen Momente aus den vergangenen zwei Jahren, in denen er, wie jetzt, neben mir saß und mir zum Einschlafen Gute-Nacht-Geschichten erzählte. Ich schloss meine Augen, um mich besser auf seine Stimme konzentrieren zu können. »Während in der Welt da draußen Kriege herrschen und sich Menschen aufgrund ihrer Hautfarbe und unterschiedlichen Religionen mit Raketen beschießen, sind hier im Krankenhaus alle gleich. Ob jung oder alt, Moslem oder Christ, alle haben nur diesen einen Wunsch, nämlich den nächsten Morgen zu erleben und wieder gesund zu werden. Daniel, die wirklich kranken Menschen befinden sich nicht hier, sondern ganz woanders. Wenn ich hier durch die Flure laufe und die Warteräume

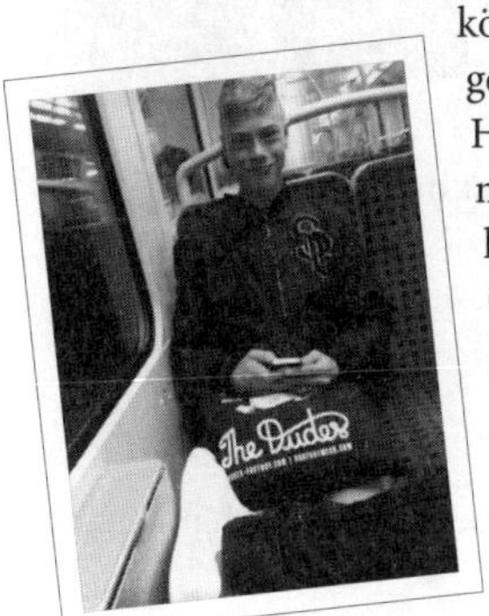

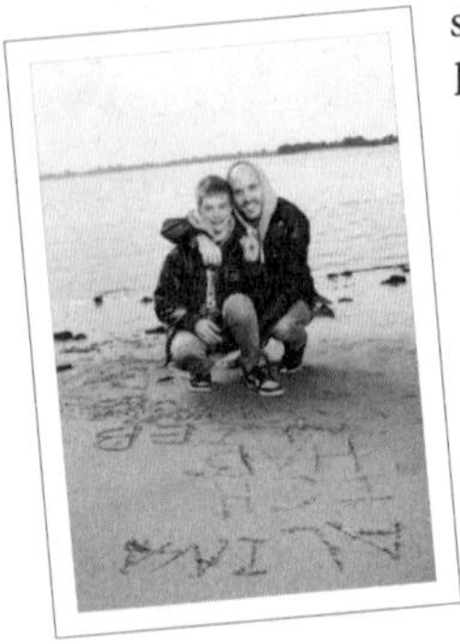

sehe, voller Menschen mit unterschiedlichster Herkunft, dann spürte ich keinen Hass, sondern nichts als Nächstenliebe. Weißt du noch der alte Mann mit den lustigen grauen Locken heute Morgen?«

Ich öffnete meine Augen, weil Lars mir eine Frage gestellt hatte. Er sah mich an und grinste. Ich grinste zurück, weil ich jetzt auch an den alten Mann denken musste. Wir saßen uns im Wartezimmer gegenüber, haben heimlich Grimassen gezogen, und immer wenn Mama guckte, taten wir ganz unschuldig. Das war so lustig, weil Mama nicht wusste, warum der Fremde und ich so viel Spaß hatten. Und als der alte Mann mit den lustigen grauen Locken einen Apfel aus seiner Tasche holte, schnitt er ihn mit einem kleinen Messer in zwei Stücke und teilte ihn mit mir. Einfach so, ohne dass ich fragen musste. Ich lächelte ihn an und sagte »Danke«. Obwohl er kein deutsch sprach, verstanden wir uns. Auch ohne Worte. Ich weiß noch, wie ich in diesem Augenblick hoffte, dass er schnell wieder gesund werden würde.

»Warum können sich die Menschen eigentlich nicht alle lieb haben?«

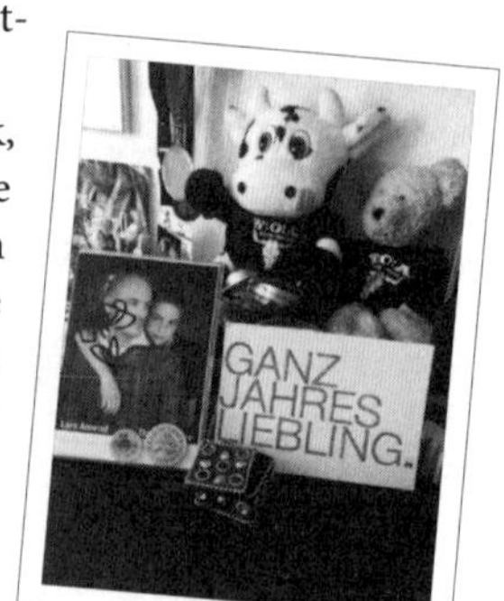

»Hast du denn alle lieb?«, fragte Lars zurück, und ich schüttelte mit dem Kopf, weil es viele Menschen gibt, die ich überhaupt nicht leiden kann. Lars sprang vom Bett auf und bewegte sich wie ein Roboter durchs Zimmer. »Dich hab ich lieb«, rief ich in seine Richtung, »aber bilde dir ja nichts drauf ein.«

»Ich … dich … auch … du … kleiner … Gangster«, sagte er in Robotersprache, bevor er einen großen Satz an mein Bett machte und mir lächelnd einen High-Five gab. »Hast du eigentlich Angst?« Seine Stimme klang jetzt wieder normal.

»Vor der Operation?«

»Ja.«

»Nein.«

»Gut.«

»Du musst dir keine Sorgen machen. Ich sterbe morgen noch nicht. Ich würde es fühlen, wenn es so wäre.«

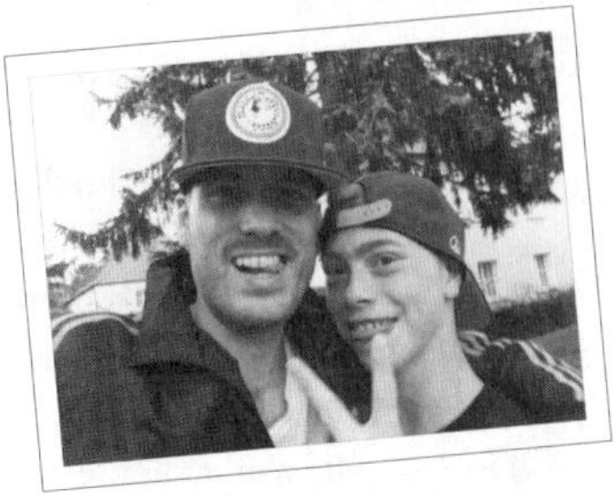

»Kein Monster in Sichtweite? Sehr gut, ich hätte ihm sonst auch einen gewaltigen Arschtritt erteilt.«

»Pfff, das Monster kann mir gestohlen bleiben«, grummelte ich vor mich her und dachte an meinen letzten Besuch in der Notaufnahme. Im Nachhinein war das ziemlich witzig eigentlich. Das war so: Mama musste wieder den Krankenwagen rufen, weil mein Sauerstoff im Keller war. Ich lag also in der Notaufnahme. Ein Assistenzarzt kam und schaute mich verblüfft an, schaute wieder weg, überlegte kurz und schaute mich wieder an. »Dein Gesicht«, sagte er schließlich. »Ich weiß auch nicht, aber du kommst mir irgendwie bekannt vor.«

»Ich heiße Daniel Meyer«, sagte ich stolz. »Es gibt ein Buch über mich. Mit Lars Amend. Das ist mein großer Bruder.«

»Is' ja 'n Ding«, strahlte der Arzt und machte einen Schritt in meine Richtung. Mama sagte nichts. Sie war viel zu sehr damit beschäftigt, sich Sorgen zu machen. »Du bist also der berühmte Junge mit dem bescheuerten Herz?«

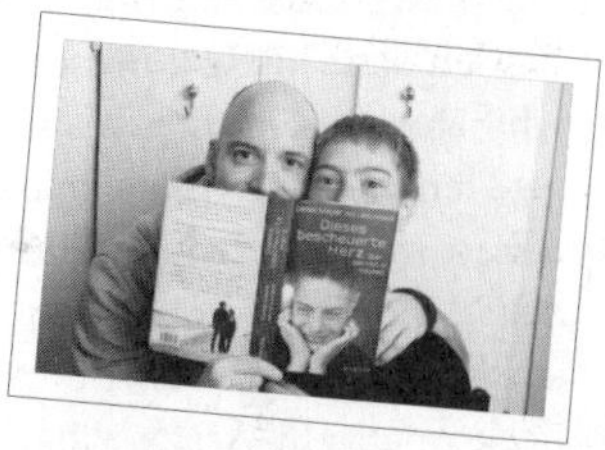

»Bin ich.«

»Wir haben gestern noch über dich gesprochen. Meine Kolleginnen lesen alle dein Buch und sind nur am Weinen. Wenn ich denen erzähle, dass du hier bist …«

»… dann schreibe ich ihnen gerne Autogramme«, unterbrach ich ihn, »aber vorher machst du mich besser gesund, sonst wird da nichts draus.«

In dem Moment musste auch Mama anfangen zu lachen, und mir ging es auf einen Schlag viel besser. Ich mag es, wenn Mama lacht. Dann vergisst sie nämlich, traurig zu sein. Ich musste die Nacht noch im Krankenhaus verbringen, durfte aber am nächsten Morgen wieder nach Hause. Wie so oft.

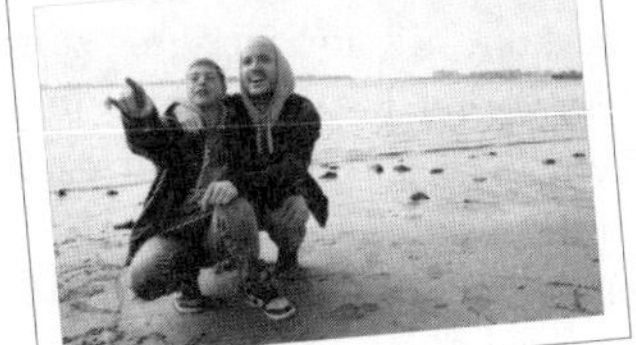

Ich drehte mich zu Lars. Ich hatte schon ein bisschen Angst vor der Operation, aber nicht mehr so viel wie früher.

Wenn man jemanden hat, der einem die Hand hält, ist alles nicht mehr so schlimm.

»Du musst mir einen Gefallen tun«, sagte Lars.

»Okay«, sagte ich.

»Wenn du morgen früh deine Leck-mich-am-Arsch-Pille bekommst, sag dem Arzt, dass sie nicht wirken würde und lass dir eine zweite geben. Die steckst du dann heimlich ein und gibst sie mir später.«

»Du spinnst wohl«, lachte ich.

»Wieso denn? Ich will auch so eine geile Dröhnung bekommen wie du. Ich dachte, wir teilen alles.«

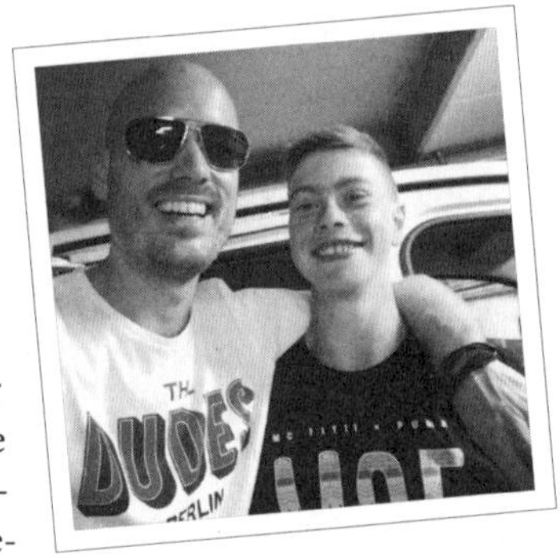

»Ja, machen wir auch. Brüder für immer.«

»Brüder für immer.«

Am nächsten Morgen wurde ich sehr früh operiert. Nachdem ich meine Leck-mich-am-Arsch-Pille bekommen hatte, muss es wohl für alle Anwesenden sehr lustig gewesen sein, denn ich habe den Krankenschwestern hinterhergepfiffen und »sexy Hintern« gerufen. Ich kann mich an nichts mehr erinnern, aber Mama stand direkt neben mir und bekam alles genau mit. Ich habe sogar versucht, einen der Narkoseärzte als Komplize auf meine Seite zu ziehen. Zu ihm soll ich gesagt haben: »Ey du, Arzt, komm mal her. Ich brauche noch zwei Leck-mich-am-Arsch-Pillen, eine für meinen Papa und eine für Lars. Kannst du mir die besorgen? Muss aber geheim bleiben.« Wie gesagt, ich kann mich an nichts mehr erinnern. Zum Glück. O Gott, wie peinlich.

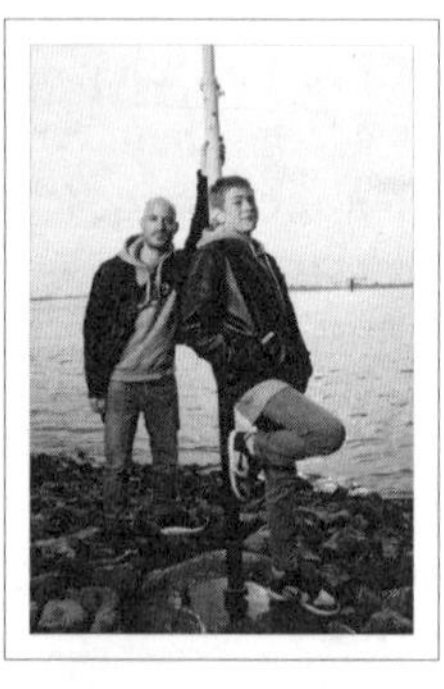

Seit unser Buch erschienen ist, ist ganz schön viel passiert. Ich habe mich richtig verliebt und hatte schrecklichen Liebeskummer, aber der ging zum Glück schnell wieder vorbei. Ich wurde von einer netten Pastorin konfirmiert. Das war mir ganz wichtig. Man kommt nämlich nur in den Himmel, wenn man an der Pforte seine Konfirmationsbescheinigung vorzeigen kann. Dann war ich auf einem Konzert von Cro und durfte ihn sogar hinter der Bühne treffen und Fotos machen. Bei den Scorpions war ich auch. Mama und Papa durften da ausnahmsweise mit, weil sie jedes Lied auswendig kennen. Später haben Lars und ich mit dem Sänger von Scooter an der Hotelbar noch ein Bierchen getrunken. Das war geil! Wenn ich an die letzten Jahre denke, schwirren so viele Bilder durch meinen Kopf, dass mir davon ganz schwindelig wird. Es ist wirklich ein schönes Gefühl, wenn ich im ELBE-Einkaufszentrum oder auf der Straße von fremden Mädchen erkannt und angesprochen werde. Dann fühle ich mich wie ein Rockstar. Du bist ja auch ein Rockstar, sagt

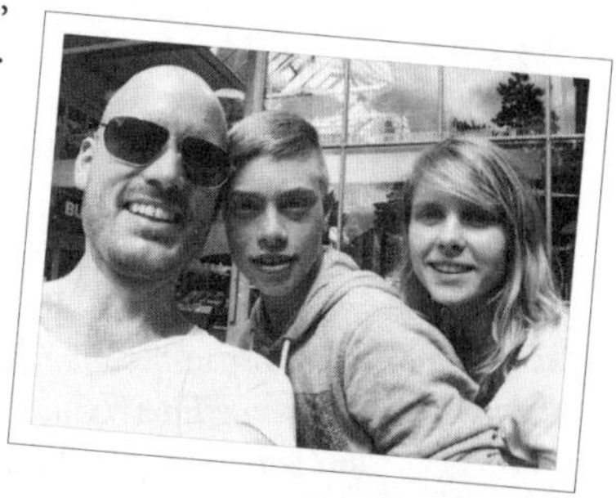

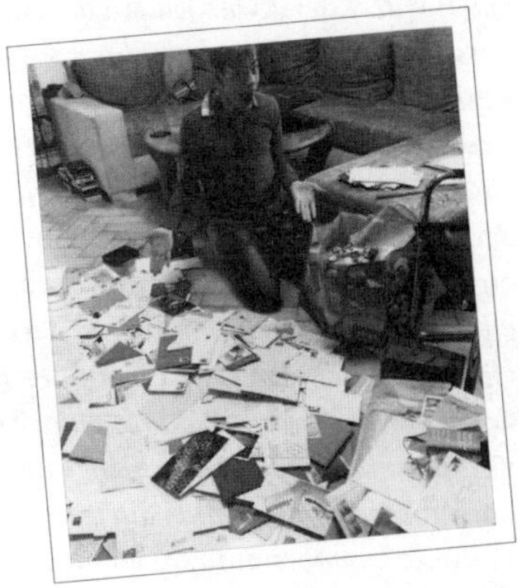

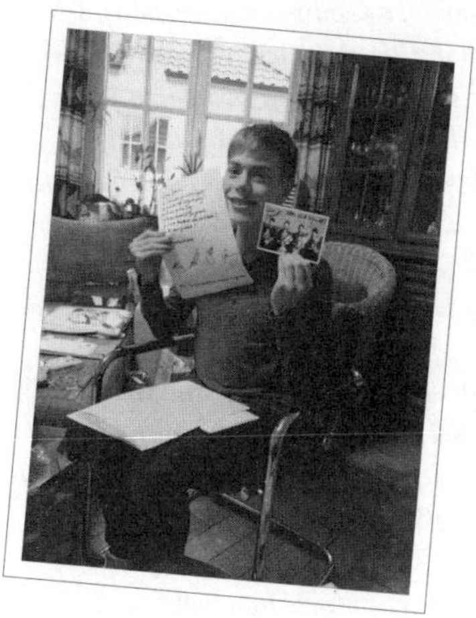

Lars dann immer. Und die vielen Briefe, die wir jeden Tag bekommen. Einen möchte ich dir gerne vorlesen.

Hey Lars und Daniel,

ich bin Leonie und 15 Jahre alt. Vor kurzem habe ich euer Buch gelesen! Zuerst will ich euch von mir erzählen: Ich bin ein ganz normales Mädchen, habe viele Freunde und gehe zur Schule. Ich habe ein gutes Leben und kann zufrieden sein. Bis zu jenem 23. Mai 2014 war mein Leben perfekt. Ich war mit meiner Freundin Jana shoppen, und am Abend bekamen meine Eltern Gäste. Da erfuhren wir, dass ein kleines Flugzeug bei uns ganz in der Nähe abgestürzt ist und alle drei Insassen tot sind. Zuerst dachten Jana und ich uns nicht viel, da öfter mal ein Unglück geschieht (wenn man bei jedem so richtig traurig wäre, dann müsste man ja jeden Tag heulen). Am nächsten Morgen weckte uns meine Mom und sagte, dass sie noch mal mit uns über den Flugzeugabsturz reden will. Zuerst war ich ein bisschen sauer auf sie, weil wir eigentlich ausschlafen wollten. Doch dann sagte sie uns, dass bei dem Unglück eine Klassenkameradin von uns ums Leben kam – meine beste Freundin. Danach wurden wir sofort mit anderen Mädchen aus meiner Klasse zu einem Krisenteam gebracht … doch mir half das wenig (Ich weiß, dass dein Schicksal schlimmer ist, Daniel; und die Geschichte schreibe ich nicht auf, damit ihr Mitleid mit mir bekommt, ich schreibe sie auf, weil ich nicht gut darüber reden kann und weil ich denke, dass ihr mich versteht). Ich glaube, seitdem ich euer Buch gelesen habe, verstehe ich, warum es sich doch lohnt zu leben. Weil man noch so viele Sachen ausprobieren will, weil man das Leben noch nicht lang genug gelebt hat. Und nun schätze ich auch die Bedeutung einer Freundschaft mehr. Wie wichtig es doch ist, gute Freunde zu haben und ihnen alles erzählen zu können. Das habe ich von euch zweien gelernt.

Zurzeit geht es mir ganz gut. Bei uns in Bayern haben die Ferien angefangen, und ich freue mich auf viele Abenteuer. Auch auf das Kennenlernen von neuen Jungs ;) Ja, ja, Daniel! Auf Instagram schaue ich mir öfter eure Bilder an, und somit bin ich bei euch immer auf dem neuesten Stand mit den Mädels. Ich will euch einfach sagen, wie viel mir euer Buch bedeutet! Und wie viel es mir gebracht hat! Und was für tolle Menschen ihr seid! Und wie toll du kämpfst, Daniel! Vergebt ihr eigentlich Autogrammkarten oder so? Wenn ja, wäre es toll, wenn ich eine bekommen könnte. Aber wenn nicht, dann ist das auch okay! Ich wünsche euch zwei noch viel Kraft, viel Durchhaltevermögen und dass ihr immer Freunde bleibt!

Eure Leonie

Wow! Jedes Mal, wenn Lars oder Mama mir einen Brief vorlesen (Danke, Leonie! Ich hoffe, dir geht es gut und die Autogrammkarte ist bei dir angekommen), sitze ich sprachlos daneben und muss an einen Satz denken, den ich damals ins Vorwort geschrieben habe. Er lautet: Ich kann mir das gar nicht vorstellen, aber falls ich damit anderen Kindern wirklich eine Freude bereite – sie meine Geschichte lesen und sich danach nicht mehr so traurig fühlen –, dann wäre das so schön, dass mir kein passendes Wort dafür einfällt. Mir fällt noch immer kein passendes Wort dafür ein, außer »Danke«. Ja, das möchte ich allen Menschen sagen, die an mich denken, mein Buch gelesen und mir geschrieben haben: Ein ganz großes DANKE. Ihr bleibt für immer in meinem Herzen.

Euer Daniel

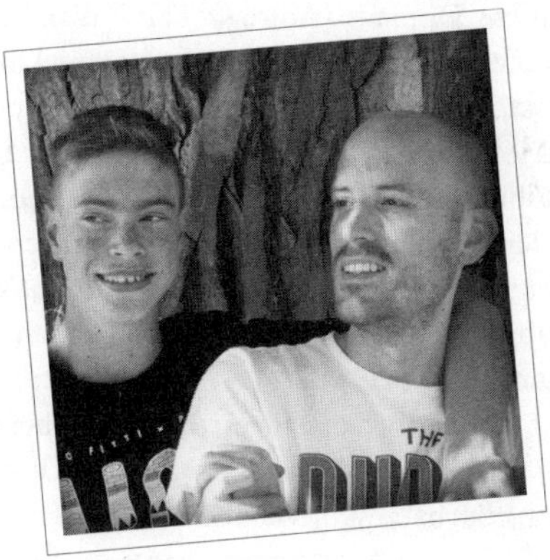

Teamwork makes the dream work
Daniel und Lars sagen danke:

Unseren Mamas und Papas; unserer Agentur Landwehr & Cie, ganz besonders Matthias Landwehr, Thomas Schmidt und Frank Jacobs; unserem Verlag S. FISCHER, ganz besonders Peter Sillem, Volker Jarck, Martina Seith-Karow, Milena Kahlcke und Mirjam Zuchtriegel; dem Team vom Theodorus Kinder-Tageshospiz, Jeanne Wachler und ihrer Familie, Alexej Schleiter und seiner Mama, Sarina Nowak, Nicole Kloos, Nadine Czarnecki, Melanie Wolff, Ariane Kilka, Geert Rehberg, Christine Florence, Sophia Stephan, Susanne Kretschmer, Senna (Monrose), der Filmpool Entertainment GmbH und dem Team von *Berlin – Tag & Nacht*, Daniels Lieblingen von *Deutschland sucht den Superstar*: Fabienne Rothe, Hamed Anousheh, Jessy Ritch, Daniel Schuhmacher, Norman Langen und Linda Teodosiu; Markus Rottmaier, Soeren Odefey, Chris Weber, Eric D'Urso, Christoph Amend, MC Rene, Andrea Weber, Nina Mundt, Claus-Martin Carlsberg, Tatyana Sazonova, Gera, Marina Komesarović, Jochen Schropp, Gil Ofarim, Clemens Dopjans (Adidas), Falco Wambold und dem Team der *Gloriabar* in Hamburg, Christina Cohrs, Daniel Sellier, Jan »Der Bachelor« Kralitschka, Hatice Akyün, Friederike Schilbach, Mario Perscheid, Ellie Perscheid, Mousse T., Peter Lanz, Özlem Evans, Axel Missner, Jennifer Eisenecker, Sophie Guggenberger, Elöd Spurr, Nicole Spurr, Alexander Malek, Sara Gmuer, Jennifer Mulinde-Schmid und dem Team der *Helvetia Röschti-Bar*, Miru März, Florian Probst, Yvonne Probst, Till Klampäckel, Luzi, Matthias Russo, Maike Albeck, Gaby Gerster, Daniel Henschel, Chuck aus der *Dudes Factory*, Johannes Bethge (Nike), Mareen Eichinger, Simon »7inch« Eichinger, Kaete Ewert-Hessel, Sabrina Klein (No Guts No Glory), Berti, Mario Galla, Saskia Ketz, Jorge Gonzalez, Paddy Kelly, Martin Lanzerath, Barbara Wojtyla (Leica), Nele Neuhaus, Sonja Opel (Fossil Group), Oliver Berben (Constantin Film), Michel Vincent, Sabine Nuß, Kristin Rex, Jérôme Boateng (FC Bayern München), Brigitte Dunsch, Carola Karwen, Sebastian Andrej Schweizer (Chimperator), Cro, Sido, Udo Lindenberg, Paulo Coelho, Rudolf Schenker (Scorpions) und Nini Tsiklauri.

Spenden bitte an:

Theodorus Kinder-Tageshospiz gGmbH
Kto: 132 01 00
BLZ: 100 20 500
Bank für Sozialwirtschaft
Verwendungszweck: Kinder-Tageshospiz
IBAN: DE 18 100 20 500 000 132 0100
BIC: BFSWDE33BER

Weitere Infos, Bilder und Filme von Lars und Daniel auf:

www.lars-amend.de
www.facebook.com/ichbinlarsamend
www.twitter.com/larsamend
www.instagram/larsamend

Ursula Nuber

Wer bin ich ohne dich?

Warum Frauen depressiv werden – und wie sie zu sich selbst finden

Band 19787

Frauen erkranken doppelt so häufig an Depressionen wie Männer. Warum? Gängige Erklärungen lauten: Es sind die Hormone, die Gene oder liegt in der Persönlichkeit begründet. Tatsächlich jedoch ist die weibliche Depression eine Stress- und Beziehungsstörung. Daher befällt sie auch starke und erfolgreiche Frauen.

»Die Autorin zeigt, wie man Abhängigkeiten überwinden und wieder zu sich selbst finden kann. Ein schlauer Ratgeber mit vielen Aha-Effekten!«
Emotion

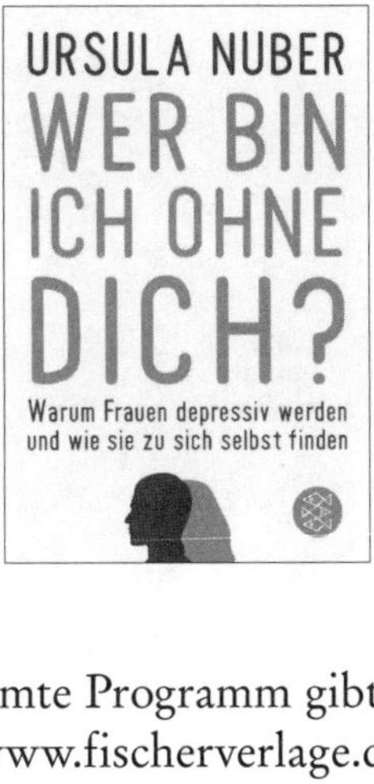

fi 19787 / 1

Bettina Hennig

Ich bin dann mal vegan

Glücklich und fit und nebenbei die Welt retten

272 Seiten. Klappenbroschur

Band 03104

Vegan leben? Was isst, auf was verzichtet man? Bettina Hennig wagt das Experiment und verbannt Fleisch, Fisch, Milch, Eier und Honig aus der Küche, trinkt ihre erste vegane Sojalatte und diskutiert mit ihrem Freund über den Veggieday. Sie geht zu einer Tierdemo, wühlt mit einer Freeganerin im Müll nach verwertbaren Lebensmitteln und lädt zu TV-Abenden mit Filmen wie »Nie wieder Fleisch« ein. Sie enttarnt Ernährungslügen und spricht Wahrheiten aus, die keiner hören will. Sie kontaktiert sogar Bill Clinton, der auch Veganer ist. Und: Sie verliert jeden Tag an Falten und Gewicht und gewinnt an Vitalität.

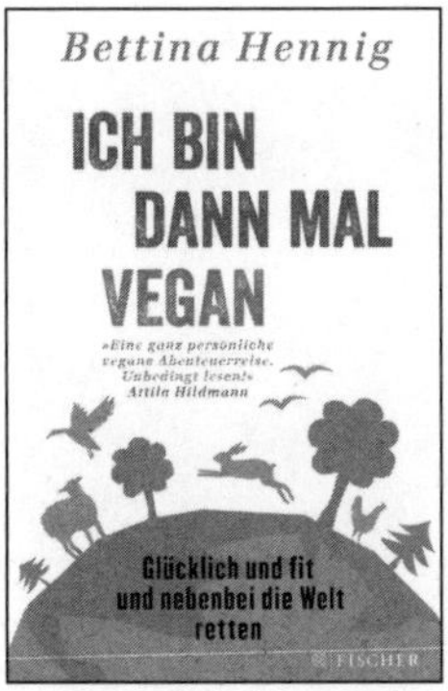